NOUVELLE BIBLIOTHÈQUE

DE

L'ÉTUDIANT EN MÉDECINE

PUBLIÉE SOUS LA DIRECTION

DE

L. TESTUT

Professeur à la Faculté de médecine de Lyon.

PAR MM. LES PROFESSEURS ET AGRÉGÉS

ARNOZAN (de Bordeaux), AUGAGNEUR (de Lyon), BOISSON (de Lyon),
BORDIER (de Lyon), BOURSIER (de Bordeaux), CASSAET (de Bordeaux),
COLLET (de Lyon), J. COURMONT (de Lyon), DUBREUILH (de Bordeaux),
FLORENCE (de Lyon), FORGUE (de Montpellier), GANGOLPHE (de Lyon),
HEDON (de Montpellier), HEIM (de Paris), HERRMANN (de Toulouse),
HUGOUNENQ (de Lyon), IMBERT (de Montpellier), JEANBRAU (de Montpellier)
LAGRANGE (de Bordeaux), LANDE (de Bordeaux), LANGLOIS (de Paris),
LANNOIS (de Lyon), LE DANTEC (de Bordeaux), MAYGRIER (de Paris),
MONGOUR (de Bordeaux), DE NABIAS (de Bordeaux), PAPILLAULT (de Paris),
PAVIOT (de Lyon), PIC (de Lyon), PIÉCHAUD (de Bordeaux),
M. POLLOSSON (de Lyon), POUSSON (de Bordeaux), ROUX (de Lyon),
SARRAZÈS (de Bordeaux), J. TELLIER (de Lyon), TESTUT (de Lyon),
THOINOT (de Paris), TOUBERT (de Paris), TOURNEUX (de Toulouse),
VALLAS (de Lyon), VIALLETON (de Montpellier), WEILL (de Lyon).

Cette bibliothèque est destinée avant tout, comme son nom l'indique, aux étudiants en médecine : elle renferme toutes les matières qui, au point de vue théorique et pratique, font l'objet de nos cinq examens de doctorat.

Les volumes sont publiés dans le format in-18 colombier (grand in-18), avec cartonnage toile et tranches de couleur. Ils comporteront de 400 à 900 pages et seront illustrés de nombreuses figures en noir ou en couleurs.

Le prix des volumes variera de 6 à 10 francs.

La Nouvelle Bibliothèque de l'Étudiant en Médecine comprend actuellement (le nombre pourra en être augmenté dans la suite) cinquante volumes, qui se répartissent comme suit :

PREMIER ET DEUXIÈME EXAMENS

Précis d'Anatomie descriptive, pa. L. TESTUT, professeur d'anatomie à la Faculté de médecine de Lyon. 2e édit., 1 vol. de 832 p.   8 fr.

Précis d'Histologie, par F. TOURNEUX, professeur d'histologie à la Faculté de médecine de Toulouse. 1 volume de 1000 pages avec 480 figures dont 100 en couleurs dans le texte . . . . 12 fr.

Précis d'Embryologie, par F. TOURNEUX, professeur d'histologie à la Faculté de médecine de Toulouse. 1 volume de 430 pages, avec 156 figures dans le texte, dont 35 tirées en couleurs. . . . . 7 fr.

Précis de Technique histologique et embryologique (Guide de l'étudiant aux travaux pratiques d'histologie), par L. VIALLETON, professeur d'histologie à la Faculté de médecine de Montpellier. 1 vol. de 440 p., avec 118 fig. dans le texte, dont 35 tirées en couleurs. 8 fr.

Précis de Physiologie, par L. HÉDON, professeur de physiologie à la Faculté de médecine de Montpellier. 3ᵉ édition, 1 volume de 640 pages, avec 191 figures dans le texte. . . . . 8 fr.

Précis de Chimie physiologique et pathologique, par L. HUGOUNENQ, professeur de chimie à la Faculté de médecine de Lyon. 2ᵉ édit. 1 volume de 612 pages, avec 111 figures dans le texte, dont 44 tirées en couleurs, et 6 planches chromolithographiques hors texte. 9 fr.

Précis de Physique biologique, par H. BORDIER, professeur agrégé à la Faculté de médecine de Lyon. 2ᵉ édit. 1 volume de 650 pages, avec 288 figures dans le texte, dont 26 tirées en couleurs, et une planche chromolithographique hors texte. . . . . 8 fr.

Précis de Manipulations de physique biologique (Guide de l'étudiant aux travaux pratiques), par H. BORDIER. 1 volume de 325 pages, avec 82 figures dans le texte . . . . 5 fr.

TROISIÈME ET CINQUIÈME EXAMENS

Précis de Pathologie générale, par J. COURMONT, professeur à la Faculté de médecine de Lyon, médecin des hôpitaux. . . 1 vol.

Précis de Pathologie externe, par E. FORGUE, professeur de clinique chirurgicale à la Faculté de médecine de Montpellier. 2 volumes formant 1800 p., avec 400 fig. dans le texte . . . . 20 fr.

Précis d'Anatomie topographique, par L. TESTUT, professeur d'anatomie à la Faculté de médecine de Lyon. . . . . 1 vol.

Précis de Médecine opératoire (Manuel de l'Amphithéâtre), par M. POLLOSSON, professeur de médecine opératoire à la Faculté de médecine de Lyon. 1 volume de 400 pages, avec 140 figures dans le texte. . . . . 6 fr.

Précis de Chirurgie opératoire, par T. JEANBRAU, professeur agrégé à la Faculté de Médecine de Montpellier. . . . . 1 vol.

Précis de Thérapeutique chirurgicale, par L. IMBERT, professeur agrégé à la Faculté de Médecine de Montpellier. . . . . . 1 vol.

Précis de Pathologie chirurgicale générale, par M. VALLAS, professeur agrégé à la Faculté de médecine de Lyon, chirurgien des hôpitaux . . . . 1 vol.

Précis de Pathologie interne, par F. J. COLLET, professeur agrégé à la Faculté de médecine de Lyon, médecin des hôpitaux. 3ᵉ édition, 2 volumes formant 1448 pages, avec 182 figures dans le texte, dont 32 tirées en couleurs . . . . 16 fr.

Précis de Pathologie exotique, par A. LE DANTEC, professeur agrégé à la Faculté de médecine de Bordeaux, professeur à l'École de

Santé de la Marine, 1 volume de 920 pages, avec 98 figures dans le texte, dont une partie tirée en couleurs et 4 planches chromolithographiques hors texte . . . . 10 fr.

Précis de Chirurgie d'armée, par J. TOUBERT, professeur agrégé au Val-de-Grâce, 1 volume de 550 pages, avec 234 graphiques ou figures dans le texte, dont 104 tirés en couleurs . . . . . 8 fr.

Précis d'Auscultation et de Percussion, par E. CASSAËT, professeur agrégé à la Faculté de médecine de Bordeaux, médecin des hôpitaux, 1 volume de 700 pages, avec 158 figures dans le texte, dont 97 tirées en couleurs . . . . 9 fr.

Précis d'Anatomie pathologique, par G. HERRMANN, professeur à la Faculté de médecine de Toulouse . . . . 1 vol.

Précis de Diagnostic médical, par PAVIOT, professeur agrégé à la Faculté de médecine de Lyon . . . . 1 vol.

Précis des Opérations d'urgence, par M. GANGOLPHE, professeur agrégé à la Faculté de médecine de Lyon, chirurgien en chef de l'Hôtel-Dieu, 1 volume de 450 pages, avec 138 figures en noir et en couleurs dans le texte . . . . 7 fr.

Précis de Bactériologie, par J. COURMONT, professeur d'hygiène, à la Faculté de médecine de Lyon, médecin des hôpitaux, 2e édition, 1 volume de 900 pages, avec 374 figures en noir et en couleurs dans le texte . . . . 10 fr.

Précis de Parasitologie humaine (parasites animaux et végétaux, bactéries exceptées), par G. ROUX, professeur agrégé à la Faculté de médecine de Lyon . . . . 1 vol.

Précis de Dermatologie, par W. DUBREUILH, professeur agrégé à la Faculté de médecine de Bordeaux, médecin des hôpitaux, 1 volume de 520 pages, avec figures dans le texte . . . . 7 fr.

Précis des Maladies vénériennes, par V. AUGAGNEUR, professeur à la Faculté de médecine de Lyon, chirurgien en chef de l'Antiquaille . . . . 1 vol.

Précis d'Ophtalmologie, par F. LAGRANGE, professeur agrégé à la Faculté de médecine de Bordeaux, chirurgien des hôpitaux, 2e édit. 1 vol. de 800 pages, avec 286 figures en noir et en couleurs dans le texte et 5 planches en chromolithographie hors texte . . 9 fr.

Précis des Maladies du larynx, du nez et des oreilles, par R. LANNOIS, professeur agrégé à la Faculté de médecine de Lyon, médecin des hôpitaux . . . . 1 vol.

Précis des Maladies du foie, par Ch. MONGOUR, professeur agrégé à la Faculté de médecine de Bordeaux . . . . 1 vol.

Précis des Maladies des voies urinaires, par A. POUSSON, professeur agrégé à la Faculté de médecine de Bordeaux, chirurgien des hôpitaux, chargé du cours complémentaire des maladies des voies urinaires, 1 volume de 850 pages, avec 206 figures dans le texte dont 25 tirées en couleurs . . . . 9 fr.

Précis de Médecine infantile, par E. WEILL, professeur de clinique des maladies des enfants à la Faculté de médecine de Lyon, médecin des hôpitaux, 1 volume de 700 pages, avec 77 figures dans le texte . . . . 8 fr.

Précis de Chirurgie infantile, par T. Piéchaud, professeur de clinique des maladies des enfants à la Faculté de médecine de Bordeaux, chirurgien des hôpitaux, 1 volume de 850 pages, avec 224 figures originales dans le texte . . . . 9 fr.

Précis des Maladies des vieillards, par A. Pic, professeur agrégé de la Faculté de médecine de Lyon, médecin des Hôpitaux.   1 vol.

Précis des Maladies du système nerveux, par A. Pic, professeur agrégé à la Faculté de médecine de Lyon, médecin des hôpitaux . . . . 2 vol.

Précis d'Obstétrique, par Ch. Maygrier, professeur agrégé à la Faculté de médecine de Paris, accoucheur de la Charité .   1 vol.

Précis de Gynécologie, par A. Boursier, professeur de clinique des maladies des femmes à la Faculté de médecine de Bordeaux, chirurgien des hôpitaux, 1 vol. . . . . 10 fr.

Précis d'Hydrologie médicale, par A. Florence, professeur à la Faculté de médecine de Lyon . . . . 1 vol.

Précis des Maladies des Dents et de la Bouche, par J. Tellier, ancien chef de clinique de la Faculté de médecine de Lyon.   1 vol.

Précis d'Hématologie et de Cytologie, par M. Sabrazès, professeur agrégé à la Faculté de médecine de Bordeaux . . . . 1 vol.

QUATRIÈME EXAMEN

Précis de Thérapeutique, par X. Arnozan, professeur de thérapeutique à la Faculté de médecine de Bordeaux, médecin des hôpitaux, 2 vol. formant 1 200 pages, avec figures dans le texte. 15 fr.

Précis d'Hygiène publique et privée, par J.-P. Langlois, professeur agrégé à la Faculté de médecine de Paris, 2e édition, 1 volume de 625 pages, avec 78 figures dans le texte . . . . 8 fr.

Précis de Médecine légale, par L. Lande, professeur agrégé et chef des travaux de médecine légale à la Faculté de médecine de Bordeaux, médecin expert des tribunaux . . . . 1 vol.

Précis d'Histoire naturelle, appliquée à l'hygiène, à la médecine légale et à la toxicologie, par F. Heim, professeur agrégé à la Faculté de médecine de Paris . . . . 1 vol.

Précis de Matière médicale, par de Nabias, professeur de matière médicale à la Faculté de médecine de Bordeaux . . . . 1 vol.

Précis de Déontologie médicale, par L. Thoinot, professeur agrégé à la Faculté de médecine de Paris . . . . 1 vol.

Précis d'Anthropologie, par G. Papillault, professeur à l'École d'anthropologie de Paris . . . . 1 vol.

Précis de Législation et d'Administration militaires, par le docteur A. Boisson, médecin-major à l'École du service de santé militaire à Lyon, 1 volume de 672 pages, avec 26 figures dans le texte et une planche chromolithographique hors texte . . . . 8 fr.

Les volumes pour lesquels il n'y a pas d'indication de prix ne sont pas parus, mais sont en cours de rédaction ou d'impression (mai 1903).

NOUVELLE BIBLIOTHÈQUE
DE
L'ÉTUDIANT EN MÉDECINE
PUBLIÉE SOUS LA DIRECTION DE
L. TESTUT
Professeur à la Faculté de médecine de Lyon

PHYSIQUE BIOLOGIQUE

PRÉCIS

DE

PHYSIQUE BIOLOGIQUE

PAR

H. BORDIER

Professeur agrégé et Chef des travaux de physique
à la Faculté de Médecine de Lyon.

(Prix Buignet, 1901).

Avec 288 figures dans le texte dont 20 tirées en couleurs
ET UNE PLANCHE CHROMO-LITHOGRAPHIQUE HORS TEXTE

DEUXIÈME ÉDITION REVUE ET CORRIGÉE

PARIS

OCTAVE DOIN, ÉDITEUR

8, PLACE DE L'ODÉON, 8

1903

PRÉFACE

DE LA PREMIÈRE ÉDITION

La réforme des études médicales et, en particulier, celle des études préparatoires que l'étudiant doit faire avant d'entrer à la Faculté de Médecine, a modifié complètement l'enseignement de la Physique médicale. Cette branche de la Science est maintenant exigée au deuxième examen de Doctorat.

Le bagage scientifique que l'étudiant en médecine apporte à son entrée à la Faculté permet de commencer d'emblée l'enseignement de la Physique biologique, sans que le professeur ait à revenir sur les lois générales auxquelles l'élève a été initié à la Faculté des Sciences.

Dans un livre comme celui-ci, il nous paraît donc inutile de traiter les questions de Physique générale, comme on était autrefois obligé de le faire, lorsque les étudiants ne possédaient que le baccalauréat restreint ; aussi, avons-nous supprimé de notre ouvrage à peu près toutes les parties qui doivent être connues du lecteur au moment où il aborde l'étude de la Physique biologique.

La même observation doit s'appliquer aux données anatomiques relatives aux organes dont le fonctionnement mécanique ou physique est du ressort de la Physique biologique, le muscle, l'œil, l'oreille, le larynx, etc.., car les candidats au deuxième examen ont suivi pendant deux ans les cours d'Anatomie et d'Histologie.

Autrefois, l'enseignement de la Physique était presque la répétition des leçons suivies par les élèves pendant leur préparation au baccalauréat. Cette science fondamentale faisait alors partie de ce groupe désigné sous le nom de *Sciences accessoires*.

Aujourd'hui, telles qu'elles sont enseignées dans les Facultés de Médecine, ces sciences ne méritent plus cette épithète peu flatteuse d'accessoires : la Physique biologique est aussi indispensable pour l'étude des phénomènes de la vie que la Physiologie dont elle n'est d'ailleurs qu'une partie et non la moins intéressante, ni la moins importante.

On peut définir, en effet, la Physique biologique : l'étude des phénomènes physiques qui ont pour siège les êtres vivants et celle des perturbations apportées par les agents physiques extérieurs dans les manifestations vitales des tissus. C'est donc à un point de vue tout à fait nouveau que l'enseignement de cette science est actuellement donné dans les Facultés de Médecine.

Mais il convient de faire remarquer que la réforme apportée dans les études médicales ne pourra produire son effet utile en physique que le jour où les appareils de nos laboratoires auront été renouvelés et complétés.

Comment, en effet, enseigner la *Mécanique animale* avec des appareils comme la machine d'Atwood ou la presse hydraulique ? Comment faire l'étude expérimentale de la *Calorimétrie animale* avec le calorimètre de FAVRE et SILBERMANN ou celui de REGNAULT ? Comment montrer aux élèves l'action sur les animaux des différentes formes du courant électrique avec la pile de VOLTA ou la balance de COULOMB ?

Tout ce matériel demande lui aussi une réforme aussi

radicale que celle du programme, et tant que celle-là ne
sera pas faite, l'enseignement de la Physique ne sera pas
ce qu'il doit être, ce qu'il aurait toujours dû être dans les
Facultés de Médecine, c'est-à-dire surtout et avant tout
physiologique.

Il ne faudrait pas croire que l'étude des phénomènes
physiques dont l'ensemble constitue le fonctionnement
des différents organes des êtres vivants soit plus facile et
moins complexe que celle des phénomènes observés dans
les corps inertes. Comparons, par exemple, l'étude de
l'élasticité faite en Physique générale avec celle qui est
faite en Physique biologique : dans la première, les lois
se déduisent simplement des résultats bruts de l'expérience ; aussi ces lois ont-elles été énoncées depuis bien
longtemps. Que l'on mette en parallèle avec ces lois
simples celles qui régissent l'élasticité du muscle vivant :
une force élastique effective et une force élastique latente
interviennent dans l'expression de la force élastique
totale ; en outre, ce corps élastique est, pendant la mise
en jeu de son élasticité, le siège de réactions chimiques
qui viennent troubler les mesures et compliquer les conditions expérimentales.

Il en est de même pour un très grand nombre d'autres
phénomènes ; prenons encore l'exemple offert par la mesure
des résistances électriques : en Physique générale, cette
détermination constitue une opération facile qui fournit
des résultats sûrs, précis, indiscutables. En Physique
biologique, il en est tout autrement : la résistance électrique des tissus vivants est modifiée par les actions
vasomotrices qui prennent naissance sous l'influence
même du courant, modifiée aussi par l'état d'humidité de
la couche superficielle en contact avec les électrodes,
modifiées encore par l'hétérogénéité des tissus interpolaires dans lesquels apparaît une force contre-électromo-

trice dont l'effet est d'augmenter la valeur de la résistance à mesurer.

La différence entre la Physique telle qu'on l'enseignait autrefois dans les Facultés de Médecine et la Physique biologique qui l'a remplacée dans ces mêmes Facultés, est considérable, comme on le voit.

En nous inspirant de l'esprit du nouveau programme, nous avons, dans ce *Précis*, exposé la Physique à un point de vue *professionnel*, si l'on peut ainsi parler, et qui montrera, nous l'espérons, cette branche des sciences médicales sous une incidence telle que son enseignement sera reconnu non seulement utile, mais encore indispensable pour l'instruction du futur médecin.

L'étude de la Physique ne permet pas seulement d'expliquer et de comprendre les manifestations mécaniques, électriques, calorifiques, lumineuses, etc., des êtres vivants : elle sert encore au médecin pour augmenter ses moyens de diagnostic et de thérapeutique. C'est pour faire ressortir cette partie de la Physique biologique que nous avons placé à la fin de chaque Livre un chapitre, plus ou moins étendu suivant les cas, et consacré aux applications à la thérapeutique. Cette manière de présenter les différentes parties de la Physique offre un autre avantage : elle permettra aux étudiants en médecine d'acquérir les connaissances nécessaires pour le quatrième examen de Doctorat dont le nouveau programme comprend ces applications.

Dr H. BORDIER.

Lyon, 1er juin 1899.

PRÉFACE

DE LA DEUXIÈME ÉDITION

Le succès obtenu par la première édition de cet ouvrage prouve, on ne peut plus clairement, que la publication d'un Précis de physique biologique répondait à un véritable besoin.

Dans cette nouvelle édition, je me suis efforcé de rester dans l'esprit du programme tel que je l'avais compris lorsque je rédigeai le Précis de 1899.

Si j'ai eu constamment en vue, comme dans la première édition, l'étude des phénomènes physiques dont l'organisme est le siège et celle des modifications que les agents physiques sont capables d'apporter dans les phénomènes de la vie, j'ai cru nécessaire d'ajouter à ces notions biologiques les applications de la Physique à la Clinique et à la Thérapeutique.

Les chapitres des *Actions moléculaires*, de la *Chaleur*, de l'*Optique* et de l'*Acoustique* se prêtent souvent sans doute à ces applications, et je les ai indiquées aussi complètement que possible ; mais c'est surtout à l'*Électricité* que j'ai accordé les plus grands développements, car le champ des applications à la médecine s'est considérablement accru dans ces dernières années.

Il n'est plus permis en effet au futur médecin d'ignorer les notions de l'électricité médicale, de ne pas connaître les propriétés physiologiques des différentes formes de courants employés dans un but thérapeutique et d'avoir, comme l'a écrit le professeur d'Arsonval, « des connaissances au-dessous de celles d'un infirmier en face d'un appareil d'électrothérapie »

Parmi les applications médicales des radiations, la photothérapie et l'étude des rayons X ont reçu aussi les développements nécessaires pour permettre au lecteur de comprendre les grands services que peuvent rendre ces nouvelles acquisitions de la Physique, soit comme moyen thérapeutique, soit comme procédé d'exploration clinique.

Ainsi présentée et comprise, la Physique biologique apparaîtra comme une science intéressante et, peut-être, attrayante pour l'étudiant et pour le médecin.

Dr H. BORDIER

Lyon, 30 mai 1903.

PRÉCIS
DE
PHYSIQUE BIOLOGIQUE

LIVRE PREMIER

ACTIONS MOLÉCULAIRES

Nous allons étudier dans ce Livre les actions moléculaires dont l'organisme est le siége. Nous exposerons, chemin faisant, la question de la pression osmotique et nous montrerons le parti qu'on peut tirer de son application aux liquides de l'économie pour expliquer certains phénomènes biologiques.

CHAPITRE PREMIER

ACTIONS MOLÉCULAIRES
DANS LES SOLIDES DE L'ORGANISME

Lorsqu'on soumet un corps solide à des actions mécaniques d'une certaine grandeur, il subit des déformations que l'on ne peut expliquer que par un rapprochement ou un éloignement des molécules matérielles dont il est formé. On doit par suite admettre que lorsque le corps est au repos, c'est-à-dire lorsqu'il n'est soumis à aucune action, ses molécules se trouvent à une certaine distance, infiniment petite, et qu'elles laissent entre elles des intervalles, vides de toute matière pondérable. Ces intervalles, si petits que l'on ne peut les mettre en évidence avec les microscopes possédant les plus forts grossissements, sont appelés *pores moléculaires* ou espaces inter-moléculaires.

§ 1. — ÉLASTICITÉ

On donne le nom d'*élasticité* à cette propriété que possède un corps de reprendre sa position, sa forme et ses dimensions primitives, lorsque la cause extérieure qui l'avait déformé a cessé d'agir.

1° **Force élastique**. — La force extérieure qui agit sur un corps a pour effet de substituer à l'état primitif d'équilibre un autre état d'équilibre correspondant à une déformation du corps solide caractérisée par une diminution ou une augmentation des distances moléculaires ; ce nouvel état est dû à une variation relative des forces attractives et répulsives qui alors ne se font plus équilibre. Appelons Fa la somme des forces attractives et Fr la somme des forces répulsives dans le nouvel état ; la force intérieure qui fait équilibre à la force extérieure, cause de la déformation, est égale à $Fr - Fa$ et s'appelle la *force élastique* du corps considéré. On voit ainsi que dès que la cause extérieure cesse d'agir, la force élastique a pour effet de ramener les molécules à leurs positions respectives premières et de rétablir l'égalité $Fr = Fa$.

L'élasticité d'un corps, caractérisée précisément par la grandeur que peut prendre la différence $Fr - Fa$ entre les forces répulsives et les forces attractives moléculaires, ne doit pas être confondue, comme on le fait quelquefois en physiologie, avec l'*extensibilité* qui signifie la propriété d'un corps de se laisser déformer sans se rompre ou se diviser en fragments. Ainsi la gutta-percha n'est pas élastique, mais elle est très extensible ; l'acier n'est pas extensible, ou très peu, mais il est très élastique ; enfin le caoutchouc est très extensible et élastique. Il peut arriver que la force extérieure qui agit sur un corps possède une trop grande intensité pour que la différence $Fr - Fa$ puisse lui faire équilibre ; la force élastique du corps étant alors plus petite que la force appliquée sur lui, par suite de l'écartement trop grand des molécules en certains points, il y a rupture du corps. On dit qu'à ce moment la limite d'élasticité a été dépassée. Lorsqu'on étudie les lois de l'élasticité, c'est toujours en dessous de cette limite que l'on suppose les corps.

2° Élasticité du caoutchouc. — Un premier fait que l'on constate avec les corps organiques, c'est que les allongements qu'ils éprouvent sous l'influence d'une traction ne sont pas

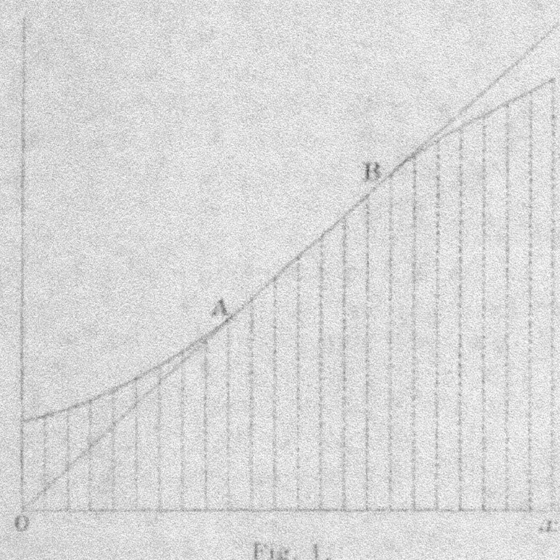

Fig. 1.
Variations des allongements du caoutchouc avec les charges.
(IMBERT.)

proportionnels aux charges : l'allongement d'une artère, par exemple, n'est pas deux fois plus grand avec un poids de 2 n grammes qu'avec un autre égal à n grammes. En opérant sur des lames de caoutchouc de faible épaisseur, IMBERT a pu étudier graphiquement la variation de longueur avec les charges. Les allongements croissent d'abord plus rapidement que les charges ; à partir d'une certaine longueur en A (fig. 1), la lame suit la loi des corps inorganiques, c'est-à-dire qu'à ce moment-là, les allongements sont proportionnels aux charges ;

puis de nouveau en B, la proportionnalité disparaît et les allongements croissent moins rapidement que les charges; ainsi donc, au début de la traction du caoutchouc, l'allongement est plus grand que ne le voudrait la loi de proportionnalité; à la fin de la traction, au contraire, l'allongement est moindre que ne l'indique la même loi.

3° Élasticité du muscle. — Il importe de chercher comment les muscles se comportent à la traction, car ce mode de déformation intervient chaque fois que du travail dynamique ou statique extérieur est effectué; la force qu'on appelle *puissance* dans un levier est représentée, dans le cas des leviers de l'organisme, par un ou plusieurs muscles sur lesquels une traction plus ou moins énergique est exercée indirectement par la force *résistance* au moyen de segments osseux. Plusieurs méthodes ont été imaginées pour l'étude de l'élasticité musculaire. WEBER suspendait le muscle à un crochet et fixait à la partie inférieure un plateau dans lequel on plaçait des poids croissants; les allongements du muscle étaient lus chaque fois sur une règle graduée devant laquelle se déplaçait le plateau.

Ce même physiologiste utilisa encore les oscillations du tissu sous l'influence de la torsion. On a appliqué aussi la méthode graphique pour enregistrer les allongements du muscle : une grenouille est fixée sur une plaque de liège, le tendon du gastrocnémien est attaché à un fil qui supporte le poids dont on charge le muscle et met en mouvement un levier qui trace par son extrémité sur un cylindre noirci la courbe de l'allongement du muscle. On peut, à la place du poids, employer, à l'exemple de MAREY, un vase dans lequel on fait arriver lentement du mercure; l'accroissement de la charge se faisant alors progressivement et sans saccades, la courbe s'inscrit très régulièrement.

BRONDGEEST a imaginé un appareil dans lequel le corps à étudier est tendu d'une manière uniformément croissante par la flexion d'une lame d'acier et les flexions s'inscrivent sur le cylindre enregistreur.

Un des premiers résultats constatés, c'est que le muscle est *peu élastique*, mais *parfaitement élastique* et en même temps *très extensible*.

WERTHEIM a vu que comme dans le cas du caoutchouc il n'y avait pas pour le muscle proportionnalité entre les allongements et les charges ; mais la variation, au début de la traction, est inverse de celle du caoutchouc, c'est-à-dire qu'au commencement de l'expérience, pendant les premiers poids ajoutés dans le plateau, les allongements croissent moins rapidement que les charges. Vers la fin de la traction, les allongements vont en augmentant plus vite que les charges. Ces résultats ont été confirmés par MAREY sur le muscle gastrocnémien de grenouille, par WEBER sur le muscle hyoglosse du même animal. Ainsi, pour une charge d'un gramme, l'allongement a été 5^{mm},1 ; pour une charge de 2 grammes, l'allongement, qui aurait dû être de 10^{mm},2, s'il y avait proportionnalité, n'a été que de 7^{mm},4 ; pour une charge de 3 grammes, il y a eu 8^{mm},5 d'allongement au lieu de 15^{mm},3.

WERTHEIM a pu calculer les coefficients d'élasticité des divers tissus de l'organisme ; en rapportant les résultats numériques fournis par l'expérience à l'unité de section et à l'unité de longueur, il a trouvé les coefficients suivants :

Tendons.	163,41
Nerfs	18,50
Muscles vivants au repos	0,95
Veines.	0,863
Artères	0,052

La limite d'élasticité du muscle est assez vite dépassée : un gastrocnémien de grenouille chargé d'un poids de 50 grammes ne revient plus à sa longueur primitive.

Les muscles sur le vivant, en rapport par conséquent avec les vaisseaux et les nerfs de l'animal, sont plus extensibles que les muscles détachés. En revanche, les muscles morts et surtout les muscles rigides possèdent une élasticité plus considérable que les muscles vivants, mais leur élasticité est moins parfaite ; ils atteignent plus vite leur limite d'élasticité.

Les phénomènes d'élasticité qui se rapportent aux muscles

vivants, ayant pour nous plus d'intérêt que ceux des muscles morts, c'est l'étude des premiers que nous allons faire maintenant.

4º Élasticité du muscle vivant. — Voyons quelles sont les variations d'élasticité présentées par le muscle avec l'état de repos ou d'activité. Lorsqu'un muscle est contracté, quelque soit l'excitant qui ait produit cet état d'activité (volontaire, électrique, etc.), l'élasticité qu'il présente est plus faible qu'avant la contraction.

Weber fit l'expérience suivante : il chargea d'un poids considérable un muscle à l'état de repos et excita ce muscle ; il constata que celui-ci s'allongeait au lieu de se raccourcir, comme doit le faire normalement un muscle excité. On a donné à cette dérogation à la règle habituelle des phénomènes musculaires le nom de *paradoxe de Weber*. Mais il y a plusieurs objections à formuler contre la conclusion de Weber. D'abord il faut, pour que l'expérience réussisse, que le muscle soit fatigué ; de plus, la charge supportée doit être considérable, et il se pourrait fort bien que ce poids modifie les conditions physiologiques de la fibre musculaire, par exemple, en tiraillant trop fortement les disques clairs qui, nous le savons, sont les parties élastiques du muscle et en leur faisant dépasser pour ainsi dire leur limite d'élasticité.

Une modification de l'élasticité du muscle qu'il importe de signaler est celle que l'on observe après une contraction ; lorsqu'un muscle vient d'entrer en activité, son élasticité est plus grande que celle qu'il possédait auparavant. Plusieurs expériences ont démontré l'exactitude de cette proposition.

Sur l'homme, Marey a trouvé que lorsqu'un sujet effectue deux sauts en hauteur, l'un après l'autre, en développant chaque fois l'effort maximum, il s'élève toujours plus haut la seconde fois que la première ; ce fait est bien connu des gymnastes, qui en font une application constante.

5º Force élastique du muscle. — Les actions moléculaires dont un muscle est le siège pendant sa contraction sont évidemment différentes suivant le degré du raccourcissement du muscle, suivant que ce muscle effectue du travail mécanique extérieur ou bien qu'il est en contraction statique. En d'autres termes, la force élastique d'un muscle en activité ne peut pas être représentée seulement, comme pour les corps inorganiques, par la force extérieure qui agit sur lui, et par suite le travail mécanique, dynamique ou statique, effectué extérieurement par le muscle, ne représente pas l'énergie totale mise en jeu pendant la contraction musculaire.

Au travail extérieur appréciable par les procédés ordinaires de la mécanique et équilibré dans les corps dépourvus de contractilité par la différence $Fr - Fa$ des forces moléculaires, différence qui mesure la force élastique du corps ainsi déformé, il convient ici d'ajouter une autre forme de l'énergie dont l'apparition est due à la résistance qu'opposent les molécules constituant le muscle à la déformation dont tout travail est précédé, *la contraction musculaire*.

Cette contraction est bien, en effet, une véritable déformation des fibres; elle met donc en jeu une certaine force élastique pour se développer et cette force élastique, ainsi créée dans le muscle, va s'ajouter à la force élastique provenant de la force extérieure, qui tend à déformer le muscle contracté.

D'après cela, il apparaît dans les muscles en activité une force élastique totale résultant de la déformation produite par la contraction et de la déformation due à la force extérieure.

Chauveau a donné à cette partie de la force élastique qui fait équilibre à la force extérieure, le nom de *force élastique effective*, car c'est bien elle qui produit l'effet extérieur, qui constitue un des facteurs du travail mécanique, dynamique ou statique, effectué par le muscle.

A l'autre partie de la force élastique totale mise en jeu dans le muscle, il a réservé le nom de *force élastique latente*, car c'est une portion qu'on ne voit pas *à priori* et qu'il faut rechercher pour la découvrir.

6° Expériences de Chauveau. — Dans une première tentative de recherches concernant l'élasticité du muscle, Chau-

VEAU avait utilisé le dispositif de DONNAN et de VAN MANSVELDT.

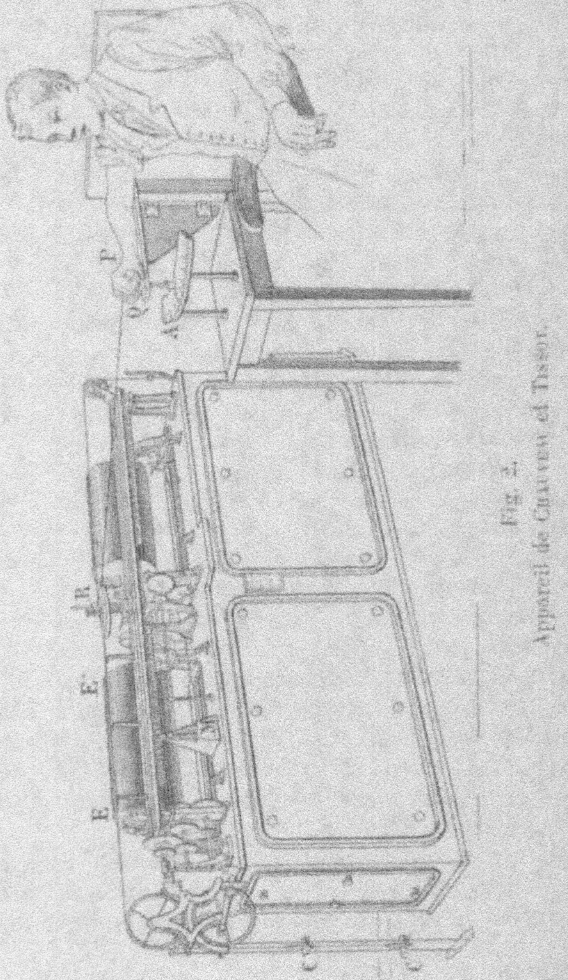

Fig. 2.
Appareil de CHAUVEAU et TISSOT.

Avec la collaboration de TISSOT, un nouvel appareil a été construit qui supprime les défectuosités de la première méthode.

Dans le nouveau et récent dispositif de Chauveau et Tissot (fig. 2),
le sujet est assis, il tient le coude fléchi et à hauteur de l'épaule;
l'avant-bras se déplace dans un plan horizontal sur une plate-
forme-potence pivotante P et dont l'axe coïncide avec celui de
l'articulation du coude. Le fil suspenseur des charges QR se
dirige horizontalement vers l'enregistreur et devient, grâce à
une poulie R, parallèle au cylindre inscripteur EE'. Les charges
et surcharges sont suspendues à l'extrémité inférieure CC'.

Dans ces conditions, il est facile de comprendre que ce sont
les allongements du muscle biceps qui sont enregistrés.

À l'aide de cet excellent dispositif, Chauveau a pu faire une
étude complète de l'élasticité du muscle; on étudiera plus
loin la contraction statique d'un muscle, mais disons dès maintenant que c'est l'état d'un muscle qui se contracte sans effectuer de travail dynamique extérieur, c'est-à-dire sans déplacer
la charge qu'il soutient.

Voyons quels sont les effets de la charge soutenue et du
degré de raccourcissement sur les manifestations de l'élasticité du muscle en contraction statique.

1° *Influence de la charge soutenue.* — Lorsque l'on fait agir
sur un muscle des charges variables et que l'on ajoute chaque
fois une surcharge invariable, celle-ci produit des allongements
du muscle dont la valeur est inversement proportionnelle à
celle de la charge. Il résulte de cette constatation expérimentale que l'élasticité acquise par le muscle n'est pas douée d'un
coefficient constant : ce coefficient varie avec la valeur de la
charge soutenue exactement comme l'activité de la contraction
elle-même.

2° *Influence du degré de raccourcissement.* — Il y a deux cas
à considérer :

a. Raccourcissement variable avec même charge soutenue
et même surcharge allongeante : dans ces conditions, l'allongement produit par une même surcharge est toujours le même.

b. Raccourcissement variable avec charge constante et surcharge proportionnelle au raccourcissement : le résultat est le
même que précédemment.

7° Résultats. — L'expression générale de la loi des allongements du muscle actif est

$$ l = k\,\frac{\mathrm{P}}{p}, $$

formule dans laquelle l est l'allongement, k une constante dépendant du muscle étudié, P la surcharge et p la charge soutenue. Cette formule montre nettement que l'allongement du muscle est proportionnel au rapport de la charge motrice à la charge soutenue.

Quant à l'élasticité en elle-même du muscle, elle peut s'exprimer par la formule

$$ l = k\mathrm{P} $$

qui signifie que le muscle en contraction statique s'allonge ou se rétracte proportionnellement à la valeur des charges ajoutées ou retranchées.

§ 2. — PHÉNOMÈNES D'ADHÉSION

Les molécules qui composent un corps exercent les unes sur les autres des forces attractives et répulsives jusqu'à une distance égale au rayon d'activité moléculaire. Ce rayon d'activité moléculaire est infiniment petit, mais on peut cependant mettre en évidence les forces attractives dans les solides. (Expérience de la balle de plomb coupée en deux parties).

1° Disques plans. — Si l'on prend, au lieu de deux hémisphères de plomb, deux disques en verre bien rodé maintenus dans un châssis en bois, disques qui portent le nom de *plans de Magdebourg*, le même phénomène moléculaire se produit ; si l'un des plans est fixé à un support, on peut suspendre à l'autre des poids assez forts.

Mais le phénomène devient beaucoup plus marqué lorsqu'on interpose entre les plans quelques gouttes de liquide, surtout de liquide visqueux, tel que de la glycérine, du sirop, de la synovie, etc.

Lorsqu'on exerce une traction sur les disques ainsi accolés, on éprouve une résistance très notable allant à 15, à 20 kilogrammes avec des disques de 5 centimètres de diamètre.

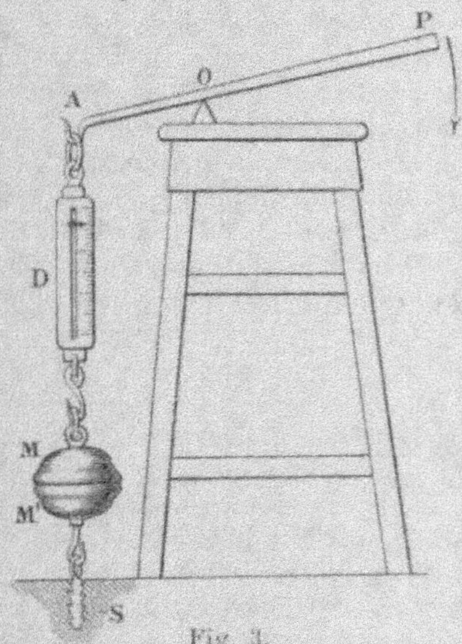

Fig. 3.
Mesure de l'effort nécessaire pour vaincre l'adhérence des disques
(H. Bordier).

A mesure que la viscosité augmente, ou, ce qui est la même chose, à mesure que la mobilité des molécules diminue, on constate que l'effort à développer pour amener la séparation des disques va en augmentant.

2° Adhésion de deux surfaces courbes. — Lorsque les surfaces en contact, au lieu d'être planes, sont courbes, les forces que nous venons de mettre en évidence existent encore. Si l'on prend deux demi-sphères, l'une creuse, l'autre pleine de même rayon, on trouve qu'en plaçant par exemple une ou deux gouttes de glycérine entre leurs surfaces, l'effort développé pour les séparer est exactement le même que pour deux disques plans *de même diamètre*.

3° Adhérence des surfaces articulaires. — Ces données physiques ont une application immédiate dans l'organisme ; entre les surfaces polies qui forment nos articulations, il existe en effet un liquide très visqueux, la *synovie*, sous une couche très mince, analogue à la couche liquide que nous interposions dans nos expériences entre les surfaces planes ou sphériques ; les mêmes phénomènes moléculaires doivent donc se retrouver dans les deux cas. Grâce à la dernière loi que nous avons énoncée et qui permet de connaître la force d'adhésion de deux surfaces sphériques, il suffira de déterminer l'effort de séparation de deux surfaces planes *de même diamètre* entre lesquelles on aura disposé un peu du liquide considéré. Dans le cas de la synovie en particulier, on saura immédiatement quelle est la force avec laquelle deux surfaces articulaires de forme sphérique sont maintenues au contact, en déterminant cette même force pour deux plans de même diamètre accolés avec de la synovie. Par exemple, dans le cas de l'articulation coxo-fémorale que l'on peut regarder comme sphérique et dont le diamètre moyen est égal à 50 millimètres, les forces qui maintiennent les deux surfaces rapprochées l'une de l'autre seront déterminées en mesurant l'effort à développer pour séparer deux disques plans de 50 millimètres de diamètre. Cet effort, avec la synovie prise sur un cadavre 28 heures après la mort, a été trouvé égal à 10.000 grammes ; il est très probable que, si l'on faisait l'expérience avec de la synovie fraîche, on obtiendrait un nombre plus élevé.

Quoi qu'il en soit, le mécanisme du maintien des têtes osseuses articulaires trouve une explication logique dans les actions moléculaires que nous venons d'exposer. Qu'il s'agisse de telle ou telle articulation, de l'articulation scapulo-humérale, moindre d'une demi-sphère ou de l'articulation coxo-fémorale, légèrement plus grande qu'une demi-sphère, partout les phénomènes moléculaires ne peuvent pas ne pas exister.

Par suite, point n'est besoin de faire intervenir la pression atmosphérique pour expliquer des phénomènes aussi simples.

Ces actions moléculaires d'adhésion se retrouvent d'ailleurs dans un grand nombre de phénomènes de l'organisme ; c'est ainsi par exemple que se fait l'occlusion des paupières pendant le sommeil. La cohésion de la mince couche interposée maintient l'accolement des deux paupières en économisant le travail interne du muscle orbiculaire.

Le même phénomène pourrait être encore invoqué pour expliquer l'occlusion de la bouche, sans la participation de l'orbiculaire des lèvres, des masséters, des ptérygoïdiens, etc., mais ces phénomènes sont trop simples maintenant à comprendre pour que nous insistions.

ACTIONS MOLÉCULAIRES
DANS LES LIQUIDES DE L'ORGANISME

Nous étudierons dans ce chapitre d'abord les phénomènes moléculaires de l'organisme dans lesquels intervient la tension superficielle des liquides de l'économie et ensuite les phénomènes qui s'opèrent entre liquides différents et à travers une paroi poreuse dont l'ensemble constitue l'osmose.

§ 1. — TENSION SUPERFICIELLE

Lorsque l'on considère deux molécules liquides situées, l'une à une distance de la surface libre du liquide plus petite que le rayon d'activité moléculaire, l'autre à une distance plus grande de cette même surface libre, on conçoit qu'il y aura dissymétrie d'action pour la première, tandis que pour la seconde tout sera symétrique autour d'elle. La dissymétrie moléculaire sera maxima lorsque la molécule considérée sera située dans le plan horizontal formant la surface libre du liquide. Dans la couche superficielle d'un liquide, il existe jusqu'à une profondeur égale au rayon d'activité moléculaire, des forces tangentes ou parallèles à la surface libre et provenant précisément de la dissymétrie signalée. De cette brève analyse, il résulte que chaque molécule placée dans la couche superficielle liquide est soumise à une certaine force qui s'appelle la *tension superficielle* du liquide. Pour l'eau, la tension superficielle est égale à 7,5 milligrammes. Si les actions moléculaires qui constituent la tension superficielle d'un liquide s'exercent sur une longueur l évaluée en millimètres et si F représente la somme des forces ainsi mises en jeu, il est évident que la tension superficielle spécifique φ du liquide est donnée par la formule

$$\varphi = \frac{F}{l}$$

1° Mesure de la tension superficielle. — Il existe plusieurs méthodes pour trouver la valeur de cette constante physique des liquides : nous n'en indiquerons ici que deux :

a. *Ascension dans les tubes capillaires*. — La loi de Jurin régit la hauteur à laquelle monte un liquide donné dans un tube capillaire sous l'influence de la tension superficielle ; cette loi étant déjà connue du lecteur, il nous suffit d'en mentionner la formule

$$h = \frac{2\varphi}{d} \times \frac{1}{r}$$

L'inspection de cette égalité montre qu'on peut calculer φ si l'on connaît h, d, et r, (r est le rayon intérieur du tube capillaire). La hauteur h se mesure à l'aide du cathétomètre ou d'une règle verticale graduée sur laquelle se déplace une lunette horizontale.

b. *Compte-gouttes*. — Au moment où une goutte va se détacher de l'orifice d'un compte-gouttes, l'effet de la tension superficielle qui s'exerce sur la circonférence suivant laquelle va se produire la rupture est vaincu par la pesanteur ; si p est le poids de la goutte, on peut écrire

$$k\varphi = p$$

K étant une constante. Si l'on fait écouler par le compte-gouttes un volume V de liquide, on obtient un nombre N de gouttes et il est facile d'établir la formule qui donne la valeur de la tension superficielle du liquide

$$\varphi = \frac{Vd}{N \times K}$$

Si l'on a compté le nombre N' de gouttes d'eau correspondant au même volume V, sachant que la tension superficielle de l'eau est 7,5 milligrammes, on obtient :

$$\varphi = 7,5 \times \frac{N'd}{N} \text{ milligrammes.}$$

Il est commode de se servir de la pipette compte-gouttes de DUCLAUX qui, ayant un diamètre *extérieur* de 3 millimètres à l'orifice et une capacité de 5 centimètres cubes, fournit exactement 100 gouttes d'eau à 15° $(N' = 100)$.

Dans ce cas, la tension superficielle spécifique d'un liquide est donnée par la formule

$$\varphi = 7,5 \times \frac{100d}{N}$$

Il suffit donc de déterminer la densité d du liquide et de compter les gouttes correspondant à la capacité du compte-gouttes de DUCLAUX.

Pour exprimer la valeur de la tension superficielle en unités C. G. S., il faut prendre la *dyne* comme unité de force et le *centimètre* pour unité de longueur. Il est facile de transformer un nombre donné φ de milligrammes en dynes ; il suffit de savoir qu'un milligramme est égal à 0,981 dyne :

La tension superficielle transformée en dynes et par centimètre de longueur est

$$\varphi \times 0,981 \times 10.$$

Dans le cas de l'eau, au lieu de 7,5 milligrammes, on obtient 73,57 dynes par centimètre.

Pour la commodité du langage, nous évaluerons les tensions superficielles en milligrammes et par millimètre de longueur.

2° Tension superficielle des liquides de l'organisme. — Les deux méthodes que nous venons d'exposer brièvement peuvent être employées pour le cas des liquides de l'organisme. La tension superficielle de ces liquides a été l'objet d'un certain nombre de recherches dans ces dernières années ; on peut dire d'une façon générale que les liquides de l'économie ont une tension superficielle voisine de celle de l'eau mais toujours plus petite ; celle-ci est en effet comprise entre 4,8 et 7 milligrammes (BARBIER et GLAZET). Elle est surtout faible pour quelques liquides tels que la bile et la salive parotidienne.

Les liquides des épanchements pleuraux, péricardiques, péritonéaux ont une tension superficielle inférieure à celle des liquides d'œdème qui, parfois, ont une tension plus grande que celle du sérum (FAENKEL).

La tension superficielle de l'urine a été étudiée par un certain nombre d'auteurs : la présence des sels minéraux a pour effet d'augmenter la tension superficielle, tandis que les substances organiques la diminuent, mais il y a prédominance de l'action de ces derniers composés de l'urine.

La tension superficielle de l'urine normale est inférieure à celle de l'eau et elle est d'autant plus petite qu'il y a plus de substances extractives, créatinine, acide urique, dans l'urine : on peut tirer de la détermination de ς pour l'urine des renseignements utiles au clinicien, en faisant intervenir le calcul de la *dépression de la constante capillaire* (AMANN) ; si N est le nombre de gouttes d'urine fournie par un compte-gouttes donné et si n est le nombre correspondant à l'eau, la valeur de dépression Δ est donnée par la formule

$$\Delta = 100 - \frac{n}{N}\,100$$

Dans le cas de l'urine normale, la dépression capillaire est égale à 10. On peut aller plus loin, en faisant intervenir le poids E de matières extractives de l'urine. Le rapport $\frac{\Delta}{E}$ est ce qu'on appelle la *dépression spécifique*.

Pour les urines physiologiques, cette dépression $\frac{\Delta}{E}$ est égale à 2 ; cette valeur augmente dans certains états pathologiques tels que le diabète, les néphrites, les entérites. Ainsi dans un cas de diabète grave où la dépression spécifique avait pour valeur 2,66, on trouva, quelques heures avant la mort, que

$\frac{A}{E}$ s'élevait à 5; dans une néphrite infectieuse, ce rapport a atteint le chiffre 6,32.

3° Réaction de Hay. — A l'étude de la tension superficielle des liquides de l'économie se rattache un procédé physique d'exploration très utile à connaître pour la recherche qualitative de la bile et des sels biliaires ; ce procédé est connu sous le nom de réaction de HAY (et non HAYCRAFT). Si sur de l'urine contenue dans un verre bien propre, on laisse tomber un peu de fleur de soufre, les particules solides gagnent le fond du verre s'il y a des traces de bile dans l'urine ; si aucune parcelle ne descend, après 5 minutes, la réaction est négative et on peut conclure à l'absence de bile ou de bilirubine dans l'urine examinée. Cette réaction est plus sensible que les réactions chimiques classiques (PETTENKOFER, GMELIN).

La réaction de HAY repose sur un phénomène de tension superficielle. D'après CALZET et FRENKEL, pour que le soufre tombe au fond d'un liquide, il faut que celui-ci ait une tension superficielle inférieure à 5,029 milligrammes ; ainsi avec l'alcool, l'éther, le chloroforme, l'acétone, la bile, etc., le soufre gagne le fond du vase (tension superficielle comprise entre 1,81 et 5,029) ; tandis que répandu sur l'eau ou des solutions aqueuses de différents sels, il n'y a pas précipitation des particules de soufre (tension supérieure à 5, 1).

§ 2. — OSMOSE

Lorsque deux liquides se mélangent à travers une cloison perméable ou *septum poreux*, le phénomène porte le nom d'osmose. L'étude de l'osmose est très importante pour nous, car ce phénomène joue dans notre organisme un grand rôle pour les échanges nutritifs, que ces échanges soient d'ailleurs liquides ou gazeux ; mais nous réserverons l'étude de ces derniers pour le chapitre de l'osmose des gaz.

Nous possédons sur tous les points de notre organisme en contact avec les substances provenant du milieu extérieur une couche continue d'*épithélium*. Sur toute l'étendue des mu-

quenses et de la peau on trouve une couche épithéliale simple
ou stratifiée. Un fait physiologique d'une haute importance
résulte de cette continuité de l'épithélium ; c'est que toutes les
substances qui doivent en sortir sont forcées de traverser une
membrane épithéliale. De plus, les tissus connectifs sont en
rapport de tous côtés avec les liquides de l'organisme, sang,
lymphe, transsudations séreuses, qui peuvent être considérées
comme des mélanges de substances cristalloïdes et colloïdes.
Or les membranes qui limitent ces liquides et les séparent les
uns des autres sont en grande partie constituées par de la
substance connective ; les échanges qui s'opèrent entre ces
liquides et les tissus ne peuvent donc avoir lieu qu'à la condition qu'il y ait des phénomènes d'osmose, les septums étant
constitués par les membranes tégumentaires, les séreuses, les
parois des vaisseaux, etc.

Le phénomène de l'osmose a donné lieu à un grand nombre
de recherches dues pour la plupart à des physiologistes, à cause
du rôle important qu'il joue dans l'organisme. Matteuci et Cima
firent un grand nombre d'expériences en se plaçant dans des
conditions voisines de celles de l'organisme. Ils essayèrent,
comme membranes, des muqueuses d'estomac, des vessies,
des peaux, etc. ; ils se servirent, comme liquides, de l'eau, de
l'alcool, de dissolutions de sucre, de gomme, d'albumine.

De toutes leurs expériences, ces auteurs tirèrent quelques
conclusions que nous devons mentionner :

1° Il y a en général, pour ne pas dire toujours, une position
de la membrane dans laquelle l'endosmose est favorisée ;

2° L'endosmose est en général plus active lorsqu'elle se fait
de la face interne vers la face externe.

Gayon a aussi découvert d'intéressantes particularités de l'osmose, au point de vue biologique. On sait que l'albumine de
l'œuf est complétement entourée par une double membrane
adhérente à la coquille : on arrive assez facilement à enlever
cette fine membrane sur une étendue permettant de l'employer comme septum. Si l'on monte avec cette membrane
deux osmomètres semblables ayant même surface de septum,
et qu'on les dispose de telle manière que dans l'un la face

externe de la membrane soit en contact avec l'eau, tandis que dans l'autre ce soit la face interne, on trouve que l'ascension du liquide ne se fait pas avec la même vitesse dans les deux osmomètres. Dans l'appareil où la face externe de la membrane de la coque est tournée vers l'eau, l'ascension se fait rapidement en employant de l'eau sucrée ; dans l'appareil où c'est la face interne qui regarde l'eau, le niveau du liquide dans le tube de l'osmomètre reste le plus souvent stationnaire ; on constate cependant des stries abondantes partant de la face inférieure de l'osmomètre et descendant jusqu'au fond du liquide extérieur. Par conséquent, les courants d'osmose existent bien, mais l'endosmose étant égale à l'exosmose, le liquide ne s'élève pas, ou très peu, dans l'osmomètre. L'état de fraîcheur de la membrane ne joue aucun rôle dans la marche du phénomène.

Sur les membranes végétales, le même savant a fait des expériences d'osmose qu'il est intéressant pour nous de connaître ; elles ont principalement porté sur les pellicules des grains de raisins et de la pêche. Ces expériences ont été consignées dans la thèse de Dormes [1], à laquelle nous renvoyons le lecteur.

[1] Thèse de Bordeaux, 1883.

CHAPITRE III

ACTIONS MOLÉCULAIRES
ENTRE SOLIDES ET LIQUIDES

Il convient de classer ces actions en deux groupes distincts pour en faciliter l'étude : 1° le solide et le liquide conservent leur état physique primitif ; 2° le solide cesse d'exister et passe à l'état liquide.

§ 1. — PHÉNOMÈNES CAPILLAIRES

Lorsqu'un solide est mis en contact avec un liquide, il peut être mouillé ou non par ce liquide. Nous ne nous occuperons que des actions moléculaires qui se manifestent dans le cas où le solide est mouillé, car on ne trouve pas dans l'organisme d'exemples du second cas. Au contact d'un solide, le liquide qui mouille s'élève en formant une certaine surface courbe qu'on appelle ménisque, et l'angle de raccordement est nul.

Si l'on introduit dans un tel liquide un tube capillaire, on constate que le liquide s'élève, contrairement aux lois de l'hydrostatique, en formant un ménisque concave. L'ascension du liquide est due à la tension superficielle du liquide dont l'effet contre-balance l'action de la pesanteur.

Jurin a établi, comme on l'a vu plus haut, que la hauteur d'ascension dans un tube capillaire est en raison inverse du diamètre du tube et de la densité du liquide, et en raison directe de la tension superficielle du liquide.

Ces lois trouvent leur application dans l'organisme où le tube capillaire joue un rôle si important ; mais ce qui est plus intéressant à considérer pour nous, c'est le cas où le liquide peut circuler dans le tube capillaire.

1° Lois de Poiseuille. — Cette circulation a été bien étudiée par Poiseuille, qui a trouvé les lois suivantes renfermées dans la formule

$$q = \frac{k.h.d^4}{l} .$$

La quantité de liquide qui s'écoule par un tube capillaire est : 1° proportionnelle à une certaine constante k qui dépend de la nature du liquide, de la température, etc.; 2° proportionnelle à la pression h exercée sur le liquide; 3° à la quatrième puissance du diamètre d du tube capillaire; 4° en raison inverse de la longueur l du tube capillaire.

Ces lois sont immédiatement applicables à la circulation des liquides de l'organisme dans les espaces étroits et en particulier à la circulation sanguine dans les capillaires. Les phénomènes capillaires interviennent encore dans le mécanisme de l'absorption des corps gras par les chylifères. Les matières grasses telles que l'huile s'écoulent très difficilement à travers les tubes capillaires, et l'on aurait de la peine à concevoir l'absorption de ces matières si l'on ne faisait intervenir l'action de la bile; on sait que cette absorption a seulement lieu au niveau de l'intestin grêle à partir de l'endroit où se déverse la bile et que d'autre part la bile a la propriété d'émulsionner les graisses. Le rôle de la bile paraît en effet considérable dans le mécanisme de l'absorption des graisses. Si l'on plonge dans de l'huile deux tubes capillaires préalablement mouillés, l'un avec de l'eau, l'autre avec de la bile, on trouve que l'huile monte 12 fois plus haut dans le tube à bile que dans le tube à eau. Voilà déjà un premier point établi qui montre combien la bile favorise l'adhésion des corps gras pour les parois; d'autre part, l'écoulement des graisses est très notablement augmenté lorsque celles-ci sont émulsionnées avec de la bile, ainsi que Duclaux l'a montré expérimentalement. En faisant écouler dans un tube capillaire donné de l'huile pure, puis des émulsions d'huile et de bile en certaines proportions, il a obtenu les résultats suivants :

100 parties d'huile s'écoulent en	140 min.		
80 — — et 20 part. de bile. .	23 —		
60 — — 40 — — .	21 —		
40 — — 60 — — .	15 —		
20 — — 80 — — .	14 —	15 sec.
100 parties d'eau pure	10 —	19 —

Ce tableau montre bien que le rôle de la bile est considérable pour faciliter le passage des corps à travers les canalicules qui se trouvent dans la paroi libre des cellules épithéliales de l'intestin.

2° Chapelets capillaires. — Il peut quelquefois se former dans un des vaisseaux un phénomène physique auquel on donne le nom de *chapelets capillaires*. Si l'on pratique une petite ouverture par exemple dans la paroi d'un vaisseau sanguin, il y aura, sous l'influence du courant circulatoire, entraînement des bulles d'air qui sépareront successivement de petits index liquides ; il pourra se faire un grand nombre de ces index et l'on aura ainsi un chapelet capillaire. Pour comprendre les dangers de la formation de ce phénomène, il est utile d'indiquer ici, en quelques mots, l'explication de ces chapelets. Lorsque la surface libre d'un liquide est courbe, la tension superficielle donne naissance en chaque point à une certaine force qu'on appelle la *composante normale*. Il est facile de démontrer que si l'on désigne par R et R' les rayons des deux courbures principales de la surface du liquide et par γ la tension superficielle spécifique de ce liquide, on a pour valeur de la composante normale par unité de surface du liquide

$$N = \gamma\left(\frac{1}{R} + \frac{1}{R'}\right)$$

S'il s'agit par exemple de la surface d'un liquide contenu dans un tube capillaire cylindrique, les rayons R et R' sont égaux et alors la composante normale N de la tension superficielle est

$$N = \frac{2\alpha}{R}.$$

Nous allons comprendre facilement comment la formation des chapelets capillaires peut constituer un obstacle énorme à la transmission d'une pression ou d'une circulation quelconque. Soit un index liquide dans un tube capillaire dont la

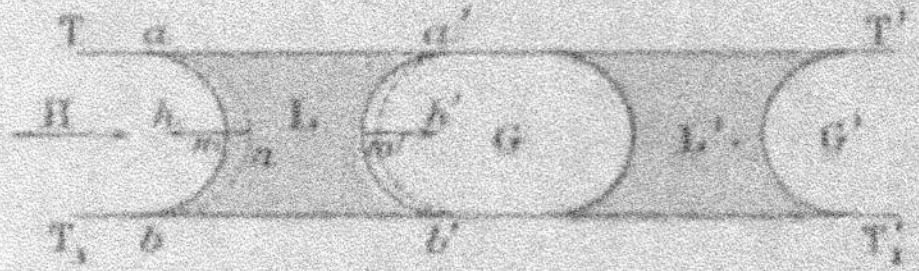

T a a' T'
H A L L' G L' G'
T, b b' T,

Fig. 4.
Chapelets capillaires.

paroi est mouillée par ce liquide et soit H la pression exercée par l'intermédiaire de la bulle d'air placée du côté *a m b* de l'index (fig. 4) ; sous l'influence de cette pression, la courbure du ménisque *a m b* va augmenter et prendre la forme *a a b*, c'est-à-dire que le rayon de courbure de ce ménisque va devenir plus petit, en sorte que la composante normale due à la tension superficielle a pour expression

$$h = \frac{2\alpha}{r'}$$

r' désignant le nouveau rayon de courbure plus petit que le rayon primitif *r*. Du côté *a' m' b'*, la courbure du ménisque a diminué sous l'influence de la pression et le rayon de courbure, qui primitivement était aussi *r*, est devenu plus grand et égal à *r''* ; la composante normale *h'* a ici pour valeur

$$h' = \frac{2\alpha}{r''}.$$

Or, remarquons que de ces deux composantes, l'une *h* se retranche de la pression H exercée sur l'index, tandis que l'autre h' s'ajoute à H. Mais quelle est celle des deux qui a la plus grande valeur, h ou h'? Il suffit de considérer les expressions de ces deux forces pour voir que la composante normale h est plus grande que h', puisque les numérateurs sont les mêmes, tandis que les dénominateurs sont inégaux et tels que r' est plus petit que r''.

Il résulte donc de là que la force h qui se retranche de H est plus grande que celle h' qui s'ajoute et que, par suite, la pression transmise à l'index liquide suivant L' par l'intermédiaire de l'index gazeux G interposé est nécessairement plus petite que la pression exercée à l'extrémité du tube capillaire. On conçoit aisément que s'il existe un assez grand nombre d'index successifs dans le tube capillaire, la pression H pourra parfaitement être équilibrée ; c'est ce que l'expérience vérifie, et Jamin a pu faire équilibre à la pression atmosphérique et même à des pressions de plusieurs atmosphères, à l'aide de tubes contenant des chapelets.

Il est facile de montrer ce fait en fermant une cloche à douille par un bouchon où passe un tube capillaire contenant un grand nombre d'index d'eau ; on peut arriver ainsi à faire le vide sous la cloche adaptée sur la platine de la machine pneumatique.

Si la pression H exercée dans un tube capillaire renfermant une série d'index liquides séparés par des index gazeux est due à la pression sanguine et si ce tube est un vaisseau, on comprend, d'après ce qui précède, que le cours du sang pourra être arrêté. C'est ce phénomène qui se produit lors de l'introduction de l'air dans les vaisseaux. Il se fait une véritable émulsion du sang avec l'air ; ce sang ainsi mélangé d'air en arrivant dans les vaisseaux de petit calibre forme de fins chapelets capillaires, et en très grand nombre, qui constituent alors un danger mortel pour le sujet. Bien que l'explication de la mort par l'introduction de l'air dans les veines ait donné naissance à de nombreuses hypothèses, il n'est pas douteux que dans quelques cas, suivant la façon par exemple dont s'est faite l'entrée de l'air, le phénomène des chapelets ait une grande part dans l'issue funeste de l'accident. C'est d'ailleurs la théorie dite *pulmonaire* soutenue par POISEUILLE et ERICKSEN :

ainsi que l'a constaté Poiseuille, le sang spumeux circule très-
difficilement dans les capillaires et la circulation doit d'ailleurs
s'arrêter si le nombre des index est assez grand.

§ 2. — PRESSION OSMOTIQUE DES LIQUIDES DE L'ORGANISME

C'est à la suite des travaux de Hugo de Vries, et de Pfeffer, que
ce phénomène fut étudié méthodiquement par les physiciens.

En examinant les échanges qui ont lieu chez les végétaux
entre l'eau puisée dans le sol et les sucs salins des cellules
végétales, Pfeffer fut amené à expérimenter sur un certain
nombre de parois poreuses artificielles perméables aux liquides
et entre autres les vases poreux en faïence dégourdie, tels que
les vases de piles ; mais au lieu de se servir de ces vases tels
qu'on les trouve dans le commerce, Pfeffer eut l'idée d'en
modifier la porosité en faisant déposer dans l'épaisseur de la
cloison un précipité chimique, ayant la propriété de faire
acquérir une propriété tout à fait particulière à la paroi qui
devient alors hémi-perméable.

1° Membrane hémi-perméable. — Pour obtenir une telle
paroi, on prend un vase de pile soigneusement lavé aux acides
et aux alcalis, puis bien rincé à l'eau. Le vase bien essuyé et
séché est rempli d'une solution à 3 p. 100 de sulfate de cuivre
et dix minutes après placé debout dans une solution au même
titre de ferrocyanure de potassium. Les deux liquides pénètrent en sens inverse dans la substance poreuse et se rencontrent vers le milieu de la cloison où ils forment un précipité
de ferrocyanure de cuivre gélatineux : ce précipité constitue
une sorte de membrane interne très délicate, protégée de
chaque côté par un revêtement solide de faïence.

La propriété particulière de la paroi ainsi obtenue est la
suivante : au lieu de se laisser traverser, comme avant la manipulation précédente, aussi bien par l'eau que par les solutions
et cela dans les deux sens, la cloison renfermant le précipité
se laisse traverser par l'eau pure, *mais ne laisse plus passer la*

moindre quantité de matière saline. Si l'on place à l'intérieur du vase préparé une solution de sel marin et que l'on plonge l'appareil dans de l'eau pure, l'eau pourra traverser la paroi de dehors en dedans, mais la solution saline ne passera pas à travers cette paroi, et il n'y aura par conséquent pas de courant osmotique en sens inverse, de dedans en dehors. C'est à cause de cette nouvelle propriété de la paroi qu'on lui a donné le nom de membrane hémi-perméable.

2° Mesure de la pression osmotique. — Prenons une paroi hémi-perméable et fixons-y par un bouchon solide un tube à deux branches (fig. 5) permettant de le remplir du liquide qu'on étudie et de le mettre en communication avec un manomètre à air libre. Si l'on a placé dans le vase une solution saline à 1 p. 100 de façon à remplir complètement le vase et le tube manométrique jusqu'au mercure, puis que l'on plonge l'appareil dans de l'eau distillée, celle-ci entre dans le vase clos pour diluer le sel et cela malgré la pression qui est la conséquence de sa pénétration dans un récipient rigide et déjà plein. La pression qui peut atteindre

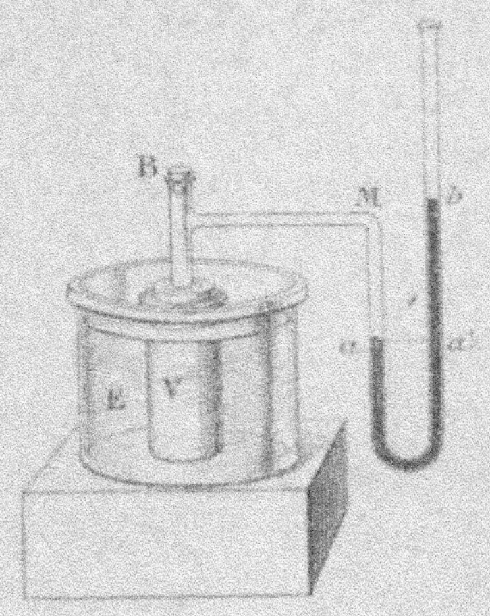

Fig. 5.
Mesure de la pression osmotique.

ainsi plusieurs atmosphères est la *pression osmotique*. Elle est dans chaque cas parfaitement fixe et définie après l'état d'équilibre qui se produit toujours.

A priori, il est permis de se demander, puisque la paroi hémiperméable laisse passer l'eau en tous sens, pourquoi l'eau extérieure qui est à la pression normale entre dans un vase exactement rempli de solution sous cette même pression : il ne devrait se produire aucune action, semble-t-il, car si la tension de l'eau s'accroît par hypothèse dans le vase interne, elle peut en sortir aussitôt à travers la paroi et rétablir l'équilibre. Mais la pression osmotique n'est pas due au liquide : *c'est aux molécules salines seules que l'on doit*, ainsi que l'a démontré VAN T'HOFF, *attribuer cette pression osmotique*.

Le vase à membrane hémi-perméable a été rempli d'une solution à la pression atmosphérique qui est aussi celle de l'eau extérieure, mais dans la solution le dissolvant d'une part, les molécules salines d'autre part, ont chacun une fraction de la pression totale, absolument comme dans le cas des mélanges gazeux. En sorte que l'eau intérieure servant de dissolvant n'est pas à la même pression que celle qui est à l'extérieur ; celle-ci va pénétrer dans le vase jusqu'à ce qu'il y ait équilibre de pression pour l'eau en dedans et en dehors. L'augmentation de la pression, c'est-à-dire la pression osmotique π est donc bien le résultat des actions produites par les molécules salines.

§ 3. — CRYOSCOPIE

La mesure de la tension osmotique d'une solution au moyen du vase de PFEFFER est longue et délicate ; elle peut être réalisée beaucoup plus simplement par d'autres méthodes, particulièrement par l'observation de l'abaissement du point de congélation, méthode désignée par RAOULT sous le nom de *cryoscopie*.

1° Principe. — La cryoscopie est fondée sur le principe suivant, posé par BLAGDEN : l'abaissement du point de congélation d'une solution est proportionnel à la quantité de substance dissoute. Pour des substances différentes, cet abaissement est proportionnel à leur poids moléculaire.

Si on désigne par Δ l'abaissement du point de congélation, par P le poids de substance dissoute dans 100 d'eau, par M le poids moléculaire, on a :

$$\frac{\Delta}{P} M = K$$

K étant une constante établie pour chaque dissolvant, 18,5 pour
l'eau.

On en déduit :

$$M = K \frac{P}{\Delta}$$

formule qui permet de calculer le poids moléculaire de la
substance dissoute.

Quand il s'agit d'une solution contenant des corps différents
en proportions connues, on peut déduire le poids moléculaire
de l'un d'eux si l'on connaît celui des autres. Si les proportions ou les poids moléculaires sont inconnus, on pourra établir un poids moléculaire moyen, tout artificiel, il est vrai,
mais susceptible de donner quelques indications, en biologie,
par exemple. Soit une sérosité définie par les déterminations
suivantes :

$$\Delta = -0°61 \; ; \; \text{résidu fixe} = 3,98 \text{ p. } 100.$$

On aura :

$$M = \frac{18,5 \times 3,98}{0,61} = 120.$$

C'est précisément le poids moléculaire, la molécule-gramme,
qui permettra de calculer la tension osmotique d'une solution
de concentration connue. Mais il sera tout aussi simple de se
borner à envisager le point de congélation de la solution, qui
est lié d'une façon fixe à la valeur de la concentration moléculaire et par suite à la tension osmotique. On pourrait généra-
liser les données, car il y a un rapport étroit entre le poids
moléculaire et d'autres grandeurs physiques, par exemple : la
diminution de la tension de vapeur, mesurable par la *tonomé-
trie* et la *conductibilité électrique* ; cette dernière a été employée
à cet effet par BUGARSZKI et JANCSÓ.

La cryoscopie tire son principal intérêt pour le biologiste de
la facilité avec laquelle elle lui permet, par la simple détermination du point de congélation des liquides organiques, de
connaître leur concentration moléculaire. Or, cette concentration joue un rôle très important dans les échanges, c'est-à-dire

dans les phénomènes de l'absorption, de la nutrition, de la transsudation, de la sécrétion, et cela, aussi bien à l'état normal qu'à l'état pathologique.

Dans l'organisme vivant se trouvent des membranes très inégalement perméables ; certaines parois vivantes laissent passer les albumines ou du moins certaines albumines ; d'autres ne se laissent traverser que par les cristalloïdes et sont imperméables aux colloïdes. Enfin certaines parties des cellules vivantes et les tissus de sclérose se rapprochent des membranes hémi-perméables.

2° Appareil cryoscopique. — On a construit divers appareils cryoscopiques qui comprennent les organes suivants :

1° *Thermomètre*. — Le thermomètre T (fig. 6) doit être très sen-

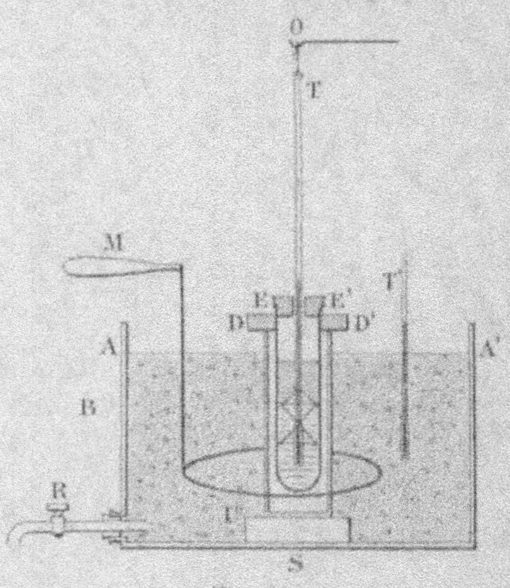

Fig. 6.

Appareil et dispositif pour la cryoscopie.

sible et gradué en centièmes ou au moins en cinquantièmes de degré centigrade. La graduation du thermomètre doit comprencer un peu au-dessus de zéro et descendre jusqu'à 3° ou 4° au-dessous : il est inutile d'aller plus loin pour les recherches médicales.

2° *Agitateur*. — Il peut consister en un fil de platine enroulé en spirale, de telle sorte qu'il puisse entourer complètement le réservoir thermométrique et se mouvoir autour de lui librement, sans frottements, dans le sens vertical : ce fil de platine peut être soudé à une tige de verre pour la commodité de l'opération. On peut aussi entourer le réservoir thermométrique d'une toile métallique qui permet d'agiter commodément le liquide.

3° *Tube-laboratoire*. — Il est destiné à contenir le liquide dont on veut déterminer le point de congélation et aussi le thermomètre entouré de l'agitateur.

Ce tube plonge lui-même dans un autre plus large contenant de l'alcool, liquide qui ne se congèle pas pendant l'opération et qui maintient uniforme la température sur toute la paroi du tube-laboratoire.

4° *Récipient frigorifique*. — Ce récipient est rempli d'un mélange réfrigérant, formé de glace pilée et de sel marin, en cristaux ou dissous. On peut aussi avoir recours à l'évaporation de liquides volatils, éther, sulfure de carbone, chlorure de méthyle.

3° Technique cryoscopique. — L'appareil étant disposé comme il vient d'être dit, on s'assure de la lecture facile du thermomètre et de l'immersion complète du réservoir thermométrique dans le liquide à cryoscoper. On observe alors la descente graduelle de la colonne mercurielle ; lorsque celle-ci est voisine de zéro, on manie verticalement l'agitateur, de façon ininterrompue, pour bien mélanger les diverses couches du liquide étudié. Pendant ce temps, le thermomètre descend au-dessous de zéro et même bien au-dessous du point de congélation du liquide examiné, celui-ci étant en surfusion. Puis la colonne thermométrique remonte brusquement et reste fixe quelque temps, pendant que des cristaux de glace se forment dans le liquide : c'est ce moment qu'il faut saisir pour faire la lecture du point Δ. Lorsque la congélation est complète, le thermomètre redescend graduellement.

Dans la pratique, il est incommode d'attendre pendant toute la durée de la surfusion que le thermomètre remonte au point de congélation. On peut abréger ce temps ; il suffit pour cela, lorsque l'on est sûr que la colonne mercurielle est descendue au-dessous du point Δ, de projeter dans le liquide un petit fragment de glace qui fait aussitôt cesser la surfusion et remonter le thermomètre. Si on examine du sérum, on projettera la parcelle de glace lorsque le thermomètre sera à — 1° ; si l'on examine de l'urine, lorsqu'il sera à — 3°. Enfin, une précaution très utile à prendre, c'est de vérifier de temps à autre le thermomètre et, pour cela, mesurer le point Δ de l'eau distillée. Ce point étant 0°, s'il y avait une différence en plus ou en moins, il faudrait faire la correction voulue.

4° Résultats cryoscopiques. — A l'état normal, chez l'homme, le sérum congèle à — 0°,56, point trouvé par tous les auteurs ; cette fixité est due à un ensemble des phénomènes, grâce auxquels l'élimination des molécules par le rein et les autres émonctoires compense l'action de toutes les causes qui interviennent pour augmenter la concentration (ingestion d'aliments, de boissons, évaporation de l'eau pulmonaire et cutanée).

A l'état pathologique, la concentration du sang peut subir des variations assez notables : ainsi chaque fois que le rein fonctionne mal, le nombre des molécules éliminées diminue et par suite la concentration moléculaire s'accroît : le sang devient hypertonique (KORANYI).

Une intéressante application de la cryoscopie du sérum à la médecine légale est la suivante : dans les cas de mort par submersion dans l'eau douce, l'eau pénètre dans les poumons et est absorbée par les veines pulmonaires ; le sang se trouve ainsi dilué et la cryoscopie du sérum indique d'une façon très sensible, la dilution *qui ne se produit pas dans le cas où l'immersion est postérieure à la mort*. Le point de congélation du sérum trouvé par CARRARA sur un chien noyé a été : sang du cœur droit $\Delta = $ — 0°,42 ; sang du cœur gauche $\Delta = $ — 0°,29.

Si l'immersion a lieu dans l'eau de mer, la concentration

moléculaire augmente : chez un homme noyé dans la mer, les points de congélation du sérum des cœurs droit et gauche ont été respectivement — 1°,04 et — 1°,18.

L'*urine* normale congèle entre — 1°,30 et — 2° : les variations du point cryoscopique de cette sécrétion sont donc très grandes, et cela aussi à l'état pathologique. Aussi a-t-on cherché à faire intervenir d'autres éléments pour donner à la détermination cryoscopique de l'urine une signification et une utilité pour le médecin. Nous devons en dire quelques mots : on peut convenir que le nombre des molécules renfermées dans une urine sera représenté par le nombre Δ ; le dosage des chlorures permet de calculer le nombre des molécules *chlorées*, en sorte que la différence de ces deux nombres fournit le nombre des molécules élaborées que l'on désigne par δ.

Une solution de Na Cl à 1 p. 100 a un point de congélation — 0°,60 ; on en déduit que le nombre des molécules chlorées pour 100 centimètres cubes d'urine sera de 60 fois la valeur p donnée par le dosage des chlorures dans 100 centimètres cubes de cette urine, soit $p \times 60$.

Il en résulte que le nombre des molécules *élaborées* est :

$$\delta = \Delta - p \times 60$$

En rapportant les valeurs de Δ et de δ au volume de l'urine émise en vingt-quatre heures et au poids du sujet, on obtient, d'après CLAUDE et BALTHAZARD, la *diurèse moléculaire totale* $\frac{\Delta V}{P}$ et la *diurèse des molécules élaborées* $\frac{\delta V}{P}$. A l'état normal, $\frac{\Delta V}{P}$ est compris entre 3 000 et 5 000 ; tandis que $\frac{\delta V}{P}$ varie entre 1 800 et 2 500.

Il y a encore le rapport des deux diurèses qui peut fournir d'intéressants renseignements ; ce rapport se réduit à $\frac{\Delta}{\delta}$: d'après KORANYI, il exprime le rapport des molécules totales aux molécules élaborées qui se sont échangées dans les tubuli avec un nombre égal de molécules chlorées. La valeur de ce rapport est compris, à l'état normal, entre 1,49 et 1,69.

Au cours de néphrites, à cause des lésions tubulaires,

l'échange moléculaire se fait moins bien, la valeur de δ diminue et le rapport $\frac{\Delta}{\delta}$ devient trop fort.

§ 4. — ISOTONIE

Il est un autre phénomène qui permet d'avoir une valeur de la pression osmotique d'une dissolution, c'est l'*isotonie* découverte par HUGO DE VRIES, d'Amsterdam. Supposons une membrane hémi-perméable séparant deux solutions salines ayant des concentrations différentes ; l'eau capable de traverser la paroi cheminera dans cette membrane jusqu'à ce qu'il s'établisse un équilibre osmotique. DE VRIES est arrivé à la notion de l'isotonie en opérant sur des cellules végétales.

1° Méthode de H. de Vries (plasmolyse). — Si l'on fait une coupe assez mince d'un végétal pour qu'elle puisse être vue au microscope dans toute son épaisseur, on peut apercevoir des cellules intactes contenant leur suc, revêtues de leurs enveloppes et jouant le rôle de parois hémi-perméables grâce à la couche cuticulaire de leur protoplasma.

Si sur le porte-objet du microscope, on mouille la préparation avec la solution aqueuse d'un sel à 1, 2... n p. 100, il y aura intervention de phénomènes moléculaires commandés par la pression osmotique : les cellules intactes prendront de l'eau aux solutions les plus étendues et on les verra se gonfler, tandis qu'au contraire, elles se contracteront pour les solutions d'un rang plus élevé dans la série auxquelles elles céderont de l'eau ; la concentration pour laquelle il n'y a aucune variation de turgescence sera en équilibre osmotique avec le suc cellulaire du végétal considéré.

En examinant de la même façon plusieurs sels, on obtiendra par tâtonnement pour chacun d'eux une concentration correspondant à l'équilibre osmotique du suc cellulaire. On aura donc facilement ainsi ce qu'on appelle le *coefficient isotonique* de chaque solution.

Il résulte de là que si on rapporte les résultats obtenus pour divers corps à un sel dont on connaît déjà la pression osmotique π correspondant à la concentration isotonique, la pression osmotique pour ces corps se trouve déterminée. Il y a donc dans un simple examen microscopique un moyen détourné de mesurer la pression osmotique.

2° Méthode de Hamburger (hématolyse). — Il n'y a pas que les cellules végétales qui puissent servir à étudier l'isotonie des différentes solutions; récemment, HAMBURGER a pris comme réactif de l'isotonie les *globules du sang*. Le principe de sa méthode est le suivant : versons 20 centimètres cubes d'une solution de nitrate de potassium à 1,1; 1,08; 1,06; 1,04; 1,02; 1 ; 0,98; 0,96; 0,94 p. 100 dans neuf éprouvettes et ajoutons 5 gouttes de sang de bœuf défibriné; laissons reposer après agitation. Nous constaterons que dans les premières éprouvettes les globules rouges se sont déposés et n'ont communiqué au liquide aucune teinte, tandis que, dans les autres, le liquide est, au-dessus des globules déposés, coloré en rouge. Avec la solution à 1,02 p. 100, les globules gardent leur matière colorante; avec la solution à 1 p. 100, ils en perdent une petite quantité. Si maintenant on cherche pour d'autres sels deux limites de concentration produisant le même résultat que les deux précédentes relatives au nitrate de potassium, on trouve que les solutions moyennes entre ces deux limites de concentration sont isotoniques.

Cette méthode de détermination du coefficient isotonique est, comme on le voit, très simple, et les résultats qu'elle fournit s'accordent bien avec les nombres trouvés par la méthode de DE VRIES ou *plasmolyse*. Voici quelques chiffres obtenus par l'un et par l'autre procédé :

SELS	HÉMATOLYSE	PLASMOLYSE
Nitrate de potassium . . .	1,01 p. 100	1,01 p. 100
Chlorure de sodium	0,59 —	0,585 —
Sulfate de potassium . . .	1,11 —	1,30 —
Sucre de canne	5,96 —	5,13 —
Sulfate de magnésie. . . .	1,78 —	1,80 —
Chlorure de calcium. . . .	0,323 —	0,33 —

La méthode de Hamburger se prête bien aux applications cliniques : elle pourrait servir à l'étude des sérosités et les résultats obtenus pourraient être comparés à ceux de la cryoscopie.

§ 5. — Conséquences biologiques

Il convient de mentionner ici les résultats d'expériences qui mettent bien en évidence le rôle de la dissociation des sels dans les phénomènes biologiques. Si on plonge un muscle de grenouille, par exemple dans une solution de Na Cl à 7 p. 1000, son volume ne change pas ; cela tient à ce que la pression osmotique de la solution est la même que celle existant dans le muscle. Mais si à cette solution isotonique, on ajoute différentes substances, le volume du muscle se modifie.

Loeb a ajouté les substances : HCl, AzO^3H, SO^4H^2, SO^4NaH, en proportions telles qu'il y ait partout le même nombre d'ions hydrogène. Le résultat a été le même dans chaque vase : le muscle a augmenté partout également de poids et de volume, par absorption d'eau.

Cette ingénieuse expérience montre que les ions H ont été seuls actifs, le rôle des autres ions Cl, AzO^3, SO^4 étant nul.

Avec des bases, puis avec des sels, l'augmentation de poids du muscle a toujours été telle que la théorie de Van T'Hoff s'est chaque fois trouvée confirmée.

Maillard a étudié l'action du sulfate de cuivre, additionné de différentes substances, sur le penicillium glaucum. La toxicité sur cette moisissure est nettement abaissée par l'ion SO^4 des sels SO^4Na^2, $SO^4(AzH^4)^2$, SO^4K^2 ; le rôle des cathions Na, K, AzH^4 étant nul. On peut donc conclure de ces expériences que le rôle des sels en physiologie est fonction de leur degré de dissociation électrolytique ou degré d'ionisation.

La variabilité du coefficient de dissociation électrolytique, suivant la concentration, constitue, il convient de le faire remarquer, un puissant mécanisme régulateur des pressions osmotiques protégeant l'organisme contre les variations quantitatives et trop fortes des substances normales ou même contre l'introduction de matériaux nocifs (ACHARD et LOEPER). Ce rôle compensateur est plus efficace avec les sels fortement ionisés, comme NaCl, capables de subir des changements importants dans leur coefficient de dissociation. Le rôle des sels minéraux, passifs en apparence et en particulier le chlorure de sodium, paraît s'éclaircir ; c'est un rôle régulateur des pressions osmotiques dans l'organisme.

CHAPITRE IV

ACTIONS MOLÉCULAIRES ENTRE LES SOLIDES
ET LES GAZ DE L'ORGANISME

Lorsqu'un solide est plongé dans une atmosphère gazeuse, il se produit des actions entre les molécules du gaz et les molécules solides constituant sa surface; elles ont pour effet de faire adhérer au solide une certaine quantité de gaz. L'adhésion des molécules gazeuses pour le solide dépend à la fois de la nature du solide et de la nature du gaz.

MAGNUS a trouvé que la quantité de gaz adhérent dépend de la nature du solide et de celle du gaz : à 0°, le verre retient, même après dessication complète, $0^{mmc}{,}008$ d'anhydride sulfureux par millimètre carré de surface. La mousse de platine, à cette même température de 0°, condense un tiers de son volume de SO^2.

Il est un corps qui sous ce rapport mérite d'attirer notre attention : c'est le charbon végétal si souvent employé dans certaines affections de l'estomac. Le charbon jouit d'un pouvoir absorbant très grand vis-à-vis des gaz : il absorbe d'autant mieux que le gaz en présence duquel on le met est plus soluble dans l'eau.

Un volume de charbon peut condenser 35 volumes de CO^2; 55 volumes de H^2S ; 65 volumes de SO^2 ; 90 volumes de gaz ammoniac. Le pouvoir absorbant du charbon diminue beaucoup sous l'influence de l'humidité : il faut donc avoir soin d'ordonner sa dessiccation préalable lorsqu'on l'utilise en cachets contre les fermentations gastriques.

1° Atmosphères adhérentes. — Les phénomènes molécu-

laires qui ont pour effet de maintenir une couche gazeuse adhérente à un corps solide mettent en jeu de grandes quantités
d'énergie et il est souvent très difficile de débarrasser la surface d'un corps des dernières traces de gaz adhérent.

Si nous avons rappelé ces notions générales, c'est parce
que les actions moléculaires de solides à gaz trouvent des
applications importantes dans l'organisme où elles se manifestent très nettement.

MERGET a montré par des expériences faciles à répéter que
tous les tissus des animaux et des végétaux retenaient des
couches gazeuses adhérentes. On peut mettre en évidence
l'existence de ces atmosphères adhérentes de trois manières,
après avoir plongé le corps qui en est chargé dans un liquide
servant à montrer le dégagement des gaz constituant la couche
adhérente : 1º en élevant la température de ce liquide ; 2º en
diminuant la pression au-dessus du système ; 3º en employant
une solution sursaturée d'un gaz inerte, par exemple d'acide
carbonique.

Si l'on soumet à l'une quelconque de ces épreuves un tissu
animal, même lorsqu'on a eu soin de l'exciser sous l'eau, de
façon à éviter le contact de l'air atmosphérique, on constate
que des bulles se dégagent d'un très grand nombre de points
du tissu. D'après MERGET, c'est dans la trame conjonctive des
tissus qu'existent ces atmosphères adhérentes. Elles accompagnent la surface des animaux, même de ceux qui vivent
constamment sous l'eau : un poisson se recouvre d'une infinité de bulles gazeuses lorsqu'on élève la température de
l'eau où il vit, ou lorsqu'on ajoute à cette eau de l'eau de Seltz.
Cette couche gazeuse adhérente à la surface des animaux et
aussi des végétaux aquatiques joue un rôle très important dans
les phénomènes respiratoires ; c'est dans cette atmosphère que
se diffusent, d'une part les gaz dissous dans l'eau, d'autre
part les gaz provenant de l'organisme.

**2º Atmosphère adhérente autour des globules san-
guins.** — Mais l'importance de la découverte de MERGET apparaît
davantage encore dans le fait suivant : ce savant a démontré

l'existence d'une atmosphère adhérente autour des globules sanguins ; cette démonstration a été reprise par JOLYET et SIGALAS qui ont trouvé que le sang débarrassé de ses globules absorbait moins d'azote que le plasma. Les globules, en effet, apportant avec eux une couche gazeuse adhérente permettent à l'azote, ou à tout autre gaz, de se diffuser dans cette couche et par conséquent ont pour effet d'augmenter la quantité de gaz absorbé par le sang ; l'absorption de l'azote par le sang est donc expliquée par le phénomène physique de l'adhésion d'un gaz autour d'un solide en suspension dans un liquide.

LIVRE II

MÉCANIQUE ANIMALE

Nous allons exposer dans ce Livre les phénomènes mécaniques dont le corps de l'homme est le siège, à l'état statique et à l'état dynamique.

CHAPITRE PREMIER

LES COORDONNÉES STATIQUES DU CORPS
DE L'HOMME

Avant d'étudier les phénomènes mécaniques proprement dits, il est utile de connaître au point de vue statique les différents éléments qui caractérisent le corps et que nous appellerons, à l'exemple de Bergonié, les *coordonnées statiques* du corps humain.

Les coordonnées statiques sont au nombre de six : 1° la hauteur du corps ou taille ; 2° le volume ; 3° la densité moyenne ; 4° la surface ; 5° le poids ; 6° la corpulence.

§ 1. — TAILLE

On appelle *taille* d'un sujet la distance comprise entre les deux plans horizontaux passant par la plante des pieds, quand le sujet est déchaussé, et par le point le plus élevé du corps, lorsque celui-ci est droit et que le regard est dirigé en avant. L'appareil qui sert à mesurer la taille consiste en une règle verticale sur laquelle glisse une équerre dont la branche horizontale est amenée en contact avec le sommet de la tête. On donne souvent à cet appareil le nom de *toise*.

QUÉTELET a déterminé un grand nombre de tailles et a construit des courbes qui montrent que pour un sujet de sexe donné la taille varie avec l'âge.

Pour l'homme, la taille croît très rapidement entre quatorze et dix-sept ans ; le maximum est atteint vers vingt-cinq ans ; elle reste stationnaire jusque vers quarante-cinq ans, puis elle décroît jusqu'à quatre-vingts ans. La diminution qui se produit entre quarante-cinq et quatre-vingts ans est assez considérable : elle est de 6 à 8 centimètres.

Chez la femme, la taille est en général plus petite que chez l'homme. La variation suit une marche parallèle à celle de l'homme ; mais la décroissance commence plutôt, vers trente-six ans ; cette diminution est assez rapide entre trente-six et quarante-huit ans. Elle se ralentit alors, quoique se manifestant graduellement, jusqu'à quatre-vingts ans.

En dehors de la variation résultant de l'âge, la taille subit des modifications intéressantes à connaître. Si un sujet, pendant la période de croissance, entre quinze et vingt ans, est obligé pour une cause quelconque de rester au lit un certain temps, sa taille s'accroît plus que s'il avait vécu de la vie ordinaire. C'est l'absence de pression sur les épiphyses osseuses qui permet d'expliquer cet accroissement plus grand. Rappelons encore que la taille diminue de plusieurs centimètres lorsqu'un sujet a effectué une longue marche, surtout s'il est chargé.

§ 2. — VOLUME DU CORPS

Si le corps de l'homme était assimilable à un solide régulier, tel qu'un cylindre ou une sphère, il serait facile d'en calculer le volume, connaissant deux ou trois de ses dimensions ; mais il n'en est pas ainsi. Aussi est-on obligé d'avoir recours à une mesure expérimentale.

1° Méthode de mesure. — La méthode la plus simple consiste à répéter l'expérience de BOUDREAUX sur les corps inertes. Si l'on place dans un récipient, muni d'une tubulure latérale vers sa partie supérieure, de l'eau jusqu'à cette tubulure et si on plonge dans le liquide un corps plus lourd que l'eau, le volume du liquide écoulé par la tubulure représente celui du corps immergé. Pour appliquer cette méthode à l'homme, il suffit de remplacer le vase par une baignoire et de munir celle-ci d'un trop-plein. Si on immerge le corps d'un sujet dans une telle baignoire remplie préalablement d'eau jusqu'au trop-plein, il suffira de mesurer le volume de l'eau écoulée pour avoir le volume du corps. Pour permettre au sujet de plonger la tête sous l'eau, on devra assurer la respiration à l'aide d'un tube faisant communiquer la bouche avec l'air extérieur. Au lieu de mesurer le volume par les procédés ordinaires, en comptant le nombre de litres contenus dans la masse d'eau écoulée, on peut, comme l'a proposé BENSONIÉ, ajuster le trop-plein de la baignoire sur un compteur d'eau dont il suffit de lire les indications pour connaître immédiatement le volume d'eau écoulée.

Quel que soit le procédé employé, il est indispensable de faire une correction : l'eau dans laquelle le sujet est immergé ne peut pas, en effet, être à la température de 4° centigrades ; les conditions physiologiques exigent que cette eau soit environ à 35°. Le volume du corps sera obtenu en divisant le volume à 35° par le binome de dilatation cubique de l'eau correspondant à la température du bain.

Si l'on se sert d'un compteur, il faudra faire un étalonnage préalable, en faisant circuler un certain nombre de litres d'eau mesurés à 4° et qu'on aura portés ensuite à la température de l'eau de la baignoire.

On pourra encore utiliser la formule :

$$V = \frac{P}{D}$$

c'est-à-dire peser la masse d'eau écoulée par le trop-plein et diviser ce poids par la densité de l'eau à la température du bain. Si cette température est de 35°, on aura D = 0,994.

2° Méthode voluménométrique — D'Arsonval a proposé de mesurer le volume du corps humain en appliquant le principe du voluménomètre de Regnault. Soit un récipient plein d'air portant à l'extérieur un tube manométrique en communication avec l'intérieur et contenant de l'eau. Si on comprime cet air avec un piston dont le corps de pompe a un volume égal au $\frac{1}{10}$ de celui du récipient, on déterminera dans la colonne d'eau une ascension d'un mètre, par exemple.

Si on place dans le récipient un objet ou un animal et si on répète la compression avec le piston, l'ascension de la colonne dans le tube manométrique présentera une augmentation qui sera exactement proportionnelle au volume de cet objet ou de cet animal. Il suffirait donc de faire préalablement l'étalonnage du tube manométrique.

En prenant certaines précautions pour éviter l'action perturbatrice de la température du corps et des gaz de la respiration, ce procédé pourrait être essayé. Il serait bien plus commode que le précédent.

§ 3. — Densité moyenne du corps

La mesure exacte du volume du corps a une grande importance pour arriver au calcul de la densité moyenne du corps. Cette densité se déduit en effet de la formule

$$D = \frac{P}{V}$$

La connaissance de la densité moyenne du corps serait très utile pour le médecin : nos différents tissus possèdent en effet des densités différentes et la densité moyenne varie suivant la prédominance de tel ou tel tissu dans l'organisme.

IMBERT a indiqué les chiffres suivants pour la densité des tissus :

Tissu adipeux	0,911
Tissu nerveux	1,030
Tissu musculaire	1,060
Tissu tendineux	1,125
Tissu cutané	1,191
Tissu osseux	1,975

D'après les recherches récentes de J. CARVALHO et G. WEISS, la densité du tissu musculaire oscille autour de 1,074. Pour ces auteurs, la densité des muscles blancs n'est pas la même que celle des muscles rouges ; celle-ci est plus faible que celle-là. Chez le chat, par exemple, la densité des muscles blancs est de 1,073 ; celle des muscles rouges 1,048 et 1,058.

C'est surtout le tissu adipeux dont la proportion peut varier le plus facilement dans l'organisme et c'est aussi lui qui intervient le plus efficacement pour abaisser la densité moyenne du corps ; il en résulte que la densité moyenne est plus faible chez un obèse que chez un marastique. Il y aurait donc là un élément important de diagnostic, dans les maladies par ralentissement de la nutrition et un moyen de suivre le résultat du traitement. On pourrait trouver dans la connaissance de la densité moyenne un élément précieux pouvant éclairer le diagnostic dans certaines maladies, telles que le myxœdème, la maladie de THOMSEN, la paralysie pseudo-hypertrophique de DUCHENNE, etc. Pour l'homme normal, la densité moyenne est comprise entre 1,111 et 1,055 (BERGONIÉ).

§ 4. — SURFACE DU CORPS

L'utilité qu'il y aurait pour le médecin à être bien fixé sur la valeur de la surface du corps est indiscutable : la destruction des matériaux assimilés se fait avec une perte incessante de chaleur qui se dissipe dans le milieu extérieur par la surface cutanée. La perte d'énergie calorifique est donc proportionnelle à la surface du corps.

1° Utilité de cette mesure. — La connaissance de cet élément statique du corps est plus utile peut-être que tous les autres : un kilogramme d'un individu n'est pas semblable à un kilogramme d'un autre individu, comme l'a fait remarquer Bouchard : la connaissance du poids du corps est insuffisante pour apprécier la manière dont un organisme assimile et désassimile les matériaux qu'il prend dans le monde extérieur : un homme ordinaire a, comme composition moyenne de 1 kilogramme de son corps : 160 grammes d'albumine, 130 gr. de graisse, 660 gr. d'eau et 50 gr. de cendres. Chez un autre homme, supposé très obèse, chaque kilogramme est ainsi composé : 78 grammes d'albumine ; 575 gr. de graisse ; 323 gr. d'eau et 24 gr. de cendres.

Si l'on veut comparer la vie et les produits de la vie dans ces deux masses de matière vivante *de poids égal*, comment ne pas tenir compte de ce fait très remarquable que l'une d'elles contient deux fois moins d'albumine que l'autre, deux fois moins de cette substance dont les composés possèdent seuls la vie et effectuent seuls les métamorphoses dont les reliquats sont retrouvés aux émonctoires ? Le poids du corps, que nous apprendrons bientôt à déterminer, n'est donc pas une donnée anthropométrique d'une importance aussi grande que la surface cutanée, puisque cette dernière est proportionnelle à l'intensité de la destruction de la matière accumulée dans notre organisme.

Ces considérations montrent combien la clinique et la thérapeutique gagneraient en précision si l'on pouvait mesurer facilement la surface du corps.

2° Méthode de Bouchard. — Un procédé indiqué par Bouchard consiste à dessiner sur la surface cutanée des petites figures géométriques régulières, rectangles et triangles, et à calculer séparément la surface, supposée plane, de toutes ces figures ; la somme fait connaître la surface cherchée. Cette mesure ainsi faite est très longue et, de plus, elle donne une valeur trop petite, car ces surfaces sont considérées comme planes, alors que la peau est le plus souvent convexe.

Le même savant a essayé d'appliquer des formules permettant de substituer le calcul aux mesures expérimentales

3° Intégrateur de surfaces de l'auteur. — Dès 1898, l'auteur a fait construire par J. RICHARD un appareil dont le principe est le suivant : soit un cylindre de circonférence et de

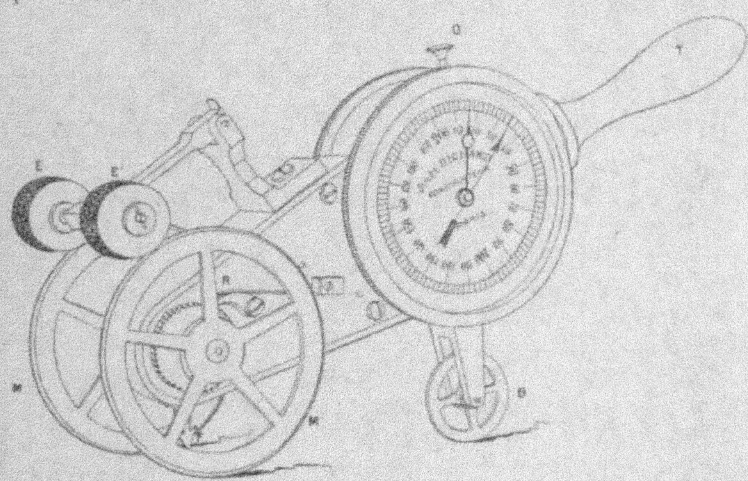

Fig. 7.
Intégrateur de surfaces.

longueur connues, et enduit d'une couleur pouvant adhérer à la peau; si l'on arrive à savoir le nombre de tours nécessaires pour recouvrir toute la surface du corps de la couleur choisie, sans repasser sur les mêmes régions, en juxtaposant simplement les parties recouvertes, il suffira de multiplier ce nombre par la surface latérale du cylindre.

Dans l'intégrateur de surfaces, on n'a conservé (fig. 7) que les deux bases du cylindre représentées par deux molettes M et M'; leur circonférence est constamment enduite d'encre au moyen des tampons E, E'; le diamètre des molettes est de 53 millimètres.

A la place d'un compteur de tours, on a trouvé plus pratique de faire connaître à l'opérateur le nombre de décimètres carrés et de centimètres carrés contenus dans la surface recouverte par les molettes ; un cadran sur lequel se meuvent deux aiguilles permet cette lecture. La valeur des divisions unitaires pour la petite aiguille est de 2 décimètres carrés ; un tour de la grande aiguille correspond à 200 centimètres carrés.

Une roue à rochet R empêche l'instrument de tourner en sens inverse.

Enfin une flèche F permet de maintenir les molettes appliquées sur la surface cutanée suivant toujours la même génératrice, condition indispensable pour faire de bonnes mesures.

De nombreuses déterminations de la surface du corps humain ont été faites avec l'intégrateur (voir *Thèse de* Mandoul, Lyon 1901).

Il convient de faire remarquer que la mesure de la surface cutanée constitue avec cet appareil une opération rapide demandant à peine une demi-heure [1].

L'intégrateur peut servir en outre de cyrtomètre très exact ; il permet la mesure de la circonférence de n'importe quel segment du corps. Il suffit pour cela de faire le quotient de la surface recouverte pendant que l'appareil est promené autour du thorax, ou du membre à mesurer, par l'écartement des molettes, 3 centimètres.

L'évaluation de deux parties symétriques du corps est facile à obtenir avec l'intégrateur ; il serait par suite possible de suivre l'évolution d'un épanchement (pleurésie ou ascite) à l'aide de cet instrument.

§ 5. — Poids du corps

C'est un des éléments les plus importants des coordonnées statiques ; en clinique, la connaissance du poids des malades permet de se rendre compte des phénomènes de nutrition ou de dénutrition dont leur organisme est le siège, en sorte que

[1] Pour la technique, voir *Manipulations de physique biologique*, collection Testut.

sa détermination est aussi utile à faire et ses variations aussi indispensables à suivre, pendant le cours d'une maladie ou d'une convalescence, que l'analyse des urines.

La mesure du poids du corps de l'homme doit être faite, pour pouvoir servir de base à des déductions cliniques, dans des conditions telles que l'on puisse apprécier des variations de quelques centaines de grammes. Il faut donc commencer à examiner quelles sont les causes d'erreur en plus ou en moins qui peuvent venir fausser les résultats des pesées.

1° Causes d'erreurs. — Il y a lieu de signaler en première ligne les *vêtements* ; si un malade est pesé à différentes reprises avec des vêtements différents, on pourra trouver de grandes variations sans que le poids du corps ait subi aucune modification. Il est important de tenir grand compte de cette cause d'erreur, car une variation de 500 à 1.000 grammes est bien vite obtenue. Une autre cause d'erreur importante tient aux aliments ingérés ; le poids du corps peut, après un repas même peu copieux, augmenter de 800 à 1.200 gr. Si donc une pesée est faite après un repas, et la pesée suivante à jeun, la variation accusée par la balance, serait-elle de 500 grammes et même plus, ne peut d'aucune façon être rapportée à une amélioration de la nutrition.

La troisième cause à considérer est celle qui est relative aux évacuations alvines et aux mictions du malade ; il peut y avoir une diminution de 400 à 500 grammes de ce chef.

Enfin, l'évaporation de la sueur intervient encore pour modifier le poids du corps ; ainsi, après un repos de huit heures au lit, on peut trouver une diminution dans le poids du corps, (même s'il n'y a eu aucune évacuation excrémentitielle) de 400 à 750 grammes (BERGONIÉ).

Ces quelques considérations montrent combien une pesée du corps humain demande de soins si l'on veut pouvoir tirer d'une modification de plusieurs centaines de grammes et même d'un kilogramme, des renseignements utilisables pour la pathologie et la clinique.

2° Manière de faire une pesée. — Pour se mettre le plus complètement possible à l'abri des causes d'erreurs signalées, nous conseillerons de peser un malade *tous les jours ou tous les deux jours, le matin à jeun, après que celui-ci est allé à la selle et s'est débarrassé de tout vêtement.*

En adoptant cette manière d'opérer, on pourra tirer de la forme de la courbe obtenue en portant en abscisses les jours, et en ordonnées les poids successifs, des déductions physiologiques ou pathologiques ayant quelque valeur.

Pour peser un sujet, l'appareil dont on se sert est la bascule de QUINTENZ; pour les usages médicaux, la sensibilité doit être de 10 à 30 grammes. BERGONIÉ a fait modifier cette bascule de la façon suivante que nous ne saurions trop recommander : la plate-forme est très basse, de façon que le malade puisse s'y *asseoir* facilement : le sujet repose sur son siège et ses reins portent sur un petit dossier qui permet une immobilité complète. La pesée se fait à l'aide de curseurs pouvant se déplacer sur trois tiges graduées : la première, en dizaines de kilos; la seconde, en kilogrammes : la troisième, en dizaines de grammes. On commence, pour établir l'équilibre, par déplacer le 1er curseur, le 2e et enfin le 3e, jusqu'à ce que deux index soient en regard l'un de l'autre. Cet instrument peut peser 150 kilogrammes avec une sensibilité de 10 grammes.

Il est bon de faire tourner le dos à la graduation ou aux poids, pour qu'aucun effet de suggestion ne puisse se produire.

3° Variations du poids du corps. — A l'état normal, le poids du corps subit des variations avec l'âge. Les nombreuses recherches de QUETELET lui ont permis de construire les courbes de ces variations dans les deux sexes (fig. 8). Chez l'homme, l'accroissement du poids est surtout marqué jusqu'à vingt ans; le maximum est atteint vers l'âge de trente-cinq ans, puis le poids commence à diminuer lentement et progressivement jusqu'à quatre-vingts ans.

Chez la femme, l'accroissement a lieu jusqu'à dix-huit ans; le poids augmente ensuite très lentement pour atteindre son maximum à quarante-huit ou cinquante ans, âge qui correspond à la période de la ménopause. Le poids décroît

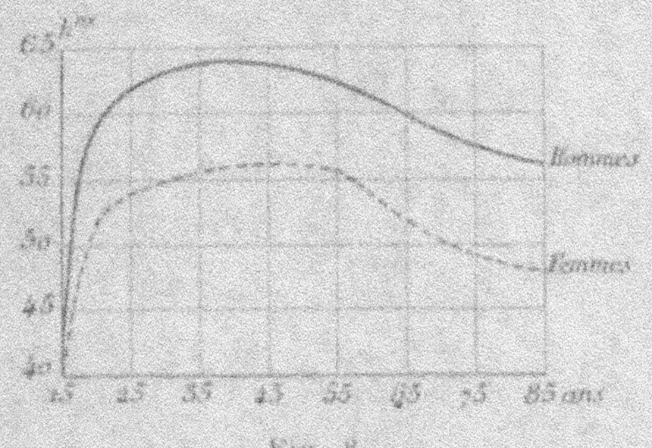

Fig. 8.
Variations du poids avec l'âge.

ensuite assez rapidement jusqu'à soixante-dix ans et très lentement de soixante-dix à quatre-vingts-ans.

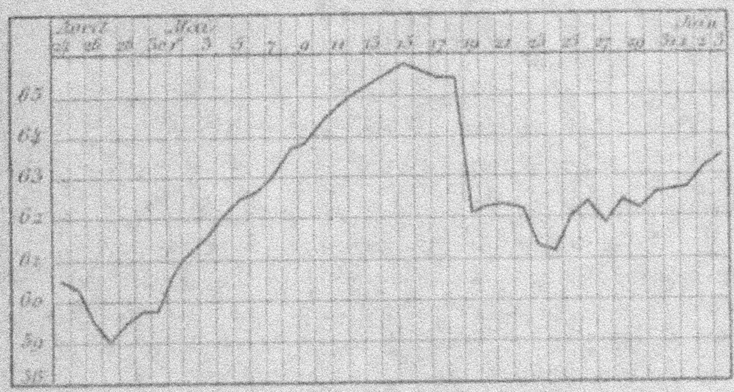

Fig. 9.
Variations du poids dans un cas d'ascite.

4° Applications cliniques. — En effectuant tous les jours des pesées sur des malades, on peut arriver à obtenir un dément utile pour le clinicien, ainsi que l'a montré récemment CHAUFFARD. En particulier, la courbe du poids du corps dans les épanchements peut servir à suivre très facilement l'évolution et l'importance de l'épanchement ; l'application de la balance à la clinique vient en aide aux autres procédés, auscultation et percussion.

Dans l'ascite, on obtient, en pesant le malade dès le début de l'affection, une courbe (fig. 9) qui montre nettement les progrès de l'épanchement ; sur le graphique, on voit l'effet produit par une paracentèse (18 mai) qui permit de retirer 3 litres 1/4 de sérosité. On voit ensuite la courbe se relever et la guérison s'établir (CHAUFFARD). On pourrait citer encore le cas des pleurésies où la figuration graphique du poids permet de bien se rendre compte de l'évolution de l'épanchement.

Dans les affections du cœur, JACOBEUS a montré que la courbe des variations du poids est très utile à établir, car elle indique des modifications dans les œdèmes consécutifs qui ne sont pas cliniquement perceptibles.

§ 6. — CORPULENCE

Si l'on tient compte seulement du poids et de la forme générale du corps, telle que la vue la fait connaître, il est difficile ou arbitraire d'assigner à un individu donné un type de corpulence.

1° Définition de la corpulence. — On peut arriver à définir scientifiquement la corpulence par le quotient du poids du corps exprimé en kilogrammes, par la taille exprimée en décimètres, en sorte qu'on a

$$C = \frac{P}{H}$$

Quelle que soit leur taille et quel que soit leur poids, les hommes qui ont le même quotient $\frac{P}{H}$ rentrent dans le même type de corpulence (BOUCHARD).

La corpulence de l'homme normal moyen est égale à 4, 2;

chez la femme, la corpulence normale moyenne est plus faible et égale à 3, 9.

Cette définition de la corpulence permet de dire à quel moment commence l'obésité ou le marasme. Un homme dont la corpulence est 4,6 n'est pas encore obèse ; mais il l'est si $C = 5, 4$. De même, si $C = 3,6$ l'homme n'est pas encore maigre, mais lorsque sa corpulence est égale à 2,9, c'est le marasme. Pour la femme, l'obésité commence avec la corpulence 5, et la maigreur est manifeste si le quotient $\frac{P}{H}$ tombe à 2, 3.

Cette manière d'exprimer la corpulence d'un sujet permet de régler la nutrition de telle manière que le quotient $\frac{P}{H}$ tende à devenir égal à 4, 2 pour l'homme et à 3, 9 pour la femme. Aussi ces données doivent-elles être bien connues du médecin qui est souvent consulté par les malades sur ce sujet. Faisons remarquer en passant que les tables inscrites sur les bascules automatiques ne correspondent à rien d'exact.

2° Segment anthropométrique de Bouchard. — On appelle ainsi le cylindre ayant une hauteur d'un décimètre et dont le volume est $\frac{P}{H}$. Si l'on suppose que la masse des tissus du corps soit façonnée suivant une forme exactement cylindrique et que la hauteur du cylindre corporel soit égale à la taille H, on pourra diviser celui-ci en autant de segments qu'il y a de décimètres dans la taille. C'est un de ces segments cylindriques qui est le *segment anthropométrique* de Bouchard.

Chez l'homme normal, ce segment a un poids de 4 200 gr., et il renferme 636 gr. d'albumine fixe, 36 gr. d'albumine circulante, 546 gr. de graisse, 2.772 gr. d'eau et 210 gr. de cendres.

Chez un obèse dont la corpulence est par exemple égale à 8, le segment anthropométrique pèsera 8.000 gr. et renfermera, comme dans le segment normal, 636 gr. d'albumine fixe, 36 gr. d'albumine circulante, 2.772 gr. d'eau, 210 gr. de cendres, *mais il aura 4.346 gr. de graisse*, au lieu de 546 grammes.

On comprend aisément l'importance de cette notion : tandis

qu'on compare généralement un kilogramme d'individu à un kilogramme d'un autre individu pour l'estimation du taux de la nutrition déduit du poids des matériaux éliminés, on doit être pénétré de la remarque suivante ; ce qui est actif, ce qui subit ou provoque les destructions, *l'albumine*, qui compte pour 160 gr. dans un kilogramme d'homme normal, *pourra ne plus compter que pour 84 gr. dans certains cas d'obésité.*

CHAPITRE II

TRAVAIL DU MUSCLE

L'être vivant produit de l'énergie surtout sous la forme de travail mécanique et sous la forme de chaleur. L'organe qui, chez l'animal, est le siège du travail mécanique, l'organe qui est le véritable *moteur*, c'est le *muscle*.

1° Travail d'une force. — Avant d'étudier le travail du muscle, il est utile de rappeler quelques notions de mécanique : on appelle *travail d'une force* le produit de l'intensité de cette force par la longueur du chemin parcouru par son point d'application, lorsque celui-ci se déplace suivant la direction même de la force. On a :

$$T = f \times l.$$

Le travail est exprimé en *ergs*, lorsque f est évalué en *dynes* et l en *centimètres*. On sait que la *dyne* est l'unité de force du système C. G. S. Si f est exprimé en kilogrammes et l en mètres, le travail T est égal à un certain nombre de *kilogrammètres*.

Le travail mécanique effectué par le muscle dépend nécessairement des deux facteurs f et l, c'est-à-dire de l'effort développé pendant la contraction et de la longueur du déplacement de l'insertion mobile du muscle, autrement dit de son raccourcissement.

L'effort f développé dans un muscle est variable avec chaque muscle : cet effort dépend de la *section* du muscle. Au contraire, le raccourcissement est proportionnel à la *longueur* du muscle.

On peut donner de ces deux faits une explication tirée de la constitution anatomique du muscle. Si on désigne par p l'effort qui peut être développé par une fibrille musculaire de longueur donnée et si un muscle renferme N fibrilles, il est certain que l'effort total que le muscle est capable de développer sera

$$f = N \times p.$$

Plus N sera grand, c'est-à-dire plus la section sera grande et plus l'effort total f sera considérable.

Pour le raccourcissement, l'explication en est tout aussi simple : désignons par h le déplacement subi par le premier compartiment d'une fibrille musculaire, à partir du point d'insertion fixe, sous l'influence de l'entrée en activité du premier disque épais; la contraction du second disque épais déplacera le deuxième disque mince de la même hauteur h, mais comme il y a déjà une variation de niveau égale à h, le déplacement résultant sera égal à $2\,h$; pour le troisième disque épais, le déplacement résultant sera de $3\,h$, et pour le n^e disque épais, la variation du niveau sera $n \times h$; en sorte que le raccourcissement final l a pour expression

$$l = n \times h.$$

Par conséquent, plus un muscle renferme de disques épais, c'est-à-dire plus il est long, et plus son raccourcissement est considérable.

2° Variation du travail du muscle. — Prenons un muscle tel que le gastrocnémien de la grenouille et suspendons à son tendon (fig. 10) un poids croissant ; produisons son excitation d'une manière quelconque, mais toujours la même, par exemple par un choc d'induction, et observons la hauteur de soulèvement du poids.

A mesure que le poids P augmente, la longueur du chemin parcouru diminue et si le poids dépasse une certaine valeur, le déplacement devient nul.

Donc, l'effort développé dans le muscle et dont la mesure

est représentée par le poids soulevé, décroît progressivement
jusqu'à zéro ; mais en est-il de même du travail du muscle ?

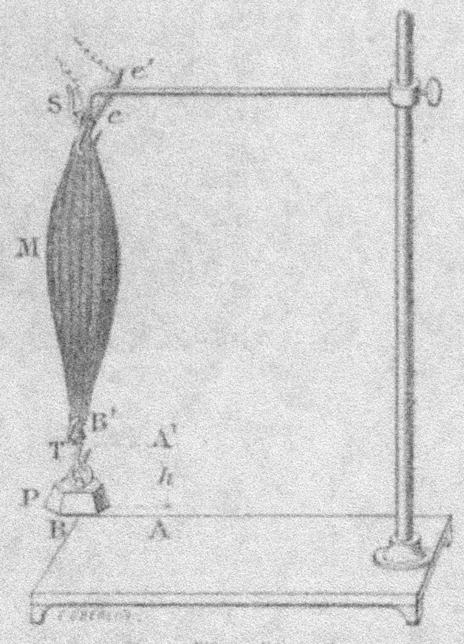

Fig. 40.

Travail du muscle soulevant un
poids de la hauteur $AA' = h$.

Si on fait le produit du
poids soulevé dans chaque
expérience par la hauteur du
soulèvement, on a la valeur
du travail effectué par le
muscle. Or, ce travail, ainsi
que l'a constaté ROSENTHAL,
va d'abord en croissant, passe
par un maximum, puis décroît
peu à peu jusqu'à zéro. Pour
le muscle gastrocnémien de
grenouille, c'est lorsque le
poids est égal à 150 grammes
que le travail est maximum.
La figure 44 est la représentation graphique de la variation de l'effort et de celle du
travail du muscle.

**3° Force absolue et force
spécifique du muscle. —**
Reportons-nous à l'expérience précédente ; le poids qui a
rendu le raccourcissement nul est ce qu'on appelle la *force
absolue* du muscle : c'est donc l'effort maximum dont un muscle
est capable. Le nombre qui exprime la force absolue d'un
muscle est loin d'être constant ; il dépend de conditions diverses
et ne peut pas servir de caractéristique à un muscle donné.

Quoi qu'il en soit, si on désigne par F cet effort maximum
et par S la section du muscle[1], le quotient $\frac{F}{S}$ est ce qu'on

[1] Plusieurs procédés permettent de trouver la section S ; premier
moyen dû à Weber : diviser le poids du muscle par la densité (1,058),
puis par la longueur moyenne des fibres. Second procédé : extraire
la racine cubique du carré du poids du muscle. Troisième procédé :
mesurer la circonférence du muscle, ce qui fait connaître le rayon r,
puis la section πr^2. Quatrième procédé, mesure directe : pour cela

appelle la *force spécifique* du muscle. C'est donc l'effort qui
correspond à l'unité de section, quand le poids antagoniste

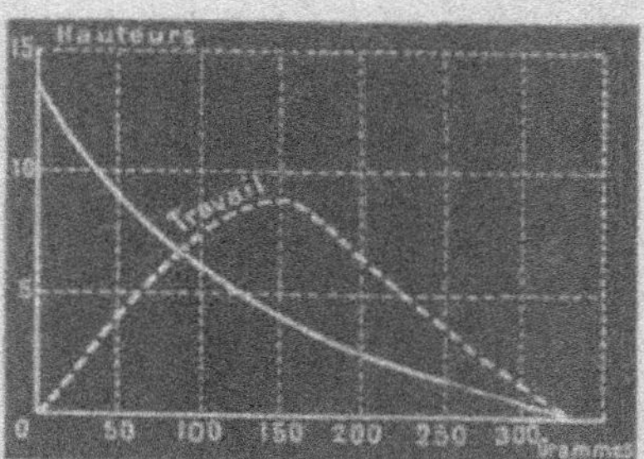

Fig. 11.

Variation du raccourcissement du muscle et du travail produit
avec des charges croissantes.

est assez grand pour empêcher tout raccourcissement du
muscle.

4° Évaluation de la force spécifique. — Les frères Weber
ont cherché à mesurer expérimentalement cette force spécifique ; mais la manière d'éva-
luer la section, sur le cadavre,
rend leurs résultats peu exacts.

Haughton a fait la mesure
de la force spécifique sur les
muscles fléchisseurs de l'avant-
bras, le biceps et le brachial
antérieur. Désignons par P le
poids maximum pouvant être
équilibré par les muscles, par
p le poids de l'avant-bras ;

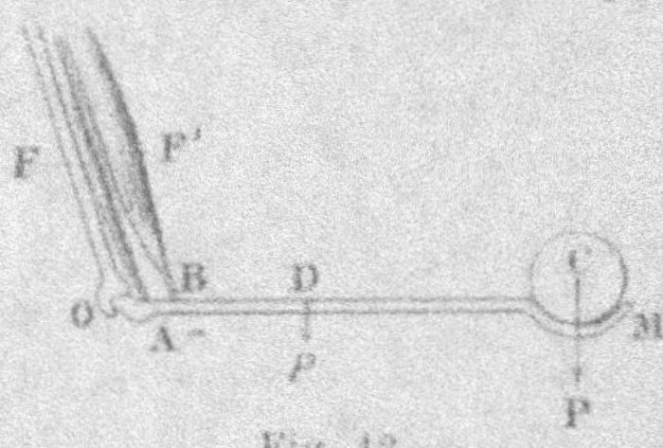

Fig. 12.

Schéma du bras et de l'avant-
bras.

puisqu'il y a équilibre, les moments des forces sont égaux
et si on appelle F et F' (fig. 12) les efforts développés par le

dessiner exactement la forme de la section sur du papier d'épaisseur uniforme et peser (méthode astronomique).

biceps et par le brachial antérieur, on a (M désignant le moment de chaque force)

$$MP + Mp = MF + MF'$$

Remplaçons ces moments par leurs valeurs respectives, on a

$$OC \times P + OD \times p = OA \times F + OB \times F'.$$

Si on désigne par S et S' les sections des muscles considérés et par f la force spécifique musculaire, on a, par définition.

$$F = f \times S \text{ et } F' = f \times S'$$

Il vient alors

$$OC \times P + OD \times p = OA \times f S + OB \times f.S'$$

ou

$$OC \times P + OD \times p = f (OA \times S + OB \times S')$$

Les distances OA et OB sont faciles à déterminer sur le cadavre en prenant un bras et un avant-bras de mêmes dimensions ; quant à OD et OC, on les mesure facilement.

De l'expression précédente, on tire

$$f = \frac{OC \times P + OB \times p}{OA.S + OB.S'}$$

Haughton a ainsi trouvé que la force spécifique f est égale à 6 kg. 650 environ. L. Hermann, Hein et Siebert ont trouvé pour cette même valeur de f sur l'homme, le nombre 6 kg. 250 grammes très voisin de celui de Haughton.

5° Travail statique du muscle. — Si dans la formule

$$T = f \times l$$

on fait $l = 0$, le travail T devient nul. *Physiquement*, un muscle qui soutient un poids P à une hauteur invariable n'accomplit aucun travail ; mais *physiologiquement*, il n'en est pas du tout de même. Quoique la charge soutenue ne subisse aucun déplacement, il est certain que le muscle qui la soutient effectue un travail : on lui a donné le nom de *travail statique*. Ce muscle est en effet le siège de réactions chimiques intenses, pendant que dure le soutien à hauteur constante d'une charge donnée ; il ne peut pas être par suite comparé à une colonne qui supporte un poids, ou à un lien auquel serait suspendue la charge considérée.

On peut donner un exemple de travail statique effectué par une machine : soit, d'après CASTEX, un petit moteur électrique

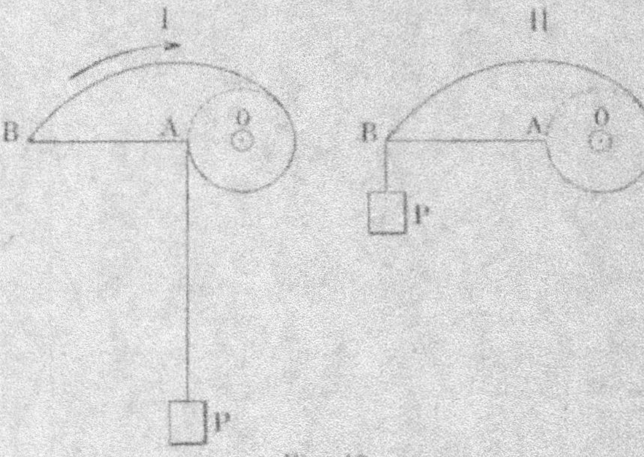

Fig. 13.
Représentation mécanique du travail statique.

à l'axe duquel on a fixé une poulie en forme de spirale. En A, est attaché un fil tendu par un poids P (I, fig. 13) : si l'on fait croître le courant, à l'aide d'un rhéostat, il arrive un moment où la poulie se met à tourner, le fil s'enroule et le poids P est soulevé, ce qui constitue du travail mécanique positif ou moteur ; mais on peut donner au courant une valeur telle que la poulie reprenne sa position initiale après un tour, le fil étant enroulé dans sa gorge. A ce moment-là (II, fig. 13), le poids P est maintenu à hauteur fixe, il y a travail statique ; on comprend que pendant ce temps, le courant se dépense dans le moteur à produire des effets magnétiques et thermiques. On a donc là une image assez exacte de ce qui se passe dans le cas du muscle.

On évalue le travail statique du muscle par le produit de la charge soutenue par le temps θ pendant lequel dure ce travail. On a

$$\bar{\tau} = P \times \theta$$

6° Travail intérieur du muscle. — Dans le livre précédent, nous avons vu que la contraction musculaire met en jeu une force élastique qui se décompose en une force élastique effective et une force élastique latente. Le travail interne du muscle résulte de la résistance opposée par les éléments constituants du muscle à la déformation qu'entraîne toute contraction. Cette résistance est équilibrée par la force élastique latente qui est proportionnelle au raccourcissement du muscle et à la charge supportée. Le travail interne du muscle correspondant à un état de contraction déterminé est donc lui-même proportionnel à ce raccourcissement et à cette charge. (CHAUVEAU.)

α. *Cas du travail statique*. — Lorsqu'un muscle soutient un poids à une hauteur invariable, sa longueur est *plus grande* que si la charge extérieure n'existait pas ; cet allongement dû à la charge correspond par conséquent à une diminution du travail interne du muscle. La quantité dont ce travail diminue peut servir de mesure au travail statique extérieur qui est égal au produit de la charge P par le temps du soutien.

Or, le travail interne disparu est proportionnel à la force élastique latente qui prendrait naissance par un raccourcissement égal à l'allongement que produit le poids P ; de plus, cette force élastique latente est égale à la force élastique effective rendue manifeste par l'action du poids P. Il en résulte que le travail interne qui disparaît sous l'action du poids soutenu est proportionnel à la force effective mise en jeu et par conséquent au poids P qui est égal à cette force.

Nous savons que lorsqu'un muscle supporte successivement une même charge sous des états différents de raccourcissement, la force élastique effective conserve la même valeur, en sorte que le travail statique extérieur a une valeur constante pour une même durée de soutien.

Nous avons vu d'autre part que le rapport de la force élastique effective à la force élastique totale diminue à mesure que le raccourcissement est plus grand (puisque le dénominateur augmente). Il en résulte que le quotient du travail statique extérieur par le travail interne total du muscle sera d'autant plus petit que le raccourcissement du muscle sera plus considérable. On peut donc tirer de là cette loi importante : *un muscle qui soutient une charge à hauteur fixe travaille d'autant moins économiquement que son raccourcissement est plus grand.*

b. *Cas du travail dynamique.* — Le travail dynamique extérieur effectué par un muscle qui soulève d'une hauteur h un poids P est égal au produit $P \times h$. On peut décomposer le temps mis pour effectuer ce travail en un très grand nombre de petits intervalles pendant lesquels le muscle soulève le poids P d'une hauteur si faible qu'on peut admettre que, pendant ce temps, le travail effectué est du travail statique. Cette décomposition permet de voir qu'il existe en même temps que le travail dynamique $P \times h$, un travail statique élémentaire pendant chaque petit accroissement du temps et par suite un travail statique total égal à la somme de ces petits travaux statiques élémentaires.

Nous déduirons immédiatement de là que le travail total d'un muscle qui effectue un même travail dynamique extérieur dans des temps différents est d'autant plus considérable que le temps employé à ce travail est plus grand, ou, ce qui revient au même, que la vitesse uniforme du déplacement du poids est plus petite.

D'où cette loi : dans le cas du travail dynamique extérieur, *un muscle travaille d'autant plus économiquement, toutes choses égales d'ailleurs, que le mouvement uniforme qu'il communique à la charge est plus rapide* (Chauveau).

CHAPITRE III

EFFETS DES LEVIERS DE L'ORGANISME

Une machine peut toujours se décomposer en leviers,
poulies, plans inclinés : dans le corps, il n'existe pas de
plans inclinés ; quant aux poulies, on trouve quelques pièces
qui se rapprochent de la poulie utilisée en mécanique, mais
ce sont plutôt des fragments de poulie dont le disque creusé
d'une gorge est fixe, au lieu d'être mobile. Il n'en existe pas
moins un changement de direction dans la force qui agit.
Ce sont surtout les leviers qui entrent dans la machine animale. Nous devons rappeler qu'on appelle machine un corps,
ou système de corps, capable de transformer d'une manière
régulière et continue une forme quelconque de l'énergie en
une autre forme de l'énergie. Il résulte de cette définition
qu'une machine ne crée pas du travail ; elle ne fait que le transformer.

Le rôle du levier dans l'organisme est de changer *dans sa
forme* le travail d'un muscle. Quels sont les effets susceptibles
d'être produits par les leviers de l'organisme ? Ils sont au
nombre de trois : 1° les effets d'équilibre ; 2° les effets de
force ; 3° les effets de mouvement.

1° Effets d'équilibre. — Les effets dits d'équilibre sont dévo-
lus dans l'organisme aux seuls leviers du premier genre : l'effet d'équilibre de la tête (fig. 14) en est un exemple, le point
d'appui est l'articulation occipito-atloïdienne ; la résistance qu'il
s'agit d'équilibrer est le poids de la tête ; la direction de cette
force passe en avant de l'articulation ; enfin la puissance est

représentée par les muscles de la nuque qui sont en arrière de l'articulation.

Nous ferons remarquer cependant que la tête ne se comporte pas toujours comme un levier du premier genre : ainsi, lorsqu'on donne un coup de tête en arrière, c'est un mécanisme de levier du troisième genre qui intervient, car la puissance est entre l'articulation et la résistance.

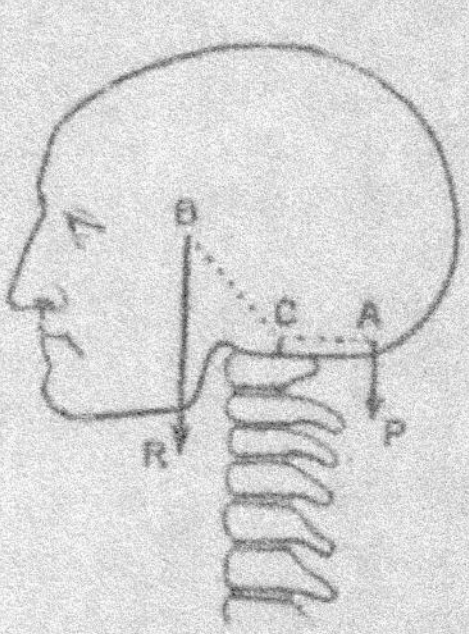

Fig. 14.
Équilibre de la tête
(Viault et Jolyet).

2° Effets de force. — Ces effets seront d'autant plus marqués que le bras de levier de la puissance sera plus grand par rapport à celui de la résistance : aussi, est-ce au moyen de leviers du deuxième genre que les effets dits de force sont produits dans la machine vivante. Dans ce cas, les bras de levier des deux forces sont situés du même côté. Un exemple de ce levier se rencontre dans la mâchoire. Si l'on place un objet dur à briser entre les grosses molaires, inférieures et supérieures, la résistance se trouve entre la puissance et l'articulation temporo-maxillaire.

Un autre exemple de levier du deuxième genre se trouve dans le pied : c'est par un mécanisme du deuxième genre que nous soulevons le poids du corps sur le pied. Cette question a été assez discutée, car certains auteurs ont soutenu que le soulèvement ne résultait pas d'un levier du deuxième genre ; mais il n'est pas douteux que l'opinion primitive, due aux frères Weber, est bonne et doit être admise. Donnons une brève explication de ce mécanisme d'après Bergonié : supposons d'abord le corps placé verticalement, la jambe formant un tout rigide ; quand un muscle se contracte, il tend à rapprocher ses deux extrémités ; quand le triceps sural entre en contraction, tout se passe donc comme s'il existait en T et T' deux forces (fig. 15) : celles-ci, décomposées suivant l'horizontale et la verticale, donnent quatre composantes dont deux sont inefficaces TH

et T' V'. Les deux forces qui ont un rôle apparent, c'est T V qui
tend à soulever le poids du corps, en agissant sur la tige rigide
formée par le pied jusqu'à l'articulation métatarso-phalan-

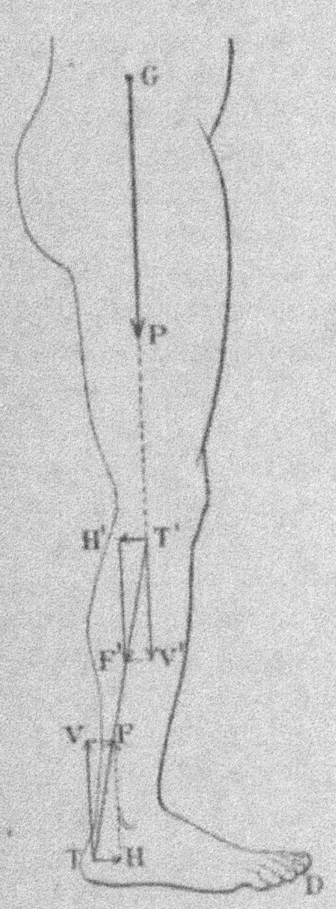

Fig. 15.

Impossibilité du soulè-
vement du corps sur
la pointe des pieds,
le corps restant verti-
cal.

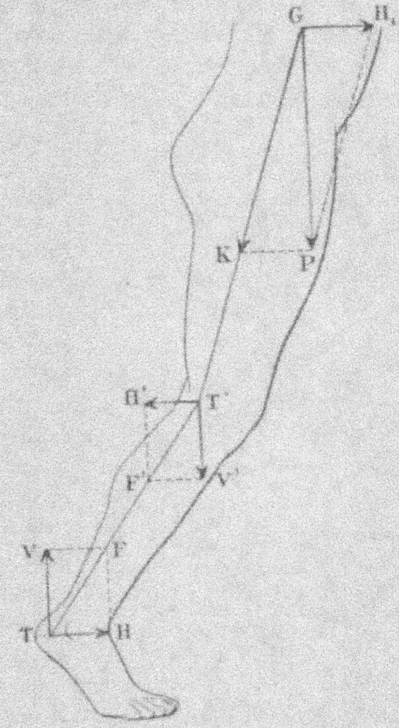

Fig. 16.

Soulèvement du poids du corps sur
la pointe du pied, le corps étant
incliné en avant.

gienne, et T' H' qui tend à renverser le corps en arrière. Le corps
étant supposé vertical, il y aura donc, par le fait de la contraction des gastrocnémiens, chute en arrière, et par conséquent le
soulèvement du corps sur la pointe du pied sera impossible. Cela

est si vrai que si l'on soutient le corps par derrière, le sujet se sentant soutenu et n'étant plus exposé à tomber en arrière, pourra très bien se soulever et ses talons quitteront le sol.

Supposons maintenant que la cuisse et la jambe se trouvent inclinées en avant (fig. 16), comme dans le cas de la marche : au centre de gravité G est appliquée encore la force poids du corps qui peut se décomposer en deux autres forces, l'une dirigée suivant l'axe du membre G K, l'autre suivant l'horizontale G H_1. Des deux forces efficaces de tout à l'heure et provenant de la contraction du triceps sural, l'une T H' est contre-balancée maintenant par la composante G H_1, également horizontale et dirigée en sens inverse de T H'. Si le corps est assez incliné en avant, ces deux forces pourront être égales et leur action se réduira à celle d'un couple ; par conséquent il n'y a pas à en tenir compte. Il reste donc seulement la force T V comme efficace et l'on voit que son action sera suivie du soulèvement du poids du corps sur le pied. C'est précisément dans le but de rendre la composante horizontale G H assez grande que nous nous penchons en avant au moment où la jambe du côté opposé devient oscillante.

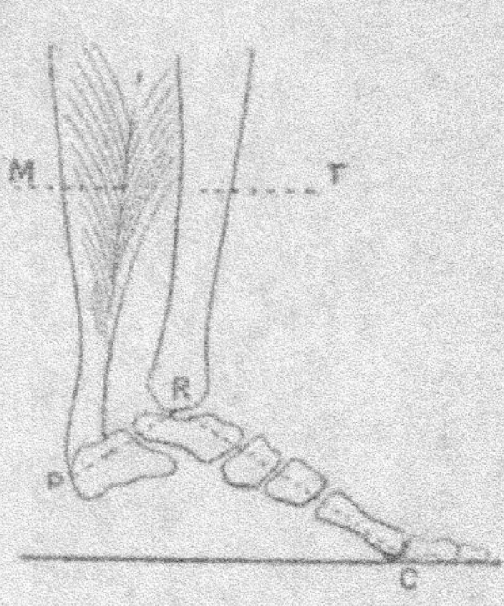

Fig. 17.
Soulèvement du poids du corps sur le pied (VIAULT et JOLYET).

Il y a lieu de faire remarquer que la réaction du sol qui se manifeste en C (fig. 17), est représentée par une force verticale dirigée de bas en haut égale au poids du corps.

Il est facile de connaître le rapport qui existe entre l'effort musculaire appliqué en P, et le poids π du corps (A. MICHEL). Il suffit de considérer le levier P R C, R étant le point fixe ; deux forces sont appliquées en P et en C, à savoir l'effort musculaire φ et la réaction du sol π.

En écrivant que les moments sont égaux, on a :

$$\varphi \times PR = \pi \times RC.$$

d'où :

$$\varphi = \frac{RC}{PR} \times \pi.$$

Or, R C est plus grand (près du double) que P R ; il en résulte que l'effort musculaire φ est plus considérable que la force poids du corps. La hauteur à laquelle le talon est soulevé est plus grande que le raccourcissement musculaire (propriété des leviers du troisième genre).

On peut donc formuler de la façon suivante le fonctionnement de la machine animale : économie de contraction musculaire, prodigalité de force.

3° Effets de mouvement. — Le chemin parcouru par le point d'application de la résistance doit être le plus grand possible. C'est donc par un levier du troisième genre que l'or-

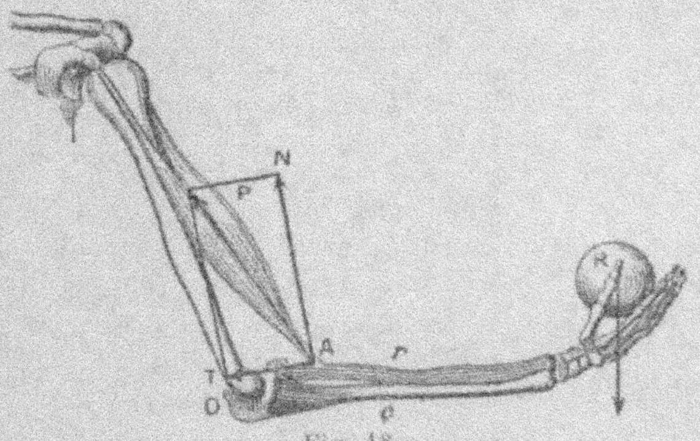

Fig. 18.
Mouvement de l'avant-bras et de la main (VIAULT et JOLYET).

ganisme peut effectuer les mouvements de grande amplitude. Ainsi, les déplacements de la main et du pied résultent d'un mécanisme du troisième genre, aussi bien pour les mouvements de flexion que d'extension. Dans ces leviers, le bras de levier de la puissance P (fig. 18) est toujours très court, l'insertion des muscles se faisant près de l'articulation, tandis que le bras de levier de la résistance R représentée par le poids de l'objet à déplacer, est le plus long possible.

CHAPITRE IV

STATIQUE DU CORPS HUMAIN

Avant de considérer le corps de l'homme en mouvement, il est logique de considérer les conditions du repos.

Pour qu'un corps reposant sur le sol par quelques points soit en équilibre, il faut et il suffit que la verticale passant par son centre de gravité vienne tomber dans le polygone de sustentation de ce corps.

§ 1. — CENTRE DE GRAVITÉ DU CORPS DE L'HOMME

Où se trouve le centre de gravité du corps ? Il y a lieu, avant de répondre à cette question, de bien préciser dans quelle position on considère le corps ; le corps de l'homme n'est pas en effet un corps invariable de forme, comme un bloc de pierre. Sa forme est au contraire très variable et, par suite, son centre de gravité se déplace à chaque instant et avec chaque position des parties mobiles, des membres et de la tête. En d'autres termes, à chaque position des segments mobiles du corps correspond une situation déterminée du centre de gravité.

Dans la station verticale correspondant à la position du soldat sans armes, le centre de gravité est dans un plan vertical antéro-postérieur perpendiculaire à la ligne des pupilles et passant par l'ombilic. WEBER a fixé la situation du centre de gravité dans ce plan à un centimètre au-dessus du promontoire. D'après MEYER, il serait dans l'axe du canal de la deuxième vertèbre sacrée.

Chez l'homme, le plan horizontal qui correspond au centre de gravité dans cette même position du soldat sans armes se

trouve à 586 du sol, si l'on représente la taille par 1000. Chez
la femme, ce plan horizontal est situé plus bas,
chez l'enfant plus haut.

Borelli avait déterminé le centre de gravité
du corps à l'aide d'une planche fixée sur un
couteau de balance; on déplaçait le corps préalablement couché sur le dos et dont les membres étaient dans la position invariable du soldat sans armes, jusqu'à ce que l'équilibre de la
planche existât; en marquant la trace du plan
vertical passant par l'arête du couteau sur la
peau, on avait ainsi déterminé à quelle hauteur
était le centre de gravité; l'intersection de ce
plan avec le plan médian est une droite sur
laquelle est forcément placé le centre de gravité.

P. Richer a indiqué un moyen très commode
pour trouver le point exact de la ligne de
Borelli correspondant au centre de gravité. La
plante des pieds du sujet nu est fixée au moyen
de liens sur des planchettes; on fait monter le
sujet sur la surface de section d'une planche
verticale d'un centimètre d'épaisseur et disposée transversalement par rapport à lui; le sujet
cherche à se tenir en équilibre sur ses pieds
en observant de rester toujours dans la position du soldat sans armes. Quand il a convenablement placé ses pieds, l'équilibre existe et on le photographie à ce moment-là en plaçant l'appareil photographique à
une certaine distance sur le prolongement de la planche; la
projection du fil à plomb sur le corps fait connaître la trace
du plan vertical transversal qui renferme le centre de gravité.

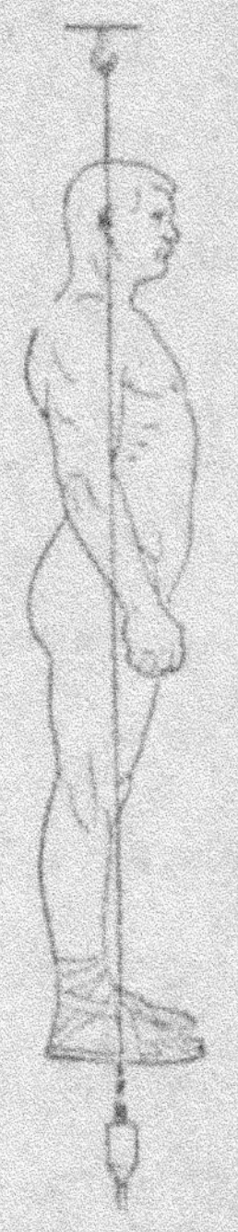

Fig. 19.
Méthode de
P. Richer.

§ 2. — Conditions de stabilité du corps

Lorsque le centre de gravité d'un corps est situé au-dessus
du plan sur lequel il repose, sa stabilité peut être détruite; il

suffit pour cela que la *ligne de gravité*, c'est-à-dire la verticale abaissée du centre de gravité ne tombe plus dans le polygone de sustentation.

On appelle *stabilité* d'un corps le travail qu'il faut dépenser sur ce corps pour amener la ligne de gravité en dehors du polygone de sustentation. On sait que le polygone ou base de sustentation est la figure plane obtenue en réunissant les points d'appui extrêmes par lesquels le corps touche le sol. Si on cherche à faire tourner un corps quelconque de poids P autour d'un des côtés du polygone de sustentation et si la ligne de gravité tombe à une distance d de ce côté, la stabilité de ce corps est

$$T = P \times d \times tg \frac{\alpha}{2}$$

α étant l'arc décrit, pendant ce mouvement, par le centre de gravité.

Plus le travail T est grand et plus la stabilité du corps est grande elle-même.

Voyons à quelles conclusions on arrive en considérant le corps de l'homme dans une attitude donnée.

1° D'abord, nous voyons que la stabilité sera d'autant plus grande que le poids du sujet sera plus considérable : cela résulte de l'examen de la formule précédente.

2° La stabilité est proportionnelle à la distance à laquelle les côtés du polygone de sustentationse trouvent du point où la ligne de gravité rencontre le plan sur lequel le corps repose.

Plus le polygone de sustentation sera grand et plus la stabilité sera considérable.

Par conséquent, c'est dans le décubitus dorsal que la stabilité du corps de l'homme est la plus grande possible.

3° Enfin cette stabilité sera encore d'autant plus grande que l'arc décrit par le centre de gravité pour amener la ligne de gravité en dehors du polygone de sustentation sera plus grand ; cet arc sera d'autant plus grand que le centre de gravité sera situé plus bas, car aux extrémités de cet arc aboutissent les deux côtés d'un angle dont le sommet est sur la ligne autour de laquelle tourne le corps.

§ 3. — Différentes attitudes de l'homme

On appelle attitude ou station cet état d'équilibre du corps dans lequel il peut se maintenir un certain temps sans se déplacer. Il y a plusieurs attitudes à étudier, la station droite debout, la station hanchée, la station assise, etc.

1° Station droite. — C'est la position du soldat sans armes : l'équilibre du corps résulte de la fixation des différents segments mobiles.

La tête est maintenue en équilibre par l'intervention des muscles de la nuque : l'équilibre du corps peut exister pendant que la tête effectue des mouvements en avant ou en côté ; dans la rotation de la tête autour d'un axe vertical, celle-ci descend un peu en bas, par suite de la forme des articulations des premières vertèbres : ce mouvement de descente est utile pour éviter la traction de la moelle. Il résulte de cet abaissement de la tête tournée que, dans la mesure de la taille, le sujet doit regarder droit devant lui.

La colonne vertébrale est fixée dans les régions cervicales et lombaires par les muscles du cou et des lombes.

La fixation du tronc sur les fémurs doit être assurée pendant la station debout ; le centre de gravité du tronc et de la tête, y compris les bras, se trouve au bord antérieur de la deuxième vertèbre dorsale. La ligne de gravité passe donc en arrière des articulations coxo-fémorales. La chute du corps en arrière est empêchée par le ligament de Bertin qui va de l'épine iliaque antérieure et supérieure au milieu des deux trochanters et de l'aponévrose du fascia lata. Il y a aussi intervention du psoas iliaque et du droit antérieur de la cuisse.

A l'articulation du genou, le corps ne peut tourner qu'en arrière, car les ligaments croisés s'opposent par leur distension à la chute en avant. La ligne de gravité correspondant au tronc avec les cuisses passe par la ligne joignant le bord postérieur des articulations du genou. Le triceps fémoral empêche la chute en arrière.

Enfin, au niveau de l'articulation tibio-tarsienne, la fixation doit encore être assurée, car la ligne de gravité tombe en avant de la ligne horizontale joignant les deux articulations du pied. Ce sont les muscles du mollet qui interviennent pour s'opposer à cette chute en avant.

On voit ainsi que l'équilibre correspondant à la station droite est dû à la contraction d'un grand nombre de masses musculaires ; cette station doit, par suite, correspondre à une certaine dépense de travail qui se traduit par un dégagement d'acide carbonique plus grand que dans les stations assise ou couchée.

La contraction des muscles qui interviennent pour la fixation des divers segments du corps n'est pas continue, mais intermittente ; ce qui le prouve, ce sont les oscillations de la tête pendant cette station.

L'inscription et l'étude de ces oscillations ne devraient pas être négligées en clinique, car dans tous les cas où le sens musculaire est altéré, il doit y avoir de grandes modifications de ces oscillations, par suite d'un défaut de proportionnalité entre l'énergie de la contraction et l'effet à obtenir. C'est surtout dans l'ataxie locomotrice que de profondes modifications seraient constatées.

2° Station hanchée. — Elle est caractérisée par ce fait que le poids du corps repose sur une seule jambe : le tronc est cambré de façon à ce que la verticale tombe dans le pied actif, la cuisse et la jambe de ce même côté sont à leur maximum d'extension. Le corps ne peut tourner dans cette station qu'autour de l'articulation tibio-tarsienne. Pour empêcher cette rotation, la jambe qui est au repos se porte en avant et de côté. Il faut remarquer que dans cette attitude, la contraction des muscles n'intervient pour ainsi dire pas, en sorte que la fatigue est très lente à se produire. Ce sont les ligaments péri-articulaires qui interviennent surtout par leur élasticité.

Quand la jambe portante est fatiguée, l'autre jambe passe du repos à l'activité et réciproquement.

3° **Station assise**. — C'est la position du corps qui repose sur ses ischions et autour desquels il peut exécuter des mouvements en avant et en arrière. Le but de cette attitude est de permettre au corps de ne pas faire intervenir le membre inférieur dont les muscles se reposent. Si le tronc forme avec le plan de sustentation un angle tel que la ligne de gravité passe en avant de la ligne des ischions, la station assise est dite *antérieure* ; la chute du tronc est empêchée, soit par la contraction des masses sacro-lombaires, soit par les bras qui s'appuient sur les cuisses ou sur une table. Si cette ligne passe au contraire en arrière de la ligne des ischions, c'est la station assise *postérieure* ; la chute du tronc est empêchée alors par un dossier quelconque sur lequel le dos est appuyé.

Enfin, si le tronc occupe une position telle que la ligne de gravité passe par la ligne des ischions, on a la station assise *moyenne droite* ; les contractions musculaires ne se produisent que pour ramener la ligne de gravité à sa position.

§ 4. — Pressions exercées dans les diverses stations

Cette pression a été déterminée par Marey au moyen de son *dynamographe*, appareil dynamométrique inscrivant sur un cylindre les variations de pression. Ce dynamographe se compose d'un tube de caoutchouc épais (fig. 20) roulé en spirale. Entre deux planchettes se trouvent neuf spirales semblables associées en quantité et communiquant à un tambour de Marey (fig. 21).

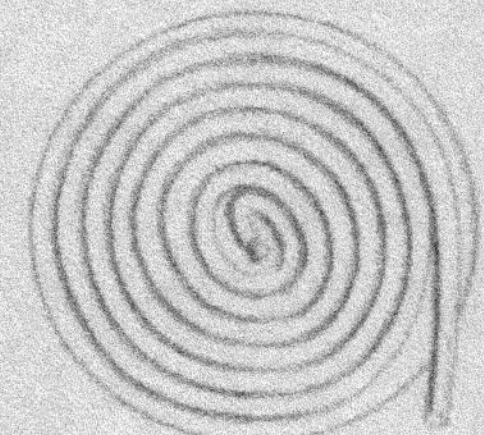

Fig. 20. — Une spirale du dynamographe.

On appelle *ligne de poids* la ligne tracée par le style du tambour, lorsque les muscles ne subissent pas de variations de contraction.

Supposons que le sujet placé sur le dynamographe vienne à fléchir et à relever la tête : immédiatement, on voit le style se déplacer et inscrire une courbe s'écartant plus ou moins de la ligne de poids. Ces variations de la pression des pieds sur le sol s'explique par une loi énoncée par MAREY : tout acte mus-

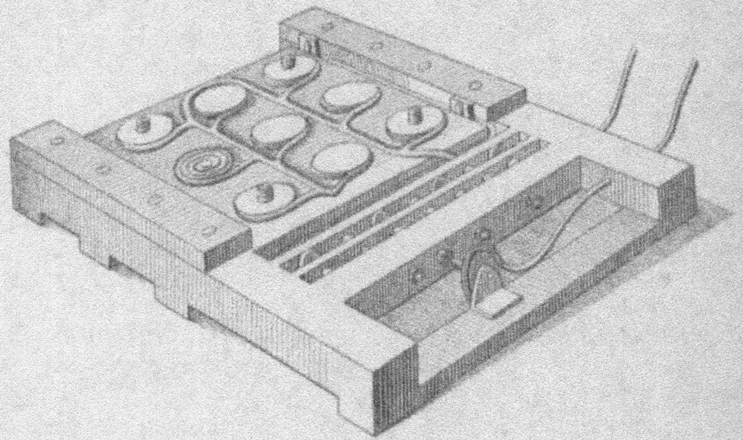

Fig. 21.
Dynamographe de MAREY.

culaire qui a pour effet d'abaisser le centre de gravité produit une réaction qui diminue la pression de nos pieds sur le sol et s'accuse par un abaissement de la courbe du dynamomètre. Cet effet est suivi d'une variation en sens inverse due à la diminution de vitesse acquise dans le mouvement d'abaissement.

§ 5. — PASSAGE D'UNE ATTITUDE DONNÉE A UNE AUTRE

Pour que le corps puisse passer d'une attitude à une autre, certaines conditions mécaniques doivent être satisfaites.

1° Passage du décubitus dorsal à la position de séant.

— Dans le cas où l'on veut passer sans action brusque de la position du décubitus dorsal à la position assise, il n'est pas inutile de faire remarquer, comme l'indique GARIEL, que ce passage ne pourra être effectué qu'en inclinant la tête en

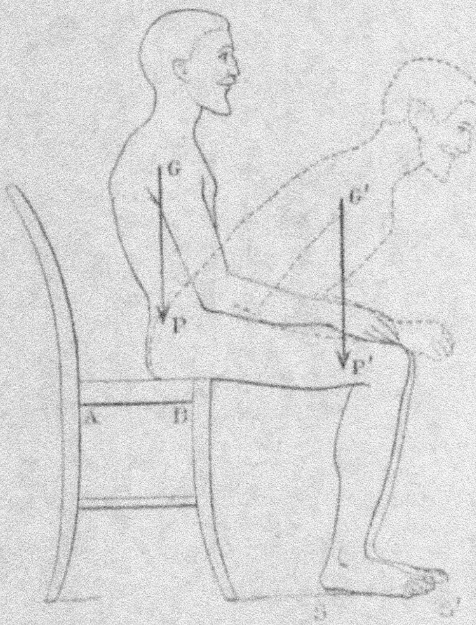

Fig. 22.
Déplacement de la ligne de gravité permettant le passage de la station assise à la station debout.

avant, de manière à rapprocher le centre de gravité du tronc de celui du corps entier, et en prenant un point d'appui sur les pieds qui se relèveraient par suite de l'entraînement du centre de gravité du membre inférieur vers celui du corps entier.

2° Passage de la station assise à la station droite. — Si l'on essaie, étant assis, de se relever sans faire intervenir les

bras, on constate qu'on ne peut effectuer ce passage de la première station à la seconde que pour certaines positions des
jambes et du tronc ; si, par exemple, les jambes sont perpendiculaires au sol et si le tronc est, lui aussi, vertical, il est

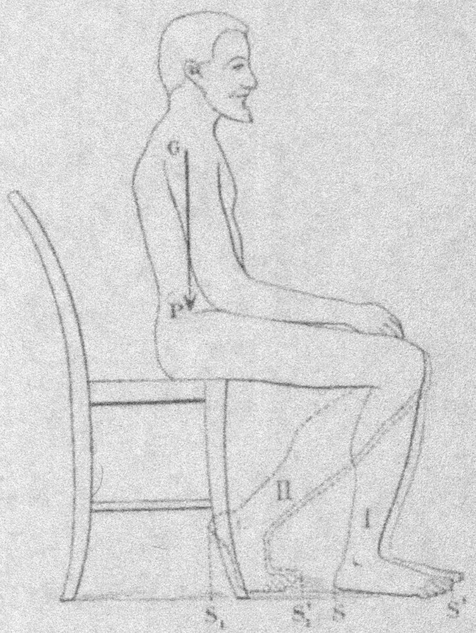

Fig. 23.

Déplacement du polygone de sustentation permettant de passer
de la station assise à la station debout.

impossible, quelle que soit l'énergie des contractions musculaires, de se redresser.

Il faut de toute nécessité, pour cela, que la ligne de gravité
du corps tombe d'abord dans le polygone de sustentation correspondant à la seconde station, c'est-à-dire dans le polygone
formé par les pieds.

Deux procédés nous permettent d'arriver à ce résultat :

1° *Sans déplacer les jambes*: Il suffira d'incliner convenablement le tronc en avant jusqu'à ce que la ligne de gravité arrive dans la base SS' de sustentation (fig. 22). On sait, en effet, qu'un mouvement, pour ainsi dire instinctif, nous fait pencher en avant quand, de la station assise, nous voulons passer à la station debout.

2° *Sans incliner le tronc :* Il faut alors que les jambes soient inclinées de telle sorte que, les talons étant portés en arrière, le polygone de sustentation SS', rendu ainsi mobile, arrive à être dans le voisinage de la ligne de gravité GP. Quand ce résultat sera obtenu, alors, et alors seulement, *quoique le tronc soit resté vertical,* nous pourrons nous redresser.

Comme on le voit, dans le premier cas, c'est la ligne de gravité qui est déplacée ; dans le second (fig. 23), c'est la base de sustentation.

Il ne s'agit dans ce qui précède que du passage effectué *lentement* et non pas du passage brusque d'une station à une autre. L'action brusque serait alors très différente.

§ 6. — ATTITUDES ANORMALES

Nous avons vu que la stabilité du corps exige que la ligne de gravité rencontre le sol à l'intérieur du polygone de sustentation. Chaque fois donc que le centre de gravité sera déplacé de sa situation correspondant à l'état normal, l'attitude du corps sera modifiée jusqu'à ce que la verticale abaissée du centre de gravité aille passer dans la base de sustentation.

1° Attitudes résultant du déplacement du centre de gravité. — L'attitude résultant du déplacement du centre de gravité peut tenir, soit à l'adjonction au corps d'une masse pesante, soit à une modification des parties pesantes par rapport à l'axe du corps.

1° Considérons un sujet tenant un seau d'une main (fig. 24) : si ce seau est vide, l'attitude n'est pour ainsi dire pas modifiée, par suite du faible poids ajouté ; mais si l'on remplit le seau pendant qu'il est toujours suspendu au bras du sujet, on voit l'axe du corps s'incliner de plus en plus du côté opposé au

seau, et le bras libre s'écarter peu à peu du tronc. L'attitude
sera encore plus anormale, si le seau est éloigné du corps. Le
mécanisme de la production de cette attitude s'explique par
ce fait que la masse ajoutée au corps fait partie du système et
intervient par conséquent pour modifier la position du centre

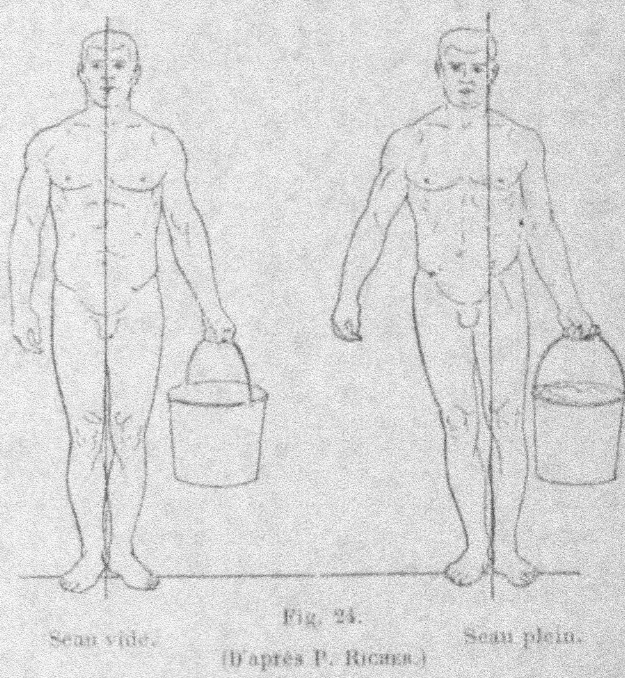

Fig. 24.

(D'après P. Richer.)

de gravité dont la verticale doit toujours tomber dans la base
de sustentation.

Si la masse est appliquée sur le dos, le sujet se penche en
avant, toujours en vertu du même principe. On peut dire,
d'une façon générale, que l'attitude anormale a pour but de
compenser le déplacement du centre de gravité dont la position
a été modifiée par l'adjonction d'une masse pesante.

2° Lorsque la distribution des parties pesantes du corps n'est

pas faite régulièrement autour de son axe, représenté par la
ligne de gravité, il se produit encore une attitude telle que la
compensation en soit la conséquence, c'est-à-dire telle que la
ligne de gravité nouvelle prenne une position homologue à
celle qu'elle avait avant la déformation.

2° Scoliose. — Considérons le cas d'un sujet dont une des
jambes est plus courte que l'autre : il va se produire une sco-
liose destinée à ramener la ligne
de gravité dans sa situation normale.

En effet, la ligne des têtes
fémorales est inclinée du côté de
la jambe la plus courte et la
colonne vertébrale se trouve
penchée aussi du même côté.
Soit G (fig. 25) le centre de gravité du corps : le poids G P, transporté en H, peut se décomposer
en deux autres forces appliquées
en T et T; ces deux composantes
sont inégales et la force T F est
plus grande que T' F'; si bien
que la pression du pied de la
jambe T F sera plus grande sur
le sol que celle de l'autre pied
(IMBERT). Pour faire disparaître
cette inégalité de pression, le
sujet incline latéralement le
tronc vers G' de manière à ramener le point de rencontre H' de
la ligne de gravité avec TT' à égale

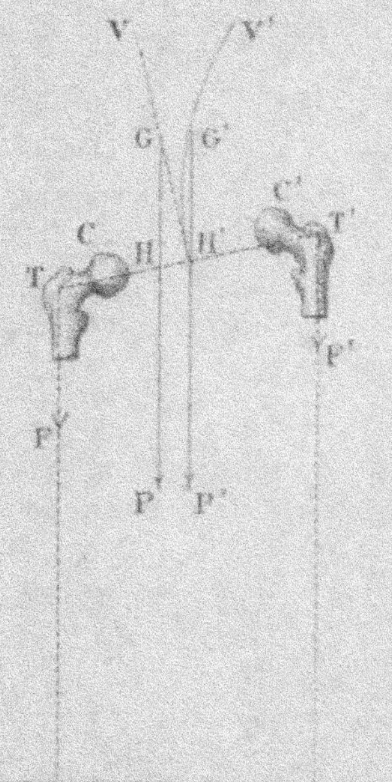

Fig. 25.
Production de la scoliose
compensatrice.

distance de T et de T'. Il en résulte la formation d'une scoliose
dont la convexité est tournée du côté de la jambe la plus courte.

Pour obvier au danger de la production d'une scoliose, on
devra allonger la jambe la plus courte, au moyen d'une
semelle suffisamment épaisse.

3° Cyphose. — Il se fait aussi des déformations compensatrices dans le cas de la *cyphose* : ainsi, dans la cyphose de l'adolescence, on observe une voussure exagérée de la région dorsale avec projection des épaules en avant. Pour compenser la déformation, il s'en fait une autre en sens inverse ; la colonne vertébrale s'arrondit vers la région lombaire et il se produit une *lordose*. Mais lorsque la cyphose est généralisée, les organes du thorax et de l'abdomen étant projetés en avant, il ne peut plus y avoir de déformation compensatrice du rachis et l'on voit alors les malades fléchir les jambes ; cette flexion a pour but de mieux répartir les masses pesantes du corps autour de l'axe.

CHAPITRE V

LOCOMOTION DE L'HOMME

Après avoir étudié les leviers et leurs effets statiques, nous allons considérer les effets cinématiques de ces mêmes leviers, c'est-à-dire les mouvements du corps de l'homme se déplaçant en totalité sur le sol et constituant la *locomotion*.

ARTICLE PREMIER

ÉTUDE CINÉMATIQUE

Comme l'étude de la locomotion exige un certain nombre de méthodes et d'appareils, nous devons commencer par faire connaître les moyens d'investigations que l'on a utilisés jusqu'ici et qui sont dus à peu près tous à MAREY.

§ 1. — MÉTHODES EXPÉRIMENTALES

Les méthodes de MAREY peuvent se ramener aux deux suivantes : 1° la *méthode graphique* ; 2° la *méthode chronophotographique*. Examinons-les successivement :

1° **Méthode graphique.** — Il y a à distinguer deux cas dans l'emploi de la méthode graphique : ou bien la courbe tracée et qui permet de suivre la marche d'un phénomène résulte de la détermination préalable de chiffres ; ou bien la courbe est établie d'emblée, avant toute détermination numérique.

Dans le premier cas, les résultats numériques sont obtenus avant la courbe et servent à l'établir; dans le deuxième cas, la courbe est établie avant les résultats numériques et sert à les calculer. Comme exemple du premier cas, considérons la courbe de la variation du poids du corps de l'homme avec l'âge : pour construire cette courbe, on a pris deux axes de coordonnées et l'on a porté en abscisses les âges, en ordonnées les poids déterminés aux divers âges.

La méthode graphique employée par MAREY correspond au second cas, c'est la méthode d'exploration : elle constitue un moyen d'étude, aussi est-elle employée de plus en plus dans les sciences biologiques.

2° Principe de la méthode graphique. — La méthode graphique d'exploration repose sur le principe suivant : pour inscrire un phénomène et ses différentes phases, on utilise une partie des forces mises en jeu par le phénomène lui-même en se servant d'appareils appropriés.

Prenons un exemple : pour établir la courbe de la secousse musculaire et les différents éléments de cette secousse, on utilise une faible partie de la force développée par le muscle pendant la secousse pour communiquer le déplacement de l'extrémité mobile du muscle, en l'amplifiant, à un levier du troisième genre (fig. 26) terminé par une pointe qui appuie sur une surface enfumée à laquelle on donne un mouvement perpendiculaire à celui de la pointe.

Le noir de fumée étant enlevé aux points de contact de la pointe et de la surface, on obtient une courbe qui permet de déterminer ensuite tous les facteurs de la secousse musculaire : la période d'énergie croissante, la grandeur de la secousse, la période d'énergie décroissante, le temps perdu du muscle, etc.

Les avantages de la méthode graphique sont nombreux, c'est d'abord la *rapidité* avec laquelle la courbe est construite, car celle-ci est contemporaine du phénomène à étudier.

Dans certains cas, l'observation d'un phénomène serait trop longue pour que l'expérimentateur note lui-même les différentes valeurs du phénomène; par exemple, dans le cas de l'observation de la pression atmosphérique où il y a une grande lenteur des variations barométriques ; l'expérimentateur est remplacé par un appareil enregistreur.

Elle permet de plus de montrer des phénomènes qui, sans elle, seraient invisibles, comme les vibrations d'un corps élastique : sans elle, l'œil ne voit en effet qu'un fuseau, dans le

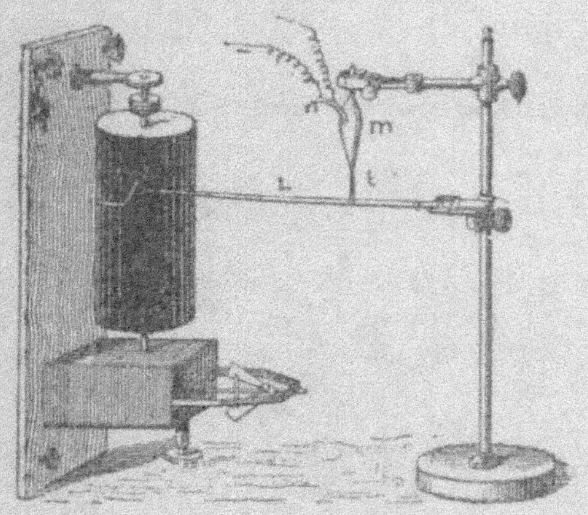

Fig. 26.

Inscription de la secousse musculaire.

cas des vibrations d'un fil tendu, et l'oreille n'entend qu'un seul son. Elle redresse donc deux erreurs.

Enfin, elle constitue le plus parfait et le plus impartial des observateurs.

3° Appareils inscripteurs. — Le principe des appareils inscripteurs consiste : 1° en un mouvement d'horlogerie ; 2° en une surface préparée convenablement et habituellement enduite de noir de fumée ; 3° un style qui trace la courbe.

La vitesse du mouvement de la surface doit varier suivant les cas ; mais pour apprécier le temps, nous ne pouvons guère, à l'aide d'un chronographe, compter des intervalles inférieurs à un cinquième de seconde : d'où la nécessité des *diapasons chronographes*.

Pour inscrire le moment où un phénomène commence, Mar-cel Deprez fit construire un petit électro-aimant dont l'arma-ture porte un style qui est approché de la surface mobile des-tinée à recevoir l'inscription du phénomène : c'est le *signal*

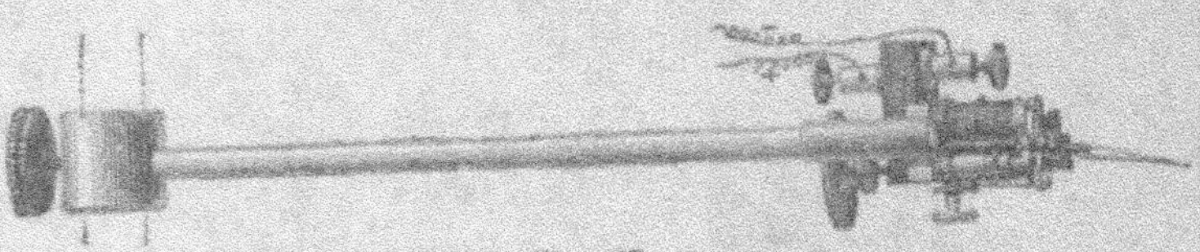

Fig. 27.
Signal de Marcel Deprez.

de Deprez (fig. 27). Le style trace une droite tant que l'élec-tro-aimant n'est pas excité, mais si l'on dispose le circuit de manière à ce que le phénomène lui-même puisse fermer ce circuit au moment où il commence, un crochet est alors inscrit sur la surface.

Mais la plupart de ces appareils ont été perfectionnés par Marey, qui en a imaginé un grand nombre d'autres. Parmi

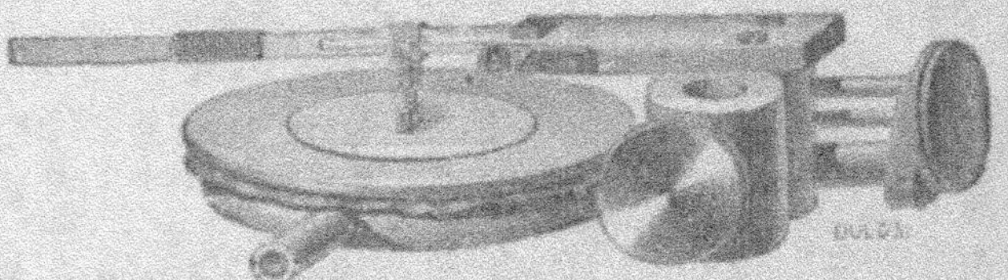

Fig. 28.
Tambour à levier de Marey.

ceux-ci, nous citerons le *tambour à levier*, qui est très employé et constitue pour ainsi dire l'appareil fondamental de la mé-thode graphique. Il se compose d'une capsule métallique plate (fig. 28) dont l'une des faces est fermée par une membrane en caoutchouc mince : cette membrane porte en son centre un disque de métal qui est relié par une petite tige à un

style dont l'une des extrémités peut tourner autour d'un axe ;
la capsule est reliée, soit à un autre tambour transmetteur,
soit à tout autre appareil contenant de l'air et capable de
faire varier la pression du gaz contenu dans le système. Si
cette pression augmente, la membrane devient bombée et le
style est entraîné dans le même sens ; si la pression intérieure
diminue, le style éprouve un déplacement en sens inverse. Le
tambour enregistreur et l'appareil transmetteur communiquent ensemble par un tube de caoutchouc qui s'adapte au
tambour récepteur au moyen d'un petit ajutage métallique.

4° Chaussure exploratrice de Marey. — Cette chaussure
est destinée à inscrire la
pression du pied sur le sol
pendant les actes de la
locomotion. L'examen de la
figure 29 suffit à comprendre le fonctionnement de
cette chaussure : la chambre à air, contenue dans la
semelle, communique avec
un tambour à levier dont
le style inscrit sur un cylindre, mû par un mouve-

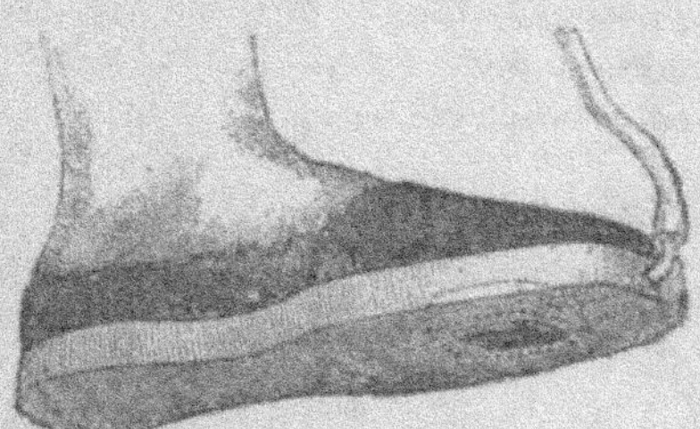

Fig. 29.
Chaussure exploratrice.

ment d'horlogerie, les différentes valeurs de la pression du
pied sur le sol et la durée de l'appui du pied.

5° Dynamographe de Marey. — Nous l'avons décrit plus
haut (voy. p. 73) ; sa graduation est faite à l'aide de poids
connus.

**6° Appareil explorateur des oscillations verticales du
corps**. — C'est un tambour à levier placé sur une planchette
qu'on assujettit au-dessus de la tête du sujet ; le levier est
chargé d'une masse de plomb qui agit par son inertie : quand
le corps s'élève verticalement, la masse résiste et force la
membrane à s'incurver ; la pression augmente alors dans le

tambour et se transmet à un tambour récepteur. Si le corps
s'abaisse, la pression diminue au contraire et le style enregistreur se déplace en sens inverse.

7° Méthode chronophotographique. — La méthode graphique n'est pas toujours applicable à tous les phénomènes
que l'on veut étudier, surtout à cause de l'inertie des appareils employés qui ne peuvent plus inscrire les phénomènes
s'effectuant avec une grande vitesse. Aussi a-t-on songé à
utiliser la photographie pour l'étude des mouvements des
animaux.

MUYBRIDGE d'abord, puis MAREY, imaginèrent des appareils
photographiques permettant d'impressionner la plaque sensible à des temps régulièrement espacés et se succédant à des
intervalles connus.

8° Principe de la chronophotographie. — Soit un corps K
se déplaçant devant un objectif photographique LL' lequel four-

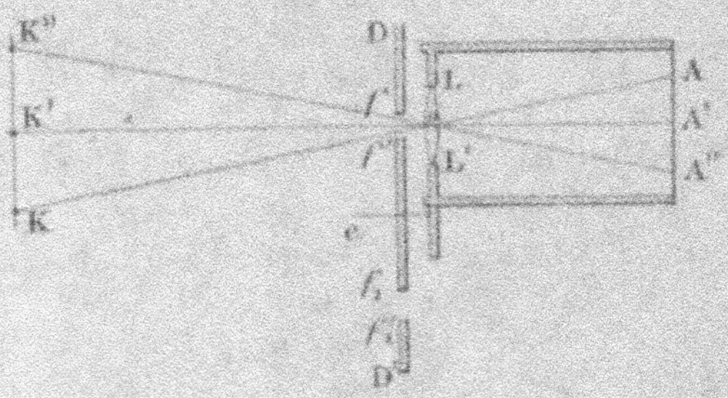

Fig. 30.
Principe de la chronophotographie.

nit une image nette A sur la plaque sensible ; supposons un
disque opaque D D' placé devant l'objectif portant une série de
fenêtres $f f'$ également espacées. Le corps occupant d'abord la
position K donne une image nette en A ; si l'on vient à faire
tourner le disque, un plein succède à la précédente fenêtre et
la plaque n'est pas impressionnée pendant ce temps.

Mais quand la nouvelle fenêtre se présente devant l'objectif, le corps occupe une position K' et donne une image A', puis pour une troisième fenêtre, on a l'image A" et ainsi de suite. On aura donc une série d'images qui feront connaître la forme

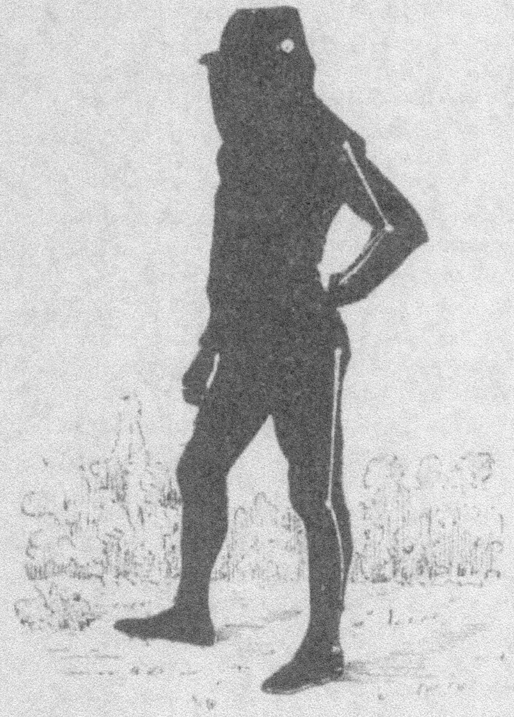

Fig. 31.
Homme vêtu pour la chronophotographie.

du corps pendant son déplacement et ses différentes positions dans l'espace, à des moments déterminés.

La méthode précédente est suffisante lorsque l'objet a de petites dimensions; mais pour le cas du corps de l'homme, elle fournit des images qui empiètent les unes sur les autres, d'où une confusion qui gêne l'étude du phénomène.

Aussi, MAREY a-t-il supprimé certaines parties de l'image pour que le reste fût plus facile à comprendre : pour y arriver, on habille un sujet avec un vêtement moitié blanc et moitié noir : la moitié blanche seule donne une image, comme si le corps était réduit de moitié. Mais les images ainsi obtenues sont encore trop confuses ; MAREY a eu l'idée alors de revêtir le marcheur d'un costume entièrement noir (fig. 31) sur lequel sont collées d'étroites bandes métalliques le long de la cuisse, de la jambe et du bras, de manière à signaler la direction des rayons osseux des membres ; aux articulations sont des boutons brillants.

Dans ces conditions, le disque à fenêtres peut faire un grand nombre de tours, sans que la confusion des images existe sur le cliché : si ce disque est muni de dix fenêtres et s'il fait dix tours par seconde, il y a cent admissions de la lumière par seconde ; la trajectoire présentera des interruptions qui mesureront l'espace parcouru par le corps lumineux en centièmes de seconde.

Pour avoir un écran absolument noir, MAREY se servit, sur le conseil de CHEVREUL, d'un hangar large et profond et tapissé de velours noir.

Le chevauchement des images est encore diminué lorsqu'on substitue à la plaque fixe une plaque mobile.

Un dispositif particulier fait avancer la plaque pendant que l'obturateur est fermé, et la laisse au repos pendant le temps de pose qui peut être très court, grâce aux objectifs employés et à la grande sensibilité des plaques photographiques.

Dans ces conditions, l'intervalle compris entre chaque image peut être très grand, si bien que la confusion des images n'a plus lieu. C'est sur ce principe que reposent les cinématographes.

§ 2. — MARCHE

Les mouvements de translation du corps de l'homme à la surface du sol peuvent se faire à différentes allures, mais celle que l'homme emploie de préférence, c'est la *marche*.

La marche est caractérisée par ce fait que le corps ne quitte jamais le sol, quelle que soit l'accélération, et qu'il repose toujours sur l'un des pieds.

On appelle *pas* la période pendant laquelle l'un des membres, partant de la position de l'appui, y revient après avoir effectué une oscillation autour de son articulation coxo-fémorale.

Lorsque le pas est régulier, ces périodes se reproduisent toujours semblables à elles-mêmes; il suffit donc d'en décrire une pour faire l'étude de la marche. Nous étudierons d'abord le pas et par conséquent les mouvements de la cuisse, de la jambe et du pied, puis les mouvements du tronc, des bras et de la tête qui sont la conséquence du pas. On appelle *temps d'appui* le temps pendant lequel le pied appuie sur le sol, depuis son poser jusqu'à son lever.

On désigne par *angle d'appui* l'angle que le rayon du membre fait avec la verticale passant en avant de la jambe, lorsque le pied antérieur se pose sur le sol, et *angle de lever* l'angle que fait la jambe avec la même verticale au moment où le pied va quitter le sol. La somme de ces deux angles s'appelle *angle de déroulement* du membre inférieur.

1° Analyse du pas. — Au début du pas, l'une des jambes, la *jambe portante* ou *active*, est située au-dessous du centre de gravité du corps; l'autre jambe, ou *jambe oscillante*, est placée plus en arrière; à partir de cette position, chaque jambe prend les positions suivantes pendant la durée d'un pas : au moment où le pied se pose sur le sol, la jambe est étendue ou très légèrement fléchie. D'après CARLET, la jambe se fléchit immédiatement après le poser, mais elle s'étend presque aussitôt et son extension est complète au moment où le talon quitte le sol. Il se produit en même temps un allongement de la jambe qui va bientôt abandonner le sol, allongement qui a pour but de pousser le corps en avant et en haut (fig. 32). La poussée provenant de la jambe placée en arrière peut en effet se décomposer en deux autres, l'une verticale G V qui a pour effet de produire une oscillation légère du tronc, l'autre horizontale G H qui est la composante vraiment efficace pour produire la progression en avant.

Quand l'extension de la jambe est arrivée à son maximum, le pied quitte le sol par la flexion du genou, le pied et les orteils restant étendus; la jambe passe alors à l'état de jambe oscillante. Celle-ci une fois détachée du sol, oscille d'arrière en avant, en même temps qu'elle est portée et entraînée en avant par les mouvements du tronc.

Les frères WEBER avaient cru que la jambe oscillait à la manière d'un pendule composé, d'après les lois purement physiques : la durée des oscillations était sous la dépendance unique de la longueur de la jambe et la régularité de la marche était assurée par l'isochronisme des oscillations. Mais les recherches de DUCHENNE (de Boulogne), de MAREY, de CARLET, ont démontré que l'intervention musculaire est incontestable et qu'il est impossible de la nier pour le psoas, le

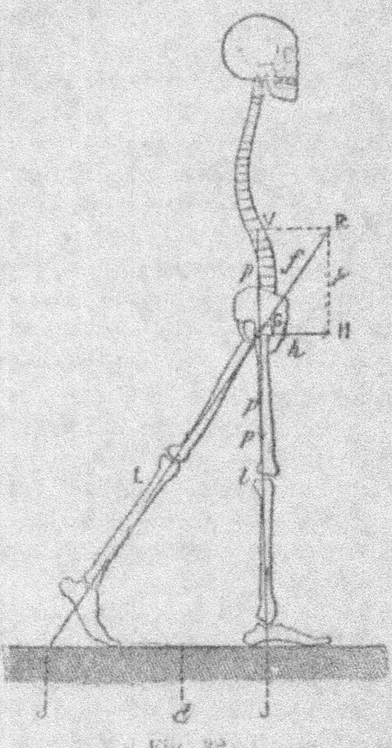

Fig. 32.

Composante horizontale efficace dans la marche.

coulurier, etc. Les graphiques de MAREY montrent bien que le mouvement de la jambe ne ressemble pas à un mouvement pendulaire, mais qu'il est, au contraire, régulier dans toute sa durée.

Dans la marche ordinaire, la jambe termine son oscillation peu après qu'elle a dépassé la ligne de gravité du corps. Le *pied* commence à se poser sur le sol par le talon A (fig. 33),

puis il continue son mouvement en s'appliquant par toute la
plante AB et se déroule en s'appuyant fortement sur la partie
antérieure pour se détacher enfin par la pointe. La durée du

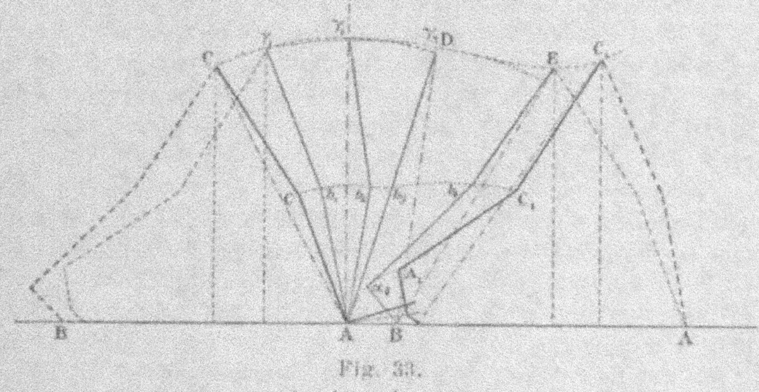

Fig. 33.
Analyse du pas.

pivotement de la jambe autour du talon est égale aux 3/5
de l'appui total.

La chaussure exploratrice de MAREY fournit un graphique
reproduit par la figure 34. La courbe s'élève au moment

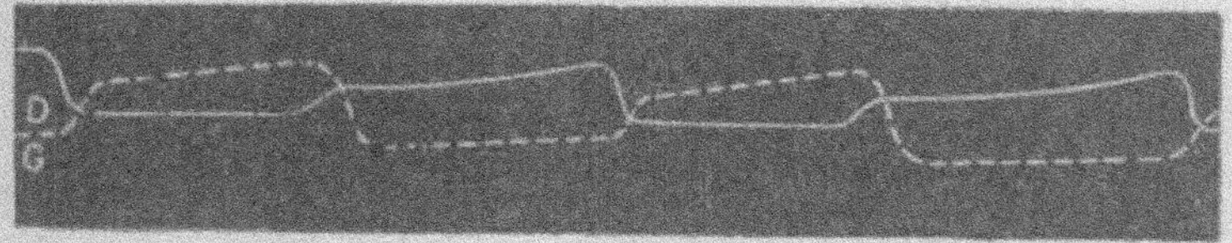

Fig. 34.
Courbe tracée par la chaussure exploratrice.

de l'appui du pied; elle s'abaisse pendant son lever. On voit
qu'au moment où le pied gauche commence à se lever, le
pied droit est déjà en contact avec le sol, si bien qu'il y a un
instant plus ou moins court, suivant la vitesse de l'allure,
pendant lequel le corps repose sur les deux pieds ; c'est la
période du double appui.

Les frères Weber avaient admis que ce temps pouvait être réduit à zéro dans la marche très rapide; c'est une erreur car le temps du double appui n'est jamais nul dans la marche.

2° Trajectoires des articulations. — L'*articulation tibio-tarsienne* est d'abord immobile, tant qu'elle constitue le centre des mouvements du rayon du membre inférieur, puis elle décrit un arc de cercle dont le centre est près de la pointe du pied (fig. 33).

L'*articulation du genou* décrit un arc de cercle parfait tant que la jambe tourne autour de A comme centre; mais aussitôt que le talon s'élève et que le point d'appui du pied passe en B, la trajectoire du genou, au lieu de s'abaisser vers le sol, se relève par suite de l'allongement du rayon du membre et décrit une courbe qui se rapproche d'une droite horizontale.

Enfin, l'*articulation de la hanche* décrit une trajectoire différente de celle du genou, à cause des changements de longueur qu'éprouve le rayon du membre sous l'influence des extensions et flexions de la jambe sur la cuisse.

3° Mouvements du tronc. — Le tronc exécute quatre sortes de mouvements : 1° oscillations verticales et horizontales; 2° inclinaison ; 3° rotation ; 4° torsion.

a. *Oscillations verticales*. — Si l'on prend le pubis comme point d'exploration, on trouve que ce point descend au début de la période du double appui et pendant la première moitié de l'appui unilatéral; il s'élève à la fin de la période du double appui; le maximum d'élévation du pubis a lieu quand un des pieds est au milieu de la période d'appui, l'autre étant au milieu de son oscillation. Le minimum se produit quand les deux pieds sont au milieu de leur double appui.

b. *Oscillations horizontales*. — Le pubis est à son maximum d'écart à gauche, quand le pied gauche est au milieu de sa période d'appui, et à son maximum d'écart à droite, quand le pied droit est à sa période d'appui. Dans la marche naturelle, l'écart transversal des pieds restant le même, l'amplitude des oscillations horizontales du pubis est sensiblement constante;

la trajectoire du pubis dans un plan horizontal est une sinusoïde.

Si l'on construit la trajectoire de ce point dans l'espace (fig. 35), on peut la regarder comme étant inscrite dans un demi-cylindre creux, au fond duquel se trouvent le minima et sur les bords

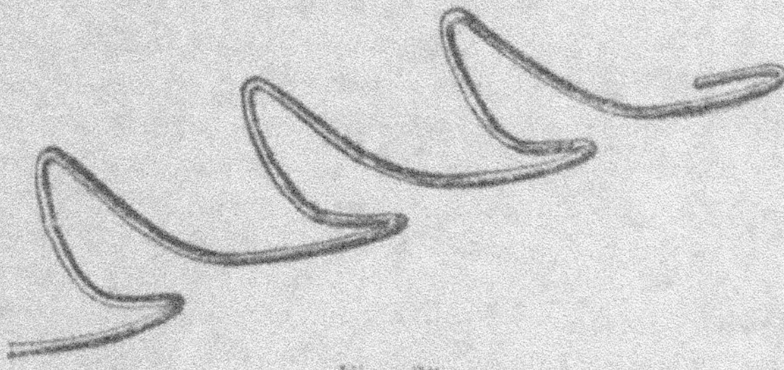

Fig. 35.
Trajectoire du pubis pendant la marche.

duquel viennent se terminer tangentiellement les maxima. L'amplitude des oscillations verticales du pubis est de 37 millimètres : ce point s'élève d'environ 10 millimètres au-dessus de la position qu'il occupe dans la station debout.

4° Mouvements des bras. — Les mouvements des bras consistent en des oscillations qui se font en sens inverse de celle des jambes. L'oscillation du bras n'est pas un mouvement pendulaire, mais elle résulte de l'action du deltoïde (DUCHENNE).

5° Mouvements de la tête — *Dans un plan vertical*, la tête décrit une courbe à convexité supérieure pendant l'appui ; dans un pas complet, les trajectoires produites par l'appui alternatif des pieds se suivent sans intervalle. La longueur des pas règle l'amplitude des oscillations verticales : le maximum de l'oscillation répond au milieu de l'appui de chaque pied. *Dans un plan horizontal*, les oscillations latérales de la tête dépendent de la rapidité de la marche et par conséquent de la longueur des pas.

6° Longueur des pas. — La longueur des pas est d'autant plus grande pour un même individu que la jambe active fléchit davantage : le tronc est d'autant plus abaissé pendant la marche que l'allure est plus accélérée. La longueur des pas est, d'autre part, d'autant plus grande que les jambes sont plus longues.

Les recherches de MAREY ont montré : 1° que la longueur du pas est plus grande en montant qu'en descendant ; 2° qu'elle est plus grande pour l'homme non chargé que pour celui qui porte un fardeau ; 3° qu'elle est plus grande lorsque les chaussures ont des talons bas ; 4° qu'elle augmente lorsque les semelles sont épaisses et dépassent légèrement le bout du pied, surtout si elles sont rigides.

7° Durée du pas. — Les frères WEBER ont démontré que la durée du pas diminue à mesure que sa longueur augmente. La vitesse de la marche augmente donc à la fois par ces deux facteurs, comme cela ressort du tableau suivant :

Durée du pas.	Longueur.	Vitesse à l'heure.
Secondes.	Centimètres.	Kilomètres.
1,050	39,8	1,364
0,966	44,8	1,670
0,846	51	2,257
0,668	62,0	3,391
0,480	79	5,025

Mais la loi des frères WEBER est par trop générale et MAREY, à l'aide de son odographe, a étudié d'une façon précise l'influence de la durée de la longueur du pas sur la vitesse de la marche.

Voici les résultats de MAREY :

Nombre de pas (doubles) à la minute.	Longueur des pas (doubles).	Temps employé pour faire le chemin.
60	1m,35	1230 sec.
65	1 ,37	1120 —
70	1 ,45	987 —
75	1 ,51	878 —
80	1 ,50	832 —
85	1 ,49	783 —
90	1 ,32	841 —

De ces résultats, on peut déduire les deux lois suivantes :

1° La longueur du pas augmente jusqu'au rythme de 75 et décroît ensuite ;

2° La vitesse augmente avec l'accélération du rythme jusqu'à 85 par minute ; la marche devient moins rapide si le rythme dépasse 85.

Ces deux lois importantes complètent les recherches des frères Weber ; elles montrent qu'il y a une limite à partir de laquelle il n'y a que désavantage à presser la mesure du clairon qui règle le pas du soldat.

8° Empreinte des pieds. — On peut tirer des traces laissées sur le sol par les pieds nus des renseignements utiles ; pour relever les traces de pas, il suffit de prendre du papier glacé

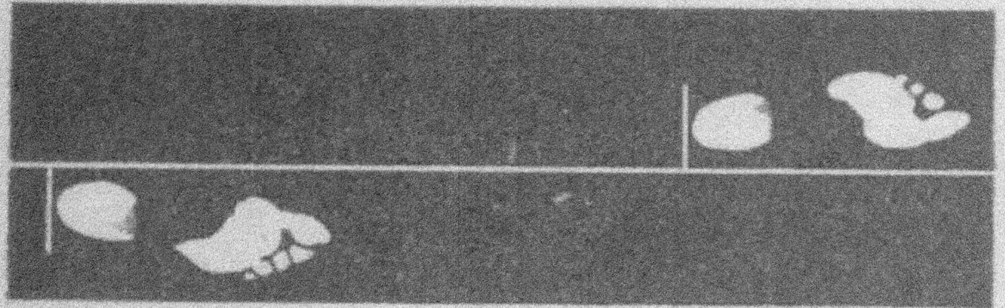

Fig. 36.
Empreintes des pieds dans la marche (Bergonié).

convenablement enfumé et d'en disposer une certaine longueur, 4 à 6 mètres, sur le chemin que doit parcourir le marcheur (Bergonié). On constate ainsi, dans la marche normale effectuée par un sujet bien conformé : 1° que la distance d'un talon au suivant est égale pour tous les pas ; 2° que les traces sont symétriques et obliquement placées par rapport à la ligne idéale constituant la trajectoire du marcheur ; cette obliquité est la même pour les deux pieds ; les talons sont très près de la ligne de symétrie ; 3° que les points de contact du pied avec le sol ne correspondent pas à toute la plante du pied, mais seulement à une portion de la plante ; le pied ne touche

le sol que par une étroite bande externe ; 4° que le talon ni
la pointe du pied ne traînent sur le sol ; il n'y a aucune bavure
sur le papier enfumé.

Ces remarques peuvent être utilisées pour comparer la
marche de l'homme à l'état sain et à l'état pathologique. Il convient d'ajouter ici qu'à l'aide de la radiographie, FERRIER a
constaté une augmentation de la largeur des parties osseuses
du pied pendant la marche ; ce qui prouve une certaine mobilité du squelette du pied dont on doit tenir compte pour la
forme des chaussures.

§ 3. — COURSE

La course est l'allure de l'homme qui est caractérisée par
une phase particulière du mouvement pendant laquelle les
deux jambes sont détachées du sol et le tronc suspendu en l'air.

Le temps du double appui de la marche est remplacé ici par
le *temps de suspension*. Le mouvement d'extension de la jambe
est beaucoup plus fort que pendant la marche, de sorte que
le tronc se trouve projeté en avant et détaché du sol. Les deux
jambes devenues libres suivent le mouvement de translation du
corps et oscillent en même temps d'arrière en avant. Pendant
ce temps de suspension, la jambe qui a donné l'impulsion est
située un peu en arrière de l'autre, et quand celle-ci repose
sur le sol, la première continue son mouvement d'oscillation.

La course a été étudiée surtout par MAREY à l'aide de la
chronophotographie. Lorsque le pied est arrivé en contact
avec le sol, le quadriceps fémoral se contracte vigoureusement
pour empêcher le genou de fléchir sous le choc ; les muscles
de la jambe antérieurs et postérieurs sont également contrac-
tés énergiquement. Dans la seconde partie de la phase de soutien, la contraction du gastrocnémien s'accentue, et le talon
quitte le sol. Pendant la période de suspension, les muscles
fessiers se contractent énergiquement du côté qui est en
arrière. Dans la marche au contraire ces muscles jouent un
rôle assez restreint. Pour bien comprendre la cinématique de la
course, il est utile de la rapprocher de celle de la marche :

MARCHE	COURSE
Le *pied* touche le sol par le talon.	Le *pied* touche le sol par la pointe, si le pas est court ; par la plante, si le pas est plus long ; par le talon, si le pas est très grand.
La *jambe*, au moment du poser, est oblique en avant et presque étendue.	La *jambe* est verticale et fléchie sur la cuisse.
Le *genou*, au moment où le rayon du membre passe par la verticale, est étendu (marche lente) ou peu fléchi (marche rapide).	Le *genou* est toujours fléchi et d'autant plus que la course est plus rapide.
La *durée du double appui* doit se retrancher de celle du demi-pas pour constituer la période d'oscillation.	La *durée de suspension* du corps s'ajoute à la durée du demi-pas pour constituer la période d'oscillation.
La *tête*, pendant l'appui, décrit une courbe à convexité supérieure.	La *tête* pendant l'appui décrit une courbe à concavité supérieure.
La *longueur du pas* règle l'amplitude des oscillations verticales.	La *longueur du pas* est indépendante des oscillations verticales.
La *longueur du pas* croît avec la cadence jusqu'à un maximum de 75 pas complets à la minute, puis elle diminue pour des cadences plus rapides.	La *longueur du pas* croît toujours avec la cadence.
La *vitesse de progression* augmente jusqu'au rythme de 85 pas à la minute, elle diminue ensuite si la cadence s'accélère.	La *vitesse de progression* augmente indéfiniment et tend vers une limite voisine de 10 mètres par seconde.

Ce parallèle nous dispense de fournir de plus amples explications.

ARTICLE II

ÉTUDE DYNAMIQUE DE LA LOCOMOTION

La chronophotographie ne donne pas tous les éléments nécessaires pour l'étude complète de la locomotion ; elle ne fournit que les renseignements relatifs à la cinématique.

§ 1. — MARCHE

Nous devons nous demander quel est le *travail dépensé* dans la marche, de façon à établir les conditions de l'utilisation économique de la force musculaire. La méthode du calcul repose sur la mesure des *oscillations verticales* imprimées à la masse du corps, sur celle des *variations de sa vitesse horizontale*, enfin sur le calcul de l'*énergie nécessaire pour produire l'oscillation de la jambe* pendant la durée de la suspension. Les deux premiers éléments sont fonction de la longueur des pas et fonction plus compliquée de la vitesse de progression. Pour arriver à la connaissance du travail, il fallait d'abord chercher l'intensité de la force d'impulsion du corps au moyen d'un appareil dynamométrique permettant d'avoir les composantes horizontales et verticales de cette impulsion. MAREY a utilisé le dynamographe précédemment décrit.

1° Pressions normale et tangentielle. — La courbe obtenue avec cet appareil pour la *pression normale*, oscille de part

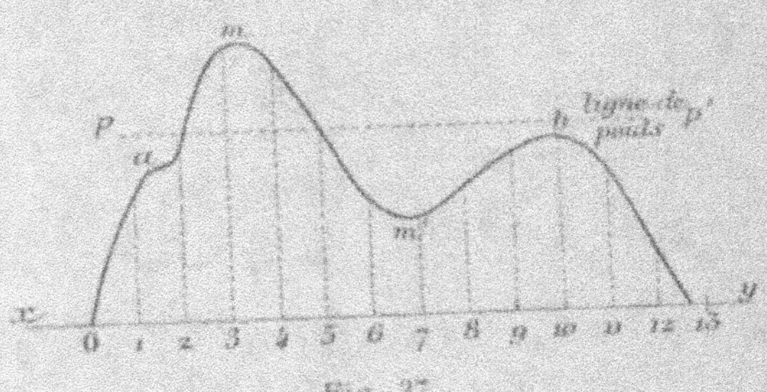

Fig. 37.

Pression du pied sur le sol pendant la marche.

et d'autre de la *ligne du poids p p'* (fig. 37) ; elle la dépasse au début, et cela d'autant plus que la cadence est plus rapide ; puis elle tombe au-dessous pour se relever à la fin de l'appui.

La *pression tangentielle* est négative au moment du pas, dans toutes les allures ; elle devient nulle quand le rayon du membre passe par la verticale ; enfin elle est positive, quand le rayon a dépassé la verticale. Dans cette dernière phase seulement, la pression tangentielle accélère la translation du corps et correspond à un travail positif.

2° Travaux partiels de la marche. — Examinons maintenant chacun des trois éléments qui constituent le travail total à dépenser pendant la marche :

a. *Travail suivant la verticale.* — Nous avons vu que le centre de gravité du corps subit, comme le pubis qui a été pris pour point d'exploration, des oscillations verticales ; ces oscillations sont accompagnées d'un travail égal au produit du poids du corps par l'ascension du centre de gravité ; mais ce point ne fait pas que s'élever, pendant la marche, au-dessus de la position du repos : il s'abaisse aussi, et cet abaissement correspond à un certain travail négatif ; nos muscles résistent à la chute de ce point, de même qu'ils lui communiquent sa vitesse ascendante. Ces deux travaux qui, mécaniquement, se retranchent, physiologiquement s'ajoutent au contraire et sont, de plus, égaux entre eux. Le travail suivant la verticale est donc égal au *double* du produit du poids par l'élévation verticale du centre de gravité. Pour un homme pesant 75 kilogrammes, ce travail est égal à 6,2 kilogrammètres.

b. *Travail suivant l'horizontale*. — Il résulte des variations de vitesse du centre de gravité suivant cette direction et la chronophotographie permet de les calculer.

Si v est la vitesse de ce point à un moment donné, et si cette vitesse prend une autre valeur v' plus grande, il y a dépense de travail dont l'expression est :

$$\frac{1}{2}\,m\,(v'^2 - v^2)$$

Si la vitesse, au lieu d'aller en augmentant, diminuait, il y aurait encore dépense d'énergie égale à la précédente, en valeur absolue. Le travail suivant l'horizontale, et correspondant à la variation de force vive du corps en marche, a été évaluée à 2,5 kilogrammètres.

c. *Travail pour l'oscillation de la jambe*. — Le membre inférieur nécessite la mise en jeu des contractions musculaires pour son oscillation et par conséquent la dépense d'un certain travail qui a été évalué par Marey à 0,3 kilogrammètre par pas.

3° Travail total de la marche. — Si l'on additionne ces travaux partiels, on trouve 9 kilogrammètres pour un demi-pas ; mais ce travail total varie pour chaque allure. Marey a représenté la variation du travail par le graphique ci-contre : la courbe supérieure (fig. 38) correspond au *travail total* ; le nombre de pas par minute est porté en abscisses, le nombre de kilogrammètres en ordonnées. Chacune des ordonnées est formée de trois tronçons superposés : le tronçon inférieur correspond au travail dépensé pour l'oscillation de la jambe, le moyen, formé d'un trait épais, au travail pour l'oscillation verticale du corps ; le supérieur, à l'énergie dépensée pour les

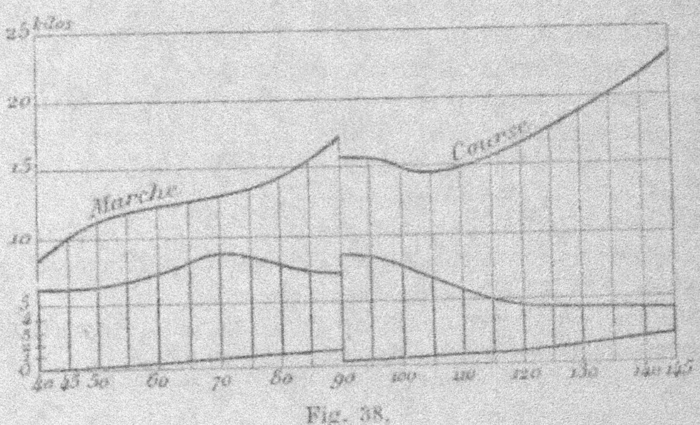

Fig. 38.

Travail dépensé pendant la locomotion, marche et course.

accélérations de la masse du corps. On voit que le travail de la marche croît toujours avec la vitesse de progression et que cet accroissement est très grand pour les allures qui dépassent les cadences normales, de 55 à 65 pas à la minute.

Il existe donc des rythmes avantageux, d'autres défectueux relativement à l'utilisation économique de l'énergie musculaire, utilisation qui doit être le but final de ces études.

§ 2. — COURSE

Si l'on inscrit avec le dynamographe les variations de pression du pied sur le sol pendant la course, on constate que la courbe n'a qu'un seul maximum, toujours supérieur à la ligne du poids, et d'autant plus élevé que la cadence est plus rapide.

En combinant les indications du dynamographe avec celles de la photographie, MAREY et DÉMENY ont pu comparer les forces qui agissent et les mouvements qui en résultent. C'est ainsi qu'ils ont vu que lorsqu'une des jambes, légèrement fléchie, retombe sur le sol, elle se fléchit davantage par la vitesse acquise dans la chute du corps, en sorte qu'une partie du *travail de chute* est restitué lors de la prochaine extension de cette jambe, au commencement du pas suivant.

Un point intéressant à signaler, c'est que pour une vitesse de progression peu supérieure à celle de la marche, il y a une dépense plus grande de travail, mais la dépense décroît pour une course plus rapide et s'élève ensuite. C'est ce qu'indique la courbe de la figure 38 (partie droite).

Comme pour la marche, il existe, pour la course, des rythmes avantageux et d'autres défectueux pour l'utilisation économique de l'énergie musculaire.

§ 3. — LOCOMOTION SUR BICYCLETTE

Cette étude est encore peu avancée ; cependant quelques recherches ont été tentées, entre autres par MAREY.

Un fait bien connu, c'est que les bicyclistes inexpérimentés font de grands efforts, sans obtenir de vitesse ; cette dépense exagérée de travail provient de la mauvaise application de leurs forces ; ces cyclistes pressent sur les deux pédales et neutralisent plus ou moins l'action de l'un des pieds par celle de l'autre, ainsi que MAREY l'a démontré à l'aide d'un dispositif particulier commandant deux aiguilles placées devant un cadran.

Les cyclistes expérimentés eux-mêmes n'arrivent pas à ne presser que sur une seule pédale, la pression sur la pédale remontante diminue l'action motrice de la pédale descendante ; or, il est évident qu'une condition nécessaire d'un bon emploi de la machine consiste à réduire le plus possible la pression du pied qui remonte. Un cycliste d'une habileté moyenne exerce sur la pédale remontante un effort qui, d'après MAREY, est égal à 10 à 12 kilogrammes, de sorte que l'effet d'une pression de 30 kilogrammes sur la pédale descendante se réduit à la différence des deux efforts antagonistes, soit à 18 ou 20 kilogrammes. Cette perte de force s'explique par la nécessité pour le cycliste de garder toujours le contact avec la pédale ; quant à l'intensité exagérée de ce contact, elle est un exemple des illusions que nous donne notre sens musculaire. Un homme de poids moyen, lorsqu'il marche, presse sur le sol avec une force de 75 kilogrammes, sans presque s'en apercevoir ; aussi croit-il caresser seulement sa pédale, lorsqu'il développe sur elle un effort de 12 kilogrammes. Il y a cependant un moyen de supprimer l'effort nuisible, c'est de se servir de *cale-pieds*.

Si l'on compare le travail dépensé pendant la marche avec celui de la locomotion sur bicyclette, pour une même distance, on trouve une grande différence ; le cycliste fait une économie très notable de travail relativement au piéton. Cette économie est facile à expliquer, si l'on se reporte aux travaux partiels qui entrent dans le travail total de la marche ; le cycliste n'a plus à dépenser l'énergie correspondant aux oscillations verticales du corps, puisque celui-ci repose constamment sur la selle et que le centre de gravité se déplace *parallèlement* à la surface du sol ; or, c'est là l'élément le plus important du travail de la marche.

En second lieu, la force vive correspondant aux variations de vitesse du corps pendant la marche n'a plus à entrer en ligne de compte pour le cycliste dont le centre de gravité se meut uniformément pour une vitesse déterminée.

Il n'y a donc que le travail nécessité par la poussée à communiquer à la pédale descendante ; or, si l'on supprime l'effort antagoniste exercé sur la pédale remontante, au moyen du rattrape, ce travail se réduit à très peu de chose, du moins sur un terrain horizontal[1].

Il n'y a que dans les deux cas suivants que la dépense d'énergie devient sensible : 1° lorsque le cycliste accroît sa vitesse ; ce qui correspond à un travail de la forme :

$$\frac{1}{2} m (v'^2 - v^2)$$

____

[1] Le travail peut être réduit à zéro par l'emploi de la roue libre dans les rampes que l'on descend.

m étant la masse du corps, v' la nouvelle vitesse et v la vitesse initiale ; 2° lorsque le cycliste se déplace sur un terrain en pente ; dans ce cas, le travail habituel est augmenté : il est proportionnel au poids du cycliste, à celui de sa machine et à la différence de niveau des deux extrémités de la pente gravie.

CHAPITRE VI

MÉCANIQUE DE LA CIRCULATION

Nous ne nous occuperons seulement ici que de l'étude dynamique des phénomènes circulatoires.

1° Force motrice du cœur. — La force motrice du cœur est employée à exercer sur le sang une pression destinée à lancer le liquide nourricier dans tout l'organisme en lui communiquant une certaine vitesse.

On arrivera donc à la mesure de cette force en évaluant la pression intra-cardiaque. A l'aide de manomètres préalablement étalonnés, Chauveau et Marey ont trouvé les valeurs maxima suivantes dans les différentes cavités cardiaques :

Oreillette droite	$2^{mm},5$ de mercure.
Ventricule droit	28^{mm} —
Ventricule gauche	128^{mm} —

On voit que le ventricule gauche exerce une pression, et par conséquent développe une force beaucoup plus grande que celle des autres cavités. Les sondes cardiaques de Chauveau se graduent de la façon suivante : on place celles qui doivent servir à une détermination dans un flacon dont le bouchon laisse passer les sondes et la petite branche d'un manomètre à mercure. Les styles des sondes frottent sur un cylindre enregistreur suivant une même génératrice. On comprime de l'air dans le flacon ; en vertu du principe de la transmission des pressions, l'air des sondes diminue de volume et les styles se déplacent sur le cylindre. L'indication du manomètre à mercure permet ainsi de savoir à quelle pression correspond un déplacement donné des différents styles. CHAUVEAU et MAREY opéraient cette graduation à la température du sang, soit 38°.

2° Travail du muscle cardiaque. — Il est possible d'arriver à l'évaluation du travail effectué par le cœur à chaque systole, et en particulier par la région la plus active du cœur, le ventricule gauche.

Le travail total du ventricule se compose de deux travaux partiels : 1° du travail nécessaire pour communiquer à la masse de sang qui pénètre dans l'aorte la vitesse que l'expérience permet de déterminer ; 2° du travail nécessaire pour vaincre les résistances opposées à la circulation. Les éléments indispensables pour arriver à l'évaluation de ces deux travaux partiels sont : d'abord la *vitesse* de l'ondée sanguine ; ensuite la *masse du sang* lancé par une systole ventriculaire dans l'aorte et, enfin, la *pression latérale* à l'origine de l'aorte.

a. *Vitesse moyenne du sang dans l'aorte*. — Cette détermination a été faite par WOLKMANN, LUDWIG, CHAUVEAU, VIEROUT, etc.

Voici les vitesses du sang dans différents vaisseaux :

Aorte	50 centimètres.	
Artère carotide	20	—
— faciale	16	—

Le chiffre qui nous intéresse pour le travail du cœur, c'est la vitesse 50 centimètres.

b. *Masse du sang chassé par une systole ventriculaire*. — Une méthode due à STEWART consiste à introduire dans le cœur, pendant une diastole, un poids p d'une substance facile à déceler qui se mélange avec le volume V du sang contenu dans le cœur ; on fait ensuite, à un instant donné, une prise d'essai à une artère périphérique ; soit v le volume du sang recueilli ; cet échantillon contient un poids π de la substance introduite. Le volume V de sang contenu dans le ventricule et qui est chassé pendant une systole dans l'aorte est évidemment :

$$V = p \frac{v}{\pi}$$

Ce volume V est, d'après les expériences de certains physiologistes, égal à 180 centimètres cubes : la densité du sang étant voisine de 1, le poids de ce sang est de 0ᵏˢ, 180 :

Pour avoir la masse m du sang lancé dans l'aorte, il suffit de faire le quotient de 0ᵏˢ, 180 par l'accélération due à la pesanteur, qui est égale, à Paris, à 9,81. On sait en effet que l'on a :

$$m = \frac{p}{g} = \frac{0,18}{9,81} = 0,0183$$

c. *Pression latérale à l'origine de l'aorte.* — Cette mesure se fait à l'aide de manomètres spéciaux sur lesquels nous ne pouvons nous étendre ici. A l'origine de l'aorte, cette pression latérale ou *tension artérielle* est égale au poids d'une colonne de sang de deux mètres de hauteur.

3° Calcul du travail cardiaque. — Maintenant que nous sommes en possession des divers éléments qui doivent entrer dans l'expression des deux travaux dont la somme constitue le travail du muscle cardiaque, nous pouvons chercher à exprimer ce travail. (MOXOYER).

a. *Travail utile.* — Le sang étant au repos dans le ventricule avant la systole, tandis qu'il est animé d'une vitesse v dans l'aorte, le travail utile est représenté par la formule

$$t_a = \frac{1}{2} mv^2$$

En remplaçant m et v par les valeurs précédemment indiquées, on a :

$$t_a = \frac{0,0183 \times 0,50^2}{2} = 0,002287 \text{ kilogrammètre.}$$

b. *Travail résistant.* — Si l'écoulement de la masse m de sang lancé par le ventricule ne rencontrait aucune résistance, la vitesse serait V supérieure à v : les résistances effectuent donc un travail mesuré par la demi-variation de force vive qu'elles provoquent, et l'on a :

$$t_c = \frac{1}{2} m V^2 - \frac{1}{2} mv^2 = \frac{m}{2} (V^2 - v^2)$$

Si on désigne par H et par h les hauteurs des colonnes sanguines qui communiqueraient au sang, l'une la vitesse V, l'autre la vitesse v, on a, d'après la loi de TORRICELLI

$$V = \sqrt{2gH} \text{ et } v = \sqrt{2gh}$$

d'où :

$$V^2 = 2gH \text{ et } v^2 = 2gh,$$

ce qui donne

$$t_v = mg\,(H - h) = p\,(H - h)$$

Or la différence $H - h$ représente en réalité la pression latérale à l'origine de l'aorte, dont la valeur a été déterminée et trouvée égale à 2 mètres. En remplaçant les lettres par leurs valeurs numériques, on a :

$$t_v = 0,180 \times 2 = 0,360 \text{ kilogrammètre.}$$

Le travail total ou *travail moteur* est égal à la somme de ces deux travaux partiels ; on a donc pour chaque systole du ventricule :

$$T_m = 0,0022 + 0,360 = 0,362 \text{ kilogrammètre.}$$

Pour avoir le travail du cœur effectué en vingt-quatre heures, il suffirait de multiplier ce nombre 0,36 par celui des pulsations effectuées pendant ce même temps ; on trouve ainsi 38.304 kilogrammètres.

La valeur de ce travail n'est évidemment qu'approximative ; elle varie avec un grand nombre de circonstances, et surtout avec la valeur de la tension artérielle. Un muscle qui se contracte fait varier le travail du cœur : cette variation peut être considérable lorsque la machine animale effectue de grands efforts, comme dans la plupart des sports. C'est pour cette raison que le cœur doit être examiné avec soin avant de permettre à un individu de se livrer à un exercice violent, comme celui de la course ou celui de la bicyclette, etc.

Il est utile de faire remarquer ici combien s'accroît le travail cardiaque dans certaines affections où existe de la tachycardie, comme dans la maladie de Basedow. Cet excès considérable de travail n'a pas été assez pris en considération. Un cœur de base-dowien effectuant 130 pulsations par minute produit en vingt-quatre heures un travail de 67 392 kilogrammètres, soit un excès de 29 091 kilogrammètres. Dans un mois cet excès atteint le chiffre de 872 730 kilogrammètres !

CHAPITRE VII

MÉCANIQUE DE LA RESPIRATION

Nous n'étudierons ici que les phénomènes mécaniques qui se rattachent le plus directement à la physique; les autres étant plutôt du ressort de la Physiologie proprement dite.

§ 1. — RÔLE MÉCANIQUE DES POUMONS

Le mécanisme de l'entrée de l'air dans les poumons, pendant l'inspiration, et de la sortie de cet air, pendant l'expiration, est facile à comprendre par le dispositif expérimental suivant : prenons une cloche à douille pour représenter la cage thoracique (fig. 39) : fermons cette cloche au moyen d'une lame de caoutchouc qui tiendra lieu de diaphragme ; dans le bouchon faisons passer un tube de verre bifurqué à sa partie inférieure et lions sur chacune des bifurcations un ballon de caoutchouc qui représente le poumon. Enfin, plaçons latéralement un manomètre à mercure pour connaître les variations de la pression de l'air de la cloche.

Produisons sur ce système un mouvement d'inspiration en exerçant une traction sur le diaphragme E' (fig. 40) : la pression de l'air renfermé dans la cloche va diminuer, en vertu de la loi de MARIOTTE, puisque le volume augmente. Par suite, les ballons élastiques supportant par leur face interne la pression atmosphérique qui s'exerce par le tube ouvert T, une certaine quantité d'air va pénétrer par ce tube et les ballons vont augmenter de volume. Mais en dilatant les ballons, l'air met en jeu leur élasticité et il arrive bientôt un moment où la force

élastique des ballons de caouchouc, ainsi développée, ajoutée
à la force élastique de l'air de la cloche, fait équilibre à la
pression atmosphérique : l'inspiration est alors terminée.

Abandonnons maintenant le diaphragme à lui-même : il va
revenir à sa position initiale (fig. 39). Le volume de l'air de la
cloche diminuant, sa pression va augmenter, et cette pression, à
laquelle s'ajoute la force élastique des ballons, l'emportera sur
la pression atmosphérique, en sorte qu'une certaine quantité
d'air sortira des ballons : nous avons ainsi produit une expiration.

Dans la cavité thoracique de l'homme, les choses se passent
un peu différemment : il n'existe pas d'espace libre entre le

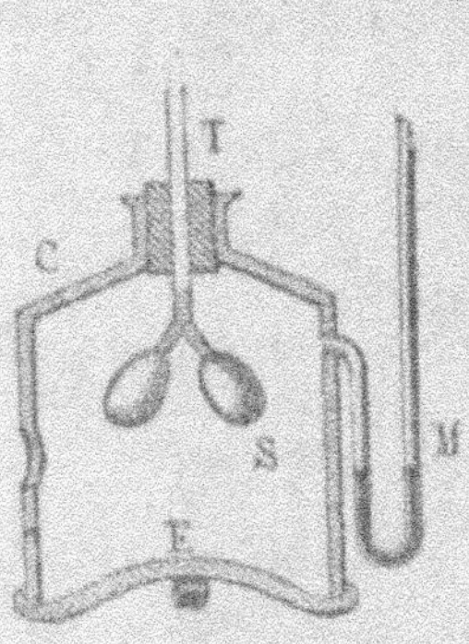
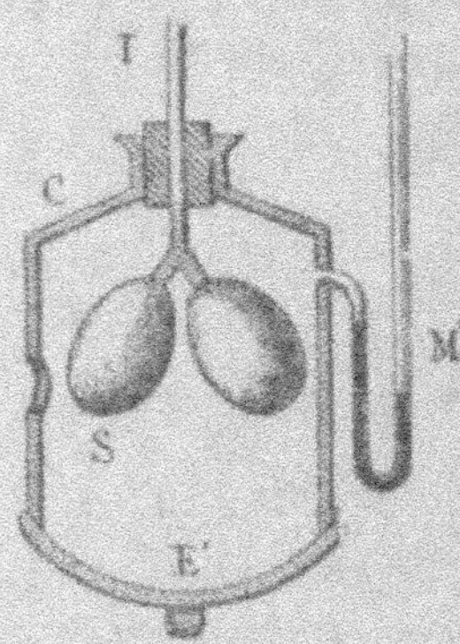

Fig. 39.

Schéma de la cage thoracique
après une expiration.

Fig. 40.

Schéma de la cage thoracique
après une inspiration.

poumon et les parois thoraciques, car les deux feuillets de la
plèvre sont accolés et glissent l'un sur l'autre à frottement.
Lorsque la cavité thoracique se dilate sous l'action des
muscles inspirateurs, l'élasticité *seule* du poumon est mise en
jeu. A la fin d'une inspiration, c'est encore l'élasticité pulmonaire qui chasse l'air dans le milieu extérieur et qui est la
cause de l'expiration. Lorque l'expiration est terminée, l'élasticité du poumon n'est pas satisfaite, comme on peut s'en

assurer sur le cadavre, en ouvrant un espace intercostal ; on voit le poumon se détacher des parois thoraciques et se recroqueviller vers la trachée, en expulsant une partie de l'air qu'il contenait. Si on place un manomètre à la trachée, avant d'ouvrir le thorax, on constate une dénivellation égale à 30 ou 45 centimètres d'eau.

Quels sont les effets de ce reliquat de force élastique ? D'abord cette élasticité non satisfaite agit sur la cage thora-

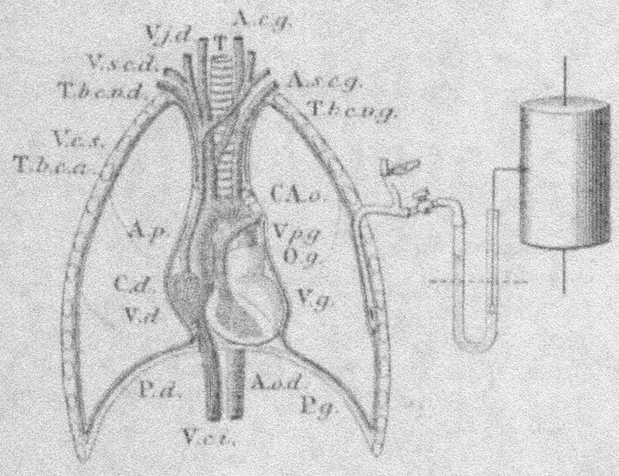

Fig. 41.

Mesure de la pression intrapleurale.

cique pour la déformer, et comme c'est le diaphragme qui est la partie la plus souple, ce muscle est attiré vers l'intérieur du thorax et prend la forme en dôme. Ensuite, l'élasticité pulmonaire agit sur les oreillettes qui sont ainsi distendues et placées dans des conditions très favorables à leur réplétion sanguine.

On peut mesurer sur le vivant l'élasticité pulmonaire et inscrire les variations de la pression intra-pleurale pendant les différentes périodes de la respiration. Une sonde en gomme est introduite dans la cavité pleurale (fig. 41) par un espace in-

tercostal (d'Arsonval) ; on aspire par l'extrémité de la sonde
l'air qui s'est introduit dans la cavité pleurale au moment de
son ouverture et on relie cette sonde à un manomètre à eau
enregistreur m. On obtient dans cette expérience des tracés qui
reproduisent fidèlement les moindres variations de la pression
intrapleurale et qui présentent la plus grande analogie avec
les tracés obtenus par les méthodes pneumographiques ordinaires.

§ 2. — Effets des variations de la pression atmosphérique

Il a lieu de distinguer deux cas : 1° la pression augmente ;
2° la pression diminue.

1° Augmentation de la pression extérieure. — L'homme
peut supporter une augmentation de pression assez forte sans
que sa respiration éprouve des modifications notables. Cette
augmentation de pression s'observe lorsqu'on descend au-dessous du niveau de la mer ; la pression barométrique, qui est
de 760 millimètres au niveau de la mer, devient égale à 780 millimètres à 206^m,8 au-dessous de ce niveau et à 800 millimètres
à 508^m,4.

Mais c'est surtout dans le cas des travaux où l'on emploie
l'air comprimé (fondation de ponts, de digues, pêche des
éponges, de corail, etc.) que la pression devient importante.
L'augmentation de pression peut atteindre 8 à 10 atmosphères
sans dangers pour l'homme, mais au-dessus de cette dernière
limite, il survient des accidents très graves. Ainsi, un oiseau
placé sous une cloche dont la pression intérieure est portée à
20 atmosphères, meurt avec des convulsions terribles rappelant celles de la strychnine.

Ce n'est pas l'action mécanique de l'air comprimé qui agit
pour provoquer ces accidents, mais bien la valeur de la *tension
de l'oxygène* dans le mélange gazeux formé par l'air. On appelle
tension d'un gaz dans un mélange, le produit de sa force élas-

tique partielle h dans le mélange par la proportion centésimale contenue dans le mélange gazeux :

$$T = h\,\frac{v}{100}$$

Dans les conditions normales, la force-élastique de l'oxygène dans l'air est égale à 152 millimètres et sa proportion centésimale est égale à 20 p. 100. On a donc

$$T = 152 \times \frac{20}{100} = 30,4$$

Dans le cas de l'augmentation de pression, h devient de plus en plus grand, tandis que la proportion $\frac{v}{100}$ ne varie pas ; il arrive un moment où les accidents signalés se manifestent : c'est lorsque $h = 3,5$ atmosphères; on obtient alors

$$T = 3,5 \times 760 \times \frac{20}{100} = 532$$

Cette limite de tension toxique correspond à une augmentation de pression dans l'air atmosphérique de 17 atmosphères, ou à une augmentation de pression dans l'oxygène pur de 3,5 atmosphères. Lorsque la tension de l'oxygène atteint la valeur qui vient d'être indiquée, ce gaz agit comme un violent poison, aussi bien sur les animaux et les plantes, que sur les éléments figurés dont les manifestations physico-chimiques sont suspendues.

Lorsque l'on soumet un animal à une augmentation de pression qui dure pendant plusieurs jours, le nombre des globules rouges du sang diminue. DOYON et MOREL ont obtenu sur deux lapins qui avaient supporté pendant 21 jours une pression ayant varié de 1,5 atmosphère à 2,15 atmosphères des résultats qui montrent que le nombre des globules rouges diminue de plus d'un tiers.

Nous verrons le résultat inverse produit par une diminution de pression.

2° Diminution de pression. — Voyons d'abord les phénomènes qui apparaissent lorsque la pression extérieure, ayant été d'abord très augmentée, vient à diminuer, pour revenir à la valeur de 760 millimètres.

a. *Décompression.* — Lorsqu'un animal a été ainsi soumis à une compression gazeuse énergique, il court les plus grands dangers si la pression est ramenée trop rapidement à la valeur normale. Les ouvriers tubistes qui travaillent à la construction des ponts, dans les rivières profondes, ont une expression pittoresque pour traduire ces dangers : « On ne paye qu'en sortant », disent-ils ; cette sortie doit en effet se faire très lentement, ou plutôt la décompression doit être très prudemment faite : les ouvriers doivent séjourner vingt à trente minutes dans des chambres écluséos où la pression passe peu à peu de la valeur qu'elle possédait dans les *tubes* à la valeur normale.

Quel est le mécanisme des dangers signalés ? Il résulte de l'application des lois de la solubilité des gaz : le sang d'un animal qui est resté pendant quelque temps soumis à une pression un peu forte dissout les gaz de l'atmosphère en quantité d'autant plus grande que cette pression est plus considérabe. Si la pression exercée sur l'air où respire l'animal est de 5 atmosphères, le sang arrive à renfermer 5 fois plus de gaz dissous et surtout d'azote qu'à la pression atmosphérique. Au moment où la décompression a lieu, ce dernier gaz se dégage et peut former des bulles gazeuses, et par suite des embolies dans les capillaires du cerveau ou du cœur ; il y a donc production d'accidents analogues à ceux qui résultent de l'entrée de l'air dans les veines. Ces accidents sont la mort, ou des paralysies totales ou partielles.

b. *Diminution lente de la pression atmosphérique.* — Examinons maintenant le cas où la pression subit une diminution lente à partir de 760 millimètres. Lorsque cette diminution résulte de l'élévation du corps vers des régions dont l'altitude va en croissant, les divers phénomènes qui apparaissent prennent le nom de *mal des montagnes.*

Les troubles auxquels on a donné ce nom se manifestent,

soit pendant l'ascension d'une montagne élevée, soit pendant l'ascension en ballon. Ils consistent en sentiment de fatigue hors de proportion avec l'espace parcouru, précipitation des mouvements du cœur et des mouvements respiratoires, qui deviennent en même temps irréguliers, faiblesse musculaire extrême, tintements d'oreille, éblouissements, vertiges, hémorragies des muqueuses; nausées, vomissements, syncopes. Ces troubles, qui surviennent lorsqu'on atteint 3.000 mètres d'altitude dans les ascensions de montagnes, ne se produisent qu'à 6.000 mètres environ dans les ascensions en ballon.

C'est que le mal de montagnes proprement dit se distingue nettement du mal éprouvé par les aéronautes; dans ce dernier cas, c'est la diminution seule de la pression qui est la cause des accidents, tandis que, pendant l'ascension d'une montagne, il y a, en plus de la diminution de pression, production de travail mécanique considérable. Ce travail est constitué d'abord par le produit du poids du corps par la hauteur verticale à laquelle on s'élève; ensuite, par les oscillations verticales du centre de gravité, puis par le frottement des pieds sur le sol incliné; enfin, par les mouvements respiratoires et les systoles cardiaques. Pour un homme pesant 65 kilogrammes s'élevant à 2.000 mètres d'altitude, la somme de ces travaux partiels est égale à 250.000 kilogrammètres.

C'est donc un travail énorme que l'ascensionniste a à effectuer. Or, nous savons que ce travail entraîne une exagération des combustions, et en particulier du glycogène, ce qui nécessite une grande consommation d'oxygène. Si donc, en même temps qu'a lieu le travail musculaire, nécessité par l'ascension, la tension de l'oxygène dans l'air extérieur va en diminuant, on comprend que l'organisme se trouve dans des conditions tout à fait défavorables, et que, par suite, on assiste à toute la série des symptômes qui viennent d'être mentionnés. Ces troubles peuvent disparaître si l'ascensionniste se repose quelques instants.

Lorsque l'organisme s'est élevé à une altitude donnée, il peut s'adapter à la faible pression atmosphérique des régions élevées; c'est le cas des populations qui vivent dans les Andes péruviennes sur les hauts plateaux du Mexique, du Thibet, etc., dont les altitudes sont comprises entre 3.000 et 5.000 mètres.

Cette adaptation se fait par une augmentation considérable du nombre de globules rouges du sang et de la proportion d'hémoglobine (Viault). Il se fait ainsi une sorte de compensation qui a pour but de maintenir la proportion d'oxygène nécessaire à l'hématose dans des limites normales.

Paul Bert a étudié *in vitro* les phénomènes qui résultent de la diminution de pression sur les animaux et sur l'homme; il a montré que les accidents sont dus à la diminution de la proportion d'oxygène du sang, à laquelle il a donné le nom d'*anoxyhémie*. L'anoxyhémie est consécutive à la faiblesse trop grande de la tension de l'oxygène. Cette tension, qui normalement est égale à 30,4, va en diminuant à mesure que la pression extérieure s'abaisse : ainsi pour une pression de 380 millimètres de mercure, la force élastique de l'oxygène dans l'air est de 76 millimètres et on a :

$$T = \frac{76 \times 20}{100} = 15,2$$

Cette valeur est la même que si, la pression extérieure restant égale à 760 millimètres, la proportion centésimale de l'oxygène dans l'air s'était abaissée de 20 à 10 p. 100; car on obtient alors :

$$T = 152 \times \frac{10}{100} = 15,2$$

Quelle que soit la cause de la diminution de la tension de l'oxygène, les accidents pourront être évités si l'on rétablit, par une augmentation de la proportion d'oxygène, la valeur normale de la tension. Paul Bert a trouvé en effet qu'un oiseau peut continuer à vivre sous une cloche dans laquelle on a amené la pression à n'être égale qu'à 13 centimètres de mercure, à condition de faire arriver de l'oxygène pur, alors que cet oiseau meurt quand la pression est de 20 centimètres, mais sans addition d'oxygène.

La mort se produit, dans les diminutions de la pression

extérieure, par suite de la dissociation de l'oxyhémoglobine, le
sang ne pouvant plus absorber l'oxygène nécessaire au fonctionnement des centres nerveux. C'est ce qui est arrivé à deux
des aéronautes du *Zénith*, en 1877, où Crocé-Spinelli et Sivel
trouvèrent la mort ; l'altitude atteinte avait été telle que la
pression barométrique était descendue à 26 centim.,2,

c. *Diminution rapide de la pression atmosphérique.* — Tout
récemment des expériences faites sur l'homme et sur le chien
ont permis de se rendre compte des modifications apportées
par la diminution rapide de pression sur la respiration et la
teneur en gaz du sang. Au cours d'une ascension, le ballon
Eros (21 novembre 1901) ayant atteint une altitude de
3 500 mètres, Hallion et Tissot ont pu étudier les variations
du *débit respiratoire réel*. Celui-ci est le volume de l'air expiré
pendant une minute mesuré à 0° et à 760 millimètres.

Voici les nombres obtenus :

TEMPS	ALTITUDE mètres.	DÉBIT
11ʰ,30	0	9,485
12 ,5	1350	7,907
1 ,17	2600	5,787
2 ,6	3450	5,675
3 ,15	0	10,113

Ce tableau indique nettement que la quantité absolue d'air
qui entre dans le poumon par minute (à 0° et à 760) diminue
considérablement lorsque l'altitude s'accroît. Les analyses de
l'air expiré ont montré d'autre part que la proportion d'oxygène absorbé et d'acide carbonique exhalé pour 100 dans
l'air expiré augmente à mesure qu'on s'élève ; ce résultat
indique que le sang prend toujours dans cet air à peu près la
même quantité absolue d'oxygène par minute, mais que le
trouvant dans cet air à une tension de plus en plus faible, il doit
pour maintenir constante la quantité qui lui est nécessaire,
en prendre une quantité de plus en plus forte pour 100 cm³
d'air.

C'est ainsi que se rétablit l'équilibre que l'on aurait pu
croire rompu par les valeurs du débit respiratoire réel.

Quant à la teneur en gaz du sang on a constaté, dans la même ascension, que la quantité d'oxygène et d'acide carbonique augmente avec l'altitude : le sang qui contenait $15,5 \text{ cm}^3$ d'oxygène pour 100 cm^3 de sang, en renfermait $19,17 \text{ cm}^3$ à 3500 mètres et ce nombre retombait à $15,7 \text{ cm}^3$ à 800 mètres à la descente.

Il résulte de ces déterminations que pendant l'augmentation rapide d'altitude ces deux gaz varient en sens inverse des lois de la dissolution des gaz ; mais l'azote suit ces lois, c'est-à-dire que ce gaz s'échappe du sang à mesure que la pression diminue : au niveau du sol, il y a $3,25 \text{ cm}^3$ d'azote p. 100 cm^3 de sang, tandis qu'à 3500 mètres il n'y en a plus que $0,525 \text{ cm}^3$.

LIVRE III

CHALEUR

Les notions de température et de quantité de chaleur, également importantes toutes deux, sont presque toujours liées l'une à l'autre dans les phénomènes calorifiques ; mais dans un grand nombre de cas, l'une d'elles prend une telle importance que l'autre peut être passée sous silence.

Nous allons d'abord nous occuper des phénomènes dans lesquels la température est le principal facteur, puis nous passerons à l'étude des méthodes de mesure des quantités de chaleur produite par les êtres vivants et à celle des relations de cette chaleur avec le travail musculaire ; enfin les applications de la chaleur à la thérapeutique, à la bactériologie, à l'histologie et à l'hygiène, seront soigneusement examinées.

Il est très important de mesurer l'énergie libérée chez l'homme et chez les animaux, sous forme de chaleur et de travail mécanique. Ces deux éléments sont reliés entre eux par le premier principe de la thermodynamique, ou principe de l'équivalence, dû à MAYER : il peut se traduire par l'expression suivante :

$$T = J \times Q$$

dans laquelle T est le travail mécanique, Q la quantité de chaleur correspondante et J un nombre constant qui s'appelle *l'équivalent mécanique de la chaleur*.

C'est l'étude des deux quantités Q et T, mesurées sur l'être vivant, qui constituera pour nous les chapitres de la chaleur et la thermodynamique animales. Mais il convient tout d'abord de rechercher la valeur de la température des animaux et la manière de déterminer cette température.

CHAPITRE PREMIER

THERMOMÉTRIE

Soit une source constante de chaleur placée dans un milieu à température invariable. Cette source, si sa température est plus élevée que celle du milieu, cédera de la chaleur, par conductibilité, par convection, par rayonnement. Si les causes de déperdition restent les mêmes, il s'établira un certain régime entre la source et le milieu, qui amènera un état d'équilibre thermique entre le corps et l'enceinte; la température de la source, cet équilibre atteint, deviendra constante. Si, au contraire, l'on vient à modifier les conditions physiques du milieu ambiant, les quantités de chaleur perdue par le corps chaud changeront, et sa température prendra une autre valeur.

CONSIDÉRATIONS GÉNÉRALES

Ces remarques peuvent être vérifiées expérimentalement, ainsi que l'a fait Bergonié. Prenons un tube en verre à l'intérieur duquel on a placé une spirale de fil de platine, (fig. 42) et plaçons ce tube devant une planchette noircie pour bien voir le phénomène. Établissons à l'intérieur du tube une atmosphère d'acide carbonique; si nous faisons traverser le fil de platine par un courant d'intensité suffisante, nous verrons le fil devenir rouge; c'est lui qui représente la source de chaleur; il conserve sa température indéfiniment.

Changeons maintenant la nature du milieu où est plongé le fil; remplaçons l'acide carbonique par de l'hydrogène (fig. 43); la conductibilité de ce gaz étant beaucoup plus grande que celle de CO_2, l'aspect rouge de la spirale disparaît, ce qui indique que sa température a diminué. Nous avons là le schéma d'un animal

poïkilotherme : c'est un animal dont la température se modifie
avec les conditions du milieu ambiant ; on appelle aussi cette
classe d'animaux, animaux à *température variable*.

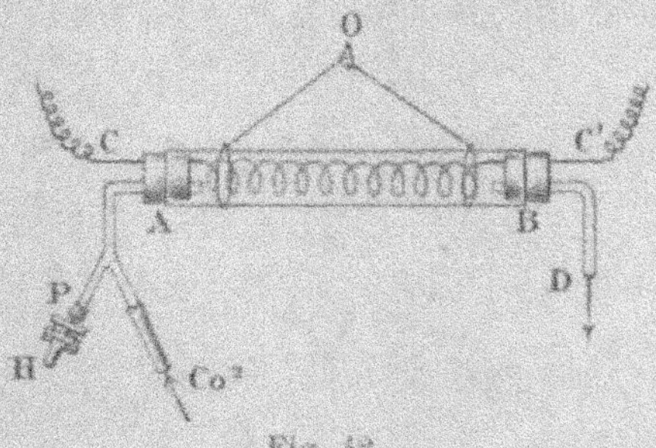

Fig. 42.
Conducteur placé dans une atmosphère d'acide carbonique.

Mais il est possible de maintenir la spirale de platine à son
incandescence première, malgré la substitution du milieu
hydrogène au milieu acide carbonique ; pour cela, il suffit

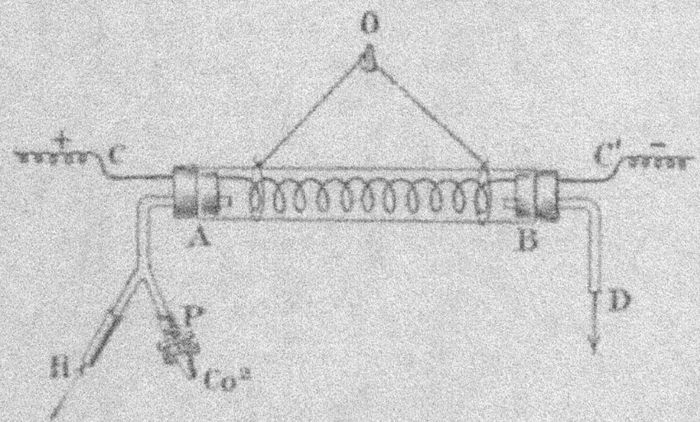

Fig. 43.
Conducteur placé dans une atmosphère d'hydrogène.

d'adjoindre au système précédent un organe destiné à régler
les quantités de chaleur rayonnée dans l'enceinte par la source,
en augmentant l'intensité du courant. Le système ainsi com-
plété (fig. 44) présente une grande analogie avec l'animal
homéotherme ou animal à *température constante*.

7*

Dans cette classe d'animaux, les conditions du milieu extérieur venant à changer, la température de la source vivante reste la même : c'est qu'il existe chez les homéothermes un régulateur thermique produisant un effet analogue au régulateur électrique de l'appareil précédent, c'est-à-dire proportionnant exactement la production de chaleur à la dépense ; ce régulateur, c'est le *système nerveux* de l'animal.

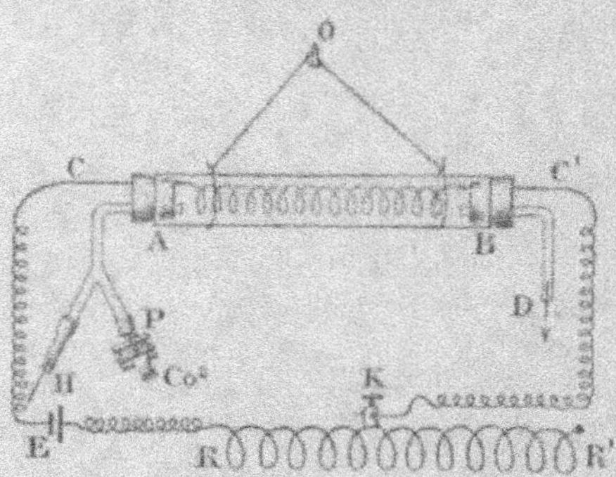

Fig. 14.

Conducteur amené à l'incandescence quoique placé dans H par l'emploi d'un régulateur du courant électrique.

Les homéothermes comprennent les oiseaux et les mammifères ; les poïkilothermes sont représentés par tous les animaux, autres que les mammifères et les oiseaux, c'est-à-dire une bonne partie des vertébrés et tous les invertébrés.

A l'inverse des homéothermes, les poïkilothermes subissent les variations de la température extérieure ; il y a donc, entre ces deux classes, une différence capitale qui montre le rôle extrêmement important dévolu à la chaleur comme condition de la vie elle-même et de son intensité.

Entre les homéothermes et les poïkilothermes, il faut placer une classe intermédiaire, celle des *animaux hibernants*. Ces animaux ont la propriété de régler très exactement leur température, pendant la saison chaude, ils sont alors homéothermes ; tandis que pendant la saison froide, ils laissent leur température s'abaisser jusqu'à vers 8° ; ils entrent en torpeur et deviennent ainsi poïkilothermes pendant une partie de l'année.

Les animaux hibernants se rencontrent exclusivement chez les *Insectivores* (hérisson), les *Cheiroptères* (chauve-souris) et les *Rongeurs* (marmotte, loir, muscadin, etc.).

ARTICLE PREMIER

MESURE DES TEMPÉRATURES

La température des différents animaux étant un élément de classification, comme nous venons de le voir, il est utile d'examiner par quels procédés cette température peut être déterminée, quels sont les résultats obtenus par les divers expérimentateurs et quelles sont les variations de cette température chez les homéothermes, et en particulier chez l'homme, compatibles et incompatibles avec la vie.

1° De la température d'un corps. — Lorsqu'on considère différents corps placés dans des conditions inégales, le contact de ces corps avec notre peau ne produit pas sur nos nerfs sensitifs la même impression ; les uns paraissent plus chauds, les autres plus froids. Leur manière d'être relativement à cette sensation spéciale s'appelle leur *état calorifique* ou *thermique*. Nous éprouvons la sensation de chaud lorsque, par exemple, nous sommes exposés au rayonnement du feu d'une cheminée, ou quand nous sommes au soleil, ou encore lorsque nous venons à toucher un corps métallique préalablement frotté. La sensation de froid nous est procurée, au contraire, lorsque nous touchons de la neige, ou quand nous plaçons la main dans un gaz qui se détend après avoir été comprimé, ou encore lorsqu'un liquide volatil s'évapore à la surface de notre peau.

2° Renseignements erronés de nos sensations. — Quoique nous rendant parfaitement compte de ces diverses sensations, nous apprécions très mal l'état calorifique des corps. Voici trois vases (fig. 45) contenant, le premier, de l'eau à 0°; le second, de l'eau à 20°; le troisième, de l'eau portée à 80°; plongeons les deux mains dans les vases extrêmes et mettons-les ensuite successivement dans le vase du milieu; nous constatons que la sensation de chaud, précédemment décrite, apparaît pour la main qui sort de l'eau à 0°, tandis que la sensation de froid se produit pour la main qui avait été plongée dans l'eau à 80°.

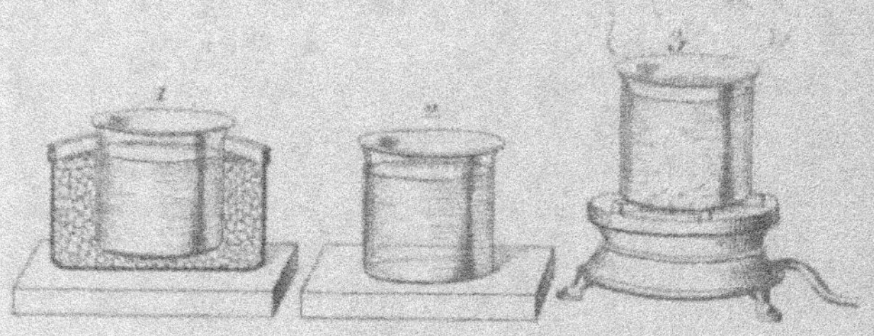

Fig. 45.
Vases renfermant de l'eau à différentes températures.

Cette expérience facile à répéter montre que nous ne pouvons pas déterminer l'état thermique absolu d'un corps par les seules sensations de contact; nous ne pouvons que comparer deux états calorifiques ayant entre eux une différence sensible : nous sommes dans l'impossibilité d'affirmer l'*égalité* de deux sensations calorifiques. Remarquons, en passant, que nous sommes bien mieux doués pour comparer les sensations provenant des vibrations lumineuses et sonores, à l'aide de l'œil et de l'oreille ; c'est même sur la facilité de cette comparaison que reposent les méthodes de photométrie, de colorimétrie, de polarimétrie, et aussi celles qui permettent de mesurer la hauteur d'un son. Pour nos terminaisons nerveuses cutanées, cette facilité n'existe pas : les renseignements qu'elles nous fournissent sont parfois erronés : c'est ainsi que nous éprouvons une sensation presque identique, en touchant un corps très froid ou un corps très chaud.

3° Variations de volume des corps. — En général, cependant, les corps qui produisent des sensations différentes, de chaud ou de froid, subissent des modifications matérielles appréciables : changement de volume, changement d'état, actions chimiques, etc. Mais les changements d'état et les actions chimiques se manifestent d'une manière discontinue et ne sont observables que dans des conditions bien déterminées, tandis que les changements de volume se produisent d'une manière continue. Rappelons l'expérience classique de la barre fixée à une extrémité et venant butter sur la petite branche d'un levier coudé (pyromètre à levier) ; à mesure que l'on chauffe la barre, on voit l'extrémité libre du levier se déplacer d'un mouvement parfaitement régulier.

ARTICLE II

APPAREILS THERMOMÉTRIQUES

Les appareils qui servent à évaluer la température des animaux, ou des tissus qui composent un animal donné, se divisent en trois groupes, qui sont :

1° Les *thermomètres* ;
2° Les *thermographes* ;
3° Les *appareils thermo-électriques*.

§ 1. — THERMOMÈTRES

Nous indiquerons sommairement les principes généraux de la thermométrie, puis nous étudierons les thermomètres employés en clinique (thermomètres médicaux), y compris les thermomètres à température locale.

A) PRINCIPES GÉNÉRAUX DE THERMOMÉTRIE

On appelle *degré centigrade* la variation de température qui correspond à la centième partie de la dilatation apparente du mercure lorsqu'on porte le thermomètre de la température de la glace fondante à la température de l'eau bouillante sous la pression de 760 millimètres.

1° Etalonnage d'un thermomètre. — Avant d'accepter comme exactes les indications d'un thermomètre, il est utile de vérifier les points 0° et 100°. Le thermomètre à vérifier est d'abord plongé dans de la glace finement pilée : lorsque la colonne mercurielle est stationnaire, ce qui est obtenu après quinze ou vingt minutes, on lit la position occupée sur la graduation par cette colonne ; soit par exemple a l'indication relevée.

On porte ensuite le thermomètre dans l'appareil de REGNAULT dit à point 100, où l'on a placé un peu d'eau ; le réservoir du thermomètre ne doit pas toucher l'eau, mais en être distant de 3 à 4 centimètres ; l'appareil étant placé sur un fourneau, l'ébullition de l'eau ne tarde pas à se produire ; le manomètre pendant cette opération ne doit indiquer aucune dénivellation. Quand la colonne thermométrique est devenue bien fixe, on relève sur l'échelle la position exacte de l'extrémité de la colonne ; soit b le degré lu. En même temps, on cherche quelle est la valeur de la pression atmosphérique à l'aide d'un baromètre de FORTIN par exemple : si la pression est supérieure ou inférieure de a millimètres à 760, la température exacte d'ébullition de l'eau est :

$$T = 100 \pm \frac{a}{27}.$$

Ces déterminations étant faites, il est facile de connaître la valeur d'un degré de l'échelle du thermomètre ; cette valeur est donnée par la formule

$$\alpha = \frac{b - a}{T}.$$

Pour se servir, dans les lectures ultérieures, de la vérification ainsi faite, rien n'est plus simple. Supposons que le thermomètre placé dans le rectum d'un lapin marque c° : la température exacte, déduite des observations précédentes, sera :

$$t = \frac{c - a}{z}$$

c'est-à-dire que pour connaître la température vraie, il suffit de retrancher de la température lue la valeur du déplacement du zéro et de diviser le nombre ainsi obtenu par la valeur d'un degré de l'échelle.

2° Manière de lire le thermomètre. — Sans vouloir insister sur les causes qui peuvent rendre fausses les lectures thermométriques, causes qui doivent être connues du lecteur,

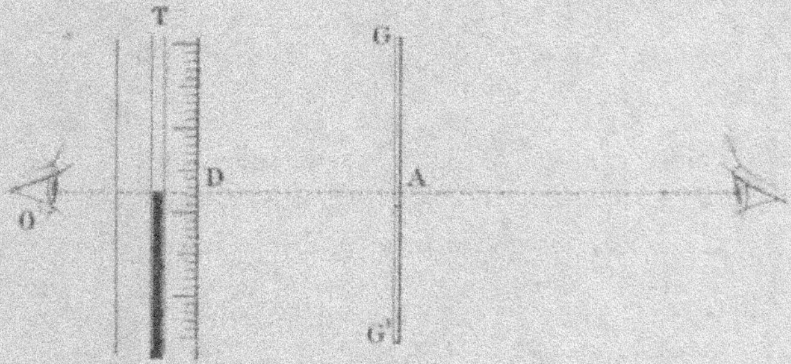

Fig. 46.
Lecture d'un thermomètre évitant l'erreur de parallaxe.

nous signalerons seulement la *cause d'erreur de parallaxe*. Elle résulte de la direction oblique du pinceau lumineux qui part du sommet de la colonne mercurielle pour arriver à l'œil de l'observateur. Cette erreur est d'autant plus sensible que la graduation est moins rapprochée de la colonne mercurielle. Voici un moyen très simple que l'on pourra employer pour se mettre à l'abri de cette cause d'erreur : on dispose une glace sans tain parallèlement à la tige du thermomètre à une distance à peu près égale de l'œil et du thermomètre : on voit dans cette glace l'image réfléchie du globe oculaire ; on déplace alors l'œil jusqu'à ce que l'image de la pupille coïncide

T.

avec le sommet de la colonne mercurielle; il n'y a plus qu'à lire à ce moment la division de l'échelle qui correspond à ce sommet.

B) Thermomètres cliniques

Ces thermomètres possèdent la graduation centigrade; cependant en Angleterre et aux États-Unis, c'est la graduation Fahrenheit qui est employée : la température 37° centigrades correspond à 98°6 Fahrenheit.

L'échelle des thermomètres cliniques est *fractionnée*, c'est-à-dire que la graduation marquée sur ces thermomètres est une fraction de l'échelle complète : leurs indications sont en effet comprises entre 25° et 45°. Cette disposition rend malheureusement la vérification des thermomètres moins facile; on ne peut pas connaître la valeur du déplacement du zéro. Ce serait pourtant là une indication très utile. Il existe toutefois quelques constructeurs qui ont tenu à placer le point zéro sur la graduation; pour cela, une ampoule est ménagée le long de la colonne liquide, à quelque distance du réservoir, et telle que le zéro soit situé entre cette ampoule et le réservoir. Au-dessus et au-dessous du zéro, quelques dixièmes de degré sont inscrits, pour rendre facile l'appréciation du déplacement du zéro.

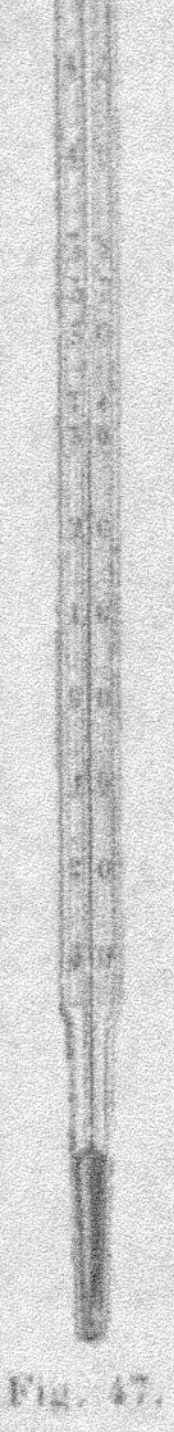

Fig. 47. — Thermomètre médical à point zéro.

1° Graduation de l'échelle. — La graduation de l'échelle est tantôt sur une bande de papier ou sur une plaque de verre fixée tout près de la tige thermométrique : les thermomètres sont alors dits *à chemise* (fig. 47); tantôt cette graduation est faite sur le verre du thermomètre (fig. 48). Cette deuxième disposition est préférable à la première.

2° Causes d'erreur dans les indications thermométriques. — Une cause d'erreur qu'il convient de signaler ici, et qui peut se faire sentir assez fortement dans les thermomètres médicaux, est celle qui est due à la substance même dont est fait le thermomètre, c'est-à-dire à la nature du verre employé. Cette influence a été signalée par le Bureau international des Poids et Mesures. Les trois catégories de verre employé sont le verre dur A, le cristal ordinaire B, et le cristal dur C.

Or, si on compare à un thermomètre normal à hydrogène les indications fournies par chacune de ces trois catégories de thermomètres, on constate qu'il n'y a pas concordance et que les écarts entre 0 et 100, sont

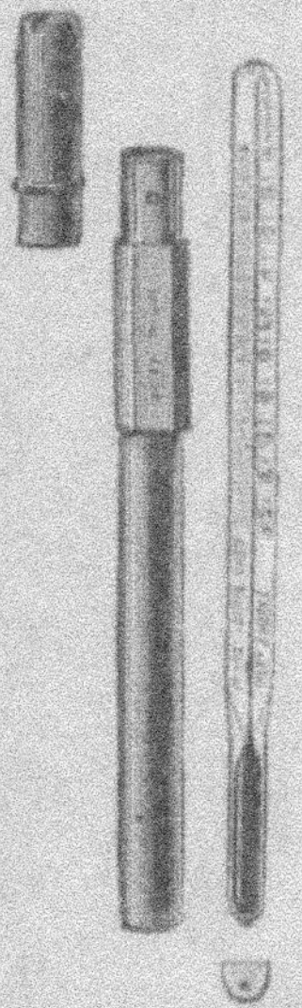

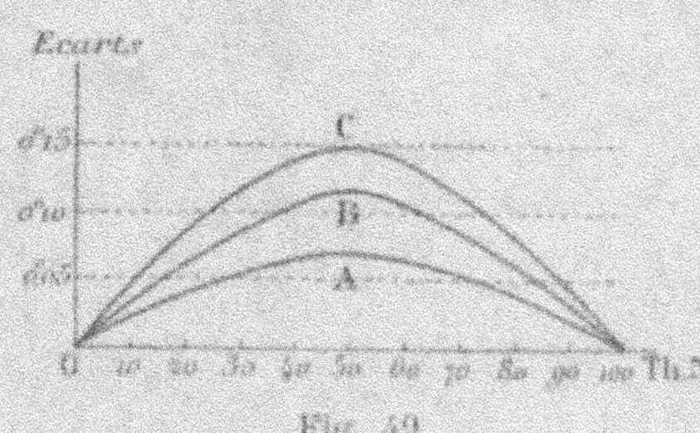

Fig. 48.

Thermomètre médical à graduation directe.

Fig. 49.

Comparaison des indications du thermomètre de diverses substances avec celles du thermomètre normal.

plus considérables pour le cristal ordinaire que pour le cristal dur et plus considérables pour le cristal dur que pour le verre dur. Si on examine les courbes obtenues (fig. 49), on remarque que dans le voisinage de la température de 40°, température importante pour le médecin, les écarts atteignent, sinon leur plus grande valeur, tout au moins une valeur voisine des écarts maxima.

Il résulte de cette remarque que l'on devra choisir, pour la confection des thermomètres cliniques, le verre dur de préférence au cristal dur et surtout au cristal ordinaire.

A cette première cause, capable de fausser les indications thermométriques, viennent s'en ajouter d'autres plus importantes encore. Signalons d'abord un défaut de calibrage que l'on constate dans un grand nombre de thermomètres cliniques; ensuite, une possibilité du déplacement de la graduation dans les thermomètres à chemise; enfin, les erreurs commises pendant la graduation par le constructeur, car cette graduation est faite par comparaison avec un autre thermomètre supposé étalon.

On comprend qu'avec tant de causes capables d'altérer l'exactitude des thermomètres médicaux, l'on doive s'attendre à trouver beaucoup de ces appareils en défaut. Nous avons nous-même cherché à connaître la proportion des thermomètres médicaux fournissant des indications erronées et nous sommes arrivé au résultat suivant : sur 87 thermomètres, pris au hasard dans des services d'hôpital, nous en avons trouvé 76 indiquant des températures complètement fausses; sur ce nombre, il y en avait 65 dont les indications étaient trop élevées et 11 à indications trop basses. Les écarts constatés variaient entre $0°,9$ et $0°,10$, ce qui est une différence très sensible, loin d'être négligeable, même en clinique où l'on n'est cependant pas toujours assez sévère.

3° De la fabrication des thermomètres cliniques. —

Ainsi, l'on peut compter, d'après le travail que nous avons entrepris, que sur 100 thermomètres médicaux, il y en a 87,35 dont les indications sont fausses.

En France, comme on le sait, la fabrication des thermomètres médicaux est complétement libre; les fabricants ne sont astreints par aucun règlement à faire vérifier les thermomètres qu'ils livrent aux médecins.

Il serait cependant à souhaiter que l'on suive chez nous l'exemple des autres pays; ainsi, en Allemagne, les thermomètres, avant d'être livrés au commerce, doivent passer par l'Institut technique d'Iéna, où on les vérifie. En Angleterre, c'est à l'Institut de Kew que se fait le contrôle de ces thermo-

mètres : c'est à la suite d'une maladie du prince de Galles que
le gouvernement de la Grande-Bretagne prit cette excellente
mesure. On rapporte à propos de la maladie du prince de Galles
« qu'étant très malade, il fut soigné tout de travers sur la foi
d'un thermomètre dont les indications étaient fausses de 2°. Il
faillit en mourir, mais aussitôt rétabli, il s'empressa d'empêcher le retour de pareilles er-
reurs. Depuis lors, 5000 thermomètres médicaux sont an-
nuellement vérifiés à Kew »
(*La Nature*, 1892).

**4° Comparaison d'un ther-
momètre**. — Ce qui précède
montre toute l'opportunité
qu'il y a pour le médecin à
vérifier ou à faire vérifier le
thermomètre dont il se sert.

Pour faire cette vérification,
on compare les indications du
thermomètre médical avec
celles fournies par un thermomètre étalon, ou rendu tel
par les opérations précédemment exposées.

a, *Comparateur*. — L'appareil dont on se sert est le
comparateur; il se compose
(fig. 50) d'un vase en laiton

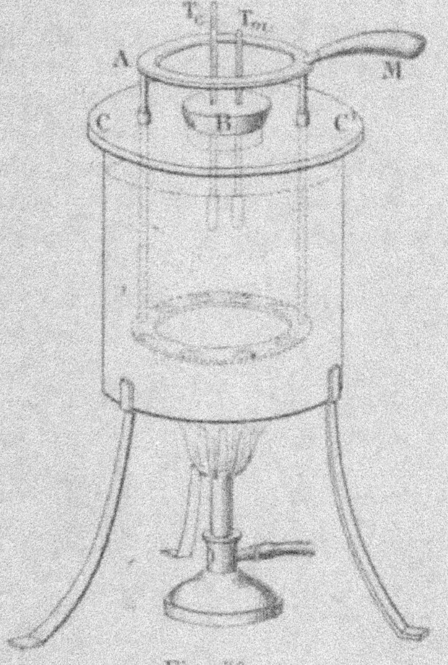

Fig. 50.
Comparateur.

porté sur trois pieds assez hauts pour qu'on puisse glisser en
dessous un bec de gaz ; ce vase est rempli *complètement* d'eau.
Son couvercle porte au centre un orifice assez large où l'on
place un bouchon de liège ou de caoutchouc percé de deux
trous, l'un pour le thermomètre médical, l'autre pour le thermomètre étalon.

Dans le couvercle passent encore deux tiges, à frottement
doux, soudées à un anneau métallique destiné à servir d'agita-

teur et reliées ensemble à la partie supérieure par une tige circulaire munie d'un manche.

b. *Technique.* — Voir *Précis de manipulations de physique biologique*.

5° Qualités des thermomètres médicaux. — En plus des qualités requises pour tous les thermomètres, sensibilité et rapidité de l'équilibre, les appareils médicaux doivent pouvoir indiquer le 1/10° de degré centigrade. Effectivement, c'est la graduation adoptée. La lecture des thermomètres médicaux doit se faire très facilement; les constructeurs arrivent à faire paraître la colonne mercurielle très large, lorsqu'on la regarde sous certaines incidences ; ce résultat est obtenu par un mécanisme optique rappelant la loupe de Stanhope.

6° Grossissement de la colonne mercurielle. — Pour cela, la tige du thermomètre présente sur sa face antérieure

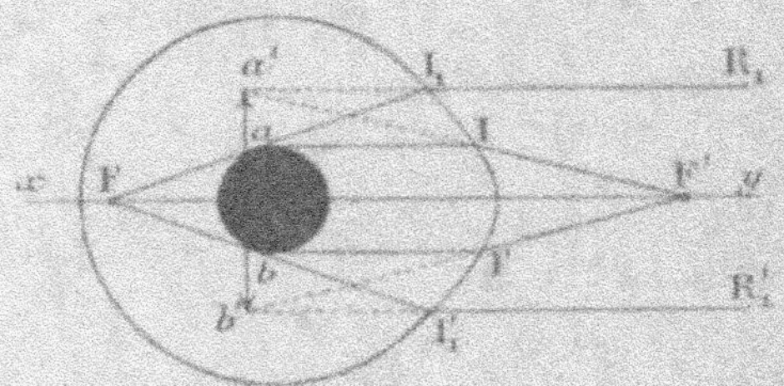

Fig. 51.

Grossissement de la colonne mercurielle dans un thermomètre médical.

une courbure beaucoup plus forte que dans les autres parties, si bien que la colonne mercurielle étant vue à travers cette partie, à faible rayon de courbure, paraît beaucoup plus large, plus étalée, qu'elle ne l'est en réalité. L'examen de la figure 51 dans laquelle *ab* représente la largeur du tube capillaire renfermant le mercure, F et F' les foyers du dioptre cylindrique formé par la partie antérieure de la tige thermométrique montre quelle est la marche des rayons lumineux et que l'image de *a b* est *a' b'* droite, virtuelle et plus grande que l'objet.

C) THERMOMÈTRES A TEMPÉRATURE LOCALE

Ces thermomètres sont destinés, non plus à prendre la température centrale du corps, ou celle des organes profonds, mais bien la température des régions périphériques. Ils sont construits de telle façon que le réservoir thermométrique peut s'appliquer sur la peau elle-même. Cette condition entraine une forme spéciale du réservoir; de plus, la graduation, au lieu de ne commencer qu'à 30°, débute à 20°, car la température des régions superficielles du corps est bien inférieure à la température centrale.

Cette graduation devrait même commencer à 0° pour que l'on puisse déterminer la température locale de certaines régions exposées à l'air libre dans les saisons froides ; on sait en effet que l'hiver il n'est pas rare de constater que les extrémités, telles que le nez, les oreilles, se trouvent à une température à peine supérieure à 0°.

1° Thermomètre de Seguin. — Un des premiers thermomètres à température locale qui ait été construit est celui de SEGUIN : son réservoir est aplati et a la forme d'un disque. Mais c'est un mauvais instrument, car l'épaisseur du verre de ce réservoir est tellement mince que la moindre pression exercée sur la tige du thermomètre diminue la capacité du réservoir et fait alors monter le mercure dans le tube capillaire du thermomètre.

2° Thermomètre de Lépine. — Dans le thermomètre de LÉPINE et dans celui de PETER, le réservoir est constitué par un tube enroulé en spirale (fig. 45) ; cette disposition a pour but d'augmenter la surface de contact entre le mercure et la peau. De plus, ce réservoir particulier est surmonté d'une petite cloche en verre soudée à la partie inférieure de la tige thermométrique ; cette cloche, en s'opposant au rayonnement de la chaleur émise par la peau, favorise la rapidité de l'équilibre calorifique et diminue le temps pendant lequel le thermomètre doit être laissé en place pour obtenir l'état stationnaire de la colonne mercurielle. C'est donc un bon instrument.

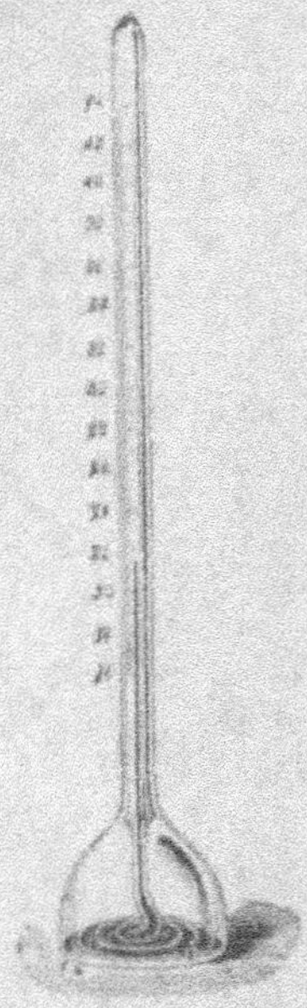

3° Thermomètre de Constantin Paul. — Afin de fixer le thermomètre sans avoir besoin de le tenir à la main, CONSTANTIN PAUL a logé le réservoir, identique à celui du thermomètre de BRAU, dans une petite ventouse en caoutchouc communiquant avec une poire de même substance qui permet de faire un vide partiel. Grâce à cette ventouse, le thermomètre reste en place. Quant à la tige thermométrique, elle est droite dans certains modèles ; dans d'autres, elle est, comme celle du thermomètre de BRAU, couchée sur la base supérieure de la ventouse, suivant une circonférence.

4° Thermomètres oculaires. — Lorsqu'on veut prendre la température locale de l'œil, on emploie des thermomètres dont le réservoir est aplati et courbe ; la courbure est telle que le réservoir peut s'appliquer exactement sur le globe oculaire (thermomètres de GALEZOWSKI, de GRADENIGO).

Fig. 52.
Thermomètre à température locale de LÉPINE.

§ 2. — THERMOGRAPHES

L'appareil idéal, pour les besoins de la médecine et de la physiologie, serait celui qui inscrirait automatiquement les différentes températures d'un malade ou d'un animal en expérience. Il suffirait alors de lire sur la feuille *ad hoc* les inscriptions du thermomètre. Cette disposition existe bien

pour déterminer la température de l'atmosphère et nous
devons la faire connaître, car les thermomètres enregistreurs
peuvent être utiles non seulement à l'hygiéniste, mais aussi au
médecin, lorsqu'il s'agit par exemple d'étudier les phases par
lesquelles passe la température d'une salle d'hôpital.

Les thermomètres enregistreurs utilisés en météorologie
font connaître d'une façon continue les variations de température du milieu où ils sont placés. Le thermomètre de RICHARD

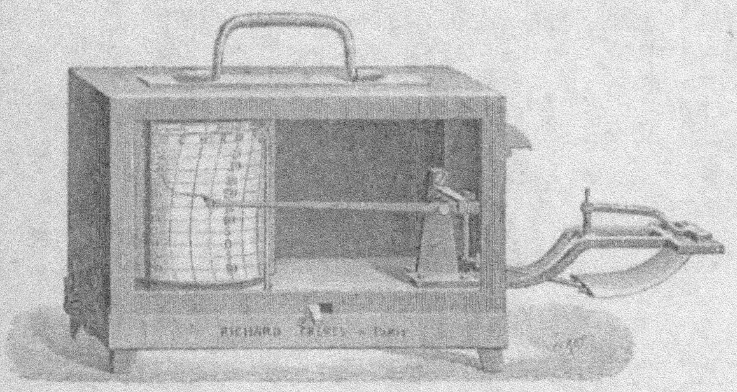

Fig. 53.
Thermomètre enregistreur de RICHARD.

(fig. 53), l'un des plus répandus, est constitué par un tube
métallique courbe à section elliptique et rempli d'alcool : les
variations de volume qu'éprouve cet alcool, sous l'influence
des variations de température, entraînent des changements
dans la courbure du tube. Comme celui-ci est fixé à l'une de
ses extrémités, son autre extrémité éprouve seule des déplacements qui sont communiqués, par un levier à branches
inégales, à une plume qui trace, sur une feuille de papier quadrillé entraîné par un mouvement d'horlogerie, une courbe
qui représente fidèlement les variations de la température
ambiante. Il faut pour que les indications soient exactes,
amener la plume vis-à-vis de la ligne qui correspond à la

température accusée au même instant par un thermomètre à
mercure et en faire de temps en temps la vérification.

§ 3. — Appareils thermo-électriques

Nous ne ferons que rappeler le principe de ces appareils,
leur étude relevant plutôt du chapitre de l'électricité que de
celui de la chaleur.

1° Principes généraux de thermo-électricité. — Lorsque
l'on prend une tige de métal et que l'on soude à ses deux
extrémités deux tiges d'un autre métal, si l'on introduit la
tige hétérogène ainsi formée dans un circuit fermé comprenant un galvanoscope sensible, on constate qu'il se produit
une déviation de l'aiguille galvanoscopique dès que l'on établit
une différence de température entre les deux points soudés.
Le courant électrique, mis en évidence par la déviation de
l'aiguille du galvanoscope, est dû à la différence de potentiel
qui s'établit dans le circuit au moment où la température des
deux soudures cesse d'être la même.

La force électromotrice ainsi développée est très faible et se
mesure en micro-volts ou millionnièmes de volt.

Il existe une proportionnalité entre cette force électromotrice ε et la différence de température des deux soudures. Si
l'on appelle K une constante qui dépend de la nature des métaux
soudés, on a :

$$\varepsilon = K \, (t - t').$$

Cette constante K s'appelle le *pouvoir thermo-électrique* du
couple formé par les deux métaux employés ; on voit que
si $t - t' = 1°$, $\varepsilon = K$. D'où la définition suivante du pouvoir
thermo-électrique : c'est la force électromotrice du courant
produit dans le circuit hétérogène, lorsqu'il existe une différence de température de 1° centigrade entre les deux soudures.

A. Mesure d'une différence de température. — Les appareils thermo-électriques sont de véritables thermomètres

différentiels; ils ne peuvent que faire connaître le nombre de degrés centigrades qui représente la différence de température des deux soudures.

Pour déterminer cette différence $t - t'$, on peut opérer de deux manières : mesurer la force électromotrice ou étalonner le galvanoscope.

a. *Mesure de la force électromotrice*. — La formule précédente montre que si l'on connaît ε, comme le coefficient K est donné par les tables, on tire de suite :

$$t - t' = \frac{\varepsilon}{K}.$$

On mesure ε en intercalant dans le circuit un galvanomètre et en mesurant préalablement la résistance totale du circuit : la détermination de l'intensité du courant, en ampères, ou fractions d'ampère, permet de calculer la force électromotrice puisque l'on a (loi d'OHM) :

$$\varepsilon = r.i$$

Cette méthode, facile à employer dans un laboratoire de précision, est moins pratique que la suivante.

b. *Étalonnage du galvanoscope*. — Il s'agit ici simplement de chercher à combien de divisions du galvanoscope correspond la déviation produite par une différence de température connue entre les deux soudures. Pour cela, on place une des soudures dans un tube à essai contenant de l'huile et plongé lui-même dans de la glace pilée (fig. 54) ; l'autre soudure est placée dans un bain dont la température T est indiquée à l'aide d'un thermomètre à mercure sensible. La différence de température établie ainsi entre les deux soudures, est $T°$. Soit n le nombre de divisions du cadran galvanoscopique correspondant à la déviation produite dans ces conditions.

Il est évident que la déviation due à 1° centigrade sera $\frac{n}{T} = d$. Cette détermination une fois faite, rien n'est plus facile que de trouver la différence de température existant entre les deux soudures : il suffit de diviser la déviation obtenue, dans un cas donné, par le nombre d; le quotient représente, en degrés centigrades, la différence de température des points en contact avec les soudures. Si, par exemple, on veut connaître la différence de température existant entre deux régions symétriques du corps d'un animal, on placera chacune des soudures de l'appareil thermo-électrique en contact avec le point considéré et l'on notera la déviation de l'aiguille du galvanoscope.

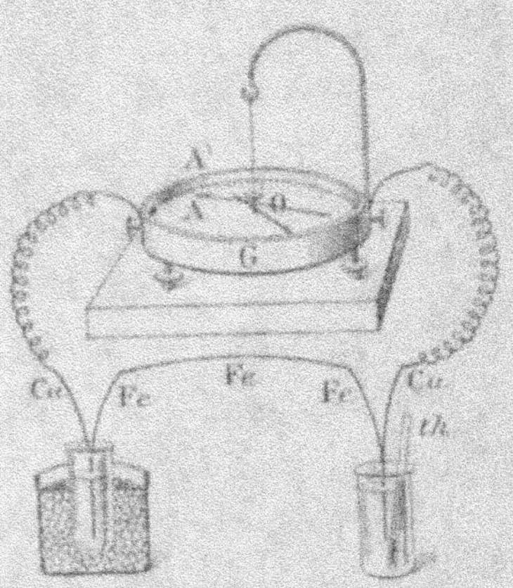

Fig. 54.
Graduation du galvanoscope
en degrés centigrades.

B. Mesure d'une température. — Mais les appareils thermo-électriques peuvent remplir le même rôle que les thermomètres ordinaires : ils peuvent permettre de connaître la température d'un point quelconque. Pour arriver à cette détermination, il faut plonger l'une des soudures dans un bain à température connue t; la déviation produite, lorsque l'autre soudure est en contact avec le point dont on veut trouver la température, fait connaître la différence qui existe entre ce point et la température t. Si n est cette différence, la température cherchée est $x = t + n$. Pour savoir s'il faut mettre le signe $+$ ou le signe $-$, il n'y aura qu'à tenir compte du sens du déplacement de l'aiguille galvanoscopique, sens qu'une expérience préalable aura fait connaître suivant que l'une des soudures est à une température plus élevée que l'autre.

D'Arsonval a proposé récemment de plonger l'une des soudures dans du chlorure d'éthyle : la température t est alors égale à 11°.

2° Aiguilles thermo-électriques. — Les appareils thermo-
électriques utilisés en biologie sont surtout les aiguilles thermo-
électriques ; elles présentent l'avantage d'être très petites et
de pouvoir être par conséquent enfoncées dans les tissus dont
on cherche la température ; elles ont en outre l'avantage
d'emprunter peu de chaleur au milieu dans lequel on les
plonge. Enfin, elles fournissent des indications d'une sensibilité qui n'a pour limite que celle du galvanoscope employé. On
peut toujours compter sur le $\frac{1}{100}$ de degré centigrade ; HELM-
HOLTZ a pu apprécier le $\frac{1}{100}$ de degré.

Plusieurs modèles d'aiguilles thermo-électriques ont été pro-

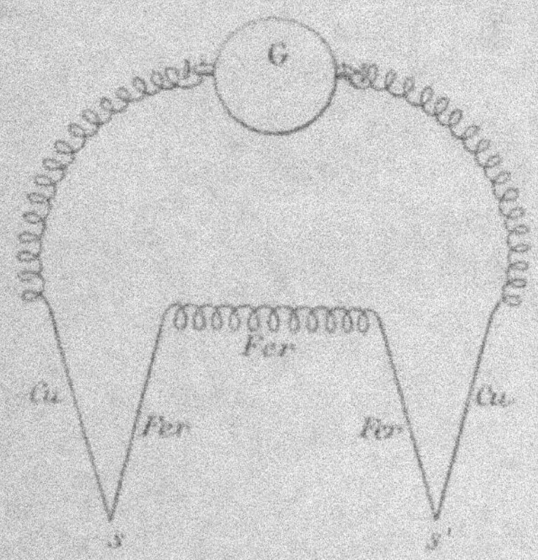

Fig. 55.
Schéma des aiguilles thermo-
électriques.

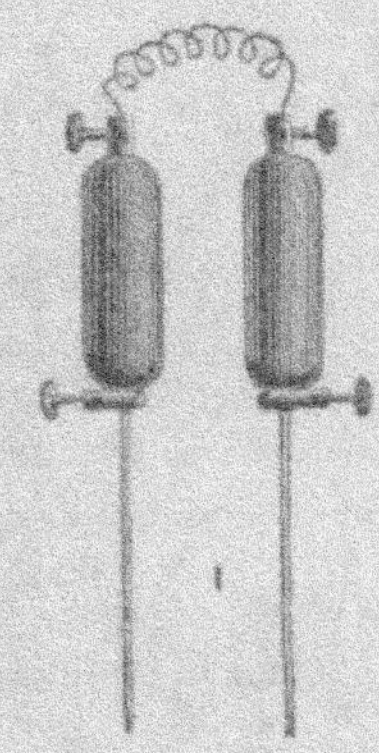

Fig. 56.
Aiguilles thermo-
électriques de D'ARSONVAL.

posés : les plus commodes, et aussi les plus répandues aujour-
d'hui, sont celles de D'ARSONVAL (fig. 56). Elles sont à *soudure
termino-cylindrique* ; un des métaux a la forme d'un tube et
l'autre métal entre dans ce tube, à la façon d'un mandrin
isolé jusqu'à l'extrémité du tube où se fait la soudure thermo-
électrique ; les métaux employés sont le fer et le nickel. Ces
aiguilles n'ayant pas besoin de gaine isolatrice peuvent se faire
d'un diamètre bien plus faible que les autres (fig. 55) et pénétrer

sans inconvénients dans la profondeur des tissus, même chez
l'homme ; leur volume en effet ne dépasse pas celui d'une
aiguille de seringue de PRAVAZ. Un autre avantage de la son-
dure thermo-cylindrique est de supprimer la formation de
courants hydro-électriques qui faussent les indications et qui
prennent toujours naissance avec les autres modèles d'aiguilles
lorsqu'elles sont enfoncées dans les tissus ; il n'y a plus en
effet ici qu'un *seul* métal en contact avec les tissus et les
liquides dont ils sont baignés.

3° Sondes thermo-électriques. — Les appareils thermo-
électriques se prêtent à la facile détermination de la tempéra-

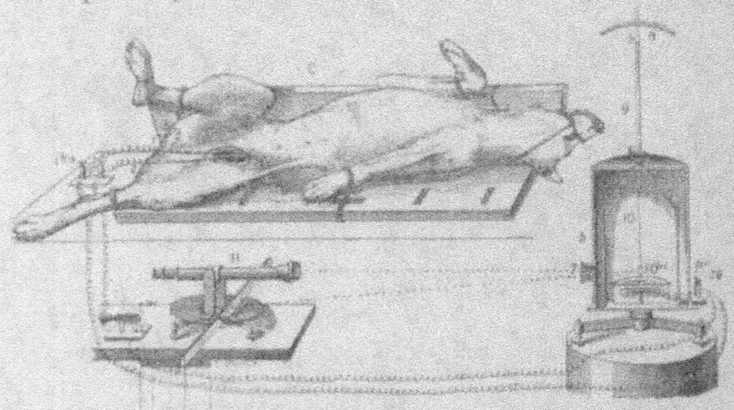

Fig. 37.
Dispositif pour l'emploi des sondes thermo-électriques.

ture des organes profonds, tels que le cœur, le foie, etc. C'est
CLAUDE BERNARD qui a eu l'idée d'utiliser la thermo-électricité
pour faire ces déterminations et c'est son préparateur d'alors
(1877), qui n'était autre que l'illustre physicien biologiste D'AR-
SONVAL, à qui revient l'honneur d'avoir modifié le dispositif employé. Les sondes thermo-électriques ont une longueur de 50 à
60 centimètres pour pouvoir être introduites chez le chien
jusque dans les organes que nous venons de citer ; elles sont

construites toujours d'après le principe indiqué à propos des aiguilles. Dans l'un des modèles, la soudure est terminale, c'est-à-dire que le métal entre dans l'autre qui sert de gaine au premier. Dans un autre modèle, la soudure est termino-latérale et les fils sont logés dans une enveloppe isolante en gomme ; celle-ci laisse sortir, de quelques millimètres seulement, la sonde au niveau des soudures.

Pour se servir de ces sondes, CLAUDE BERNARD les introduisait respectivement dans l'artère et dans la veine crurale ; en poussant ces sondes en même temps, il devenait facile, par la lecture du galvanomètre, de savoir quelle différence de température existait entre des points identiques du système artériel et du système veineux.

La figure 57 montre d'ailleurs le dispositif expérimental adopté, sur lequel nous aurons l'occasion de revenir plus loin.

ARTICLE III

RÉSULTATS THERMOMÉTRIQUES

Maintenant que les méthodes de thermométrie biologique sont connues, demandons-nous quels sont les résultats fournis sur la température des êtres vivants.

§ 1. — HOMÉOTHERMES

Tous les homéothermes n'ont pas le même revêtement cutané ; aussi trouve-t-on, dans les chiffres qui représentent leur température, des différences assez sensibles.

1° Homéothermes à fourrure épaisse. — Ceux qui sont le mieux protégés contre les pertes de chaleur par rayonnement sont évidemment les oiseaux et c'est chez eux que l'on trouve les températures les plus hautes. Voici quelques températures d'oiseaux :

Canard	42°,11	Oie	42°,7
Pigeon,	42°	Perroquet	41°,1

Comme on le voit, la moyenne de ces nombres est 41,7, soit 42° en chiffres ronds.

2° Homéothermes à fourrure moyenne. — Les mammifères à fourrure viennent immédiatement après les oiseaux. D'après un grand nombre de déterminations, les températures des animaux suivants sont :

Loup	40°,5	Renard	39°,2
Lièvre	39°,7	Cobaye	39°,17
Bœuf	39°,7	Panthère	38°,9
Lapin	39°,55	Écureuil	39°,8
Mouton	39°,5	Chat	38°,8
Veau	39°,5	Rat	38°,4
Chèvre	39°,3	Chacal	38°,3
Chien	39°,25	Chamois	38°,6

Toutes ces températures oscillent autour de 39° environ.

3° Homéothermes à fourrure maigre. — Les autres homéothermes ont des températures propres plus basses, et cependant leurs réactions chimiques sont tout aussi actives. S'ils occupent dans l'échelle thermométrique un rang plus bas, c'est que leur déperdition de calorique par la périphérie est plus grande que chez les mammifères précédents. Et en effet, la fourrure de ces animaux est bien moins fournie, bien moins épaisse que celles du loup, du lièvre, du cobaye, etc.

Voici les températures rectales de quelques animaux à fourrure maigre.

Tigre	37°,2	Cheval	37°,7
Ane	37°,4	Singe	38°,1

L'homme, qu'on peut mettre dans une classe à part, celle des animaux à fourrure nulle, a une température sur laquelle nous reviendrons ; elle est très voisine de celle du cheval, soit 37°,6.

4° Rôle de la fourrure. — D'après ce qui précède, on voit qu'un caractère tout extérieur comme la fourrure peut exer-

cer une influence considérable sur l'état physiologique des
animaux. Un caractère, en apparence accessoire, est en réalité
susceptible de jouer dans l'organisme qui en est pourvu un
rôle important. Il y a quelque chose d'analogue, semble-t-il,
entre le pelage et la température ou entre la couleur des fleurs
et la fécondation. L'influence de 1° centigrade peut être très
grande sur la nutrition et sur les fonctions vitales essentielles :
d'où l'épaisseur plus ou moins grande de la fourrure des mammifères.

Cependant il est quelques homéothermes qui paraissent
faire exception à la loi que nous venons de mettre en relief :
le porc, par exemple, dont la fourrure est essentiellement
maigre, a une température rectale aussi élevée que celle du
mouton et égale à 39°,5 (GLEY et RONDEAU). Mais si le porc n'a
pas de fourrure extérieure apparente, il possède en revanche,
sous sa peau, une enveloppe adipeuse épaisse jouant, au point
de vue physique, le même rôle qu'une bonne toison.

La baleine et d'autres cétacés qui vivent dans les mers, ont
de même une température élevée (38°,8 pour la baleine) qui
s'explique de la même façon, par la protection qu'offre une
couche importante de corps gras, placée en dessous de leur
peau.

§ 2. — POÏKILOTHERMES

La nature des réactions chimiques qui s'opèrent dans l'organisme de ces animaux en fait de mauvais producteurs de
chaleur ; aussi leur température dépend-elle de conditions absolument différentes de celles qui président à la fixation de cette
donnée importante chez les homéothermes. L'étude analytique de la température des animaux poïkilothermes a été
faite très soigneusement par BRACONIE et nous ne saurions
mieux faire que de rapporter ici les justes considérations
développées par cet auteur. Les poïkilothermes sont, au
point de vue thermique, assimilables à des corps inertes,
mauvais conducteurs de la chaleur, placés dans le milieu ambiant.

1° Température d'un corps inerte. — Plaçons un thermomètre enregistreur à l'air libre et observons la courbe tracée sur le papier quadrillé après vingt-quatre heures d'enregistrement. Nous voyons qu'en général la courbe s'élève depuis 7 heures du matin jusque vers 3 heures de l'après-midi, et qu'elle va ensuite en s'abaissant jusqu'à la fin des vingt-quatre heures. Plaçons, dans le voisinage du thermomètre, un corps mauvais conducteur de la chaleur, par exemple un ballon plein d'eau et recouvert de feutre, avec un thermomètre sensible plongeant dans l'intérieur du ballon. Si nous relevons, toutes les

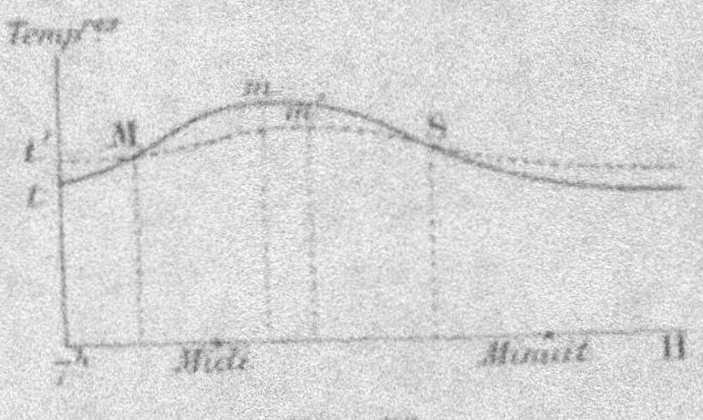

Fig. 58.

Variations de la température de l'air ambiant pendant la journée et d'un corps inerte mauvais conducteur (d'après Bernoxid).

heures, la température du système, nous verrons que ce corps suit toutes les oscillations du milieu ambiant, mais avec un certain retard (fig. 58) : en sorte que si nous représentons par une courbe les variations subies par la température du corps, nous obtiendrons la courbe en pointillé de la figure : les deux courbes se coupent en M et S. Le maximum de la première a lieu en *m*; celui de la seconde en *m'*, quelques heures après.

2° Température d'un poïkilotherme — L'animal dit à sang froid se comporte à peu près de la même façon : il n'est cependant pas tout à fait assimilable à notre ballon. Il en diffère en ce que lui-même est une source de chaleur, mais fournissant peu de calories. Comment va se comporter cette faible source de chaleur avec la nécessité d'obéir à la variation de température du milieu ambiant? Le poïkilotherme a une température un peu supérieure à celle du ballon ; sa courbe aura des ordonnées un peu supérieures aux précédentes, mais elle sera parallèle à celles fournies par le ballon. Il ne suffit donc pas de connaître la variation de la température ambiante pour connaître la température de l'animal : dans la phase d'ascension de la courbe du milieu extérieur, la température du poïkilotherme est plus basse ; vers la fin de la phase de décroissance, cette même température est un peu plus élevée. La phase de la variation de la température ambiante influe par conséquent sur la température de l'animal.

Puisque la température des animaux à température variable suit celle du milieu ambiant, on ne doit pas leur trouver des valeurs thermométriques bien différentes de celles du milieu extérieur où ils sont plongés. C'est ainsi que la température des poissons, des grenouilles, ne s'éloigne que de quelques dixièmes de degré de celle du milieu ambiant. Ces animaux obéissent donc presque complètement aux lois physiques auxquelles sont soumis les corps inertes mauvais conducteurs de la chaleur.

3° Température d'un homéotherme après la mort. — L'étude que nous venons de faire nous permet de prévoir ce que deviendra la température d'un animal homéotherme chez lequel les échanges chimiques constituant la vie subissent une notable diminution, ou même finissent par s'annuler complètement, comme au moment de la mort. La chaleur s'étant éteinte dans cette source, le corps de l'animal mort doit suivre les mêmes variations que celles du poïkilotherme ou mieux du ballon de tout à l'heure. Cependant il y a lieu de faire remarquer que la température du corps ne baisse pas immédiatement après la mort : il existe une première période, qui est de deux heures environ, pendant laquelle on constate un état stationnaire ; une seconde période plus longue vient ensuite pendant laquelle le refroidissement se fait d'après la loi de Newton.

Bourneville a pensé à utiliser les renseignements fournis par le thermomètre pour distinguer la mort apparente de la mort réelle. Il a pris la température rectale de plusieurs sujets atteints de maladies inflammatoires et chez lesquels il existait une différence de 10 à 15° avec la température ambiante. En suivant les variations de la température de ces malades, BOURNEVILLE a constaté que seize à dix-sept heures après la mort, l'équilibre de température était établi, c'est-à-dire qu'à partir de ce moment, la température rectale du cadavre s'élève en même temps que celle du milieu extérieur, mais avec un retard, ainsi que nous l'avons vu dans le cas du ballon. Voilà ce qui se passe pour la mort réelle. Mais si les réactions chimiques ne sont pas complétement abolies dans l'organisme considéré, si la mort de l'individu n'est qu'apparente, la température est plus élevée que celle du milieu, la courbe est plus haute que celle de ce milieu, quelque affaiblies que soient ces réactions. Le seul inconvénient de cette méthode pour la reconnaissance de l'état de mort réelle, c'est qu'elle exige un temps bien long (dix-sept heures) et qu'elle nécessite des observations répétées pour suivre les variations thermométriques. Cependant avec un thermographe la méthode serait très simple, puisqu'il n'y aurait plus besoin de la présence du médecin et que les variations s'inscriraient automatiquement. C'est là encore une raison qui doit faire regretter que l'on ne possède pas encore un thermographe simple et pratique.

ARTICLE IV

ÉTUDE DE LA TEMPÉRATURE DE L'HOMME

La température de l'homme est assurément celle qui présente le plus d'intérêt pour nous.

1° Moyens de déterminer cette température. — Pour prendre la température du corps, le procédé le plus exact consiste à introduire le réservoir thermométrique dans le rectum ; c'est une cavité naturelle dans laquelle le thermomètre est à l'abri des causes de refroidissement extérieur et qui donne aux déterminations un caractère d'identité manifeste. Les autres cavités telles que le vagin, la bouche, sont moins favorables à une bonne détermination thermométrique et sont bien moins utilisées que la cavité rectale.

Quant à la température axillaire, nous ne la conseillons pas et cela pour plusieurs raisons : d'abord la richesse de cette région en glandes sudoripares fait que le réservoir se recouvre de buée qui ensuite s'évapore, ce qui, par conséquent, est une cause de refroidissement du mercure ; malgré que l'on ait le soin d'essuyer le creux de l'aisselle avant de placer le thermomètre, la sudation qui s'opère pendant l'observation elle-même, fait reparaître l'eau qu'on avait cru enlever. En second lieu, la présence de poils longs et nombreux dans cette région constitue une condition mauvaise pour l'établissement de l'équilibre de température ; les poils sont de mauvais conducteurs de la chaleur, tant par eux-mêmes que par les couches d'air qu'ils retiennent immobilisées ; en sorte que le thermomètre ne peut que difficilement atteindre la même température que celle des parois formant le creux axillaire.

En troisième lieu, la température axillaire n'est jamais égale, ne peut jamais être égale, à la température rectale et le nombre indiqué par un thermomètre placé sous l'aisselle n'indique pas la température centrale du corps.

2° Choix de la température rectale. — Pour prendre la température rectale, qui pour nous est la seule ayant quelque valeur clinique, on peut procéder de deux façons : ou bien laisser le thermomètre en place jusqu'à ce que la colonne mercurielle soit bien stationnaire, ce qui demande dix à quinze minutes ; ou bien porter préalablement le thermomètre à une température supérieure à celle du corps et l'introduire alors dans le rectum. C'est ce qu'on appelle la méthode *per descensum* : la colonne mercurielle descend, puis remonte et se fixe au point qui représente la température du malade. Cette dernière méthode, quoique exigeant moins de temps que la première, est moins employée.

3° Variations de la température de l'homme à l'état physiologique. — Nous allons étudier successivement l'influence du froid, du chaud et du moment de la journée sur la température physiologique de l'homme.

A. INFLUENCE DU FROID. — Le froid n'a pas une très grande influence sur la température de l'homme et des animaux homéothermes. Dans les régions polaires où règne une température de 35 à 40° au-dessous de zéro, les animaux, tels que le renard arctique, le lièvre blanc, le loup, ont des températures de 39° à 40°; il y a donc une différence de 80° très bien supportée par ces animaux et par les voyageurs qui ont visité ces régions glaciales. C'est par la fourrure et par les vêtements que résistent respectivement les animaux et l'homme exposés à des froids semblables.

Dans son voyage au pôle nord, NANSSEN nota, le 11 mars 1894, à 11 heures du soir, vers le 80° degré parallèle, la température de — 51°,2. Son cahier d'observation mentionne : « Nous ne sommes nullement incommodés par cette température basse. Tout au contraire, elle nous semble très agréable. Nous nous sentons seulement froid au ventre et aux jambes; mais il suffit de battre la semelle pour se réchauffer. »

A Yakoutsk, en Sibérie, on a vu la température descendre, en janvier, jusqu'à — 62°; ce qui représente un écart, pour l'homme de cette contrée, de près de 100°. Notre résistance à l'action du froid n'est cependant pas infinie; ce n'est qu'à condition que la différence de température s'établisse lentement que nous pouvons résister et ne pas être incommodés. Mais si l'on soutire brusquement à un animal une certaine quantité de chaleur, celui-ci ne peut pas la remplacer instantanément et l'on voit sa température baisser. Toutefois, en dehors des influences antiphysiologiques, le froid n'exerce qu'une faible influence sur la température des animaux à régulation parfaite.

B. INFLUENCE DU CHAUD. — Il faut tout d'abord distinguer deux cas bien tranchés au point de vue physique : 1° le milieu extérieur est chaud et *sec*; 2° il est chaud et *humide*.

a. *Milieu extérieur chaud et sec.* — Dans ce premier cas, la résistance de l'homme est considérable ; quoique soumis à une température extérieure très notablement supérieure à la sienne propre, celle-ci n'éprouve pas de variations sensibles. En 1775, BANKS resta pendant sept minutes à 99° ; BLAGDEN, pendant le même temps, à 126°,7 ; leur température ne dépassa pas 36°,6.

En 1806, DELAROCHE et BERGER s'exposèrent à une température de 109° pendant un quart d'heure. Un certain MARTINEZ pouvait, paraît-il, en s'enveloppant la tête d'une étoffe, demeurer un quart d'heure dans un four dont la température était de 170°.

Enfin TILLET rapporta, en 1763, à l'Académie des Sciences qu'il avait été témoin à Larochefoucauld (Charente) du fait suivant ; trois jeunes filles pouvaient rester pendant 10 minutes dans un four dont la température était de 131°, pendant qu'à côté d'elles on pouvait faire cuire de la viande et des pommes.

Indépendamment de ces températures élevées, créées artificiellement, on peut constater des températures naturellement établies auxquels l'homme se trouve soumis : ainsi, sur les bords de la mer Rouge, FIXET et GALINIER ont vu 45 et 50° à l'ombre. En Australie, près de la rivière Maquaire, STURT a vu le thermomètre à 54° à l'ombre.

b. *Résistance de l'organisme.* — Malgré ces températures élevées, la température de l'homme, chaque fois qu'on a pensé à l'étudier, conserve sa valeur normale, pourvu que la chaleur soit *sèche*. Pourquoi ? C'est que l'homme peut lutter contre la chaleur en évaporant de l'eau à la surface de son corps. Pour qu'il n'y ait pas élévation de sa température, il suffit que la quantité de chaleur provenant de l'évaporation de la sueur soit égale à la quantité de chaleur provenant du milieu extérieur et gagnée par le corps.

En admettant que la chaleur de vaporisation soit la même que celle de l'eau, ce qui est sensiblement exact, puisque la sueur renferme 99 p. 100 d'eau, la quantité de chaleur enlevée au corps par l'évaporation d'un kilogramme de sueur s'obtient par l'application de la formule de REGNAULT.

$$Q = 606{,}5 - 0{,}695 \times t.$$

En donnant à t la valeur de 37°, on trouve que la quantité Q est égale à 580^{cal},8.

Ce qui veut dire que la vaporisation d'un litre de sueur à la surface du corps absorbe une quantité de chaleur capable d'abaisser de 10° la température d'un homme pesant 58 kilogrammes. Comme on le voit, l'évaporation de la sueur constitue un excellent procédé de production du froid et de lutte contre la chaleur. En moyenne, nous évaporons un litre de sueur par vingt-quatre heures; mais dans certains cas, cette quantité est très augmentée; c'est ainsi que, dans l'exercice de la bicyclette, la quantité de sueur évaporée peut atteindre un chiffre dont on ne se douterait pas à priori : mais nous reviendrons plus loin sur ce point.

Une expérience qui montre bien l'analogie qu'il y a, au point de vue physique, entre un animal et un corps susceptible d'évaporer de l'eau est celle que firent DELAROCHE et BERGER : ils placèrent un alcarazas et un lapin de même poids dans une étuve sèche dont la température s'éleva jusqu'à 87°,5. En pesant les deux corps après l'expérience, ils trouvèrent qu'ils avaient perdu l'un et l'autre 120 grammes. Il est évident qu'ils avaient lutté tous les deux contre la chaleur par le même mécanisme, l'évaporation de l'eau; la seule différence, c'est que, pour le lapin, l'évaporation avait lieu par la surface pulmonaire, puisqu'il est dépourvu de glandes sudoripares, tandis que pour l'alcarazas, l'évaporation se faisait par la surface externe.

c. Milieu extérieur chaud et humide. — On sait que le phénomène de la vaporisation est d'autant plus actif que le milieu ambiant est moins près de son point de saturation. Le poids de vapeur qui provient de l'évaporation d'un liquide de surface S, est donné par la formule :

$$p = \mathrm{K}\, \frac{\mathrm{S}\,(\mathrm{F} - f)}{\mathrm{H}}$$

K étant une constante dépendant de la nature du liquide et des conditions de l'expérience, F étant la tension maxima de la vapeur du liquide, pour la température à laquelle se fait l'évaporation, f la tension de la même vapeur dans le milieu extérieur; enfin H étant la pression supportée par le liquide. Cette formule montre de suite qu'à mesure que le milieu ambiant approche davantage de son point de saturation, le poids de liquide évaporé diminue, pour devenir nul, lorsque $F = f$.

Si donc on place un animal homéotherme dans un milieu chaud et saturé de vapeur d'eau, l'évaporation ne pourra plus avoir lieu et la température de l'animal s'élèvera de plus en plus. C'est ce que l'on observe par les temps chauds et pluvieux : le moindre exercice provoque un malaise provenant de l'impossibilité de l'évaporation de la sueur et par suite de l'hyperthermie consécutive. En général, l'air libre n'est pas complètement saturé de vapeur d'eau; il ne l'est qu'aux trois quarts, ou même qu'à moitié, de sorte que les conditions d'évaporation sont satisfaites.

Cette impossibilité physique de l'abaissement de la température du corps, par évaporation dans un milieu saturé de vapeur d'eau et à une température voisine de 37°, permet de comprendre pourquoi les climats chauds et humides sont beaucoup plus malsains que les climats chauds et secs. Dans une atmosphère froide, à 10° par exemple, la saturation n'a pas de conséquences bien graves, au point de vue de la lutte contre la chaleur. C'est qu'il existe dans ces conditions une certaine différence entre F et f de la formule précédente : F correspond à la température de 37°, tandis que f est la tension de la vapeur d'eau à la température ambiante, 10° dans le cas considéré.

4. *Inconvénients pour l'organisme*. — L'élévation de température qui accompagne l'impossibilité d'évaporation de la sueur peut atteindre des valeurs assez grandes; ainsi dans une expérience faite par DELAROCHE sur lui-même, sa température centrale s'éleva de 3°,12 en 27 minutes dans un milieu gazeux saturé de vapeur à 38°,7.

Lorsque le milieu ambiant est liquide, l'élévation de température du corps peut acquérir rapidement une valeur dangereuse pour l'organisme. Ainsi LEMONNIER ne put rester plus de huit minutes dans un bain de Baréges dont la température était de 44°,4; il éprouva de violents étourdissements et une

extrême agitation qui l'obligèrent à cesser son expérience et
qui durèrent quelque temps après.

En somme, l'évaporation de la sueur à la surface du corps,
pour les animaux à glandes sudoripares, l'évaporation de l'eau
à la surface des poumons, pour les autres homéothermes, sont
les moyens que la nature a employés pour permettre aux animaux de lutter contre la chaleur. Mais il faut avoir soin de ne
pas rendre brusquement l'évaporation trop intense, car elle
produirait alors des abaissements de température trop brusques. « L'organisme, dit PETTENKOFER, est un serviteur prudent et fidèle qui se tire d'affaire, lui et son maître, si on lui
laisse le temps de se débrouiller et qu'on se garde de le bous-
culer. »

C. VARIATIONS NYCTHÉMÉRALES DE LA TEMPÉRATURE. — La température de l'homme et probablement de tous les homéothermes n'est pas absolument fixe; aussi la dénomination d'animaux à température constante est-elle inexacte, au sens absolu
du mot. La température de l'homme subit des oscillations autour d'un point moyen qui est celui qu'on prend pour température normale. D'après les différents observateurs, ce point
moyen serait ainsi fixé :

JAGER.	37°,13	REGNARD.	37°,65
HARTMANN.	37°,40	JURGENSEN	37°,7
WUNDERLICH.	37°,35		

Si on fait la moyenne de ces températures, ou trouve le
nombre de 37°,45 qui peut être adopté, avec RICHET, comme
représentant la température normale de l'homme[1]. En réalité,
cette température ne se trouve être exacte qu'à un moment
donné des vingt-quatre heures. Notre température est, en effet,
soumise à des variations nycthémérales atteignant 1°,5 environ ; ces variations se reproduisent périodiquement suivant

[1] Tout récemment Köllich, Schneider et Wohl (de Prague) ont
affirmé que la température moyenne de l'homme est 36°,7 seulement.

une courbe qui, à l'état de santé, est toujours la même. Cette
courbe présente un minimum et un maximum. Le maximum
a lieu vers 6 heures du soir; le minimum se produit vers
5 heures du matin. Les limites entre lesquelles se déroule la
courbe sont 37°,3 et 36°,7, d'après JÜRGENSEN.

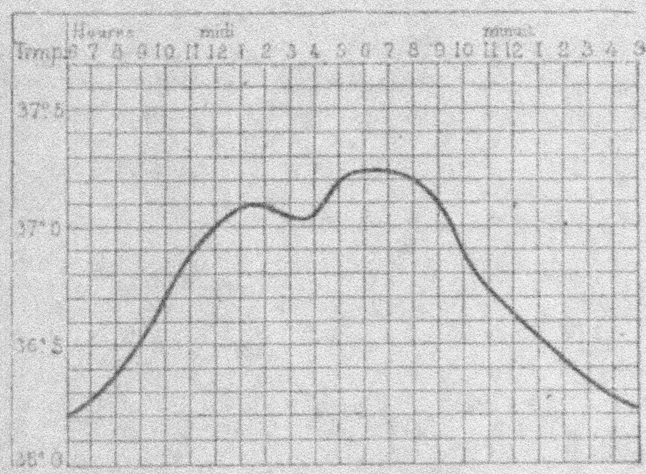

Fig. 59.
Variations nycthémérales de la température de l'homme
(VIAULT et JOLYET).

Mais si l'on suit attentivement les variations de la température, on constate, ainsi que le représente la figure 59, qu'il y
a en réalité deux maxima et deux minima; à 1 heure de
l'après-midi, la température atteint une valeur maxima, puis
elle diminue et passe par un minimum relatif, vers 3 heures
du soir. Ces oscillations ne sont pas accidentelles et d'ordre
imprévu. Le moment du minimum principal coïncide avec la
sédation la plus profonde du système nerveux et musculaire,
pendant le sommeil. Celui du maximum répond au contraire
à l'instant de la journée où les excitations de ce système leur
ont donné leur plus grande activité. On donne à la période

d'ascension de la courbe le nom d'*exacerbation vespérale* et à la période de décroissance celui de *rémission matutinale*.

Pendant le jeûne, les mêmes variations s'observent; c'est une raison pour rejeter l'opinion qui fait dépendre le maximum thermométrique du travail de la digestion.

Lorsqu'on fait du jour la nuit, et de la nuit le jour, les variations nycthémérales sont renversées (KRIEGER).

4° Renseignements fournis par la vitesse de l'ascension thermométrique. — Lorsqu'on observe la façon dont s'élève

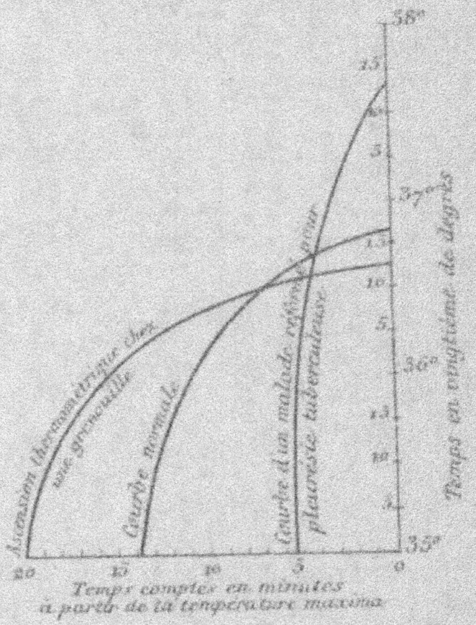

Fig. 60.
Vitesse de l'ascension thermométrique.

la colonne thermométrique quand on prend la température de différents malades, on constate que dans certaines affections le thermomètre arrive très rapidement au maximum, tandis que dans certaines autres il n'y arrive que très lentement. GRASSET a signalé l'intérêt que présente l'étude de la vitesse d'ascension du thermomètre en clinique et a fait remarquer que cet élément varie suivant l'état des malades.

Lenuc a proposé récemment de tenir compte de cette remarque en appliquant la méthode graphique pour représenter la vitesse de l'ascension thermométrique : pour cela, après avoir placé le thermomètre, on note ses indications de minute en minute et l'on construit une courbe par points, en prenant pour ordonnées les températures lues et pour abscisses les temps. On part de la température maxima obtenue qui forme sur la ligne des ordonnées (fig. 60) le premier point de la courbe ; à une distance à gauche correspondant à une minute, on marque un point à la hauteur représentant la température, une minute *avant* l'instant où a été atteint le maximum ; à une distance proportionnelle à 2 minutes, on marque la hauteur de la température 2 minutes avant l'instant du maximum et ainsi de suite. En réunissant tous les points, ainsi déterminés, par une ligne continue, on obtient la courbe de l'ascension thermométrique. Pour connaître la valeur de la vitesse moyenne d'ascension, il suffit de faire le quotient de la différence existant entre deux températures par le temps de l'ascension. La courbe de l'ascension thermométrique, et par suite la vitesse de cette ascension, affecte des formes différentes suivant qu'elle correspond à un sujet sain ou à un sujet malade. La figure 60 montre l'allure de la courbe à l'état normal ; chez le tuberculeux la vitesse d'ascension est beaucoup plus grande, tandis que chez le goutteux (en dehors des accès), cette vitesse est très ralentie.

Ces graphiques font voir en outre que la température du tuberculeux est notablement plus élevée que la normale ; celle du goutteux est plus basse.

CALORIMÉTRIE ANIMALE

La calorimétrie animale a pour but l'étude et la mesure des quantités de chaleur produite par les êtres vivants. Les mesures calorimétriques ont une bien plus grande importance que les déterminations thermométriques; la température, en effet, n'est pas une grandeur, mais une simple étiquette, un numéro d'ordre dans une série, tandis que la quantité de chaleur est une grandeur mesurable.

Deux corps peuvent avoir la même température sans renfermer, sans dégager, sans produire la même quantité de chaleur; de même, deux corps peuvent avoir la même température, et perdre par rayonnement, ou par évaporation, des quantités de chaleur différentes. On peut concevoir, et cette supposition est conforme à la réalité des faits, deux animaux ayant la même température, alors que par suite des conditions diverses de leur périphérie cutanée, ils n'ont pas le même pouvoir émissif et ne dégagent pas la même quantité de chaleur. De même, comparons un Indou, habitant les régions des tropiques où la température moyenne est de plus 30°, avec un Lapon qui vit dans des régions glaciales où la température est inférieure à 20° au-dessous de zéro.

Nous savons, d'après ce qui précède, que ces individus ont la même température centrale; ils diffèrent cependant beaucoup par leur genre de vie et leur alimentation; le Lapon absorbe une assez grande quantité de graisses et d'alcool, mais produit très peu de travail mécanique; le nègre, au contraire, mange beaucoup moins et produit une assez grande quantité de travail mécanique. Cette différence se traduit physiologiquement par une inégalité dans la quantité de chaleur qu'ils produisent.

Le dégagement de chaleur et sa mesure sont donc des données qu'il faut connaître et étudier. Les mesures calorimétriques ont une importance considérable et on devrait se hâter de les substituer en clinique aux déterminations thermométriques.

§ 1. — MÉTHODES CALORIMÉTRIQUES APPLICABLES AUX SOURCES VIVANTES

Déjà, en 1777, LAVOISIER avait écrit : « Il y a une relation constante, entre la chaleur de l'animal et la quantité d'air entré, ou au moins convertie en air fixe dans les poumons » Pour arriver à la démonstration expérimentale de l'affirmation que nous venons de citer, LAVOISIER imagina son calorimètre à glace et fit avec LAPLACE la première expérience de calorimétrie animale.

1° Calorimètre de Lavoisier et Laplace. — Cet appareil utilisait la méthode de fusion de la glace pour la mesure des quantités de chaleur; on sait que la chaleur latente de fusion de la glace est égale à 79cal,25, c'est-à-dire que pour faire passer, à la température de 0°, un kilogramme de glace

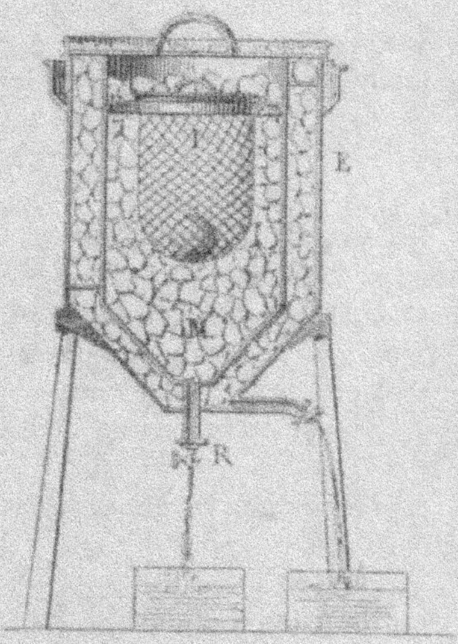

Fig. 61.
Calorimètre de LAVOISIER et LAPLACE.

de l'état solide à l'état liquide, il faut fournir 79,25 grandes calories. C'est cette donnée physique qui a servi à LAVOISIER et

Laplace pour la mesure des quantités de chaleur produites par
l'animal. Leur appareil se composait (fig. 61) de trois enceintes
concentriques en cuivre mince ; la plus intérieure percée de
trous recevait l'animal, l'espace compris entre elle et la seconde
était rempli de glace pilée dont l'eau de fusion était recueillie
à l'aide d'un tube traversant la troisième enceinte dans un
vase placé au-dessous. L'espace entre la seconde et la troisième enceinte était lui-même rempli de fragments de glace
pour empêcher qu'aucune quantité de chaleur, autre que celle
de l'animal, ne soit communiquée à la glace contenue dans l'enceinte moyenne. Pour permettre l'introduction de l'animal,
l'appareil était ouvert par le haut, mais muni d'un double
couvercle répétant la même disposition que le corps du calorimètre. Soit P le poids de la glace fondue après un temps θ,
l'animal soumis à l'expérience a produit pendant ce temps
une quantité de chaleur Q égale à P $\times$ 79,25 et sa puissance
calorifique π a pour expression :

$$\pi = \frac{P \times 79,25}{\Theta} .$$

Un cochon d'Inde, dans une expérience de dix heures, fit
fondre 402^{gr}, 27 de glace. Mais, fait remarquer Lavoisier, l'animal a dû se refroidir et de plus toutes les humeurs excrétées
par lui se sont refroidies à zéro : le poids de 402^{gr},27 est donc
trop fort ; il n'aurait été que de 341 grammes, si la température
de l'animal n'avait pas changé.

2° Objections. — Le calorimètre de Lavoisier et Laplace est
sujet à un certain nombre d'objections.

a. *Au point de vue physique*, il est difficile, sinon impossible,
d'évaluer exactement la quantité de glace fondue : une certaine quantité d'eau, variable d'ailleurs, est retenue sur les
parois de la deuxième enceinte d'une part et entre les fragments de glace d'autre part. Cette erreur, absolument inévi-
table, est encore multipliée par le facteur 79,25. On ne peut
donc pas obtenir avec cet appareil des résultats précis.

b. *Au point de vue physiologique*, l'animal enfermé dans une enceinte métallique à 0° ne peut pas être considéré comme se trouvant dans des conditions normales : il se refroidit considérablement, et par conduction, et par rayonnement : les conditions de sa vie habituelle sont donc complètement modifiées.

Si la méthode de fusion de la glace, pour toutes ces causes d'erreur, est complètement abandonnée, la méthode qu'imagina Lavoisier pour l'étude de la respiration est encore aujourd'hui celle qui permet la mesure la plus précise des échanges gazeux respiratoires ; faire respirer l'animal en vase clos et absorber l'acide carbonique à mesure de sa production, remplacer l'oxygène à mesure qu'il est absorbé.

3° Calorimètre de Dulong et calorimètre de Despretz. — Les expériences qui conduisirent séparément ces deux physiciens à construire un calorimètre furent instituées en 1823 pour déterminer les sources de la chaleur animale, sujet proposé comme prix par l'Académie des Sciences. Comme l'avait fait quarante ans plus tôt Lavoisier, Dulong, ainsi que Despretz, mesurèrent, d'un côté la quantité de chaleur perdue par l'animal pendant un temps donné, d'autre part la chaleur produite par la respiration, en déduisant de la quantité d'oxygène absorbé et de l'acide carbonique exhalé, les proportions de carbone et d'hydrogène brûlés ; puis en multipliant le poids de chacun de ces corps par sa chaleur de combustion.

§ 2. — MÉTHODES CALORIMÉTRIQUES RÉCENTES

Depuis les recherches de Dulong et de Despretz, la calorimétrie animale avait été complètement négligée. Ce n'est qu'à partir de 1872 que les physiciens biologistes ont repris l'étude de la mesure de la quantité de chaleur produite par l'homme et les animaux.

Les calorimètres modernes sont assez nombreux aujourd'hui et il est nécessaire, pour s'y reconnaître, d'en faire une classification. On peut prendre comme base de cette classification l'état du corps calorimétrique choisi, c'est-à-dire l'état physique du corps auquel l'animal en expérience cède sa chaleur ;

quant au mode suivant lequel cette chaleur est cédée, c'est toujours par convection et par rayonnement, excepté dans la méthode du bain. Nous diviserons donc les calorimètres en deux grandes classes : 1° *les calorimètres à liquides* ; 2° *les calorimètres à gaz*.

A) Calorimètres a liquides

Dans cette classe de calorimètres, nous établirons trois subdivisions : les calorimètres à bain, les calorimètres à circulation, les calorimètres à distillation.

1° Calorimètres à bain. — Cette méthode de calorimètrie a été peu employée en biologie ; c'est surtout LIEBERMEISTER et ses élèves qui l'ont utilisée sur l'homme. Le sujet est plongé dans un bain d'eau de masse connue ; des thermomètres permettent de suivre la marche de la température. Deux procédés différents peuvent être employés.

a. *Bain froid*. — Quand un corps, susceptible de produire de la chaleur, est placé dans une masse d'eau de température connue, il cède de la chaleur à cette eau dont la température s'élève progressivement. Si, pendant ce temps, la température de la source reste constante, la quantité de chaleur produite s'obtient en multipliant le poids de l'eau par sa variation de température.

b. *Bain à la température du corps*. — Lorsqu'on plonge un corps de poids connu et de chaleur spécifique donnée dans une masse d'eau ayant une température égale à celle de la source calorifique, la température de celle-ci s'élève par suite de la chaleur qu'elle dégage. Pour avoir la quantité de chaleur produite par le corps, il faut alors multiplier son poids par sa chaleur spécifique et par l'élévation de sa température propre.

Telles sont les deux méthodes appliquées à l'homme par les auteurs allemands.

c. *Objections aux calorimètres à bain*. — L'une et l'autre sont passibles de grandes objections, tant au point de vue physique qu'au point de vue physiologique. Un individu placé dans un bain à 18°, par exemple, se refroidit (première méthode) ; dans un bain à la température de son corps, il s'échauffe (deuxième méthode). Il ne reste donc pas dans les conditions normales. D'autre part, la tête du sujet reste en dehors du bain, on ne tient donc pas compte de la perte de chaleur provenant de la radiation calorique de cette partie du corps, pas plus que de celle emportée avec l'air expiré. En outre, au point de vue physique, il est très difficile d'évaluer la température du corps de l'homme dans ces conditions : on ne peut pas admettre que chaque point du corps possède la même température que celle indiquée par le thermomètre appliqué dans un endroit déterminé. Enfin, il est très difficile de connaître exactement la température moyenne d'une masse d'eau, comme celle nécessaire à un bain, qui est au moins de 300 litres : d'autant plus qu'une faible erreur dans cette détermination en entraîne fatalement une autre, très considérable dans le résultat trouvé.

d. *Méthode de Lefèvre.* — Dans ces dernières années, Lefèvre a essayé de justifier la méthode des bains en y apportant de notables perfectionnements. La température de l'eau est rendue homogène à l'aide d'un agitateur ; des thermomètres étalonnés sont lus à distance au moyen d'une lunette à micromètre permettant d'apprécier le 1/500 de degré ; le temps est mesuré sur un chronomètre qui bat le 1/50 de seconde ; enfin la masse d'eau est réduite à 70 litres.

Lefèvre a utilisé deux procédés pour arriver à des mesures aussi exactes que possible : 1° un procédé analytique dans lequel le débit calorifique de la source est mesuré à chaque minute par la lecture à l'œil nu des thermomètres plongés dans l'eau ; 2° un procédé synthétique dans lequel on réunit dans un tableau douze expériences de minute en minute. Ce dernier procédé est le plus précis, car dans chaque expérience la détermination de la température, faite seulement avant et après le bain dans l'eau très bien mélangée par l'agitateur, est effectuée au moyen de la lunette. Il faut cependant, pour que les résultats ne soient pas entachés d'erreurs, que d'une expé-

rience à l'autre toutes les circonstances expérimentales et
l'état physiologique du sujet restent comparables.

2° Calorimètres à circulation — Cette classe de calorimètres est tout à fait propre à fournir des résultats exacts pour
la mesure des quantités de chaleur produites par les animaux.
La méthode imaginée par d'ARSONVAL est si parfaite que l'on
peut, avec elle, faire des déterminations de chaleurs spécifiques, de chaleur de fusion, de vaporisation, etc.

A. CONDITIONS D'UNE BONNE MÉTHODE CALORIMÉTRIQUE. — Étant
en présence d'une méthode à laquelle on ne peut faire aucune
objection, c'est le moment de nous demander quelles sont les
conditions que doit présenter une méthode calorimétrique
pour être applicable aux sources vivantes. Ces conditions sont
de deux ordres :

a. Conditions d'ordre physiologique. — Elles sont au nombre
de trois : 1° la composition du milieu gazeux où l'animal en
expérience est plongé doit rester constante et être normale ;
2° la température de ce même milieu ne doit pas varier
pendant toute la durée de l'expérience ; 3° l'expérience doit
pouvoir se faire pendant un temps très long pour qu'on soit
sûr d'éliminer, soit les causes d'erreurs accidentelles, soit les
coïncidences heureuses.

b. Conditions d'ordre physique. — 1° Il faut avoir la certitude de mesurer toute la chaleur dégagée par l'animal ; 2° la
certitude de ne mesurer qu'elle ; 3° la méthode doit permettre
d'enregistrer automatiquement les indications fournies par
l'appareil.

B. CALORIMÈTRE DE D'ARSONVAL. — Ce calorimètre donne une
complète satisfaction aux conditions qui viennent d'être énoncées. Voyons-en d'abord le principe :

a. Principe de l'appareil. — L'animal est placé dans un récipient métallique à double enveloppe (fig. 62). L'espace annulaire est rempli par un liquide dont l'échauffement est rendu
impossible par un serpentin qui traverse le matelas liquide et

dans lequel circule un courant d'eau qui entre à la température de 0°. Cette eau froide, *en circulant* dans le serpentin SS', emporte la chaleur cédée par l'animal au système et sort du serpentin à une température déterminée t^o. Supposons qu'un appareil automatique puisse faire arriver l'eau dans le serpentin au moment où la température du liquide tend à s'élever au-dessus de t^o, le volume de l'eau qui sortira sera évidemment égal à celui de l'eau qui est entrée. Or, l'eau entre à 0° et sort à t^o : si donc, au bout d'un temps θ, il est sorti un poids P d'eau, la quantité de chaleur emportée par cette eau, et qui est exactement égale à celle produite par l'animal pendant le même temps a pour expression le produit de P par t. Au point de vue physiologique, il importe de remarquer que l'animal aura été pendant toute la durée de l'expérience dans un milieu à température invariable t^o. La mesure de la quantité de chaleur se fera donc par la seule détermination de P que la balance permet d'obtenir avec une précision rigoureuse.

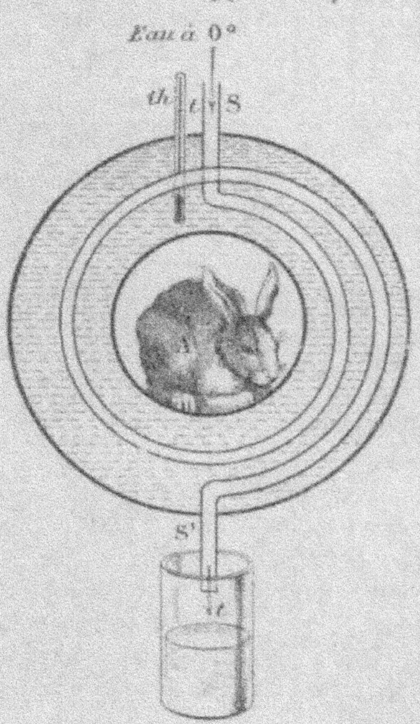

Fig. 62.
Schéma du calorimètre
de D'ARSONVAL.

Cette méthode, on le voit, possède une grande sensibilité. Elle est, en outre, applicable non seulement au cas où la source de chaleur est *positive*, mais aussi au cas où cette source *absorbe* de la chaleur ; dans ce deuxième cas, c'est de l'eau à T^o qui entre dans le serpentin pour sortir à t^o. La quantité de chaleur cédée par le système à la source négative

est ici Q = P (T — *t*). C'est le cas des *sources endothermiques*
comme les œufs pendant la période d'incubation.

b. *Description du calorimètre.* — Voyons maintenant l'ensemble de l'appareil. Le calorimètre est constitué par deux
cylindres concentriques circonscrivant deux cavités ; une

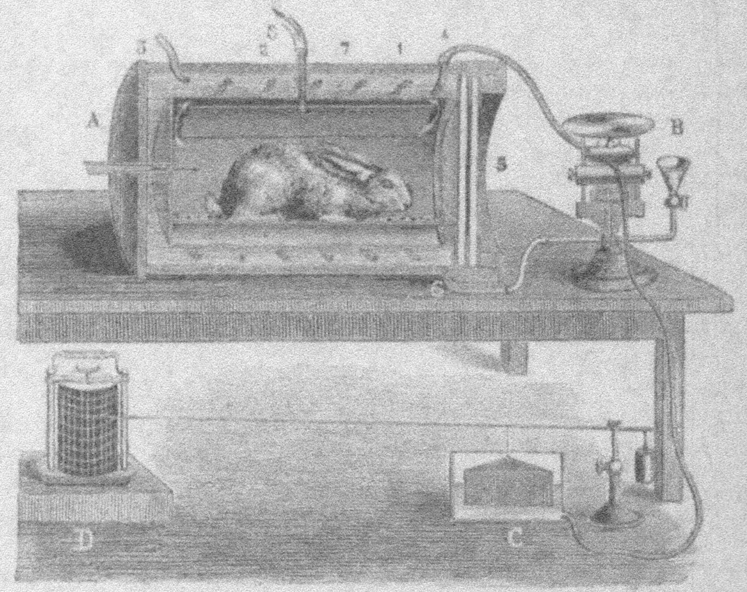

Fig. 63.
Calorimètre de d'Arsonval.

centrale où est placé l'animal en expérience, l'autre annulaire qui renferme un liquide dilatable. Ce liquide est traversé par un serpentin à travers lequel passe l'eau à 0° chargée d'enlever la chaleur produite par l'animal. Cette eau est
fournie par un réservoir qui contient de la glace maintenue
immergée sous l'eau ; le réservoir est isolé par des corps mauvais conducteurs de la chaleur. Un des bouts du serpentin
(celui de gauche 3) est relié avec le récipient contenant l'eau

à 0°, l'autre extrémité 4 est en rapport avec le régulateur d'écoulement qu'on voit à droite de la figure 63. Ce régulateur est construit de manière à permettre l'écoulement de l'eau à travers le serpentin, dès que la température du calorimètre tend à s'élever au-dessus de la température ambiante. Tant que le calorimètre est à cette température, aucun écoulement d'eau ne peut avoir lieu, mais si on introduit un animal dans le calorimètre, immédiatement l'écoulement d'eau à 0° commence et est d'autant plus rapide que la source de chaleur est elle-même plus intense. La température moyenne du calorimètre, pendant tout le temps de l'expérience, ne varie pas de 1/100 de degré. Au lieu de peser l'eau sortie du calorimètre, on peut employer la méthode graphique : d'Arsonval fait pour cela écouler l'eau dans un grand vase cylindrique C muni d'un flotteur ne touchant pas la paroi. Ce flotteur est suspendu à un long levier qui tend constamment à le soulever sous l'influence d'un contrepoids. L'extrémité de ce levier porte une plume qui vient inscrire les phases de l'écoulement sur un cylindre D faisant un tour en vingt-quatre heures et qui porte un papier divisé.

C. Calorimètre a double compensation de Lefèvre. — Tout récemment, Lefèvre a indiqué la possibilité d'obtenir un calorimètre à circulation dans lequel existerait une parfaite homogénéité de la température du matelas liquide par agitation ; en outre, le mélange uniforme de l'eau compensatrice serait rigoureusement assuré.

Enfin, la température de l'atmosphère intérieure du calorimètre serait régularisée dans cet appareil au moyen d'un courant d'air arrivant lentement dans le calorimètre : Lefèvre parviendrait ainsi à maintenir la température de l'air intérieur à une valeur voisine de celle du matelas liquide et de la salle d'expériences. Ce calorimètre, appelé par son auteur *à double compensation*, présenterait des avantages considérables au point de vue de l'exactitude des résultats calorimétriques.

D. Contrôle des calorimètres a circulation. — Étant donné

un calorimètre, il faut commencer par le contrôler, c'est-à-dire par savoir si les quantités de chaleur qu'il indique sont bien celles qui correspondent à la réalité.

a. *Chaleur cédée par une masse d'eau.* — Une première méthode consiste à introduire dans l'intérieur du calorimètre une quantité d'eau P à la température T° ; cette eau se refroidit de T° à T'° et perd une quantité de chaleur égale au produit $P (T - T')$.

Si $t°$ désigne la température du calorimètre, p le poids de l'eau écoulée (entrée à 0° et sortie à $t°$), la chaleur indiquée par l'appareil est $p \times t$ et, si les indications du calorimètre sont exactes, on doit avoir évidemment :

$$P (T - T') = p \times t.$$

b. *Chaleur de combustion de l'hydrogène.* — Une deuxième méthode consiste à faire brûler à l'intérieur du calorimètre un poids d'hydrogène connu à l'extrémité d'un chalumeau à bout de platine ; connaissant la chaleur de combustion de l'hydrogène, il est facile d'avoir la quantité de chaleur fournie.

$$V_{(0,760)} = V_t \times \frac{1}{1 + \alpha t} \cdot \frac{H - f}{760}$$

Le volume d'hydrogène à 0° et à 760, s'obtient par la formule, H étant la pression atmosphérique au moment de l'expérience, f la tension de la vapeur d'eau dans l'hydrogène, toujours plus ou moins humide, t la température du gaz avant sa combustion.

c. *Chaleur dégagée par un courant électrique.* — Une troisième méthode, plus commode et sujette à moins de causes d'erreurs que les précédentes, consiste à placer dans le calorimètre un fil métallique traversé par un courant dont on mesure l'intensité à l'aide d'un ampèremètre. Si on connaît la résistance du fil, on a (loi de JOULE) :

$$Q = \frac{1}{4,17} \cdot R \cdot I$$

Si on ignore la résistance, on place un voltmètre en dérivation aux extrémités du fil et on applique la formule

$$Q = \frac{1}{4,17} . E.I$$

La quantité de chaleur calculée d'après ces formules correspond au passage du courant *pendant une seconde*; il suffit donc de multiplier le nombre obtenu par le temps de l'expérience exprimé en secondes; on a ainsi la chaleur exprimée en *petites calories*.

3° Calorimètres à distillation. — Le principe de ces calorimètres est facile à comprendre : la chaleur perdue par l'animal est communiquée à un liquide volatil placé dans une enceinte voisine de l'animal et en relation avec une autre enceinte dont la température est plus basse que celle du liquide. En vertu du principe de la paroi froide, la vapeur va se condenser dans cette dernière enceinte et il suffit de peser le liquide ayant distillé, pour connaître la chaleur emportée par le passage du liquide à l'état gazeux, à condition de posséder une donnée exacte sur la température à laquelle la distillation s'est produite.

Rappelons que la *chaleur de vaporisation* d'un liquide est le nombre de calories nécessaires pour faire passer l'unité de poids de l'état liquide à l'état gazeux, à une température donnée qui ne doit pas changer pendant le changement d'état.

D'Arsonval a utilisé le phénomène de la distillation pour évaluer la quantité de chaleur produite par les animaux. Au lieu de prendre de l'aldéhyde comme liquide volatil (Rosenthal), il a préféré s'adresser au chlorure d'éthyle dont le point d'ébullition est à 11°, soit 10° plus bas que celui de l'aldéhyde.

Un de ses modèles de calorimètres est construit comme le modèle du même auteur à circulation ; il y a donc deux enveloppes limitant une cavité centrale et un espace annulaire. Dans cet espace (fig. 64), on a placé le liquide volatil, et celui-là est en communication avec un récipient en verre 2, gradué en centimètres cubes. Le réservoir 1 destiné à recevoir l'animal est plongé dans un vase 3 contenant de l'air ; ce vase 3 est lui-même plongé dans un vase 4 plein d'eau en contact direct avec le tube 2.

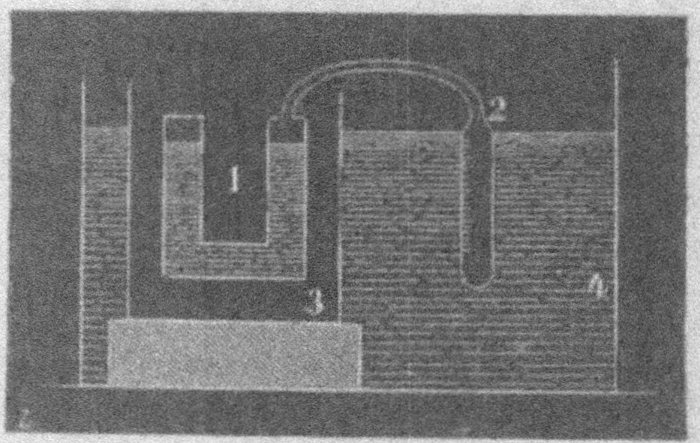

Fig. 64.
Calorimètre de d'ARSONVAL.

La chaleur dégagée par un animal placé en 1 sera exclusivement employée à volatiliser le liquide de 1 et à le faire distiller vers 2. Connaissant la chaleur de volatilisation du liquide on obtient la mesure de la chaleur produite par la lecture du volume du liquide condensé en 2.

B) CALORIMÈTRES A GAZ

Nous établirons dans cette classe de calorimètres deux subdivisions, en prenant pour base le mode suivant lequel la chaleur cédée au gaz est dissipée dans le milieu extérieur, par convection ou par rayonnement.

1° Calorimètre à convection. — La chaleur est dissipée dans le milieu extérieur par le mécanisme de la convection. On sait que la chaleur peut se propager par conductibilité, par convection et par rayonnement. La convection consiste dans le transport des molécules chaudes, et a pour effet de tendre à

uniformiser la température d'un fluide chauffé en l'un de ses
points. Dans ce mode de dissipation de la chaleur, il se forme
des courants dans la masse gazeuse (ou liquide) dont tous les
points ne sont pas à la même température : ces courants sont
dus aux différences de densités des diverses couches du fluide.
Voyons comment ce phénomène de la convection a pu servir
de base à une méthode calorimétrique.

a. *Anémo-calorimètre*. — C'est encore à D'ARSONVAL qu'est
due l'ingénieuse idée de ce calorimètre auquel il a donné le
nom d'*anémo-calorimètre*. Le grand avantage de ce calorimètre,
c'est qu'il peut servir, non seulement aux animaux, mais encore
à l'homme ; de plus, il pourrait être utilisé pour les besoins
cliniques, car il peut s'installer dans n'importe quelle salle
d'hôpital. Il est, grâce à son faible poids, facilement transportable ; il permet de prendre une mesure calorimétrique rapidement ; enfin, il peut être adapté au lit d'un malade et donner
automatiquement des indications continues, sous forme de
courbe calorimétrique, sans que personne ait à surveiller l'appareil. Ce sont là des conditions précieuses qui en font un
calorimètre très pratique.

Pour en comprendre le principe très simple, supposons un
homme enfermé dans une petite chambre l'isolant du milieu
ambiant : si l'air peut pénétrer librement par la partie inférieure de cette chambre et qu'à la partie supérieure se trouve
une courte cheminée, cet air s'échappera par là. Le sujet,
source de chaleur, échauffe l'air qui est entraîné au dehors
par convection, ce qui détermine un tirage d'autant plus actif
que la chaleur dégagée par la source est plus considérable.
En plaçant un anémomètre au-dessus de la cheminée d'appel,
le nombre de tours du moulinet, dans l'unité de temps, fournira une mesure très exacte de la vitesse du courant d'air et
par suite de la chaleur dégagée par l'individu.

Pour réaliser ce calorimètre (fig. 65), on prend un cylindre
d'étoffe, de laine ou de soie, de 2 mètres de haut, qu'on fixe à
la circonférence d'un disque de bois ou mieux d'un cône très
évasé en planches, de 80 centimètres de diamètre. Le plafond
ainsi formé porte à son centre une cheminée conique de 20 cen-

timètres de base, et 10 centimètres à la partie supérieure, sur 60 à 80 centimètres de hauteur totale. La partie supérieure reçoit un embout métallique, coudé à angle droit, sur lequel vient s'adapter l'anémomètre. Enfin, trois tiges de bois supportent au-dessus du sol le cylindre calorimétrique.

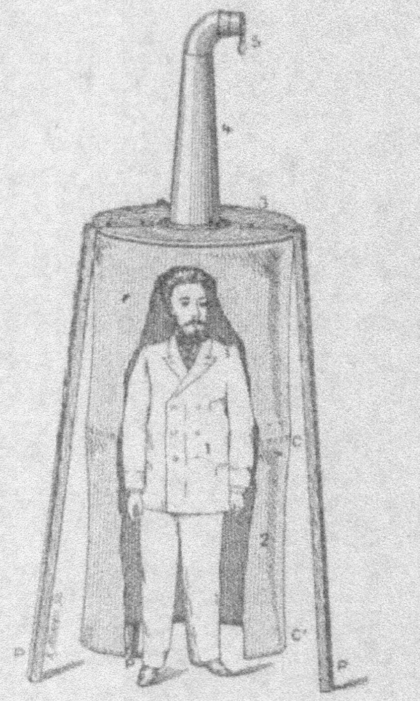

Fig. 65.
Anémo-calorimètre.

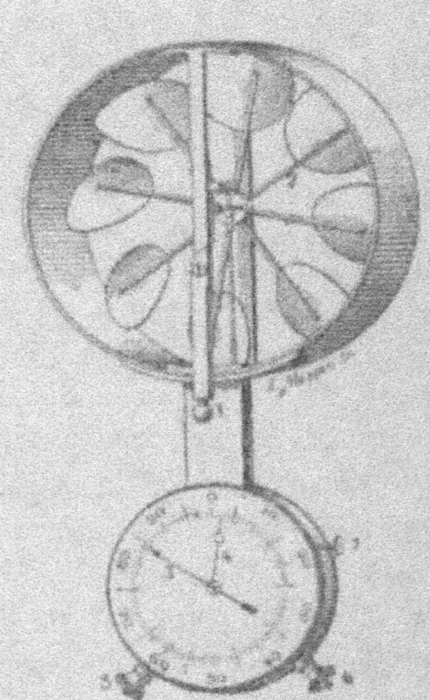

Fig. 66.
Anémomètre et son compteur.

L'anémomètre (fig. 66) est constitué par un moulinet très léger portant 8 ailettes en aluminium, inclinées à 45° sur l'axe de rotation. Le mouvement du moulinet se transmet à volonté à un compteur de tours placé plus bas, qu'on embraye au moment voulu. Ce compteur donne en mètres le chemin parcouru par l'air et en même temps le volume de l'air qui a traversé l'appareil, c'est-à-dire le coefficient de ventilation. La sensibilité de cet anémomètre est telle que la présence d'un homme dans ce calorimètre fait exécuter 2.500 tours en un quart d'heure.

Pour faire une mesure calorimétrique, il faut un temps excessivement court, car l'anémomètre prend sa vitesse maxima en moins d'une minute ; quand cette vitesse est établie, il suffit d'enclencher le compteur de tours et de le déclencher après une, deux ou mieux trois minutes.

Au lieu d'observer les aiguilles du compteur joint à l'anémomètre, il est plus commode, pour des expériences un peu longues, d'employer un anémomètre à contact électrique relié à un chronographe totalisateur ; à chaque tour de l'anémomètre, le courant d'une pile ou d'un accumulateur est fermé sur un électro-aimant qui attire une armature faisant monter d'un cran une plume chargée d'encre devant un cylindre enregistreur : celui-ci tourne avec une vitesse connue, ce qui permet de savoir, par une simple lecture faite *après* l'expérience, le nombre de tours effectués par les ailettes.

b. *Graduation de l'anémo-calorimètre*. — On ne peut pas compter sur l'exactitude d'une graduation de cet appareil faite une fois pour toutes ; il est nécessaire à cause des différents éléments perturbateurs, de faire une ou deux expériences d'étalonnage à chaque mesure calorimétrique. La meilleure méthode consiste à déterminer le nombre de tours faits par l'anémomètre sous l'influence de la chaleur dégagée par le sujet, dans un temps donné ; on place alors dans le calorimètre un fil résistant, disposé de manière à constituer une surface à peu près égale à celle de la section du corps, et dans lequel on fait passer un courant électrique : la résistance de ce fil étant connue, on règle l'intensité de façon à ce que l'anémomètre effectue un nombre de tours légèrement inférieur à celui du sujet, dans le même temps.

L'intensité est ensuite augmentée de manière à obtenir un nombre de tours un peu supérieur à celui du sujet. Il ne reste plus qu'à calculer les quantités q_1 et q_2 de chaleur développées dans les deux cas à l'aide de la formule

$$q = 0{,}24 \times R \times P \times t.$$

La quantité de chaleur x dégagée par le sujet est nécessairement comprise entre les deux valeurs q_1 et q_2. Si ces deux nombres sont peu éloignés l'un de l'autre on peut calculer x par une simple proportion.

2º Calorimètres à rayonnement. — Dans cette classe de calorimètres, la chaleur est dissipée dans le milieu extérieur par rayonnement. Le principe sur lequel reposent les calorimètres de cette catégorie est le suivant : supposons qu'une source de chaleur quelconque soit enfermée dans un vase métallique à double paroi, de forme cylindro-sphérique, par exemple, l'environnant de toutes parts. Dans la double paroi se trouve une masse d'air communiquant avec l'extérieur par l'intermédiaire d'un manomètre à air libre contenant du mercure ou tout autre liquide. Dans ces conditions, la chaleur dégagée par la source ne peut se perdre à l'extérieur par rayonnement qu'après avoir traversé la masse d'air en relation avec le manomètre. Celle-ci s'échauffe jusqu'à ce que la paroi extérieure du vase rayonne dans l'atmosphère une quantité de chaleur exactement égale à celle que dégage la source placée à l'intérieur ; à ce moment, la dénivellation produite par l'air du matelas annulaire sur le liquide du manomètre sera constante ; c'est le moment de l'équilibre, c'est-à-dire le moment où les pertes sont égales aux gains.

Si la source placée dans le vase à double paroi, est un animal, il suffira, une fois l'équilibre produit, de le remplacer par une source de chaleur connue et réglable à volonté, de manière à obtenir la même dénivellation manométrique.

a. *Calorimètre de d'Arsonval*. — Tel qu'il est décrit jusqu'à présent, ce procédé serait loin de fournir des indications précises ; en effet, toute variation de la pression atmosphérique, toute variation de la température ambiante ont un retentissement notable sur le volume de l'air du manchon et par suite sur la pression exercée sur le liquide du manomètre. Il faudrait, pour se mettre à l'abri des erreurs entraînées par ces variations, faire des corrections. Mais, au lieu de faire des corrections, d'ARSONVAL a pensé très justement qu'il valait bien mieux les éviter, ce qu'il a admirablement résolu en faisant communiquer l'autre branche du manomètre avec un vase à double paroi semblable au premier et soumis, comme lui, aux mêmes variations simultanées de pression et de température. Ce deuxième vase est appelé, à cause de sa fonction, le *compensateur*. Au lieu d'un vase à double paroi, on peut prendre pour compensateur un récipient fermé quelconque ayant une capacité égale à celle du manchon d'air du calorimètre proprement dit.

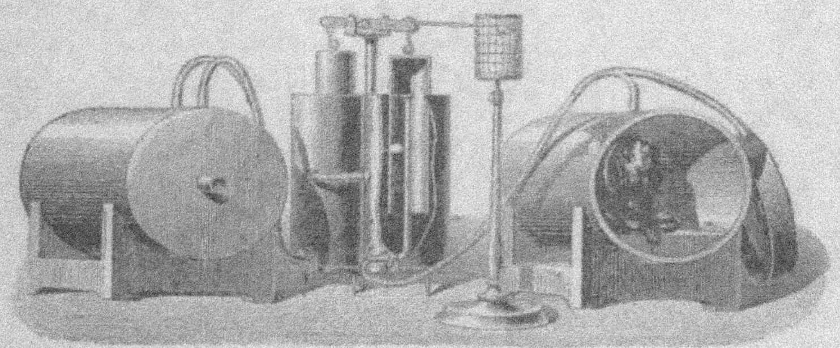

Fig. 67.

Calorimètre de d'ARSONVAL (d'après L. FREDERICQ).

Le calorimètre à rayonnement de d'ARSONVAL peut donc fonctionner comme un véritable appareil différentiel; en particulier, il pourra être employé pour faire l'étude calorimétrique de deux parties symétriques du corps dans certains états pathologiques, cette mesure calorimétrique locale remplaçant très avantageusement les déterminations thermométriques locales. Mais, en général, le calorimètre tel qu'il vient d'être exposé sert à la calorimétrie des animaux, lapin, canard, etc.

La même méthode de calorimétrie a été appliquée à l'homme par d'ARSONVAL; le compensateur, en relation avec le manomètre différentiel, est ici un grand flacon. A la partie inférieure du calorimètre proprement dit est un tuyau qui communique avec un aspirateur et qui produit un renouvellement continuel de l'air qui entoure le sujet.

Étant donnée la masse d'air contenue dans l'espace annulaire du calorimètre, la sensibilité de la méthode est très grande ; d'Arsonval a indiqué un moyen pour augmenter encore cette sensibilité : il consiste à incliner le manomètre plus ou moins fortement sur l'horizontale. Dans ces conditions, à une même pression correspond une dénivellation manométrique beaucoup plus grande et par suite une sensibilité bien plus considérable.

La graduation se fait comme celle des autres calorimètres, en introduisant une source de chaleur dans la cavité destinée à l'animal ou à l'homme, suivant le modèle adopté. Graduer un calorimètre, c'est chercher à combien de calories correspond une dénivellation de 1 centimètre dans le manomètre.

Pour que la graduation reste constante, il faut que le pouvoir émissif conserve, lui aussi, la même valeur ; pour cela, d'Arsonval conseille de recouvrir la paroi externe d'une couche de peinture au minium ou à la céruse, qu'on vernit ensuite pour pouvoir la laver aisément.

b. *Calorimètre de Richet.* — Ce calorimètre à rayonnement repose sur le même principe que le précédent, mais le dispositif expérimental adopté par Richet en diffère complètement. L'enceinte calorimétrique est, comme on le voit (fig. 68), constituée par un serpentin tubulaire en cuivre disposé en forme de double hémisphère articulé par une charnière. Chacun des deux serpentins est relié à un tube de caoutchouc amenant l'air dilaté à la partie supérieure d'un vase clos contenant de l'eau. L'air exerce, en se dilatant, une pression sur la surface du liquide et le force à s'écouler par le siphon, toujours exactement amorcé ; dans ces conditions, la moindre augmentation de pression fera écouler l'eau du siphon et la quantité d'eau qui tombera sera précisément égale en volume à la dilatation de l'air. Si l'on recueille, dans une éprouvette graduée, l'eau qui s'écoule, on mesure ainsi la dilatation de l'air du récepteur calorimétrique. Cet appareil travaille donc, comme dit Richet, à pression nulle ; celle-ci est réalisée en ramenant toujours le siphon au niveau exact du vase clos.

La graduation a été faite de la façon suivante : après avoir placé un poids P d'eau chaude à $t°$ dans le calorimètre, on observe qu'une certaine quantité d'eau V s'écoule par le siphon ;

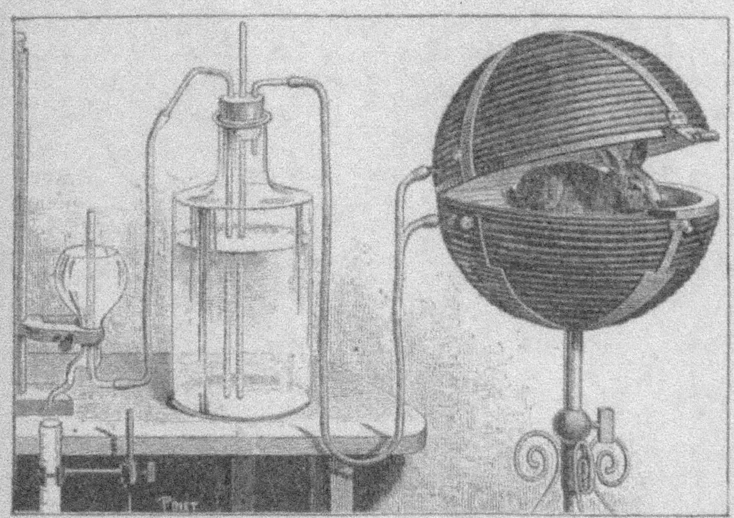

Fig. 68.
Calorimètre de Richet.

pendant que la température de l'eau placée dans le calorimètre baisse de $t°$ à $t'°$, la quantité de chaleur cédée par l'eau chaude au calorimètre est $P(t - t')$. Par suite, la quantité de chaleur correspondant à 1 centimètre cube d'eau écoulée est

$$q = \frac{P(t - t')}{V}$$

le nombre q représente des calories grammes-degré, si P est exprimé en grammes. Dans une expérience de graduation, on a trouvé pour q la valeur de 83 petites calories.

§ 3. — CHALEUR SPÉCIFIQUE DES TISSUS DE L'ORGANISME

Il est naturel de placer, à la suite des méthodes calorimétriques, l'étude de la chaleur spécifique des tissus. Peu de recherches d'ailleurs ont été faites dans ce sens; aussi celles de Kopp, que nous allons exposer brièvement, mériteraient-elles d'être reprises.

1° Tissus solides. — On en fait des fragments qu'on place dans un tube à essai à parois minces fermé par un bouchon

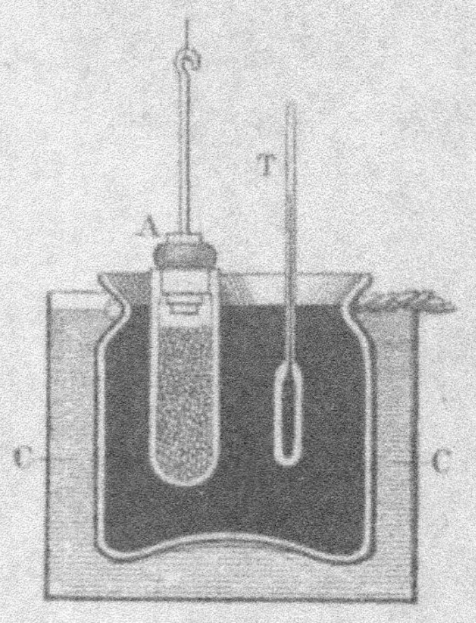

Fig. 69.
Appareil de Kopp.

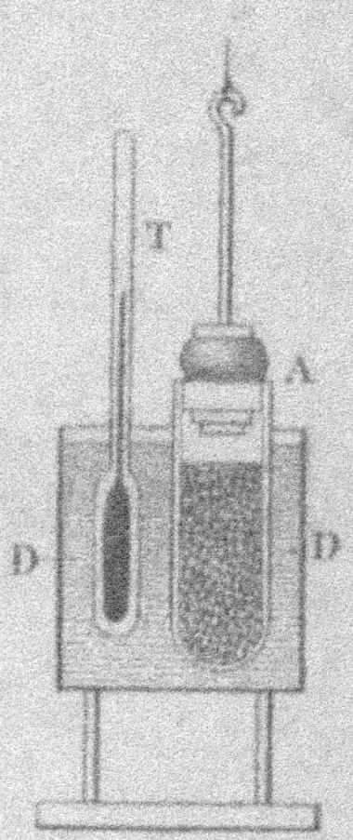

Fig. 70.
Calorimètre.

que traverse un fil de cuivre recourbé. On introduit dans le tube un liquide sans action sur le tissu et en assez grande quantité pour recouvrir les fragments. Le tube vide ayant été pesé, on le repèse successivement après l'introduction du tissu solide et du liquide inerte. Soit p le poids du tissu et π celui du liquide. Le tube est ensuite plongé dans un bain de mercure contenu lui-même dans un bain d'huile (fig. 69) : le tout est porté à la température T° (par exemple 40°).

On introduit alors rapidement le tube dans un calorimètre ordinaire (fig. 70) (méthode des mélanges), on agite et on lit l'élévation de température de l'eau, soit $T_1 - t$. Désignons par x la chaleur spécifique du tissu, par c celle du liquide inerte, par q la quantité de chaleur cédée à l'eau par le tube seul et qu'une expérience préalable a fait connaître.

La chaleur cédée par le système à l'eau du calorimètre est

$$(p.x + \pi c + q)(T - T_1)$$

et la quantité de chaleur gagnée par l'eau est (M étant son poids), $M(T_1 - t)$. Et l'on peut écrire

$$(px + \pi c + q)(T - T_1) = M(T_1 - t)$$

On tire de là :

$$x = \frac{M(T_1 - t) - (\pi c + q)(T - T_1)}{p(T - T_1)}$$

Nous ferons de suite une objection à cette méthode : le choix du verre est mauvais, à cause de sa faible conductibilité calorifique.

2° Liquides de l'organisme. — Dans le cas des liquides, la même méthode s'applique plus simplement, car le terme πc disparaît de l'équation qui devient alors

$$x = \frac{M(T_1 - t) - q(T - T_1)}{p(T - T_1)}$$

Les mêmes critiques que précédemment s'adressent à ces déterminations.

Récemment, l'auteur de cet ouvrage a déterminé la chaleur spécifique des liquides organiques en utilisant la méthode du refroidissement dont le principe et la technique sont indiqués dans le *Précis de Manipulations de Physique biologique*, p. 103, même collection.

Voici les chaleurs spécifiques des différents tissus et des liquides de l'économie.

	calories.		calories.
Tissu osseux (compact).	0,3	Sang artériel	0.901
— — (spongieux).	0,71	Sang veineux	0.893
Tissu adipeux.	0,712	Sérum	0.932
Tissu musculaire	0,82	Sang défibriné.	0,92

3° Chaleur spécifique moyenne du corps. — L'examen de ce tableau montre immédiatement que c'est à tort que l'on assigne à la chaleur spécifique moyenne du corps de l'homme ou des animaux la valeur d'une calorie : cette chaleur spécifique est bien inférieure à 1. En effet, c'est le sang dont la chaleur spécifique est la plus grande et celle-ci est d'environ 0,9; d'autre part les autres tissus, os et muscles, sont en bien plus grande proportion dans le corps, et leur chaleur spécifique est comprise entre 0.3 et 0,8. Il est donc certain que c'est, non pas 1, mais une valeur comprise entre 0,5 et 0,7 qu'il faut prendre pour la chaleur spécifique moyenne du corps humain.

§ 4. — RÉSULTATS CALORIMÉTRIQUES

Lorsqu'on place un corps chaud dont la température est T dans une enceinte dont la température est plus basse t, le corps chaud perd de la chaleur par sa surface et se refroidit peu à peu jusqu'à ce que sa température devienne égale à celle de l'enceinte dans laquelle il est plongé. Si S désigne sa surface et si K est une constante dépendant de la nature du corps, la quantité de chaleur que perd le corps chaud a pour expression.

$$Q = KS \, (T - t).$$

C'est la traduction algébrique de la loi de NEWTON, elle s'énonce : la quantité de chaleur perdue par un corps chaud placé dans une enceinte plus froide est proportionnelle à sa surface et à l'excès de la température du corps chaud sur celle de l'enceinte.

1° La loi de Newton est-elle applicable aux homéothermes? — La formule précédente montre que la quantité de chaleur perdue par un corps inerte dépend de deux facteurs, S et $T — t$. Demandons-nous si les animaux se trouvent placés dans des conditions telles qu'ils obéissent à cette loi physique.

a. *Influence de la surface du corps.* — RICHET, en opérant sur le lapin et sur d'autres animaux, a cherché à résoudre cette importante question : pour obtenir la surface cutanée, il assimilait les animaux à des sphères, ce qui permet de calculer facilement le rayon, car on a, en admettant que la densité du corps est égale à 1,

$$V = P = \frac{4}{3} \pi R^3,$$

d'où

$$R = \sqrt[3]{\frac{P}{4}}.$$

Connaissant R, la surface cherchée est $S = 4 \pi R^2$.

La surface des animaux étant ainsi calculée, RICHET a trouvé qu'il existait une proportionnalité constante entre cette surface et la quantité de chaleur dégagée par chaque animal.

Sur l'homme, des expériences ont été faites récemment[1] en mesurant exactement la surface du corps à l'aide de l'intégrateur de surfaces décrit dans le livre précédent et en déterminant la quantité de chaleur dégagée par chaque sujet au moyen de l'anémo-calorimètre de D'ARSONVAL.

Voici les nombres trouvés pour une série d'expériences.

Sujets.	Quantité de chaleur.	Surface du corps.
A	86 calories.	194,45 déc. carrés.
B	70 —	170,67 —
C	69 —	167,17 —

L'examen de ce tableau prouve nettement que la quantité de chaleur dégagée par l'homme est bien proportionnelle à la

[1] H. BORDIER. *Journal de physiologie et de path. géner.* Janvier, 1902.

surface de son corps; car si l'on calcule les rapports $\frac{c}{s}$, on trouve pour les trois sujets les valeurs 0,41 ; 0,40 ; 0,41.

Ce qui veut dire que dans les conditions où la radiation calorique a été mesurée, chaque décimètre carré de la surface du corps perdait 0,4 calorie par heure.

De ces résultats expérimentaux on doit conclure que la loi de NEWTON s'applique aux homéothermes, y compris l'homme, en ce qui concerne le premier facteur S.

b. *Influence de la température extérieure.* — Lorsqu'on ne possède pas le sens exact de l'énoncé de la loi de NEWTON, on est conduit à appliquer cette loi de la façon suivante et à se dire : un animal doit perdre d'autant plus de chaleur, toutes les autres circonstances restant les mêmes, qu'il est placé dans un milieu dont la température est plus basse.

Voyons si l'expérience est d'accord avec ce raisonnement. D'ARSONVAL a le premier cherché ce que devenait la chaleur perdue par un animal à mesure que la température extérieure était plus basse. Il a trouvé que la proportionnalité indiquée par la loi de NEWTON n'existait qu'aux environs de 15°. Les expériences de RICHET ont confirmé les résultats de D'ARSONVAL. La formule précédente montre que la quantité de chaleur rayonnée doit être d'autant plus grande que la différence $T - t$ est plus considérable, c'est-à-dire à mesure que la température extérieure devient plus basse. Or, les mesures calorimétriques faites sur les animaux ne fournit pas des résultats concordant avec le raisonnement précédent. Faut-il en déduire que les animaux ne suivent pas la loi de NEWTON ? Nous avons dit qu'un animal devrait perdre plus de chaleur à 0° qu'à 15° puisque $T - o$ est plus grand que $T - 15$. Cela devrait être, en effet, si l'excès de sa température, *non de sa température centrale, mais de sa température périphérique*, sur la température de l'enceinte, était plus grand à 0 qu'à 15° et dans ce cas seulement. Or, cet excès de la température superficielle de l'animal sur la température du milieu extérieur est-il réellement plus grand lorsque ce milieu est à 0° que lorsqu'il est à 15° ?

Remarquons que lorsqu'un animal ou l'homme est exposé à une température voisine de zéro, sa périphérie cutanée subit

un refroidissement considérable : il suffit de se toucher les
oreilles, ou le nez, par un froid intense, pour constater ce grand
refroidissement. Ce résultat thermique est dû à un phénomène physiologique qui intervient quand la température
ambiante s'abaisse trop. Il se fait une constriction vasculaire
périphérique ayant pour effet de diminuer l'afflux du sang à
la surface rayonnante ; d'où l'abaissement de la température
de cette surface. A partir de ce moment, l'excès $T - t$ de la
température cutanée de l'animal sur celle du milieu est évidemment diminué au lieu d'être augmenté. Il s'ensuit que la
perte de chaleur doit diminuer, d'après la loi de NEWTON elle-
même. Pour affirmer que les animaux vivants ne suivent pas
la loi de NEWTON, ainsi que l'ont soutenu quelques physiologistes, il faudrait mesurer en même temps la chaleur émise et
l'excès $T - t$ de la température *périphérique* de l'animal sur
celle du milieu dans lequel il est placé.

2° Influence des téguments. — On sait que la quantité de
chaleur qui traverse un mur à faces parallèles est d'autant
plus petite que le mur est plus épais et que son coefficient de
conductibilité est plus petit.

Les substances qui constituent les téguments des animaux,
les plumes, les poils, les vêtements, doivent leur rôle protecteur à leur mauvaise conductibilité et à leur épaisseur, plus ou
moins considérable. Nous avons déjà vu que l'on pouvait
diviser les homéothermes en différentes catégories, en prenant
pour base précisément l'importance de leurs téguments, fourrures, plumages, etc.

La quantité de chaleur rayonnée *par unité de surface* par les
différents animaux est inversement proportionnelle à l'épaisseur du tégument protecteur. Voici des chiffres déterminés par
RICHET et qui montrent bien cette influence :

Qualité de la fourrure.	Animaux.	Température.	Calories.
Animaux à fourrure très épaisse (plumage).	Oie.	41°,7	10,5
Animaux à fourrure épaisse. . .	Chat.	39°	11,6
— fourrure maigre. . .	Chien	39°	14,2
— peau nue.	Enfant.	37°,5	16,2

PRÉCIS DE PHYS. BIOLOG., 2° édit.   10

Ce tableau est très instructif; il montre que plus la température centrale d'un animal est élevée et plus sa fourrure doit être épaisse et sa protection efficace.

La perte de calorique par unité de surface d'un animal va en croissant à mesure que son poids devient plus petit; les homéothermes ne peuvent pas pour cette raison acquérir des dimensions aussi faibles que celles que l'on trouve chez les poïkilothermes; mais ceux qui ont un volume très petit sont munis d'un appareil protecteur très efficace pour s'opposer à de trop grandes pertes de chaleur par leur surface. Ainsi les souris, dont le volume est très faible, ont une fourrure très épaisse; les oiseaux-mouches, qui ne pèsent que 5 à 8 grammes, ont un plumage très abondant, et, de plus, ils ne vivent que dans les pays chauds. Cependant, des conditions mauvaises sont réalisées par les tout petits animaux qui sont dépourvus de fourrure, au moment de leur naissance; mais pour remplacer la fourrure absente et les empêcher de mourir de froid, ils sont pour ainsi dire couvés par leur mère; c'est le tégument maternel qui supplée ici à l'insuffisance de leur propre tégument.

De tous les animaux, l'homme est celui dont la peau est le moins bien protégée; aussi, la perte par rayonnement serait-elle considérable, si nos vêtements ne s'y opposaient en jouant le même rôle protecteur que les fourrures des autres homéothermes. Nous reviendrons, plus loin, sur ce tégument artificiel de l'homme.

3° Influence du moment de la journée. — Cette influence est surtout intéressante pour l'homme. Des mesures ont été faites par d'ARSONVAL sur lui-même, mesures très instructives et qui montrent à quelles énormes oscillations notre thermogenèse est soumise, même à l'état de santé.

Le poids de l'expérimentateur était de 74 kilogrammes, son âge de quarante-deux ans, la température ambiante de 18°.

Voici les quantités de chaleur, dégagées pendant une heure :

À jeun debout et habillé	79.200 calories.
Une heure après déjeuner	91.200 —
Après un bain à 28°	48.000 —

Cette quantité de chaleur varie aussi beaucoup suivant la station et suivant le vêtement. Ainsi, étant assis, le sujet dégageait à l'heure 79.000 calories, tandis que debout, les autres conditions étant les mêmes, il produisait 91.200 calories.

Les déterminations calorimétriques fourniraient de très intéressants renseignements si elles étaient faites, non seulement pendant le repos, mais aussi pendant le travail, soit physique, soit intellectuel, ou encore après un exercice violent, tel qu'une course à bicyclette ou à cheval. Il serait à souhaiter que ces recherches soient entreprises ; elles viendraient ainsi compléter les indications thermométriques et les analyses des urines faites dans les mêmes circonstances.

4° Influence des maladies sur la radiation calorique. — Peu de recherches de calorimétrie clinique ont été faites jusqu'à présent : sur l'enfant, Boxxior a pu déterminer les quantités de chaleur dégagées pendant le cours de quelques affections infectieuses. Il s'est servi d'un calorimètre à convection construit avec une couveuse, l'enfant étant disposé sur un placet médian. La quantité de chaleur dégagée était mesurée au moyen d'un thermomètre différentiel à air, l'un des réservoirs étant dans le courant d'air du tuyau du calorimètre, l'autre à l'extérieur.

Chaque expérience durait une demi-heure. Les recherches calorimétriques ont porté sur des enfants fébricitants âgés de deux à huit mois; en même temps, on déterminait leur température centrale. Voici les nombres obtenus dans le cas d'une fièvre scarlatine :

	Calories-heure.	Température centrale.
24 janvier	11,7	39°,6
25 —	16,3	40°,2
27 —	19	39°
28 —	18	39°,4
29 —	15	39°
30 —	14	39°

Ces résultats sont intéressants, car ils prouvent nettement qu'il n'existe pas de parallélisme entre le nombre de calories

rayonnées par un malade et sa température centrale : quand
celle-ci était à 40°2, la quantité de chaleur 16,3 calories était
inférieure de près de 3 calories à celle correspondant à la
température de 39° du petit malade. C'est là une confirmation
on ne peut plus probante de ce que nous avons déjà dit, à
savoir la nécessité pour le clinicien de faire des mesures calorimétriques, en même temps que des mesures thermométriques.

CHAPITRE III

THERMODYNAMIQUE ANIMALE

Nous avons considéré l'animal comme source de chaleur, nous savons mesurer sa puissance calorifique et nous connaissons les différentes influences qui font varier cette puissance ; nous devons rechercher quelles sont les relations qui existent entre les quantités de chaleur produite par cette source d'énergie et le travail mécanique effectué par cette même source. C'est là le but de la thermodynamique animale.

ARTICLE PREMIER

RELATIONS ENTRE LA CHALEUR
ET LE TRAVAIL MÉCANIQUE

Avant d'exposer les expériences tentées sur les sources vivantes d'énergie dans le but d'établir les relations qui peuvent exister entre la chaleur produite par ces sources et le travail mécanique effectué, il est utile de rappeler d'abord le premier principe de la thermodynamique ou principe de l'équivalence.

1° Principe de l'équivalence. — Lorsque, dans un des organes d'une machine, il apparaît du travail mécanique, il disparaît par ce fait même, dans un autre organe de la même machine, soit du travail mécanique, soit de la chaleur, soit du courant électrique, etc., suivant la nature des organes de la machine. Si l'on considère en particulier une machine thermique et que l'on mesure d'une part la quantité du travail effectué par la machine, et d'autre part la quantité de chaleur disparue pendant le même temps, on trouve un rapport constant et invariable entre ces deux quantités.

Tel est le *principe de l'équivalence* formulé pour la première fois par un médecin de Heilbronn, JULES-ROBERT MAYER. C'est en réfléchissant au fonctionnement de la machine assurément la plus complexe de toutes, la machine animale, que MAYER entrevit le premier principe de la thermodynamique.

Cherchons tout d'abord comment varie la quantité de chaleur produite par les sources vivantes avec le travail mécanique effectué. Les premières recherches tentées dans cette voie n'ont porté que sur la variation thermométrique des organes qui étaient le siège de la production de travail mécanique. Comme on peut le prévoir par les considérations développées dans les pages précédentes, cette étude à l'aide du seul thermomètre devait être incapable de donner des renseignements utiles sur

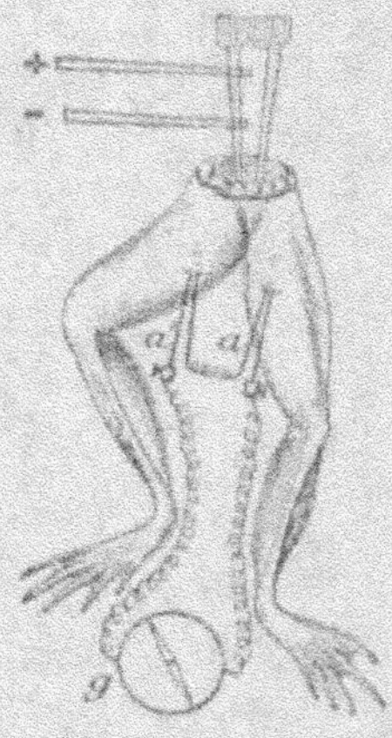

Fig. 74
Expérience
de Cl. Bernard.

le problème ainsi posé. Nous allons cependant rapporter brièvement les expériences entreprises dans ce sens. BECQUEREL et BRESCHET, DAVY, HELMHOLTZ, JÜRGENSEN ont pu mettre en évidence une élévation de température dans un muscle humain au moment de sa contraction.

2° Expérience de Cl. Bernard — CLAUDE BERNARD a confirmé ces résultats sur la grenouille ; pour cela, il prit deux trains postérieurs de grenouille galvanoscopique et enfonça dans les muscles de la cuisse (fig. 74) une aiguille thermoélectrique *a'* ; le galvanomètre n'indiquait alors aucune différence de température. Il excita, à l'aide d'un courant faradique, les nerfs lombaires d'un des trains ; de fortes contractions tétaniques apparurent aussitôt et en même temps le galvanomètre indiquait une élévation de température du côté contracté.

Mais cette élévation de température est loin de nous renseigner quantitativement sur les phénomènes mécaniques et calorifiques dont le muscle est le siège.

3° Première expérience de Béclard. — Béclard reprit la question et poussa un peu plus loin les mesures en ce qui concerne le travail mécanique. Il prit une grenouille galvanoscopique et excita de la même façon les deux muscles gastrocnémiens ; mais il empêchait l'un de ces muscles de se raccourcir, en fixant solidement son extrémité inférieure, tandis que, de l'autre côté, un poids était attaché au tendon et pouvait être soulevé par le muscle au moment de sa contraction.

Des aiguilles thermo-électriques reliées à un galvanoscope indiquèrent, dans ces conditions, une élévation de température plus grande dans le muscle qui se contractait sans produire de travail mécanique extérieur que dans le muscle soulevant un poids. Béclard conclut de cette expérience qu'un muscle qui effectue du travail mécanique produit moins de chaleur que lorsqu'il se contracte à l'état statique.

4° Deuxième expérience de Béclard. — Béclard chercha ensuite à voir si cette conclusion pouvait être vérifiée sur l'homme ; il essaya de déterminer la valeur de l'élévation de température du muscle biceps, suivant que ce muscle effectuait, soit du travail positif, soit du travail négatif, soit du travail statique.

Pour cela, il fit passer une corde (fig. 72) sur deux poulies de réflexion fixées au plafond et distantes de 70 centimètres environ ; aux extrémités de la corde qui arrivaient au niveau des coudes d'un sujet assis au-dessous se trouvaient deux manettes pouvant être saisies par le sujet. En dessous de la manette de droite, était fixé un poids convenable, par exemple 10 kilogrammes, à la hauteur duquel était un index servant à faire connaître sur une règle graduée verticale placée à côté la hauteur à laquelle ce poids était élevé ou soutenu. Un métronome permettait au sujet de soulever rythmiquement le poids. Voilà pour la partie mécanique. Pour apprécier l'élévation de tem-

pérature du biceps, Béclard appliquait le réservoir d'un thermomètre sur le centre du muscle et fixait ce thermomètre en
l'entourant d'ouate d'abord, puis d'une bande de flanelle. Avant
chaque expérience, on attendait que la colonne thermométrique soit bien stationnaire.

Pour produire du travail positif, le sujet élevait le poids
avec la main droite jusqu'à la hauteur convenue, 20 centimètres par exemple; puis, il soutenait ce poids avec la main
gauche par l'intermédiaire de la corde et le lais-
sait redescendre à son point de départ, en n'utilisant que
l'effort du bras gauche, la main droite ne faisant qu'accompa-
gner le poids dans sa chute.

Le travail produit était donné par l'expression :

$$T = P \times h \times n,$$

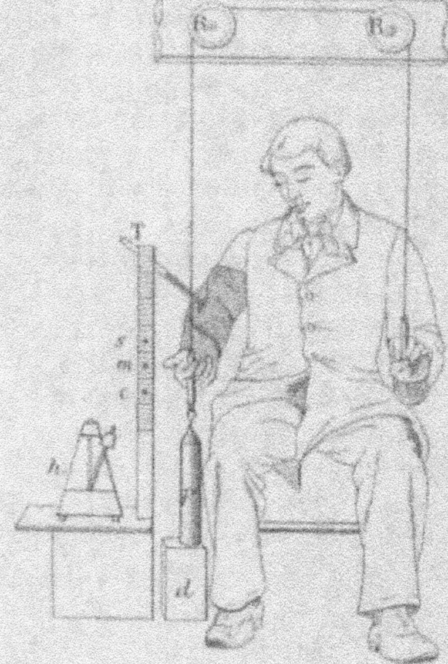

Fig. 72.
Dispositif de Béclard.

n étant le nombre de soulè-
vements de l'avant-bras droit.

Pour effectuer du travail négatif, au contraire, le poids
était soulevé jusqu'à la hauteur voulue par l'effort du bras
gauche; puis la main droite le retenait dans son mouvement
de descente, le biceps accomplissait ainsi du travail négatif,
puisque l'extrémité de son tendon se déplaçait en sens inverse
de celui de l'effort fait par ce muscle. L'opération étant faite
un certain nombre de fois, le travail négatif était :

$$T = P \times h \times n.$$

Enfin, pour le travail statique, le poids était soutenu à une
hauteur invariable pendant un certain temps.

5° Résultats de ces expériences. — Quelles furent les indications fournies par le thermomètre dans ces différentes expériences? L'élévation de température fut moins forte pour le cas du travail positif que pour le cas du travail statique, et l'élévation la plus grande fut celle correspondant au travail négatif.

Ainsi, les expériences de Béclard semblent indiquer que la production d'un certain travail mécanique extérieur positif fait disparaître une certaine quantité de chaleur. Mais il ne faut pas s'empresser d'accorder une confiance absolue à cette conclusion.

6° Objections. — Il y a en effet des objections à faire : d'abord les liens servant à maintenir le thermomètre modifient la température ; ensuite, d'une détermination thermométrique, pour un corps aussi complexe, aussi hétérogène que le bras, on ne peut pas induire une donnée calorimétrique. Enfin, les élévations de température relevées par Béclard n'ont pas une signification bien sûre, comme nous allons le démontrer.

Dans ses recherches récentes, Chauveau a mis nettement en évidence ce fait, ignoré de Béclard, à savoir que l'échauffement d'un muscle dépend du nombre des contractions effectuées.

Voici quelques nombres donnés par Chauveau :

4 mouvements de soulèvement de l'avant-bras. .	0°,005
24 — — —	0°,05
120 — — —	0°,19

De plus, si Béclard a trouvé un échauffement plus grand pour le cas du travail statique que pour celui du travail positif, Chauveau a montré que selon le nombre des contractions effectuées par le muscle pendant le même temps que celui qui correspond au travail statique, l'échauffement peut être inverse de celui de Béclard. Ainsi, il a trouvé dans deux expériences :

Soutien fixe, travail statique.	0°,16
Soulèvement (120), travail positif.	0°,19

Pendant le travail positif, l'élévation de température est ici plus grande que pendant le travail statique.

On peut s'étonner qu'un physiologiste de la valeur de Béclard ait omis de faire l'étude préalable de l'échauffement du muscle, de rechercher les lois de cet échauffement et les variations susceptibles de se produire, indépendamment de la nature du travail demandé au muscle. Le muscle est loin d'être comparable à une simple lanière de caoutchouc, sous le rapport des phénomènes thermiques surtout.

7° Expériences de Chauveau. — Les imperfections expérimentales de Béclard étant relevées et connues, Chauveau s'est demandé si, en reprenant l'idée de Béclard et en se mettant à l'abri des causes d'erreur signalées, on ne pourrait pas arriver à résoudre cette question : Y a-t-il pendant le travail positif absorption d'énergie calorifique, et pendant le travail négatif restitution de cette même énergie ?

Avant d'entreprendre des mesures, Chauveau a étudié le mécanisme de l'échauffement indiqué par le thermomètre appliqué sur la peau et il n'est pas inutile de connaître ses observations : d'abord, avant qu'il se produise une ascension de la colonne mercurielle, on constate une descente qui dure une à deux minutes; vient ensuite l'ascension, d'une durée de cinq à huit minutes. Ces variations sont dues : 1° à ce que le biceps est d'autant moins chaud que le sang circule plus rapidement; 2° pendant la contraction d'un muscle, les vaisseaux sont comprimés et une certaine quantité de sang est expulsée; 3° la contraction d'un muscle entraîne une accélération notable de la circulation, environ cinq fois plus de sang qu'au repos. Cette suractivité circulatoire est surtout marquée au moment du relâchement du muscle et c'est alors que se fait l'élévation de température.

Le thermomètre employé par Chauveau donnait le 1/50° de degré et permettait d'apprécier le 1/100°. De grandes précautions étaient prises chaque fois pour ne pas comprimer le bras avec les bandes de flanelle et laisser une complète liberté à l'avant-bras.

a. TRAVAIL STATIQUE. — Voyons les résultats de cet éminent physiologiste : occupons-nous d'abord des échauffements correspondant au travail statique. En faisant soutenir au sujet des charges variables, sous le même état de raccourcissement musculaire, et pendant le même temps, deux minutes, on a obtenu :

Charges soutenues.	Échauffements.
1 kilogramme.	$0°,25$
2 —	$0°,58$
5 —	$1°,15$

Ces nombres montrent : *qu'à raccourcissement égal, le muscle s'échauffe d'autant plus que le poids soutenu est plus considérable.*

Ce premier point acquis, il fallait chercher comment varie l'échauffement avec le degré de raccourcissement du muscle.

Pour cela, le bras du sujet étant appliqué à une colonne, une tige horizontale portait en face de la main un arc de cercle divisé en degrés : une armature spéciale terminée par une aiguille permettait d'apprécier les déplacements angulaires de l'avant-bras : le zéro de la graduation correspondait à l'horizontale. En chargeant l'avant-bras d'un poids de 5 kilogrammes et en faisant effectuer au muscle un travail statique pendant deux minutes, l'échauffement a été de

		Échauffements.
Position de l'avant-bras sur l'arc gradué. . . .	$-30°$	$0°,08$
— —	$-10°$	$1°,18$
— —	$+10°$	$1°,50$
— —	$+30°$	$1°,64$

Ainsi, *l'échauffement du muscle, pour un même travail statique, est d'autant plus grand que le raccourcissement du muscle est plus prononcé.*

b. TRAVAIL MÉCANIQUE ALTERNATIVEMENT POSITIF ET NÉGATIF. — Voyons maintenant ce que devient l'élévation de température du muscle, lorsqu'on lui fait effectuer alternativement du travail positif et négatif : l'avant-bras élève un poids donné, de la position — 40° à la position + 20°, puis le descend de + 20° à — 40°. Voici la valeur des échauffements :

Charges	Échauffements
1 kilogramme.	0°,032
2 —	0°,147
5 —	0°,238

D'où la loi : *Si l'étendue et la durée de chaque contraction effectuant un travail alternativement positif et négatif restent constantes, l'échauffement est proportionnel aux charges entraînées.*

c. INFLUENCE DU RACCOURCISSEMENT DU MUSCLE. — En faisant effectuer au muscle un même travail alternativement positif et négatif, mais sous des états de raccourcissement variables, CHAUVEAU a trouvé que *l'échauffement est d'autant plus grand que le muscle travaille sous un état plus considérable de raccourcissement.*

d. TRAVAIL POSITIF OU NÉGATIF. — Enfin, il restait à voir ce que devient l'élévation de la température bicipitale, dans le cas du travail positif seul et dans celui du travail négatif seul. Les résultats obtenus, pour être comparables, devaient correspondre à une même quantité de travail mécanique : c'est ce qui a été soigneusement fait par CHAUVEAU qui a trouvé, pour un poids de 4 kilogrammes, déplacé pendant une minute de — 40° à + 20° :

	Échauffements
Travail positif .	0°,108
Travail négatif .	0°,095

Il y a donc, pendant le travail négatif, un échauffement du muscle plus faible que pendant le travail positif ; c'est l'inverse du résultat annoncé par BÉCLARD. On peut admettre, pour expliquer ce moindre échauffement dans le cas où le muscle retient un poids à la descente, qu'un phénomène physiologique intervient pour modifier le phénomène physique pur. Ce phénomène physiologique est, d'après CHAUVEAU, l'excitation des plaques nerveuses terminales.

Ces expériences sont, comme on le voit, très instructives et nous éclairent beaucoup mieux que celles de Béclard ; malheureusement, les données du seul thermomètre ne nous renseignent que bien imparfaitement sur les quantités de chaleur qui apparaissent dans le biceps dans ces différents cas. Il ne faut pas perdre de vue, en effet, que le sang qui irrigue un muscle emporte pendant la contraction la chaleur produite au fur et à mesure de sa production locale.

Aussi était-il nécessaire de reprendre ces expériences en y ajoutant des déterminations calorimétriques : c'est ce que Chauveau a pu réaliser récemment. Nous exposerons ses recherches un peu plus loin, page 206.

8° Expériences de Hirn. — Les mesures calorimétriques qui seules pouvaient trancher la question relative aux problèmes posés plus haut, à condition de n'être entachées d'aucune cause d'erreur, furent tentées par un physicien de Colmar, Hirn, en 1856 et 1857. Quoique ces mesures méritent des critiques que nous ferons bientôt, nous en devons cependant au lecteur une relation. Le dispositif employé par Hirn se compose essentiellement d'une sorte de calorimètre à rayonnement constitué par une guérite en bois assez spacieuse pour loger une roue à aubes mue de l'extérieur ; plusieurs thermomètres suspendus dans la guérite permettaient d'en suivre l'échauffement. Les différentes couches d'air étaient mélangées à l'aide d'un tourniquet. Ce calorimètre était étalonné au préalable au moyen d'un bec à hydrogène brûlant sous un débit connu. L'observateur se plaçait d'abord sur une étagère et avait à la hauteur de ses coudes une barre transversale sur laquelle il prenait un point d'appui.

Pour faire une expérience, on commençait par mesurer la chaleur dégagée et l'oxygène absorbé par le sujet *au repos* : on obtenait ainsi ce que Hirn appelle *la chaleur disponible*. Puis le sujet effectuait un travail qui consistait à s'élever alternativement sur l'une et sur l'autre jambe en appuyant les pieds successivement sur les différentes aubes de la roue. En désignant par P son poids, par R le rayon de la roue et par n le nombre de tours effectués par la roue, le travail mécanique T était donné par l'expression.

$$T = P \times 2\pi R \times n.$$

On mesurait en même temps l'oxygène absorbé. On avait donc, d'une part la chaleur disponible ; d'autre part, la chaleur produite qui était déduite de l'élévation de température de la guérite, et enfin le travail mécanique effectué.

Hirn admettait, pour calculer la chaleur disponible que l'oxygène est proportionnel à la quantité de chaleur développée à l'état de repos ; il supposait qu'un gramme d'oxygène correspondait à 3.200 calories au repos : c'est ce nombre qu'il appelait l'*équivalent calorifique* de l'oxygène. Hirn trouva ainsi que la chaleur dégagée par le sujet, pendant qu'il accomplit du travail mécanique, est plus petite que la chaleur disponible.

Cette conclusion ne peut pas être acceptée sans faire aux expériences de Hirn les critiques suivantes :

1° Dans toutes ses expériences, Hirn donnait à l'air expiré la même valeur qu'à l'air inspiré : par exemple 4.389 litres. Ce qui veut dire qu'il admettait que l'acide carbonique exhalé remplace, volume pour volume, l'oxygène absorbé : cela supposerait le quotient respiratoire égal à l'unité. Or, ce raisonnement est inadmissible, car $\frac{CO^2}{O}$ est toujours plus petit que 1 et égal en moyenne à 0,75.

2° Hirn ne s'est pas inquiété de la manière dont le travail musculaire était effectué. Or, le travail physiologique (nous verrons bientôt ce que signifie cette expression) varie beaucoup suivant la manière dont les muscles sont mis en action. Quand le sujet s'élève sur la roue à aube, il peut s'élever plus ou moins rapidement et faire contracter ses muscles pendant un temps plus ou moins long. Quand chaque jambe retombe, ce qui constitue du travail négatif, les muscles peuvent, ou bien retenir lentement le poids de la jambe, ou au contraire le laisser choir d'une façon pour ainsi dire passive, ce qui a une grosse importance, car s'il y a chute du membre, un certain travail est épargné.

3° Hirn n'a pas tenu compte non plus de la dépense d'énergie qui peut être engagée dans le travail de la digestion : celle-ci peut être assez grande et s'ajouter alors à celle du travail intérieur des muscles. Il aurait fallu, pour éviter cette critique, que le sujet fût à jeun ou en état d'abstinence ; c'est la seule manière d'empêcher que la dépense d'énergie due à la digestion ne modifie l'équivalent calorifique de l'oxygène absorbé.

4° On ne peut pas attribuer, comme le faisait Hirn, à des oxydations seulement, la quantité de chaleur produite dans l'organisme. Beaucoup d'autres réactions exothermiques, dans lesquelles la quantité d'oxygène reste la même après comme avant la réaction, interviennent dans cette quantité de chaleur et doivent par conséquent entrer en ligne de compte.

On voit donc, par les critiques que nous venons de formuler, que les expériences de Hirn appelaient des recherches plus précises. Chauveau les a reprises en tenant compte de toutes les remarques qui précèdent ; on en trouvera l'exposé à l'article IV.

ARTICLE II

LE MOTEUR ANIMÉ EST-IL UN MOTEUR THERMIQUE ?

Nous devons nous demander si le moteur animé est un moteur thermique, c'est-à-dire s'il fait du travail en transformant de la chaleur. Voyons d'abord quelles sont les conditions de fonctionnement d'un moteur thermique et les lois qui régissent ce moteur. Dans une machine thermique, il y a trois parties principales : 1° une source chaude qui est le foyer ; 2° une source froide qui est le condenseur ; 3° un corps faisant le transport de chaleur de la source chaude à la source froide. Lorsqu'une telle machine fonctionne, la vapeur venant de la source chaude va se détendre sous le piston, le soulève et effectue du travail ; en même temps, cette vapeur perd de la chaleur, puis elle arrive au condenseur auquel elle cède la chaleur restante. Si on mesure la chaleur qui est ainsi soustraite à la source chaude et la chaleur cédée au condenseur, on trouve que, dans son trajet, la vapeur a perdu une certaine quantité de chaleur et l'on constate que le travail mécanique effectué par la machine est proportionnel à la quantité de chaleur disparue.

§ I. — PRINCIPE DE CARNOT

Le second principe qu'il faut considérer dans le fonctionnement d'un moteur thermique est le *principe de Carnot*. Nous venons de voir que seule la chaleur qui disparaît sous le piston d'une machine fait du travail, qu'elle est la seule utile ; toute la chaleur cédée au condenseur a été enlevée inutilement. Le rapport de la chaleur utilisée (transformée en travail) à la chaleur totale s'appelle le *rendement* du moteur thermique. Si Q_1 désigne la chaleur prise à la source chaude et Q_2 la chaleur cédée au condenseur, on a :

$$R = \frac{Q_1 - Q_2}{Q_1}.$$

Dans ses *Réflexions sur la puissance motrice du feu*, 1824, CARNOT a établi le principe suivant : Le rendement d'une machine thermique est indépendant des agents mis en œuvre pour la réaliser ; sa valeur est fixée par la température des corps entre lesquels se fait en dernier résultat le transport de calorique. Ce qui veut dire que le rendement d'une machine restera le même, si l'on emploie de la vapeur d'alcool, d'éther, de benzine, etc., pourvu que la température des sources chaude et froide reste invariable.

L'expression précédente du rendement peut être remplacée par la suivante :

$$R = \frac{T_1 - T_2}{T_1}.$$

Ici les températures T_1 et T_2 sont les *températures absolues* des deux sources. Rappelons que la température absolue T d'un corps est égale à sa température centigrade t augmentée du nombre constant 273 ; $T = t + 273$.

1° Rendement du moteur animé. — Cette dernière expression du rendement d'un moteur thermique permet facilement de trouver une des trois quantités si l'on connaît les deux autres. Voyons quelle est la valeur du rendement du moteur animé. HELMHOLTZ, HEIDENHAIN, HIRN, FICK, ont indiqué des valeurs de ce rendement; celles données par HIRN méritent plus de confiance que les autres; dans une de ses expériences, Q_1 chaleur disponible, était égale à $305^{cal}, 9$; la chaleur transformée en travail $Q_1 - Q_2$ était de $76^{cal}, 5$; ce qui donne pour valeur du rendement :

$$R = \frac{Q_1 - Q_2}{Q_1} = \frac{76,5}{305,9} = 0,25 .$$

HELMHOLTZ avait trouvé 1/5.

Nous pouvons, à l'exemple de BERGONIÉ, étant donnée la valeur de ce rendement, chercher si le principe de CARNOT est applicable au moteur animé; si l'application est possible, nous en conclurons que ce moteur est un moteur thermique. Donnons, par exemple, l'une des températures entre lesquelles le moteur humain fonctionne, la température $37°, 6$, et supposons que cette température est la plus basse, qu'elle correspond à celle de la source froide du moteur. Nous prendrons, comme valeur du rendement la plus favorable à l'hypothèse, 1/5 ; nous avons : $T_2 = 37,6 + 273$.

La formule du rendement devient dans ces conditions :

$$T_1 - \frac{(37,6 + 273)}{T_1} = \frac{1}{5} .$$

En faisant le calcul, on trouve $T_1 = 387,5$; d'où $t_1 = 387,5 - 273 = 114°,5$.

Ainsi, il faudrait, pour que le principe de CARNOT s'applique dans ce cas, qu'il y eût quelque part dans notre organisme un point dont la température fût de $114°,5$. Ce qui est évidemment une absurdité, car à cette température la myosine et les albuminoïdes des tissus seraient complètement détruits.

La conclusion à laquelle nous arrivons est donc la suivante : *le moteur animé n'est pas un moteur thermique.*

2° Nature du moteur animé. — Puisque le muscle n'est pas un moteur thermique, dans quelle catégorie peut-il être rangé? Nous allons essayer de déterminer la nature particulière de ce moteur, en exposant les idées nouvelles que l'on se fait en physique biologique sur cette difficile question.

On a voulu (JOULE, 1846) faire du moteur muscle un moteur électro-dynamique ; mais une grave objection peut être faite immédiatement à cette conception ; c'est que s'il en était ainsi, si nous devions l'énergie mécanique que nous mettons en jeu à chaque instant de la vie à des courants électriques par leur transformation en travail mécanique, on devrait très facilement, surtout avec les appareils de précision que nous possédons aujourd'hui, mettre en évidence l'existence de ces courants. Or, les manifestations électriques de l'organisme sont tellement minimes que leur existence a été longtemps discutée et qu'en tout cas, pour les déceler, il faut des instruments très sensibles. Le moteur animé n'est donc pas plus un moteur électrique qu'un moteur thermique.

On est amené à admettre l'hypothèse que le travail mécanique n'est pas le résultat des transformations successives de l'énergie, telles qu'on est habitué à les rencontrer dans les machines et dans les phénomènes dont les corps inertes sont le siège. Que voit-on dans un moteur thermique? On trouve que le combustible, la houille par exemple, subit des oxydations qui amènent sa combustion ; c'est de *l'énergie chimique* qui apparaît la première, puis le résultat de cette énergie chimique, c'est d'amener la production d'une certaine *quantité de chaleur* qui est communiquée à la source chaude ; enfin, le dernier terme de la transformation de l'énergie, c'est le *travail* effectué par la machine.

Ainsi, énergie chimique, énergie calorifique, énergie mécanique, telles sont les transformations successives de l'énergie.

3° Évolution de l'énergie. — Il est naturel de se demander, pour arriver à établir la nature du moteur animé, si c'est la même succession de transformations énergétiques qui se manifestent dans le muscle, seul organe vraiment moteur de l'organisme. L'évolution de l'énergie, suivant le terme heureux de Chauveau, ne se fait pas de la même façon dans le muscle et dans une machine ; cette évolution est plus courte : les réactions chimiques qui s'opèrent au moment de la contraction musculaire sont l'origine directe du travail mécanique extérieur accompli ; en sorte que le terme intermédiaire, énergie calorifique, est supprimé. Cette forme de l'énergie n'apparaît, dans le moteur animé, que comme un résidu, une sorte d'excrétum qui se montre au moment où le muscle revient au repos. Nous verrons plus tard d'où provient cette chaleur et de quel travail elle est la transformation par *voie d'équivalence*.

§ 2. — Théorie de Chauveau

Les expériences et les idées émises par Chauveau ont permis de pénétrer plus profondément dans la nature intime du moteur animé. Tout travail extérieur, qu'il soit statique ou dynamique, résulte, ainsi qu'on l'a vu dans le Livre II (*Mécanique animale*), de la transformation d'une quantité équivalente de travail interne, appelé aussi par Chauveau *travail physiologique*. Celui-ci, à son tour, résulte de l'apparition dans le muscle d'une force élastique dont l'intensité est variable avec les circonstances dans lesquelles le muscle travaille. Cette force élastique peut être rapportée, avec quelque vraisemblance, aux forces de tension superficielle qui existent à la surface de séparation des disques clairs et des disques sombres de la fibrille musculaire.

1° Réactions chimiques dans le muscle. — D'un autre côté, on sait depuis longtemps que les réactions chimiques sont plus actives dans un muscle en travail que dans un muscle au repos. Grâce aux recherches de Chauveau et Kaufmann sur le muscle releveur de la lèvre supérieure chez le cheval, on sait que la quantité de sang qui traverse, pendant une minute, un muscle à l'état d'activité est environ cinq fois plus grande que celle qui traverse, pendant le même temps, ce même muscle à l'état de repos. On sait aussi que la quantité d'oxygène qu'un muscle absorbe pendant un temps donné est environ vingt fois plus considérable à l'état d'activité qu'à l'état de repos et que la quantité de carbone brûlée par un muscle pendant un temps donné est environ trente-cinq fois plus grande à l'état d'activité qu'à l'état de repos.

Cette suractivité circulatoire et cette augmentation des réactions chimiques constituent la cause la plus directe de la création de la force élastique qui précède la contraction et par suite du travail extérieur lui-même. La série des transformations énergétiques, qui aboutit à la production du travail extérieur par un muscle, est donc la suivante :

1° Excitation nerveuse ;

2° Énergie chimique ;

3° Création d'élasticité (énergie physiologique) ;

4° Travail extérieur ;

5° Énergie calorifique (à la fin de la contraction).

La dépense d'énergie physiologique qui est le résultat de la mise en jeu de l'énergie chimique dans le muscle qui effectue un travail positif se décompose en trois parties (CHAUVEAU).

a. L'énergie qui annihile l'effet de la pesanteur et qui est consommée par la tension équilibrante du muscle ; elle est proportionnelle à la charge p. On a :

$$A = K.p$$

b. L'énergie consacrée au soulèvement lui-même de la charge à une hauteur l et qui a pour valeur :

$$B = p.l = T.$$

c. L'énergie absorbée pour la création de la vitesse communiquée à la charge à laquelle elle est proportionnelle :

$$C = K'.x$$

La somme de ces trois énergies partielles donne la valeur de l'énergie dépensée :

$$E = Kp + K'v + T$$

2° Mesure de l'activité chimique du muscle vivant. — Quoique l'énergie calorifique apparaisse comme un résidu du travail musculaire, encore faut-il que nous sachions quelle est cette quantité de chaleur, et d'où elle tire son origine. Est-elle plus grande lors du travail statique que lors du travail extérieur dynamique ? Il faut commencer par voir quelle est la grandeur des réactions chimiques, origine de tous les phénomènes énergétiques, dans chaque cas particulier ; voir si ces réactions chimiques sont plus intenses dans le cas de travail statique (sans travail extérieur) ou dans celui du travail dynamique.

Pour étudier ce point primordial, CHAUVEAU et KAUFMANN s'adressèrent à un muscle très commode sur le cheval, le rele-

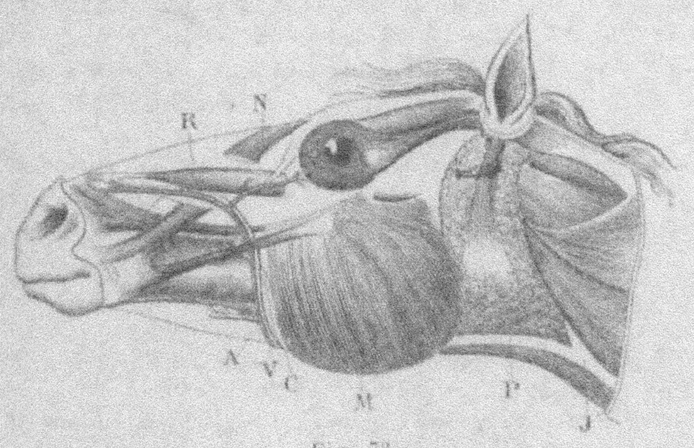

Fig. 73.

Face latérale de la tête du cheval (d'après MORAT et DOYON).

R, releveur propre de la lèvre supérieure. — A, artère faciale. — V, veine faciale.

veur de la lèvre supérieure (fig. 73), qui a une seule artère, une seule veine et un tendon très long et très grêle. Ils commencèrent par sectionner le tendon du *côté droit* pour empêcher la production de tout travail dynamique extérieur ; puis ils présentèrent un repas d'avoine à l'animal : le muscle gauche, intact, se contractait et relevait le côté correspondant de la lèvre supérieure, tandis que le muscle droit se contractait statiquement. L'énergie chimique mise en jeu dans les deux muscles fut mesurée par l'analyse du sang prélevé à l'entrée et à la sortie des muscles. L'expérience et les dosages fournirent des résultats identiques.

Par conséquent, l'énergie chimique est la même, que le muscle effectue ou n'effectue pas de travail mécanique extérieur. *C'est donc seulement pour créer la force élastique du muscle que l'énergie chimique est dépensée.* Voilà déjà un point acquis qui est d'une haute importance, retenons-le ; il prouve que le travail mécanique et la chaleur consécutive résultent de la transformation, non pas de l'énergie chimique directement, mais de la force élastique créée dans le muscle par les réactions chimiques. Cette force élastique, de même que l'énergie chimique dont elle dérive, est la même, quelle que soit la nature du travail effectué par le muscle, statique ou dynamique.

3° Mesure de l'échauffement du muscle. — Pour étudier plus particulièrement les phases et les valeurs de la quantité de chaleur qui apparaît dans un muscle qui vient de se contracter, CHAUVEAU et KAUFMANN ont commencé par déterminer exactement la température du muscle, à l'état de contraction statique et de contraction dynamique. Pour avoir une base exacte de comparaison, ils paralysèrent le muscle *gauche* en sectionnant la branche naso-labiale du nerf facial. Des aiguilles thermo-électriques furent ensuite enfoncées dans les muscles symétriques ; l'aiguille du côté gauche avait sa soudure à la température de l'état de repos complet du muscle, celle du côté droit prenait la température du muscle en activité : la différence de température représentait évidemment l'échauffement du muscle actif. Les causes de refroidissement étaient évitées à l'aide d'une couche épaisse de coton placée sur la face du cheval. Le galvanomètre ayant été étalonné au préalable, ils donnèrent au cheval un repas d'avoine, de façon à faire produire du travail extérieur au muscle droit. On constata, par la déviation galvanométrique, qu'il s'établissait une différence de température de t^{o} qui fut notée avec soin.

On sectionna ensuite le tendon du muscle droit, de manière à le faire contracter à vide (travail statique) et la différence de température, lue sur le galvanomètre, fut t^{o}. Les résultats numériques furent les suivants : la valeur de t^{o} fut trouvée égale à $0^{o},42$: c'est-à-dire qu'il s'était établi, entre le muscle au repos et le muscle se contractant en effectuant du travail dynamique, une différence de température de $0^{o},42$. La valeur de t' fut de $0^{o},47$. Donc, *quand un muscle est en contraction statique, il s'échauffe davantage que quand il fait du travail extérieur.*

Voilà une deuxième conclusion également très importante.

4° Mesure des quantités de chaleur dans les muscles. — Mais on pouvait aller plus loin et chercher à mesurer les quantités de chaleur qui apparaissent dans un muscle, pour savoir si ces quantités de chaleur ont la même valeur, ou si au contraire elles sont différentes, suivant la nature de la contraction musculaire. Pour résoudre ce problème expérimental, CHAUVEAU et KAUFMANN ont très habilement opéré. La méthode calorimétrique qu'ils ont imaginée a été très justement appelée *méthode auto-calorimétrique* : quand un muscle s'échauffe, la chaleur est emportée dans le torrent circulatoire, en sorte que le muscle représente en réalité un véritable calorimètre à circulation; le sang entre par l'artère à une température t et sort par la veine à une température t' plus élevée que t, absolument comme dans le calorimètre de d'ARSONVAL. Si on connaît le volume du sang qui circule ainsi pendant la durée d'une expérience (dix minutes), il sera facile de connaître la quantité de chaleur emportée, étant données sa densité et sa chaleur spécifique. Or, la densité du sang est égale à l'unité, sensiblement, et sa chaleur spécifique est très voisine de 1, d'après les recherches de KOPP et de BONDER.

Soit V le volume du sang ayant circulé dans le muscle pendant un temps θ et soit t' l'élévation de température de ce liquide : la quantité de chaleur, emportée par le sang, a pour expression

$$q_s = V \times t.$$

Mais, pendant le même temps θ, le muscle a subi lui aussi un échauffement ; en sorte que si P est son poids (sa chaleur spécifique étant prise égale à 1), la quantité de chaleur emmagasinée dans le muscle est

$$q_m = P \times t.$$

La quantité totale de chaleur qui a apparu dans le muscle est donc

$$Q = q_s + q_m = (P + V) \, t.$$

Tel est le principe de la méthode auto-calorimétrique de CHAUVEAU et KAUFMANN.

5° Résultats. — L'expérience précédente avait fourni les données précises pour évaluer les élévations de température, dans le cas du travail extérieur et dans celui du travail statique ; il ne restait donc plus qu'à déterminer P + V. Dans une expérience, CHAUVEAU et KAUFMANN ont trouvé P + V = 0^{gr},155 ; ce qui donne, pour la quantité de chaleur produite pendant le travail statique,

$$Q = 0,155 \times 0°,47 = 0,07285 \text{ calorie.}$$

Dans le cas du travail dynamique, où l'élévation de température avait été trouvée égale à 0°,42, la quantité de chaleur a pour expression

$$Q' = 0,155 \times 0°,42 = 0,0651 \text{ calorie.}$$

On voit nettement par là que les quantités de chaleur correspondant aux travaux statique et dynamique sont différentes et que l'avantage est pour le cas du travail statique. La différence Q — Q' est égale à 0,00775 calorie.

Si on ramène les quantités de chaleur produites à 1 gramme
de muscle et à une durée d'une minute (au lieu de dix minutes) on trouve que la différence $q - q'$ est égale à 0,00034 calorie.

ARTICLE III

RAPPORT ENTRE LE TRAVAIL EFFECTUE
PAR LE MUSCLE ET LA QUANTITÉ DE CHALEUR

Il faut maintenant examiner si la quantité de chaleur disparue $q - q'$ pendant que le muscle effectue du travail extérieur
correspond par *voie d'équivalence* à ce travail extérieur, c'est-
à-dire si, en désignant par T le travail effectué, on a

$$\frac{T}{q - q'} = 425.$$

Pour le savoir, il suffit de mesurer le travail T accompli
par le muscle. Tout travail mécanique se compose de deux
facteurs, une force et un chemin parcouru ; il faut donc évaluer séparément chacun de ces deux facteurs.

1° Évaluation du chemin parcouru. — Pour cela, CHAU-
VEAU et KAUFMANN enlevèrent une partie du tendon du muscle
releveur de la lèvre supérieure chez le même cheval et ils
le remplacèrent par une lanière de caoutchouc de 3 centimètres de longueur et de 3 millimètres de diamètre. Lorsque
le muscle se contractait, il étirait la lanière élastique qu'il
amenait de la longueur l à la longueur l', en sorte que l'allongement, c'est-à-dire le chemin parcouru par le point d'application de la force, était $l' - l$.

2° Évaluation de la force. — Pour connaître l'effort fait
par le muscle en se contractant, ils cherchèrent le poids p
qu'il fallait suspendre à la lanière, placée verticalement, pour
lui faire acquérir le même allongement $l' - l$.

3° Évaluation du travail. — Tous les éléments du travail sont donc maintenant connus ; pour une contraction, le travail est $p\,(l' - l)$ et pour n contractions, on a

$$T = p\,(l' - l)\,n.$$

Dans une expérience, le nombre des contractions par minute était de 162 ; l'allongement $l' - l$ de la lame élastique était de $2^{cm},46$; le poids p, produisant le même allongement, était de $0^{kgr},07617$; ce qui donne, pour le travail correspondant à une contraction, $0^{kgrm},004813$, et pour le travail effectué pendant une minute, c'est-à-dire pour 162 contractions, $0^{kgrm},303552$. Le poids du muscle étant de $21^{gr},35$, on obtient pour le travail correspondant à *un gramme* du muscle et pendant *une minute*, $0^{kgrm},014217$.

4° Évaluation de la quantité de chaleur correspondante. — Quelle est la quantité de chaleur qui correspond *par voie d'équivalence* à ce travail ? La formule qui résume le principe de l'équivalence

$$\frac{T}{Q} = 425$$

nous montre que pour obtenir Q, il suffit de diviser le travail T par 425, et l'on a

$$Q = \frac{0^{kgrm},014217}{425} = 0,0000335 \text{ calorie.}$$

5° Vérification de la théorie de Chauveau. — Or, nous avons vu que le nombre trouvé expérimentalement pour $q - q'$, était 0,000034 calorie. L'accord entre le nombre fourni par le calcul, et celui obtenu par l'expérience, est pleinement suffisant, étant données surtout les difficultés de l'expérimentation. Les différentes vérifications qui ont pu être faites de la théorie de Chauveau et de ses conséquences prouvent que l'on peut et que l'on doit doit admettre cette théorie comme conforme aux faits observés. En particulier, les résultats des expériences qui précèdent établissent nettement que la quantité de chaleur qui apparaît dans un muscle, comme résidu de la contraction, provient de la transformation, *par voie d'équivalence*, de la portion du travail interne qui n'est pas utilisée et qui disparaît au moment du relâchement du muscle.

En résumé, les réactions exothermiques qui s'accomplissent dans le muscle au moment de sa contraction constituent la source première de l'énergie ; la force élastique du muscle en est la conséquence, et cette force élastique est la source immédiate de toute production de travail, statique ou dynamique, lequel est suivi de production de chaleur dans le muscle. La force élastique dont la création représente le travail interne ou physiologique doit être considérée comme une forme d'énergie particulière à l'être vivant et qui ne se retrouve par conséquent dans aucun autre moteur que le moteur animé.

ARTICLE IV

INFLUENCE DU TRAVAIL MÉCANIQUE
SUR LA CHALEUR DÉGAGÉE

Après avoir opéré sur le muscle isolé, Chauveau a voulu aller plus loin encore et a cherché à résoudre le problème suivant : le travail positif prend-il de la chaleur à l'homme qui élève le poids de son corps à une certaine hauteur, et le travail négatif lui donne-t-il de la chaleur ?

Pour arriver à la solution de cette difficile, mais très importante question, Chauveau a pu effectuer et mesurer le travail d'ascension ou de descente à l'aide d'un dispositif formé de deux roues de Hirn de 3 mètres de diamètre et ayant le même axe : l'une des roues était dans un grand calorimètre à rayonnement et un travail positif pouvait être fait sur l'une ou sur l'autre roue. Quant au travail négatif, il était dépensé sur la roue intérieure pendant qu'un autre sujet plus lourd faisait du travail positif sur la roue extérieure.

Pour équilibrer le travail positif, un frein formé d'une bande d'acier et de zinc frottait sur la roue entière.

La chaleur dégagée par ce frein représentait le travail mécanique détruit.

La mesure de la dépense énergétique était obtenue par la détermination de l'oxygène absorbé et du nombre de calories correspondant à cette absorption. Chauveau admet que la quantité de chaleur par litre d'oxygène absorbé est de 4,6 calories.

1° Travail positif. — Le sujet qui servait à ces expériences pesait 50 kilogrammes et était à jeun depuis seize heures.

La roue faisant 80 tours à l'heure sous l'influence de la contraction des muscles du sujet, le travail mécanique effectué pendant ce temps était

$$T = 3,1416 \times 3 \times 80 \times 50 = 37680 \text{ kilogrammètres.}$$

Mais en réalité, le diamètre de la roue était inférieur à 3 mètres, à cause des marches latérales : en sorte que si l'on transforme en chaleur le travail réellement produit en le divisant par 425, on arrive au nombre de 68 calories.

En faisant effectuer ce travail positif *pendant que le frein était placé sur la roue intérieure*, la quantité de chaleur mesurée au calorimètre a été trouvée égale (moyenne de quatre expériences) à 263 calories.

Ce même travail étant fait lorsque le frein est mis sur la roue extérieure, la quantité de chaleur tombe à 199 calories.

Il en résulte que le travail positif exporté hors du calorimètre enlève à celui-ci $263 - 199 = 64$ calories.

Si on compare ce nombre à celui provenant de la transformation par voie d'équivalence du travail réellement effectué (68 calories), on est obligé de conclure que le travail positif *prend de la chaleur* au moteur animé et cette chaleur est équivalente au travail mécanique produit, la différence entre 64 et 68 étant de l'ordre des erreurs d'expériences de ce genre.

2° Travail négatif. — Le travail négatif était dépensé par le sujet sur la roue intérieure pendant qu'un autre homme faisait du travail positif sur la roue extérieure. La quantité de chaleur mesurée dans le calorimètre a été en moyenne de 170 calories à l'heure. Ce nombre est plus petit que celui résultant du travail positif : la diminution de la quantité de chaleur est dans la proportion de $\frac{170}{194} = 0,854$.

Ce résultat est d'accord avec les évaluations thermométriques de CHAUVEAU sur le biceps faisant du travail positif, puis du travail négatif (page 191).

3° Détermination de la dépense énergétique. — Pour faire cette détermination, CHAUVEAU a mesuré l'oxygène absorbé dans chaque espèce de travail ; en calculant le nombre de calories correspondant, il a trouvé les nombres suivants :

	Oxygène absorbé en une heure.	Calories correspondantes.
Travail positif .	55ᵍ,810 (moyenne)	256,95
Travail négatif.	27ᵍ,300 (moyenne)	125,58

Les consommations énergétiques dans les deux espèces de travaux sont donc entre elles dans le rapport

$$\frac{257}{125} = 2,056$$

Ce qui montre que le travail positif exige une dépense d'énergie *supérieure au double* de celle relative au travail négatif.

4° Conclusions. — De ces belles et longues expériences, on doit conclure avec CHAUVEAU :

1° Quand toute la chaleur créée pendant le travail d'un sujet qui élève son poids est recueillie par le calorimètre, cette chaleur est égale à la valeur théorique de celle qui résulte de la consommation énergétique employée à l'exécution des travaux physiologiques intérieurs accomplis dans les muscles.

2° Quand le travail mécanique du sujet qui s'élève est exporté au dehors, la chaleur constatée au calorimètre est plus petite que celle qui y est réellement produite par le sujet. Le travail positif extériorisé a donc emprunté à l'homme en expérience la chaleur qui lui manque.

3° Quand le sujet accomplit du travail négatif dans le calorimètre, la production de calorique est très supérieure à celle que comportent les combustions intérieures qui alimentent en énergie les travaux physiologiques de l'organisme. Donc, le travail mécanique qui est détruit dans la descente du sujet ajoute la chaleur qu'il représente à celle qu'engendre le sujet lui-même.

4° Enfin, la chaleur prise ou rendue est *équivalente* au travail mécanique produit ou détruit.

C'est là un des points les plus importants de la thermodynamique animale et que Chauveau avait déjà si bien mis en évidence dans son expérience sur le muscle relevéur de la lèvre

CHAPITRE IV

PROPAGATION DE LA CHALEUR

Maintenant que nous connaissons la source de chaleur constituée par l'homme et les animaux, il faut nous demander comment se fait la propagation de la chaleur, du centre vers la périphérie, à travers les différents tissus.

1° Conductibilité des différents tissus. — L'expérience de tous les jours nous apprend que cette conductibilité est médiocre : lorsqu'on applique un cautère thermique (pointes de feu) sur la peau d'un malade, le tissu est détruit au point touché, mais les parties voisines restent à la température qu'elles avaient avant l'application. Il en est de même dans la réfrigération locale : lorsqu'on projette, par exemple, sur la peau un jet de chlorure de méthyle, il n'y a que les points directement intéressés qui subissent l'effet réfrigérant. (Dans l'un et l'autre cas, les actions vaso-motrices intenses, que l'on observe consécutivement, ne sont pas le résultat d'un phénomène de conductibilité et ne doivent pas nous occuper ici.)

2° Méthodes de mesure. — Malgré l'intérêt que présente, au point de vue physique, la connaissance de la conductibilité calorifique relative des différents tissus de l'organisme, il existe peu de travaux entrepris dans ce sens et ceux que l'on trouve dans les traités spéciaux ne sont pas à l'abri de toute critique.

a. *Procédé de Greiss*. — En 1870, GREISS a essayé de mesurer la conductibilité des tissus par la méthode suivante : il disposait des morceaux de cire à la surface du tissu étudié ; au centre de chaque fragment, il plaçait une source de chaleur, puis il notait le temps écoulé jusqu'au moment de la fusion de la cire. Ce procédé est bien défectueux et l'on peut s'étonner des résultats publiés par cet auteur.

b. *Procédé de Landois.* — Landois a entrepris lui aussi des expériences sur cette difficile question. Voici comment il opérait : les différents tissus étaient appliqués en couche d'égale épaisseur sur un tube à essai, à parois minces, rempli d'eau *maintenue à la température d'ébullition* : la surface extérieure de chaque fragment avait été enduite de paraffine et l'on attendait que la fusion de cette paraffine s'opérât. Le temps employé à ce changement d'état mesurait la conductibilité des différents tissus. Ainsi, c'est contre un corps à 100 degrés que Landois appliquait les tissus à étudier ! Il y a là un grave inconvénient : les albuminoïdes constituant ces tissus étaient coagulés par la chaleur et il en résultait fatalement une profonde modification physique et chimique, produisant une énorme perturbation dans la conductibilité calorifique que l'on se proposait de rechercher.

c. *Procédé de Bordier.* — L'auteur de ce Précis a repris la question et voici la méthode qu'il a employée : le tissu dont on veut mesurer la conductibilité intérieure est préparé suivant une rondelle à faces parallèles d'une épaisseur toujours la même et égale à 1 millimètre. Cette rondelle est placée entre les deux segments d'une barre en cuivre rouge nickelé (fig. 74) : l'un de ces segments est brasé sur une cuve cylindrique pleine d'eau et maintenue à une température constante ; l'autre segment est supporté par deux demi-gorges en liège et vient appuyer, toujours avec la même pression, sur le tissu interposé.

Deux petits puits sont forés dans ces segments, dans le voisinage des extrémités appuyant sur la rondelle de tissu, et à des distances connues de ces extrémités ; des thermomètres sensibles au 1/10 de degré plongent dans ces puits où est introduit du mercure. Pour faire une expérience, on porte l'eau du vase à une température donnée, par exemple 41° et l'on attend que le régime permanent s'établisse. A ce moment on lit les différents thermomètres.

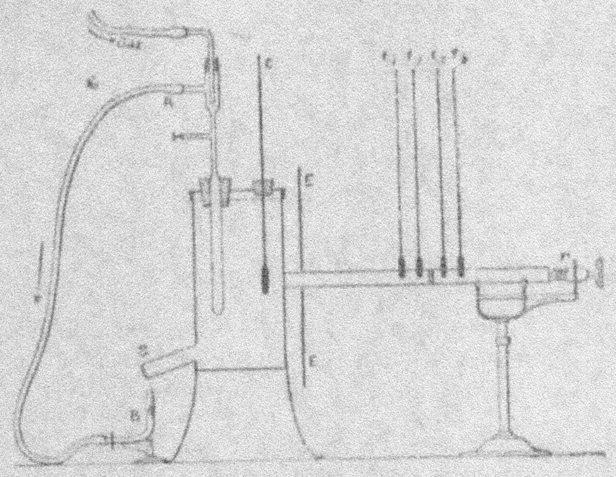

Fig. 74.

Appareil pour la mesure de la conductibilité.

Pour connaître exactement la température θ_1 et θ_2 des deux faces du tissu, au moyen des températures t_1 et t_2 des puits du

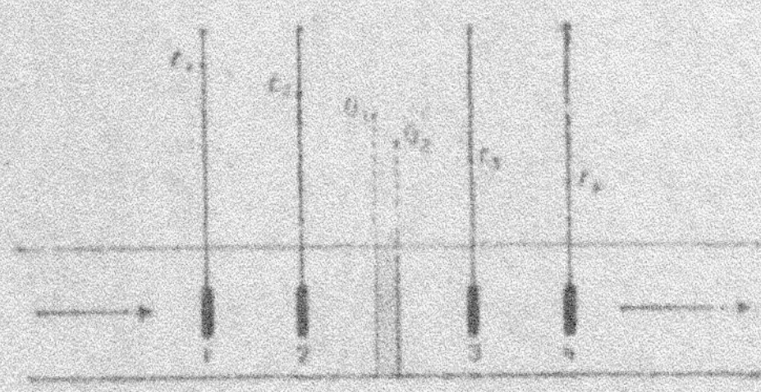

Fig. 75.

Tissu interposé entre les barres.

premier segment et des températures t_3 et t_4 du deuxième segment, il suffit de remarquer que la variation de température

le long d'une barre métallique se fait suivant une ligne droite,
lorsque la longueur considérée n'excède pas 2 à 3 centimètres
et l'on peut par suite se servir de triangles semblables faciles
à construire.

Aux points où sont placés les réservoirs thermométriques
1, 2, 3, 4 (fig. 75 et 76) élevons des perpendiculaires proportion-

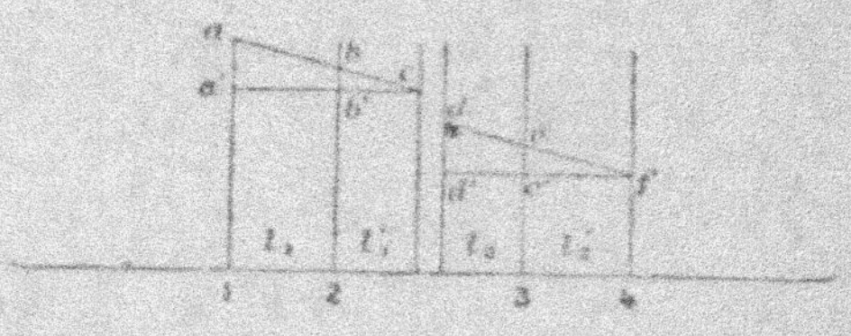

Fig. 76.
Triangles permettant de calculer les températures exactes
des deux faces du tissu.

nelles aux températures t_1, t_2, t_3, t_4 ; nous obtenons les points
a, b ; e, f (fig. 76). Joignons ab et ef et prolongeons ces droites
jusqu'à leur rencontre en e et d avec les perpendiculaires
élevées suivant les deux faces du tissu ; enfin, menons les
lignes $e\,a'$ et $f\,d'$ parallèles aux deux segments.

Les triangles semblables de la figure 76 permettent d'obtenir
les expressions suivantes pour θ_1 et pour θ_2 :

$$\theta_1 = t_2 - \frac{l_1}{l'_1}\,(t_1 - t_2)$$

en désignant par l_1 et l'_1 les distances $a'\,b'$ et $b'\,e$; par l_2 et l'_2
les distances $d'\,e'$ et $e'\,f$

$$\text{et } \theta_2 = t_4 + \left(1 + \frac{l_2}{l'_2}\right)(t_3 - t_4).$$

Dans l'appareil, les distances l_1 et l_2 sont égales à 17 millimètres, l'_1 et l'_2 à 10 millimètres. Pour que toutes les expériences fussent comparables, l'appareil était placé dans une
cave de la Faculté de médecine où la température se maintient
sensiblement constante pendant des semaines.

3° Résultats. — En prenant pour mesure de la conductibilité des tissus étudiés la différence $\theta_1 - \theta_2$, on a le tableau suivant, dans lequel les tissus sont rangés par ordre de conductibilité décroissante :

Tissus.	$\theta_1 - \theta_2$
Tissu osseux (substance spongieuse)	4°,61
— musculaire (sect. perpend. aux fibres)	7°,24
Caillot sanguin (après 24 heures)	7°,54
Tissu musculaire (sect. parall. aux fibres)	8°,26
— tendineux	10°,54
— cartilagineux	11°,54
— adipeux	14°,70

Ces expériences prouvent que la conductibilité du muscle est plus grande lorsque la chaleur se propage *dans le sens même* des fibres que lorsqu'elle se propage *perpendiculairement* à ces mêmes fibres. Dans les nombres fournis par LANDOIS, les tissus ne sont pas rangés dans le même ordre : ce qui n'a rien d'étonnant puisque les tissus subissaient une véritable coction par suite de leur exposition par une face à une température de 100°. Par la valeur des températures θ_1 et θ_2 des deux faces du tissu interposé, on peut voir que les conditions expérimentales adoptées se rapprochent beaucoup de celles qui sont réalisées dans l'organisme vivant, puisque chaque tissu étudié est traversé par un flux de chaleur entrant vers 40° et sortant vers 32°.

4° Conductibilité calorifique de la peau. — La détermination expérimentale en a été faite par LEFÈVRE sur un fragment cutané de 2 millimètres.

Si on appelle Q la quantité de chaleur dégagée par l'organisme dans un temps t, S la surface du corps, T la température cutanée profonde, T' la température superficielle, e l'épaisseur de la peau, LEFÈVRE admet que l'on a, au moment du régime, l'expression suivante qui donne la valeur du coefficient de conductibilité intérieure ou de transmission.

$$C = \frac{Q \times e}{(T - T') . S \times t}$$

Les températures T et T' ont été mesurées à l'aide d'appareils thermo-électriques.

Voici les résultats obtenus à différentes températures, en prenant 37° comme valeur de la température de la région sous-cutanée à 2 millimètres de l'épiderme :

$$
\begin{array}{ll}
\text{A } 6° \dots\dots\dots\dots\dots\dots\dots\dots & C = 0,00047 \\
12° \dots\dots\dots\dots\dots\dots\dots\dots & 0,00054 \\
18° \dots\dots\dots\dots\dots\dots\dots\dots & 0,00066 \\
24° \dots\dots\dots\dots\dots\dots\dots\dots & 0,00275
\end{array}
$$

La moyenne est égale à 0,0006 : la conductibilité de la peau est de l'ordre de grandeur de celle du bois ou du liège. Notre revêtement cutané résiste donc à la transmission de la chaleur 2 280 fois mieux que l'argent.

CHAPITRE V

APPLICATIONS MÉDICALES DE LA CHALEUR

Nous diviserons ces applications en trois parties : 1° les applications à la thérapeutique ; 2° les applications à la bactériologie ; 3° les applications à l'hygiène.

ARTICLE PREMIER

APPLICATIONS A LA THÉRAPEUTIQUE

Nous étudierons les intéressantes applications thérapeutiques de la chaleur en nous laissant guider, pour l'ordre à suivre, par la *valeur de la température utilisée*, celle-ci pouvant être, soit supérieure, soit inférieure à celle du corps de l'homme.

§ 1. — UTILISATION D'UNE TEMPÉRATURE SUPÉRIEURE A CELLE DU CORPS

Les cas où l'on soumet une région donnée du corps ou la totalité du corps de l'homme à une température plus élevée que la sienne propre peuvent se diviser en deux classes bien distinctes, suivant que l'effet consécutif est la destruction des tissus (cautérisation) ou suivant que cet effet est la rubéfaction ou la sudation.

1° Cautérisation. — Nous étudierons les procédés suivants de cautérisation : le cautère thermique simple, le thermocautère, le galvanocautère et l'air surchauffé.

A. CAUTÈRE THERMIQUE SIMPLE. — Les anciens cautères employés, il y a peu d'années encore, étaient formés d'une tige terminée par une grosse masse métallique habituellement en fer que prolongeait une pointe : la tige était tenue à la main par l'intermédiaire d'un manche en bois. L'extrémité du cautère étant placée dans un foyer quelconque de chaleur, sa température s'élevait jusqu'au rouge : à ce moment, on retirait le cautère et on l'appliquait dans les régions malades. Mais la chaleur aurait été vite dissipée, par le contact du cautère métallique avec les tissus humides du malade, sans la présence du renflement voisin de la pointe : de cette façon, la capacité calorifique du cautère était d'autant plus grande que la boule était plus grosse et que le métal choisi avait une plus grande chaleur spécifique.

Le *marteau de Mayor* était un cautère en fer dont l'extrémité était aplatie; au lieu d'exposer ce cautère à l'action directe du feu, on le plongeait simplement dans de l'eau bouillante pendant un certain temps. On l'appliquait ensuite sur la peau où il produisait une révulsion assez énergique.

B. THERMOCAUTÈRES. — Tous les cautères précédents ont été abandonnés le jour où parut le thermocautère de PAQUELIN. Cet ingénieux appareil repose sur l'expérience de la lampe sans flamme. Prenons une spirale de platine S (fig. 77) et plaçons-la, *après l'avoir chauffée*, au-dessus de la surface d'une petite masse d'alcool ou d'éther : nous voyons que la spirale se maintient au rouge cerise. La vapeur du liquide volatil est condensée par le platine, puis oxydée avec transformation de l'alcool en aldéhyde et acide acétique : tous phénomènes qui élèvent suffisamment la température du platine pour le maintenir au rouge.

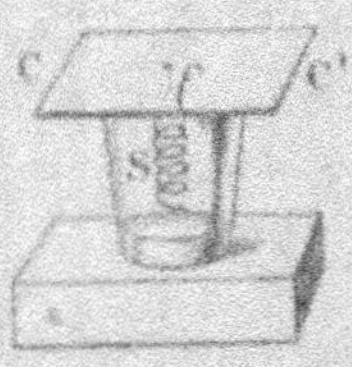

Fig. 77.
Lampe
sans flamme.

Le thermocautère de PAQUELIN se compose d'un tube métallique (fig. 78) terminé par un cône de platine destiné à être seul porté au rouge. A la partie inférieure du tube, aboutit un tube de caoutchouc relié, d'autre part, à un flacon renfermant un carbure d'hydrogène, de l'essence de pétrole. Ce flacon est en relation avec une poire en caoutchouc avec laquelle on injecte de l'air. Cet air, en passant au-dessus de l'essence, en entraîne la vapeur qui arrive, *mélangée d'air*, sur le cône de platine.

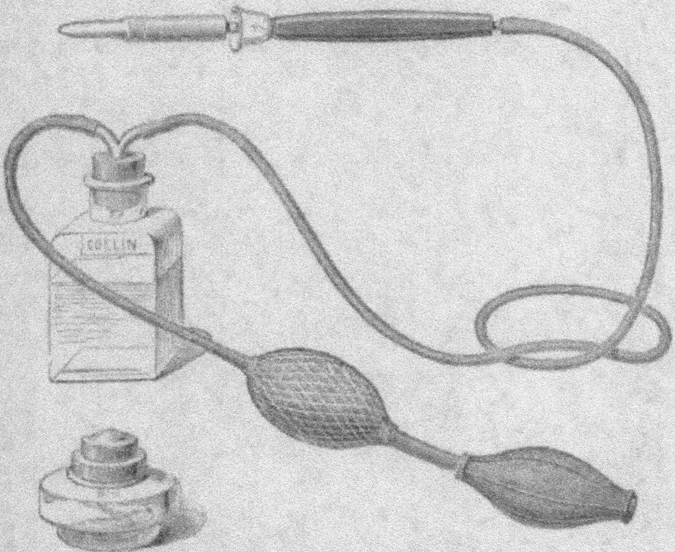

Fig. 78.
Thermocautère de PAQUELIN.

Pour amorcer le thermocautère, on commence par porter la pointe qui constitue le cautère proprement dit dans la flamme d'une lampe à alcool; il faut avoir bien soin de ne pas lancer trop tôt le mélange gazeux sur le platine, sinon il serait ensuite difficile de produire l'incandescence du platine trop refroidi. Ce n'est que lorsque le bout de platine est franchement rouge qu'il faut faire fonctionner la poire : on peut alors retirer le cautère de la flamme, l'incandescence se maintient, à condition de lancer d'une manière régulièrement rythmée le mélange d'air et de carbure dans l'appareil.

On peut adapter, à l'extrémité du tube creux, différents modèles de cautères, suivant la cautérisation à produire.

C. GALVANOCAUTÈRES. — Si le thermocautère de PAQUELIN utilise un principe de physique très intéressant, et d'une façon très ingénieuse, le galvanocautère utilise un des effets du courant électrique et constitue un progrès, au point de vue pratique, sur le précédent appareil.

Lorsqu'un courant traverse un conducteur de résistance R, il l'échauffe et la quantité de chaleur développée par le courant est donnée par la loi de JOULE :

$$Q = K.R.I^2.t.$$

Pour une même intensité I du courant, la

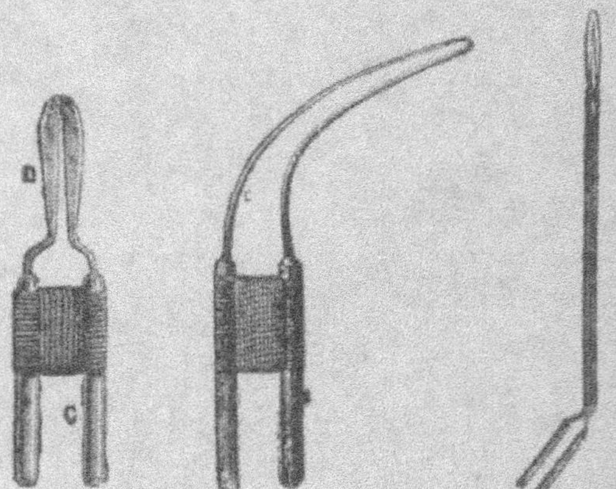

Fig. 79.
Différents modèles de galvano-cautère s'adaptant sur le manche.

quantité de chaleur est d'autant plus grande que la résistance du conducteur est plus considérable. Dans le galvanocautère proprement dit, la résistance des lames de platine, fixées aux extrémités du manche (fig. 79), est très faible : d'après des mesures de H. Bordier et H. Chevallier, elle varie de 0o,02 à 0o,24. La source d'électricité employée devra donc avoir une très faible résistance intérieure et pour cela, il faudra associer les éléments de pile en batterie ou surface.

Dans le cas (fig. 80) de l'anse électro-thermique (terme préférable à celui d'anse galvanique, car ce mot amène une confusion entre l'anse galvanique thermique et l'anse galvanique chimique) on peut utiliser du fer ou du platine ; pour porter au rouge un fil de 1 millimètre de diamètre, il faut 44 ampères, avec le platine, et 25 ampères seulement, avec le fer. C'est donc au fil de fer qu'on doit donner la préférence, d'autant plus que ces fils se trouvent facilement et sont d'un prix moins élevé que ceux de platine.

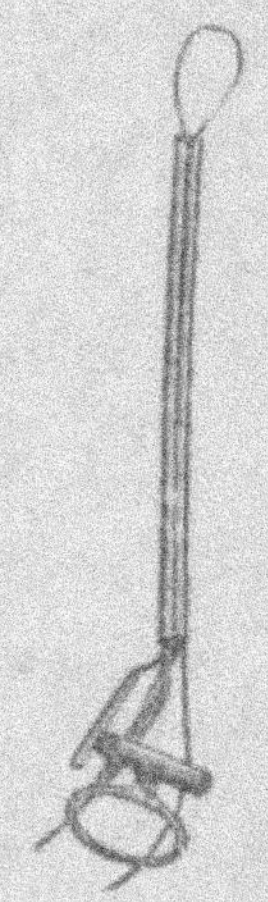

Fig. 80.
Anse électro-
thermique.

Nous savons que lorsqu'un fil parcouru par un courant est placé dans l'air, il s'échauffe jusqu'à ce que les pertes par rayonnement soient égales à la chaleur gagnée et provenant de la trans-

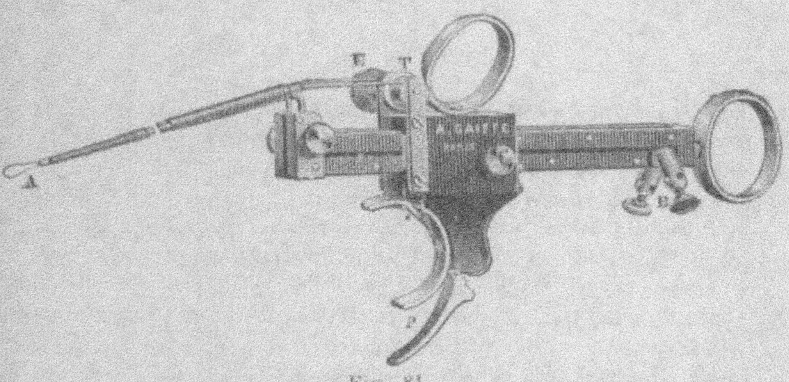

Fig. 81.
Anse électrothermique montée sur son manche.

formation du courant. Mais quand ce fil est plongé dans les

tissus, comme c'est le cas ici, la perte de chaleur se fait
par conductibilité et elle est beaucoup plus grande que dans
l'air ; en sorte que l'intensité à utiliser doit être alors beaucoup plus grande. Ainsi, prenons un fil de fer de 6ᵐᵐ,4 et
cherchons quelles sont les intensités à employer depuis le
rouge naissant jusqu'à la fusion dans l'air. On a les valeurs
suivantes :

Rouge naissant	5 ampères.
— sombre.	5,5 —
— vif.	6 —
Fusion.	8 —

Maintenant, plongeons ce fil dans les tissus et cherchons à
obtenir la section d'un parallélipipède de tissu musculaire
ayant une section carrée de 20 millimètres de côté ; si on
note les temps correspondant à l'opération on obtient les
résultats suivants (H. Bordier et H. Chevallier) :

TEMPS		INTENSITÉS	
2 minutes 45 secondes.		9,5 ampères.	
1 minute		11	—
	17 —	13	—
	10 —	15,5	—
	3 —	17	—
	1 —	21	—

Ainsi, même pour la durée la plus grande, l'intensité du
courant, 9,5 ampères, a été plus forte que celle pour laquelle
la fusion se produit dans l'air.

Il est donc nécessaire, non seulement de mettre un rhéostat
dans le circuit, mais encore un ampèremètre, puisque l'on ne
peut plus suivre l'aspect du fil constituant l'anse, lorsque celle-
ci est noyée dans les tissus.

Que l'on emploie l'anse ou le galvanocautère, il est important de tenir compte de la température du cautère si l'on veut
que la cautérisation se fasse sans hémorragie.

L'hémostase, qu'on obtient en général par l'usage des galvanocautères, cesse en effet d'exister si la température de la lame
ou du fil est trop élevée. Au lieu de mesurer la température, on

peut évaluer l'intensité du courant qui produit l'échauffement du cautère : voici des nombres obtenus pendant l'introduction d'un couteau de platine constituant le galvanocautère dans les tissus d'un chien vivant :

INTENSITÉS	RÉSULTATS
17 ampères.	Hémostase.
18 —	Hémorragie des petits vaisseaux.
21 —	Plaie saignante, plus d'hémostase.

Avec ce cautère (résistance égale à 0,0395 ohm), c'est donc pour l'intensité 18 ampères que l'effet hémostatique cesse de se produire : au delà, on perd le bénéfice de la cautérisation. Par conséquent, l'usage de l'ampèremètre est indispensable.

Lorsqu'on étudie l'hémostase avec l'anse, on trouve que c'est pour l'intensité 16 ampères que celle-là cesse d'exister. Comme cette intensité est bien plus grande que celle qui amène la fusion dans l'air, il est nécessaire que toutes les parties de l'anse soient entourées par les tissus ; autrement, les portions placées dans l'air entreraient en fusion et le courant serait interrompu. L'ampèremètre est donc, là encore, très utile et le chirurgien doit avoir l'œil non seulement sur l'anse, mais aussi sur l'aiguille du galvanomètre.

Quant au mécanisme de l'hémostase, il s'explique par l'action coagulante de la chaleur sur le sang et aussi par le recroquevillement des parois des vaisseaux sectionnés. Il se forme un bouchon qui obstrue la lumière rétrécie des vaisseaux (H. BORDIER et H. CHEVALLIER). On admettait, avant les recherches de ces auteurs, que la cause de l'hémostase par les cautères thermiques résidait seulement dans l'altération des vaisseaux (BOUCHACOURT, 1836).

D. AIR SURCHAUFFÉ. — Les procédés de cautérisation qui précèdent utilisent les solides portés à une température élevée ; les gaz, et en particulier l'air, peuvent aussi être employés, à condition que leur température atteigne une valeur suffisante. L'avantage de ce mode de cautérisation est de pouvoir pénétrer plus facilement dans les anfractuosités de certaines plaies ou de certaines cavités naturelles.

Plusieurs procédés ont été imaginés pour amener l'air à la température voulue : HOLLAENDER (de Berlin) se sert d'une tige creuse de métal chauffé au rouge et dans laquelle passe l'air avant son application sur la région malade.

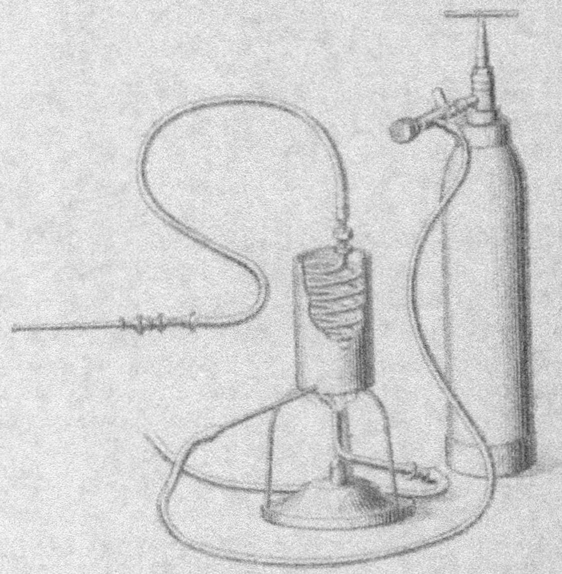

Fig. 82.
Appareil pour l'emploi de l'air chaud.

LERMOYEZ et MARC ont construit un appareil permettant facilement l'usage de l'air chaud ; il se compose de trois parties :

1° Un réservoir en fonte (fig. 82) contenant l'air sous une pression de 120 atmosphères, semblable aux récipients à acide carbonique ou à oxygène comprimé.

2° Un générateur de chaleur formé d'un serpentin isolé par une double enveloppe métallique et chauffé fortement par un brûleur de Bunsen.

3° Un tube, destiné à conduire l'air chaud, qui a 4 centimètre de diamètre extérieur sur 70 centimètres de long ; il est souple et garni à l'intérieur de tissu d'amiante mauvais conducteur de la chaleur. Ce tube se termine par une canule formée de deux tubes cylindriques de maillechort séparés par du carton d'amiante.

Pour appliquer l'air chaud, on approche l'extrémité de la canule à 3 ou 4 millimètres de la région à cautériser.

2° Applications thermiques produisant la sudation ou la rubéfaction (thermothérapie). — Parmi les moyens thérapeutiques qui aboutissent à ces effets, nous n'étudierons ici que le bain d'air chaud et les plastrons électro-thermiques.

A. Bain d'air chaud. — Il existe plusieurs manières de produire l'air chaud nécessaire à ce bain. La plus commode est sans contredit celle qui utilise l'énergie électrique transformée en chaleur, car elle peut permettre un réglage très facile de la température. Depuis quelques années, ce procédé de thermothérapie a fait quelque bruit sous le nom impropre de bain de lumière électrique ; en effet, ni la lumière, ni l'électricité n'interviennent directement dans l'action thérapeutique ; il n'y a que la température à laquelle est portée l'atmosphère entourant le malade qui joue un rôle utile.

L'air d'une caisse (fig. 83 et 84) au milieu de laquelle se trouve le corps d'un malade moins sa tête peut être chauffé par un conducteur quelconque résistant traversé par un courant électrique : on peut prendre des lampes à incandescence pour cela ; mais l'effet thérapeutique recherché, à savoir la sudation du malade, serait tout aussi bien obtenu en entourant les lampes de substance opaque interceptant les radiations lumineuses.

Il serait même préférable de munir les parois de la caisse de boudins de fils résistants qui ne donneraient sous l'influence d'un courant d'intensité suffisante que de la chaleur réglable à l'aide d'un rhéostat placé extérieurement.

Dans ces conditions, l'air chaud où se trouve le sujet est sec et il peut, avant d'être saturé de vapeur d'eau, recevoir une

grande quantité d'eau provenant de la sueur du malade : c'est
donc un excellent moyen de sudation qui est assez souvent
employé dans l'obésité, le rhumatisme, la goutte, etc.

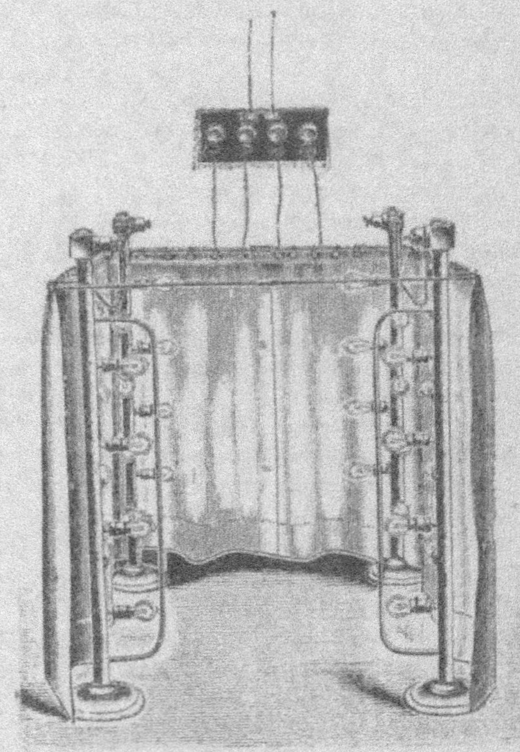

Fig. 83.
Dispositif pour bain d'air chaud.

B. APPLICATIONS LOCALES DE LA CHALEUR SÈCHE. — Un des
meilleurs procédés que le médecin ait à sa disposition pour
appliquer la chaleur localement, sur une articulation par
exemple, est celui du plastron électrothermique.

Plusieurs modèles ont été proposés : SALASIN en a décrit un.

en 1893, sous le nom de *thermophore électrique*; d'autres ont été appelés *thermoplasme* (LABAT), *tissu électro-calorique*, etc.

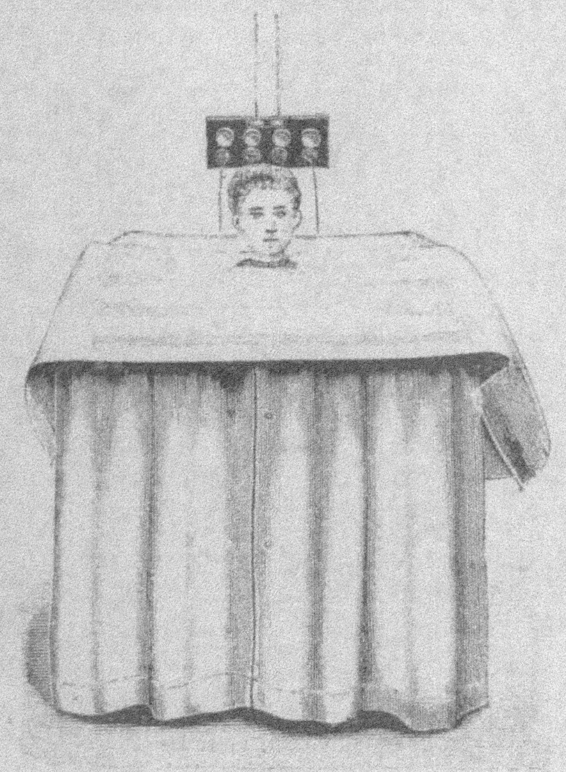

Fig. 84.
Dispositif pendant l'application du bain d'air chaud.

Le principe des plastrons électrothermiques est le suivant : un fil métallique très fin (fig. 85) est noyé dans un tissu souple mauvais conducteur de la chaleur et communique par deux fils conducteurs à une prise de courant ; le tout est enfermé dans une étoffe quelconque, soie ou coton. BONNIER a imaginé de

placer plusieurs circuits indépendants de fils de grosseur différente *dans un même plastron* : à l'aide d'un coupleur spécial et
sans rhéostat auxiliaire, on obtient deux ou trois températures
différentes, par exemple 25°, 30°, 35°, 45°.

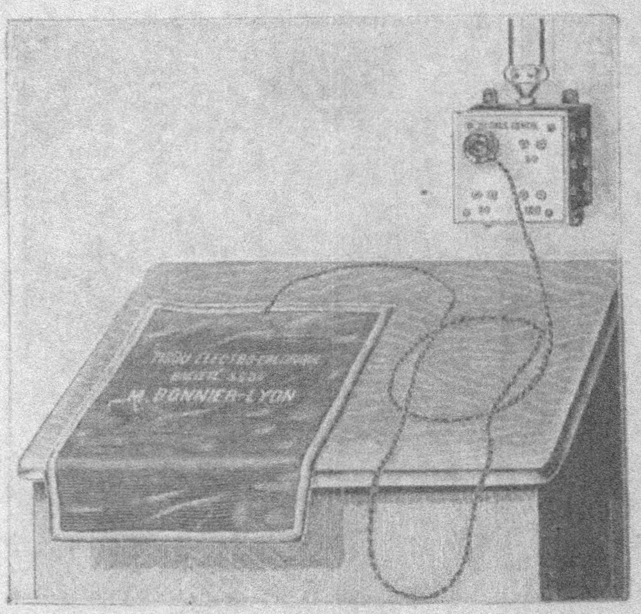

Fig. 85.
Plastron électro-thermique.

Aujourd'hui que l'électricité industrielle existe partout, cette
application des effets calorifiques de l'énergie électrique nous
paraît devoir prendre une grande extension en thérapeutique.

Même comme élément de diagnostic, les applications locales
de chaleur peuvent être utilisées : Lewis a signalé la possibilité
de diagnostiquer la présence de pus dans l'appendicite. Pour
cela, on place, par exemple, un plastron électrothermique à 35°,
sur la fosse iliaque droite et on le laisse une à deux heures

Si la douleur se trouve ainsi augmenter, on peut en conclure qu'il y a du pus dans l'appendice cæcal ; quand il n'existe pas de pus, au contraire, les douleurs s'amendent sous l'influence de la chaleur. Ces données seraient générales, d'après LEWIN, et s'appliqueraient à tous les cas.

§ 2. — UTILISATION D'UNE TEMPÉRATURE INFÉRIEURE À CELLE DU CORPS

Les procédés thérapeutiques dans lesquels on emploie une température plus basse que celle du corps constituent la méthode appelée *réfrigération*. La réfrigération peut se faire de deux manières : 1° Par le contact du corps humain avec un corps ayant un potentiel calorifique plus bas ; 2° Par l'absorption de calorique qui accompagne la vaporisation d'un liquide approprié et appliqué sur une région donnée du corps.

1° Réfrigération par contact. — Le corps le plus employé pour soustraire de la chaleur à l'homme par contact, c'est l'eau : cette eau est prise à une température plus basse que celle du malade. D'une manière générale, on peut représenter le pouvoir réfrigérant d'un liquide par la formule

$$\pi = \mathrm{K}\,\frac{\mathrm{C}}{t}.$$

C étant la chaleur spécifique du liquide, t sa température et K une constante dépendant des conditions de l'expérience. Cette formule montre que le pouvoir réfrigérant π est proportionnel à la chaleur spécifique du liquide et en raison inverse de sa température. En d'autres termes, la soustraction de chaleur à l'organisme sera d'autant plus grande que le liquide aura une plus grande chaleur spécifique et une température plus basse. Le choix de l'eau est donc tout à fait rationnel, car on sait que c'est l'eau qui possède la chaleur spécifique la plus grande de tous les liquides.

La réfrigération par contact peut être *générale* ou *locale*. Occupons-nous d'abord de la première.

A. RÉFRIGÉRATION GÉNÉRALE. — La méthode employée pour produire une réfrigération générale, dans le cas d'une hyperthermie grave par exemple, est la méthode des *bains froids*. Commençons tout d'abord par faire observer combien cette expression est peu scientifique et peu exacte. Le froid et le chaud ne signifient rien en physique : il suffit de se rappeler l'expérience des trois vases renfermant de l'eau à 0°, à 25° et à 80°. Quelle est la signification du terme bain froid ? A partir de quelle température un bain est-il froid ? A partir de quelle autre commence-t-il à être chaud ? Ces questions ne peuvent recevoir de réponse que par l'indication des températures; nous remplacerons donc l'expression de bains froids par celle, conseillée par BERGONIÉ, de *bains réfrigérants*.

La méthode des bains réfrigérants a été introduite dans la thérapeutique par BRAND; en France, c'est FRANZ-GLÉNARD (de Lyon) qui l'a employée le premier et c'est l'École-lyonnaise qui a le mieux étudié cette méthode réfrigérante. Elle est aujourd'hui universellement adoptée; on doit l'utiliser chaque fois que la température d'un malade s'élève au-dessus de 39°; BRAND conseille de donner un bain à 20° pendant vingt minutes. Mais cette formule n'est plus appliquée dans toute sa rigueur ; chez certains sujets, chez les obèses par exemple, la température du bain peut être abaissée jusqu'à 15° ; nous avons vu, à propos de la mesure de la surface du corps et du segment anthropométrique de BOUCHARD, la raison qui permet d'expliquer pourquoi cette température basse peut être supportée par les malades dont la corpulence est supérieure à 5,8. Habituellement, il est prudent de donner d'abord un bain à 28°, puis à 24°, puis à 20°, pour se rendre compte de la susceptibilité du malade.

La durée est de quinze minutes, dans les hyperthermies moyennes ; chez les enfants, on ne fait durer le bain que dix minutes. D'ailleurs, on doit se laisser guider par la sensation de froid accusée par le malade et qui se traduit par un frisson;

cependant, dans les hyperpyrexies, on doit prolonger le bain pendant quelques minutes après le frisson initial.

La température du malade doit, comme toujours, être prise dans le rectum : l'indication du thermomètre après le bain renseigne sur la résistance de la fièvre. Aussi, pour les premiers bains, faut-il prendre la température du malade tous les quarts d'heure pour juger du temps qu'elle remet à revenir à son degré initial. Pendant le bain, on doit faire des affusions d'eau, à la même température que celle de la baignoire, sur la tête du patient. Quant aux multiples soins à donner au malade avant, pendant et après le bain, nous ne pouvons les indiquer ici.

Dans le cas où l'on n'a pas de baignoire à sa disposition, on peut néanmoins opérer la réfrigération du corps en se servant d'un drap de lit tendu horizontalement au-dessus du malade couché (BEVILACQUA). On vaporise sur ce drap de l'eau ou mieux un mélange d'eau et d'éther à 10 p. 100 ; dans ces conditions, l'hyperthermie est abaissée de 1 à 2°.

B. RÉFRIGÉRATION LOCALE. — La soustraction de chaleur, au lieu de porter sur tout l'organisme, peut n'intéresser qu'une partie limitée du corps. La réfrigération locale a pour but, soit de combattre l'inflammation existant en un point donné, soit d'arrêter une hémorragie.

Pour faire de la réfrigération locale, on emploie habituellement des sacs ou des ceintures imperméables que l'on remplit de glace pilée. Ces sacs ont des formes variées suivant la région à laquelle on veut soustraire de la chaleur : c'est ainsi que pour la colonne vertébrale on emploie un sac allongé ; que pour la tête, on utilise la calotte de BROT. Celle-ci mérite une description particulière : elle est formée d'un tube de caoutchouc (fig. 86) enroulé sur lui-même en forme de demisphère, de manière à s'appliquer sur la tête du malade ; l'extrémité supérieure plonge dans de l'eau à 0° placée au-dessus du lit, tandis que le bout inférieur pend dans un vase disposé sur le plancher près du lit. On a ainsi un véritable siphon qu'il suffit d'amorcer pour entretenir une circulation d'eau glacée dans la calotte.

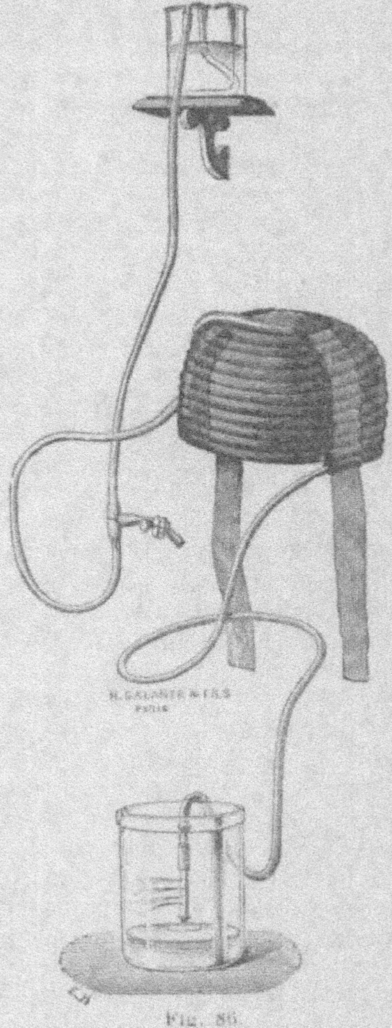

Fig. 86.
Calotte de Birror.

Pour la réfrigération interne de l'estomac, de l'intestin, on la produit en faisant avaler au malade des fragments de glace ou des boissons frappées.

La principale action consécutive à une soustraction suffisante de chaleur en un point où existe un état inflammatoire, c'est d'amener l'arrêt, ou en tout cas, la gêne des mouvements amiboïdes des globules blancs et par conséquent de s'opposer au phénomène de diapédèse des leucocytes. Dans l'usage de la réfrigération locale comme moyen hémostatique, le froid agit en paralysant les vaso-dilatateurs et en donnant à leurs antagonistes, les vaso-constricteurs, une part prépondérante; d'où resserrement des vaisseaux.

2° Réfrigération par vaporisation. — Lorsque la quantité de chaleur soustraite à l'organisme en une région donnée est très grande, il en résulte deux effets : 1° l'anesthésie; 2° la révulsion. Le premier effet est le résultat de la paralysie par le froid des terminaisons nerveuses sensitives du derme. Les liquides que l'on emploie le plus souvent, pour produire cet effet d'anesthésie locale, sont : l'éther éthylique et le chlorure d'éthyle.

a. *Pulvérisateur de Richardson.* — Pour la vaporisation de l'éther on se sert du pulvérisateur de Richardson qui projette l'éther dans un état de grande division. Cet appareil se compose de trois parties (fig. 87) : 1° un flacon ; 2° un tube métallique à deux enveloppes concentriques, l'intérieur plongeant dans l'éther et l'extérieur n'atteignant pas la surface libre du liquide ; 3° un système de poires en caoutchouc permettant d'envoyer dans le flacon de l'air sous pression. Le tube à double enveloppe est coudé au-dessus du bouchon qu'il traverse ; à l'extrémité supérieure, les deux tubes concentriques sont terminés en pointe, le plus extérieur dépassant l'autre d'un centimètre. Il est facile de comprendre

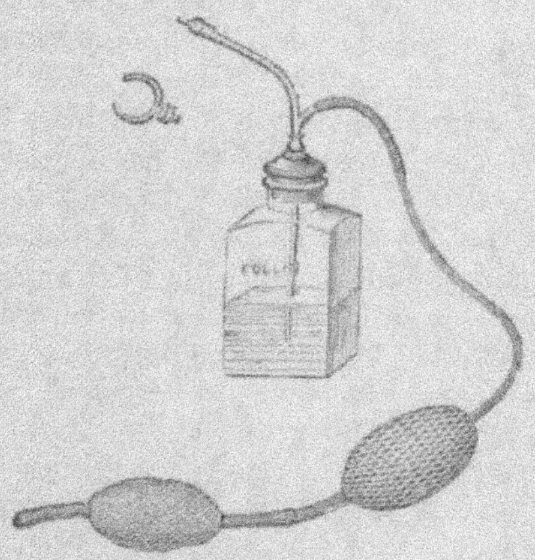

Fig. 87.
Pulvérisateur de Richardson.

le mécanisme de la pulvérisation sous l'influence de l'augmentation de pression de l'atmosphère du flacon : l'éther monte dans le tube intérieur, en même temps, l'air qui s'échappe par l'espace annulaire compris entre les deux tubes entraîne l'éther qui apparaît à l'extrémité effilée du tube et le projette dans une grande division ; on a ainsi une véritable poussière formée par des gouttelettes d'une ténuité extrême.

L'éther, en arrivant à un grand état de division sur la région à anesthésier, est dans les meilleures conditions pour se vaporiser et absorbe une grande quantité de chaleur, pour son changement d'état, d'où soustraction d'une quantité égale à la surface sous-jacente. Rappelons que la température d'ébullition de l'éther est 35°.

b. *Appareils à chlorure d'éthyle et à chlorure de méthyle.* — Pour produire la vaporisation du chlorure d'éthyle, on emploie simplement un vase terminé par un ajutage étroit. Comme le point d'ébullition de l'éther chlorhydrique est 11°, la simple chaleur de la main qui tient le tube à chloréthyle suffit pour amener la tension de la vapeur de ce liquide à une valeur bien assez grande pour le chasser du vase sous la forme d'un jet intense.

Comme nous l'avons dit plus haut, la réfrigération peut amener, lorsqu'elle est assez énergique, des effets de révulsion. On se sert alors du chlorure de méthyle dont le point d'ébullition est de — 23°. Il faut alors, pour enfermer cet éther méthylique, un vase en métal muni d'un bouchon à vis qui permet de laisser échapper le jet de chlorure avec une pression plus ou moins forte. Il se produit un effet de brûlure, d'où une révulsion qui est mise à profit dans le traitement des névralgies, et en particulier de la sciatique. L'effet de désorganisation des tissus consécutive à une trop grande absorption de chaleur s'explique par la destruction du protoplasma qui résulte de la dilatation de l'eau cellulaire des tissus.

Pour obtenir des températures encore plus basses, on s'adresse à l'acide carbonique ou à l'acétylène *liquide* : la neige formée par ces liquides au moment où ils s'échappent du récipient sous pression, donne avec l'acétone une température comprise entre — 112° et — 115°.

Pour aller plus bas encore, il faut s'adresser à l'air liquide : comme bain incongelable, on prend de l'éther de pétrole qui reste liquide jusqu'à — 160° (D'ARSONVAL).

Lorsque la soustraction de chaleur est générale et qu'elle est trop considérable, on observe avant la mort la succession des différents symptômes bien étudiés par LARREY pendant les campagnes de Russie. D'abord apparaît la pâleur du visage, une diminution de l'acuité visuelle, un affaiblissement musculaire, un engourdissement, puis une tendance au sommeil. Cette tendance est tellement forte que l'homme placé dans ces conditions, et sachant bien que le sommeil sera le dernier, ne peut vaincre ce besoin de dormir et ne se réveille plus.

ARTICLE II

APPLICATION A LA BACTÉRIOLOGIE
ET A L'HISTOLOGIE

Les applications de la chaleur à la bactériologie sont nombreuses ; nous les diviserons en deux catégories : celles qui ont pour but de *stériliser* les objets qui doivent renfermer les milieux de culture des microbes ; 2° celles qui sont destinées à *maintenir le microbe et le milieu* où il se développe *à une température donnée et constante.*

§ 1. — APPAREILS A STÉRILISATION

Les appareils qui permettent la destruction des micro-organismes ou de leurs toxines pouvant se trouver en contact avec les objets où seront placés les milieux de culture des microbes doivent se diviser en deux classes : 1° ceux qui utilisent l'air chaud ; 2° ceux qui utilisent la vapeur d'eau.

1° Four à flamber. — La température atteinte avec cet appareil dépasse 150° ; c'est à PASTEUR que l'on doit ce procédé de stérilisation : les objets sont placés dans un récipient en toile métallique (fig. 88) et sont chauffés directement à feu nu à l'aide d'une série de becs Bunsen.

2° Autoclave de Chamberland. — Le principe de cet appareil est la marmite de PAPIN : il utilise par conséquent la température correspondant à la vapeur d'eau sous pression, température supérieure à 100°. L'autoclave se compose essentiellement d'un récipient en cuivre (fig. 89) fermé par un couvercle en bronze solidement appliqué par des vis et des boulons métalliques. Ce couvercle porte trois orifices auxquels correspondent un robinet d'échappement, un manomètre gradué en températures et une soupape de sûreté.

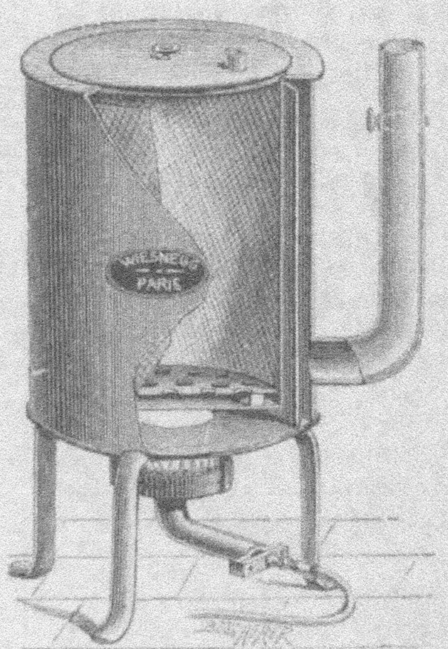

Fig. 88.
Four à flamber.

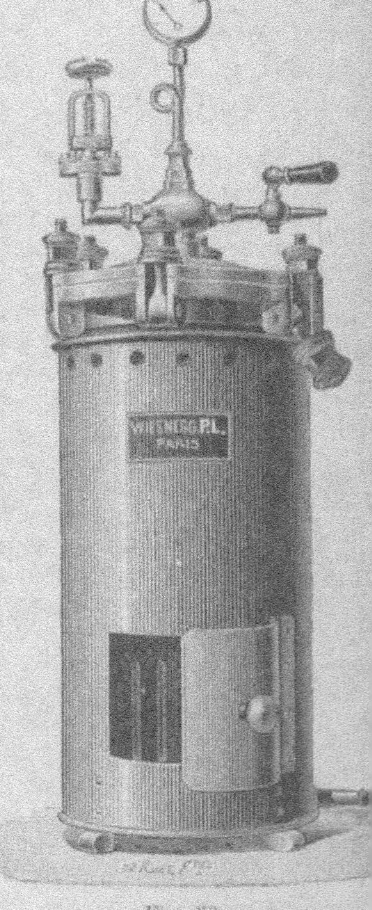

Fig. 89.
Autoclave de Chamberland.

Les objets à stériliser sont placés dans un panier en toile métallique qui repose au-dessus de l'eau; celle-ci doit être mise dans l'autoclave sous une épaisseur de 10 centimètres environ.

Pour se servir de l'autoclave, on doit laisser le robinet d'échappement ouvert : on ne le ferme que quand un jet continu de vapeur s'échappe.

§ 2. — ÉTUVES A CULTURE

Les objets, récipients, tubes, etc., après avoir été stérilisés et munis du milieu de culture convenable pour chaque espèce microbienne, sont placés dans des étuves qui s'appellent, à cause de leur fonction, *étuves à culture*, et où la température doit être et rester constante.

1° Régulateurs de température. — L'appareil de physique à l'aide duquel cette constance est obtenue s'appelle un *régulateur de température*. Nous n'en mentionnerons ici que quelques modèles.

A. RÉGULATEUR A MEMBRANE DE D'ARSONVAL. — C'est la dilatation d'un liquide placé dans le récipient 1 (fig. 90), qui est utilisée pour la régulation et que l'on introduit dans l'étuve dont on veut maintenir constante la température. On ferme le robinet 3 quand le degré voulu est atteint. Le liquide se trouvant en contact avec la membrane flexible située en 4, il est aisé de comprendre que celle-ci se bombera de plus en plus à mesure que la température tendra à s'élever davantage. Or le tube d'arrivée du gaz se termine très près de cette membrane ; il en résulte que l'admission du gaz sera d'autant plus petite que la membrane sera plus bombée : par suite, la source de chaleur, alimentée par le gaz qui sort par le tube 6, sera rendue de moins en moins intense.

B. RÉGULATEUR DE ROUX. — C'est l'inégale dilatabilité des métaux qui est utilisée ici. Cet appareil (fig. 91) se compose de deux barres, l'une d'acier, l'autre de zinc, soudées ensemble et recourbées en forme d'U, le zinc étant à la partie convexe. La

branche A de cette sorte de diapason étant seule mobile, toute
élévation de température tendra à l'éloigner de l'autre, fixe ;
cette branche mobile transmet ses déplacements à un pis-

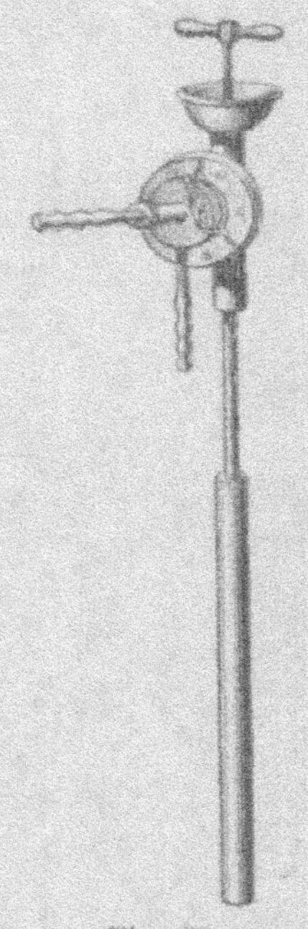

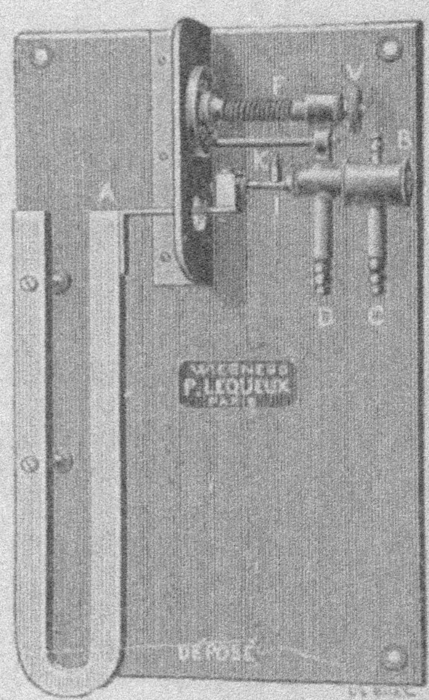

Fig. 90.
Régulateur de d'Arsonval.

Fig. 91.
Régulateur de Roux.

ton K qui permet l'admission du gaz par le tube C, en quantité
plus ou moins grande ; ce piston se meut dans le corps de
pompe B. Or, quand la température tend à s'élever, la branche
A se déplace vers la droite, ce qui amène le piston sur l'orifice
du tuyau C qui se trouve fermé de plus en plus. Par conséquent,
l'arrivée du gaz à la source de chaleur par le tube D se fait de
moins en moins abondamment.

C. Régulateur de Regnaud. — C'est un corps gazeux, l'hydrogène, dont la dilatation est utilisée dans ce régulateur, l'un

des plus sensibles que l'on ait construit. Il se compose (fig. 92) d'un tube de verre recourbé et dont les deux branches, fermées, sont parallèles : dans la paroi de chaque branche, on a soudé un fil de platine dont l'un E est re-courbé à angle droit. La branche la plus large contient de l'hydrogène pur et sec dont la pression, qui a été ame-née à une valeur plus faible que la pression atmosphérique, fait équilibre à la colonne de mercure. Le régula-teur est placé dans l'étuve (fig. 94), de telle sorte qu'il puisse osciller au-tour d'un axe horizontal : un méca-nisme simple permet d'incliner plus ou moins le régulateur et de le fixer dans la position voulue. Les fils de platine E et F sont reliés à une cana-lisation à 110 volts en a et b ; le circuit résistant CC', qui sert à chauffer, étant en tension sur le courant, on voit que le courant ne passe que quand le mer-cure vient au contact avec le fil E.

Le fonctionnement du régulateur est simplement obtenu pour une tem-pérature donnée en faisant passer dans le diverticulum G une quantité plus ou moins grande de mercure et en inclinant plus ou moins le régulateur. Quand on a obtenu la température voulue, le réglage et la fixité de celle-ci se font automatiquement par les alternatives de dilatation et de contraction de l'hydrogène qui interrompent ou rétablissent le courant en E.

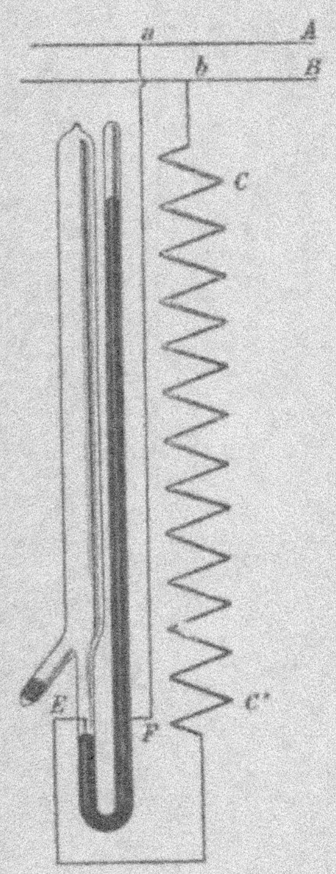

Fig. 92.
Régulateur à hydro-gène de REGAUD.

Comme on le voit, le régulateur de REGAUD est destiné aux étuves ou appareils à chauffage électrique.

2° Étuves proprement dites. — Nous n'indiquerons ici

que les étuves correspondant aux régulateurs décrits plus haut.

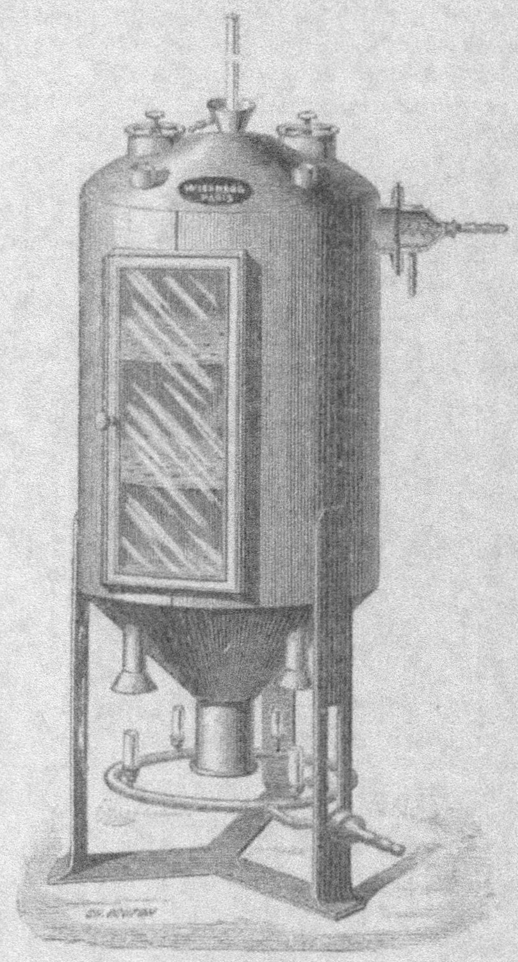

Fig. 93.
Étuve de d'Arsonval.

A. Étuve de d'Arsonval. — L'examen de la figure 93 fait

immédiatement comprendre le fonctionnement de cette étuve.
L'organe essentiel est le régulateur à membrane déjà mentionné; mais ici c'est le liquide (eau bouillie), servant de
manchon calorifique, dont la dilatation est utilisée pour produire les variations de courbure de la membrane : celles-ci
sont obtenues par l'augmentation de la pression hydrostatique
provenant de la hauteur plus ou moins grande de l'eau dans
le tube de verre qui traverse le bouchon fermant l'orifice.

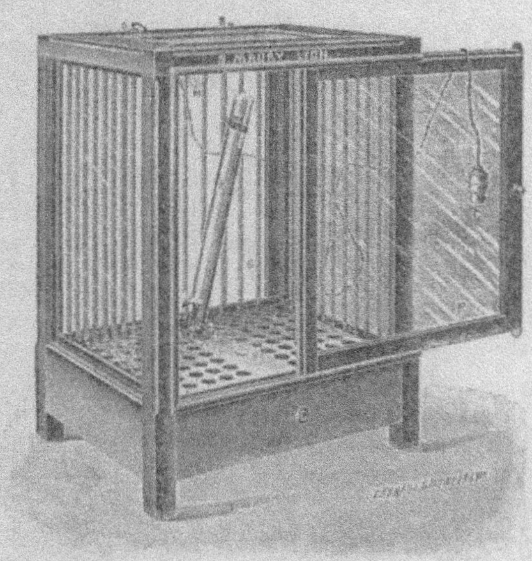

Fig. 94.
Étuve électrique de Regnin.

On obtient avec cette étuve une température suffisamment
constante pour les besoins de la bactériologie et qui est comprise entre 37° et 40°.

B. Étuve de Pasteur. — Elle est formée de parois en bois en
dehors desquelles sont des tubes de cuivre verticaux : ceux-ci

reçoivent les produits de la combustion des brûleurs placés au-dessous de l'étuve et les conduisent au dehors : il en résulte un échauffement de ces tubes qui rayonnent dans l'étuve et y maintiennent une température uniforme. La régulation thermique se fait au moyen du régulateur de ROUX.

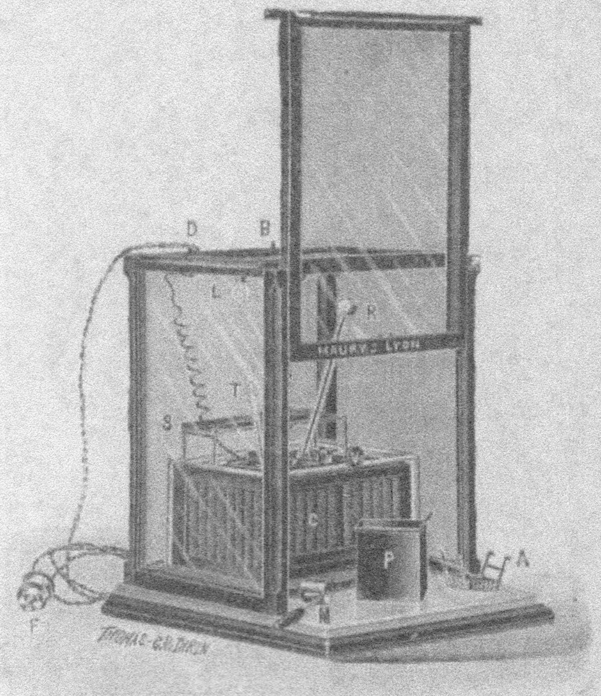

Fig. 93.
Bain de paraffine avec régulateur de REGAUD.

C. ÉTUVE DE REGAUD. — Cette étuve (fig. 94) est à chauffage électrique ; elle est constituée par une sorte de cage portant à son intérieur près de ses parois des hélices de fils résistants que traverse le courant industriel à 140 volts : la résistance du fil a

été calculée de façon à obtenir une température comprise entre
25° et 70° ; la résistance du fil de l'étuve de la figure 94 est de
190 ohms. Le réglage de la température et sa constance sont
assurés au moyen du régulateur du même auteur. La température se maintient rigoureusement la même dans cette étuve
qui se distingue par son extrême propreté et par l'absence de
produits de combustion.

3° Bains de paraffine pour l'histologie. — On emploie ces
bains en histologie pour inclure les tissus dont on veut faire
des coupes au microtome.

Il est très commode de chauffer ces bains à l'aide du courant électrique comme a imaginé de le faire REGAUD : le courant passe dans un fil enroulé en boudins (fig. 95) tendus sur
un cadre en bois que l'on place dans une cuve en verre. Un
régulateur de température à hydrogène du même auteur et
dans lequel l'hydrogène est contenu dans une ampoule allongée
transversalement et de faible hauteur, permet d'obtenir et de
maintenir fixe telle température que l'on désire. On peut arrêter le courant quand on a terminé : la température se règle
automatiquement au degré existant précédemment lorsqu'on
rétablit le courant.

4° Platine chauffante. — Il est quelquefois nécessaire en
histologie de maintenir les préparations examinées à une température supérieure à la température ambiante. On se sert
pour cela des platines chauffantes parmi lesquelles nous ne
mentionnerons que celle à chauffage électrique (REGAUD). Cette
platine (fig. 96) se compose d'une boîte A pleine d'huile de
vaseline dans laquelle est un fil résistant, fil de chauffe, et
présentant une partie centrale où se loge la préparation à
étudier. Un régulateur de température R, dont le fonctionnement est facile à comprendre, est adjoint à la platine ainsi
qu'un relais G spécial surmonté d'une lampe servant de
résistance. Dans ce relais passe un très faible courant
dérivé du courant de chauffe, et alternativement ouvert et
fermé par le jeu du régulateur. Quand le courant est fer-

mé dans ce relais, un électro-aimant entre en action et attire

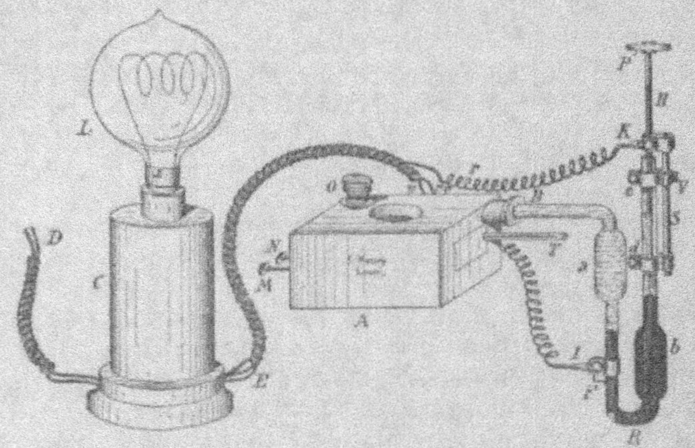

Fig. 96.
Platine chauffante de Regaud.

une pièce de fer doux qui interrompt ou rétablit le courant de chauffe.

ARTICLE III

APPLICATIONS A L'HYGIÈNE

Il est indispensable, aujourd'hui que l'on connaît les causes des maladies contagieuses, de détruire les microbes contenus dans les objets des literies ou dans les vêtements des malades et des personnes approchant le malade ; on préserve ainsi une partie de la société de maladies souvent graves, ce qui est en somme le but de l'hygiène.

Pour arriver à détruire les bacilles et autres microbes contenus dans des linges, l'air chaud et sec ne suffit pas : il faut avoir recours à la vapeur d'eau et de préférence à la vapeur d'eau *sous pression*.

Un des appareils les plus répandus dans les villes actuellement est celui de Geneste et Herscher qui permet de faire agir la vapeur d'eau directement sur les objets contaminés.

L'étuve dans laquelle se fait la désinfection (fig. 97) a la forme cylindrique et l'axe est horizontal : elle est en tôle recouverte d'une enveloppe mauvaise conductrice. Les deux bases du cylindre sont fermées par des portes circulaires ; par la porte d'avant peut passer un chariot se déplaçant facilement sur des rails et sur lequel on place des objets à soumettre à l'action de la chaleur humide ; quand la désinfection est terminée, ce même chariot est retiré par la porte d'arrière. La vapeur arrive dans des radiateurs placés à la base et au sommet ;

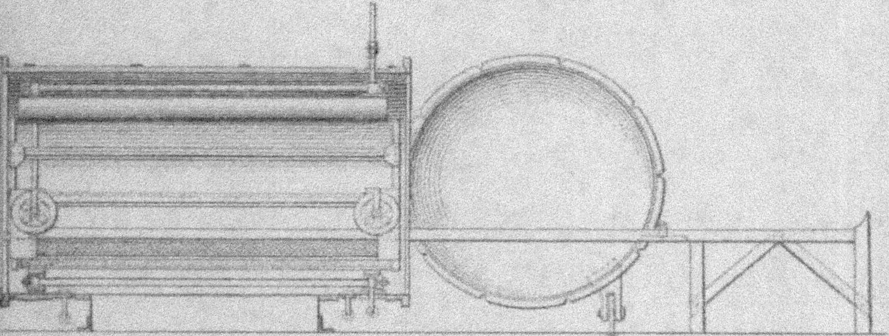

Fig. 97.
Étuve de Geneste et Herscher.

quand on veut procéder à une désinfection, on chauffe l'étuve au moyen des radiateurs à vapeur avant d'introduire dans l'étuve le chariot chargé ; ce n'est que quand celle-ci est chaude que l'introduction des objets se fait. On lance alors la vapeur dans l'enceinte en laissant ouvert le robinet d'échappement tant que l'air n'a pas été complètement chassé. Ce résultat une fois obtenu, on laisse monter la pression jusqu'à environ 1/2 atmosphère qui correspond à une température voisine de 109°.

Les linges sont maintenus à cette température pendant quinze minutes. On arrête alors l'accès de la vapeur dans l'enceinte, mais on continue à chauffer avec les radiateurs, en entr'ouvrant la porte d'arrière. Le séchage des objets s'obtient ainsi en quinze minutes environ. L'opération complète ne nécessite donc qu'une demi-heure.

La vapeur d'eau sous la pression utilisée dans l'étuve de GESESTE et HENSCHEN, c'est-à-dire à la température de 109°-110°, détruit tout ce qui a vie, si elle agit pendant une quinzaine de minutes : elle assure donc une désinfection radicale et certaine.

Les linges souillés de sang ou de pus seront préservés des taches indélébiles produites par la vapeur, par leur immersion préalable dans une solution de permanganate de potasse.

LIVRE IV

ÉLECTRICITÉ MÉDICALE

Les développements que l'électricité a pris dans ces dernières années, aussi bien en médecine qu'en industrie, rendent cette partie de la physique médicale extrêmement importante. Nous allons exposer dans ce livre les notions que le médecin doit connaître, soit pour appliquer l'énergie électrique sur des malades, soit pour comprendre les phénomènes biologiques dépendant du passage du courant, soit pour employer les rayons X comme procédé d'exploration.

Le premier point à examiner en électricité médicale est celui de la production du courant que l'on se propose d'employer.

On peut classer les différentes catégories de courants utilisés en médecine d'après la forme de chacun de ces courants.

Nous avons à étudier successivement les sources d'énergie et les appareils correspondant aux cinq modalités suivantes :

1° La galvanisation ;

2° La voltaïsation sinusoïdale ;

3° La faradisation ;

4° La franklinisation ;

5° Les courants de haute fréquence.

ARTICLE PREMIER

GALVANISATION

La galvanisation est l'utilisation du courant galvanique. Le courant galvanique est défini par une ligne parallèle à l'axe des temps, lorsque l'état permanent est établi. La forme de ce courant (fig. 98) est, par conséquent, celle d'un courant constant.

Quel que soit le moment M, M', M'', auquel on considère ce courant, l'intensité OI est toujours la même. Il n'y a qu'aux moments de la fermeture et de la rupture qu'un état variable

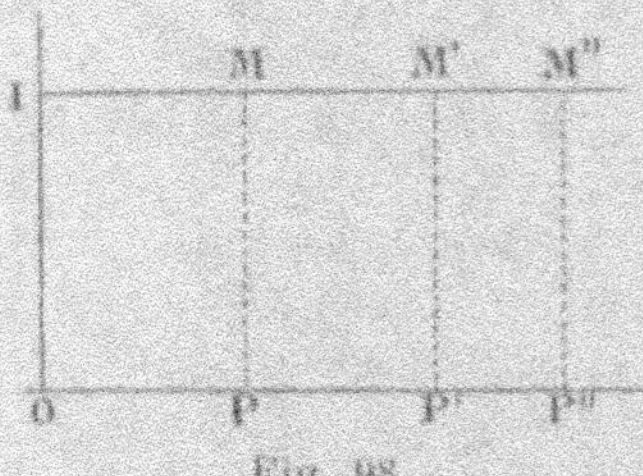

Fig. 98.
Forme du courant galvanique.

a lieu ; mais nous ne nous occupons actuellement que de l'état permanent.

Quels sont les procédés qui permettent d'obtenir le courant galvanique? Il y en a deux principaux :

1º Les piles.

2º Les accumulateurs.

On peut ajouter un troisième moyen de les produire, constitué par l'emploi des machines dynamos.

Nous allons maintenant étudier ces procédés de production du courant galvanique.

§ 1. — PILES

Nous n'indiquerons ici que les notions indispensables pour la compréhension du fonctionnement des piles médicales ; le lecteur devant connaître déjà les questions générales d'électricité.

1º Force électromotrice disponible. — Lorsque l'on considère une pile, il est nécessaire de se demander quelle est la valeur de sa force électromotrice disponible.

Il faut en effet distinguer la force électromotrice d'une pile en circuit ouvert, ou force électromotrice totale E, de la force électromotrice disponible e aux bornes de la pile. Soit une pile et ses deux bornes B et B' (fig. 99) auxquelles sont fixées les

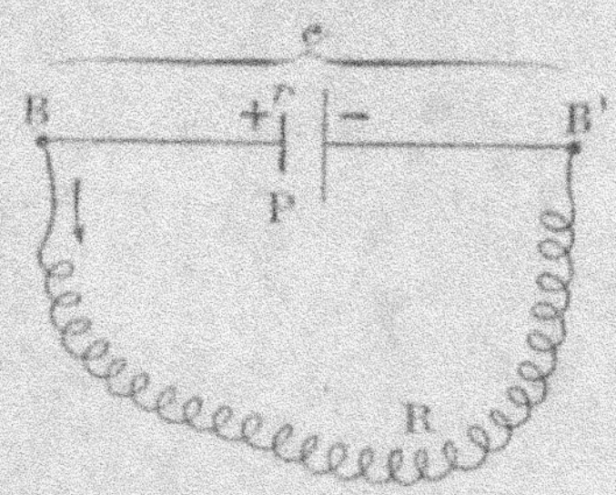

Fig. 99.
Courant fourni par la pile.

extrémités du circuit extérieur dont la résistance est R. Dans la totalité P B R B' du circuit, on a, d'après la loi d'OHM

$$E = (R + r) I \qquad (1)$$

r étant la résistance intérieure de la pile ; dans la portion B R B', on a de même

$$e = RI \qquad (2)$$

On tire immédiatement de (1) et (2)

$$e = E - rI.$$

On voit que la différence de potentiel aux bornes est plus petite que la force électromotrice totale de la pile : ce qui peut être exprimé en disant qu'il y a, à l'intérieur de la pile, perte d'un certain nombre de volts due à la résistance intérieure.

Cet élément, résistance intérieure d'une pile, joue un rôle extrêmement important dans le choix des piles médicales ; aussi reviendrons-nous sur son étude.

2° Puissance d'une pile. — D'après ce que nous avons dit, la puissance utile d'une pile dont la différence de potentiel aux bornes est e et qui fournit un courant d'intensité I a pour valeur

$$W = e \times I.$$

Nous venons de voir, d'autre part, que l'on a

$$E = e + r \times I.$$

On peut tirer de là

$$I = \frac{E - e}{r}$$

Si nous remplaçons I par sa valeur, nous obtenons, comme expression de la puissance utile de la pile

$$W = \frac{e\,(E - e)}{r}$$

Remarquons que le dénominateur r de cette fraction, c'est-à-dire la résistance intérieure de la pile que nous étudions est constant ; nous ne pouvons donc pas le faire varier.

Pour que la puissance soit maxima, il suffit de chercher les conditions qui rendent le numérateur le plus grand possible. Or ce numérateur est le produit de deux facteurs e et $E - e$ dont la somme $e + E - e = E$ est constante ; leur produit acquiert sa valeur maxima lorsque ces deux nombres sont égaux. Par conséquent c'est lorsqu'on aura

$$e - E = e$$

ou

$$e = \frac{E}{2}$$

que la puissance utile de la pile acquerra son maximum.

3° Rendement. — On appelle rendement d'une pile le rapport de la puissance extérieure disponible à la puissance totale produite. Cette définition est la même pour toutes les machines.

La valeur du rendement est par conséquent

$$R = \frac{e \times I}{E \times I} = \frac{e}{E}.$$

Si l'on remplace e par $E - r \times I$, on obtient

$$R = \frac{e}{E} = \frac{E - r \times I}{E} = 1 - \frac{r}{E} \times I.$$

Cette expression montre que le rendement d'une pile est d'autant plus élevé que l'intensité du courant qu'elle fournit est plus petite.

En langage ordinaire, ce résultat peut être exprimé en disant que le meilleur moyen d'utiliser une pile (économiquement parlant) est de lui faire débiter un courant très faible. C'est en effet la meilleure façon d'utiliser l'énergie chimique qui se manifeste dans la pile.

Mais avec cette source d'électricité ce n'est pas ce que l'on doit surtout chercher : c'est au contraire le maximum de puissance utile.

Dans ce cas, le rendement devient

$$R = \frac{e}{E} = \frac{\frac{E}{2}}{E} = \frac{1}{2}.$$

Ainsi, lorsqu'une pile fonctionne en produisant la puissance extérieure la plus grande, son rendement n'est que de 1/2 ; il n'y a que la moitié de l'énergie chimique qui soit utilisée, le reste se transforme en chaleur.

4° Résistance intérieure. — Maintenant que nous savons dans quelles conditions une pile fournit le maximum de puissance utile, que nous savons aussi calculer son rendement, demandons-nous ce que doit être la résistance intérieure des différentes piles destinées aux usages médicaux.

Nous allons chercher dans quelles limites doit être comprise la valeur de la résistance intérieure des piles médicales, lorsque leur fonctionnement correspond à la production de la puissance utile maxima, ou en est très rapproché.

Nous savons que, dans ces conditions, l'on a

$$e = \frac{E}{2}$$

Remplaçons e par cette valeur dans l'expression

$$E = e + r \times I$$

Il vient

$$E = \frac{E}{2} + r \cdot I$$

ou

$$E = 2 \times r \times I$$

On tire de là

$$r = \frac{E}{2 \times I}$$

Pour pouvoir calculer r, donnons à l'intensité I la valeur que l'on ne dépasse guère en électricité médicale, soit 200 mA.

a) Pour le groupe de piles dont la force électromotrice est voisine de 1 volt, on a

$$r = \frac{1^V}{2 \times 0^A,200} = 2,5 \text{ ohms}$$

b) Pour le groupe dont la force électromotrice est de $1^V,5$, on a

$$r = \frac{1^V,5}{2 \times 0^A,200} = 3,79 \text{ ohms}$$

c) Pour un troisième groupe, possédant une force électromotrice égale à 2 volts, on obtient

$$r = \frac{2^V}{2 \times 0^A,200} = 5 \text{ ohms}$$

Ces résultats montrent qu'une pile appartenant à la catégorie des piles à faible force électomotrice pourra être utilisée pour les besoins médicaux si sa résistance intérieure ne dépasse pas 2,5 ohms; qu'une pile à force électromotrice moyenne, $1^v 5$, devra avoir une résistance ne dépassant pas $3^\omega,7$, enfin qu'une pile à grande force électromotrice ne devra pas avoir une résistance intérieure supérieure à 5ω.

Notons en outre qu'il n'y a pas que la puissance extérieure de la pile qui augmente lorsque la résistance intérieure est faible : le rendement est, par là-même, augmenté. Nous avons vu que le rendement a pour expression générale.

$$R = 1 - \frac{r}{E} \times I.$$

Pour une intensité donnée que débite une pile également donnée, le rendement est d'autant plus grand que la résistance intérieure r de la pile est plus petite, puisqu'il faut retrancher de l'unité la fraction

$$\frac{r.I}{E}$$

Pour toutes ces raisons, une pile sera d'autant plus propre aux usages médicaux que sa résistance intérieure sera plus faible.

5° Piles médicales. — Les conditions à remplir pour une pile médicale sont les suivantes :

1° La pile doit posséder d'abord la résistance intérieure la plus faible possible ;

2° Elle doit avoir une force électromotrice moyenne ($1^v ,5$), de façon à éviter un trop grand nombre d'éléments ;

3° Elle doit avoir des dimensions ni trop grandes, ni trop restreintes ;

4° Elle ne doit pas dégager de produits odorants ou corrosifs ;

5° Elle ne doit pas demander un renouvellement des liquides

trop fréquents et pour cela, elle ne doit pas travailler si on ne ferme pas le circuit extérieur.

Toutes ces conditions se trouvent parfaitement remplies dans un modèle que nous nous contenterons de décrire.

6° Pile Bergonié. — Chaque élément de cette pile se compose : 1° d'un vase en verre V de deux litres de capacité, dont les bords ont été enduits à chaud de paraffine ; 2° d'un vase poreux en charbon C dont la partie supérieure a été également

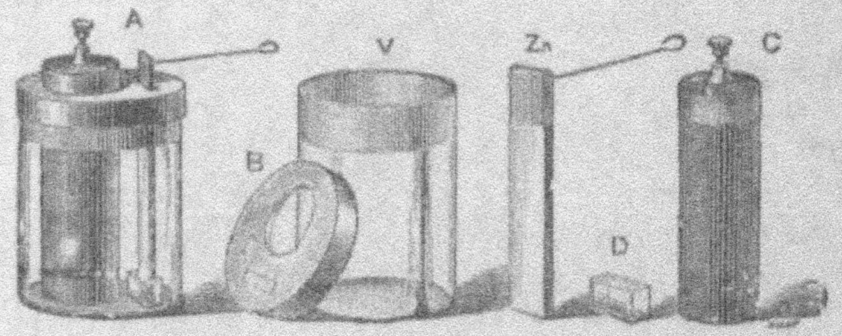

Fig. 100.
Pile Bergonié.

paraffinée et contient du bioxyde de manganèse en grains comme dépolarisant ; à la partie supérieure du cylindre se trouve un écrou avec boulon de serrage ; 3° d'une lame de zinc amalgamé Zn, mesurant 25 centimètres de hauteur, 6 de largeur et 8 millimètres d'épaisseur, également paraffinée à sa partie supérieure et portant, soudée sur sa tranche, une queue de cuivre ; 4° d'une augette en verre D, destinée à recevoir la partie inférieure de la lame de zinc, à recueillir le mercure qui pourrait s'en écouler et surtout à prévenir tout contact entre le zinc et le charbon de l'élément ; 5° d'un couvercle d'ébonite B, percé de trois trous ; l'un circulaire pour l'extrémité du cylindre de charbon, l'autre rectangulaire pour laisser passer l'extrémité du zinc ; le troisième destiné à remplir l'élément du liquide excitateur et à compenser les pertes dues à la faible évaporation qui se produit. L'élément tout monté est représenté en A.

7º Piles transportables. — Indépendamment des piles à poste fixe, il existe des piles offrant certaines particularités de construction qui permettent de les transporter. Ces piles sont quelquefois utiles au médecin pour soigner des malades incapables de se rendre à son cabinet.

Les piles transportables actuellement en usage ne présentent pas la commodité que nous avons vu exister pour la pile précédemment décrite ; leur résistance intérieure est très grande, à cause de leur petit volume et de la surface très restreinte du zinc ; de plus, leur force électromotrice n'est pas toujours voisine de 1ᵛ,5.

§ 2. — ACCUMULATEURS

Bien que le nom de transformateurs soit habituellement réservé à des appareils spéciaux rendant instantanément, sous une autre forme, l'énergie électrique qu'on leur a appliquée, on peut considérer aussi les accumulateurs comme de véritables transformateurs, mais à action différée.

On leur fournit en effet de l'énergie électrique, et c'est aussi sous forme d'énergie électrique qu'ils la restituent, mais au bout d'un temps plus ou moins long, lorsque le moment est venu de s'en servir.

1º Charge des accumulateurs. — Occupons-nous maintenant des règles pratiques à observer pour la charge d'une batterie d'accumulateurs.

Puisque l'accumulateur est une pile secondaire, il possède comme toutes les piles une force électromotrice inverse E'. Pour que la charge ait lieu, il est nécessaire par conséquent, que la force électromotrice E de la source employée à charger l'accumulateur surpasse d'une certaine quantité la force électromotrice de la batterie.

L'intensité du courant de charge est, en appelant R la résistance totale du circuit,

$$I = \frac{E - E'}{R}$$

On voit que cette intensité de charge peut varier dans de larges limites, soit par une variation de la résistance R, soit par une variation de la force électromotrice E de la source.

Pour que la charge soit bien utilisée, pour que les couches actives soient bien adhérentes, il faut que l'intensité de charge ne soit ni trop forte, ni trop faible. C'est l'expérience et l'usage qui feront connaître la valeur la plus favorable.

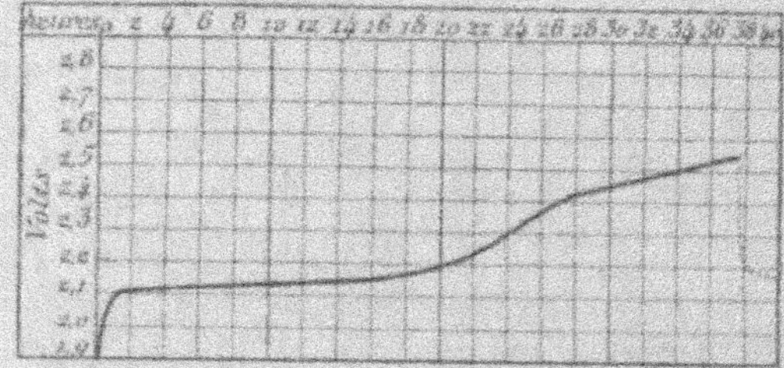

Fig. 101.
Force électromotrice pendant la charge.

Un point très utile à connaître est le suivant : comment peut-on juger que la charge d'une batterie d'accumulateurs est terminée ?

On a plusieurs procédés à sa disposition. Le meilleur moyen consiste à étudier la force électromotrice de chaque élément à l'aide d'un voltmètre ; au début, si l'on considère une batterie qui vient d'être déchargée, on trouve que la force électro-motrice est de 1ᵛ,8 par élément ; dans les premiers moments de la charge, cette force électromotrice s'élève rapidement (fig. 101) à 2ᵛ,1 ou 2ᵛ,2, valeur qu'elle garde pendant tout le temps de la charge. Enfin, lorsque la charge est terminée, la force électromotrice monte rapidement à 2ᵛ,5. C'est à ce moment qu'il faut arrêter le courant de charge. La valeur finale 2ᵛ,5 tombe en quelques minutes à 2ᵛ,4, lorsque l'accumulateur est abandonné à lui-même.

Un autre procédé bien commode, mais moins précis que le précédent, consiste à observer les accumulateurs. Le courant de charge d'une batterie est utile tant qu'il sert à transformer en matière active les couches d'oxydes que portent les plaques déchargées. Lorsque cette transformation est complète, l'énergie électrique, n'étant plus employée à former des couches actives, s'emploie inutilement à décomposer l'eau des accumulateurs ; on voit alors se produire un dégagement gazeux, un bouillonnement très apparent. Ce bouillonnement est l'indice de la fin de la charge.

Les accumulateurs étant réunis en tension pour les usages généraux de l'électricité médicale, il est important de faire remarquer ici que la charge d'une batterie composée d'un nombre quelconque d'éléments, 40 par exemple, ne coûte pas plus que la charge d'un seul : ce fait paraît extraordinaire au premier abord, mais si l'on y regarde de près, on voit que c'est le même courant qui passe dans tous les accumulateurs et que, par conséquent, lorsque l'un est chargé, tous le sont.

Si les accumulateurs étaient montés en quantité, il n'en serait plus de même, et la charge d'une batterie de 40 éléments exigerait 40 fois plus de quantité d'électricité que la charge d'un seul.

2º Décharge des accumulateurs. — La décharge d'une batterie d'accumulateurs demande autant de soins que la

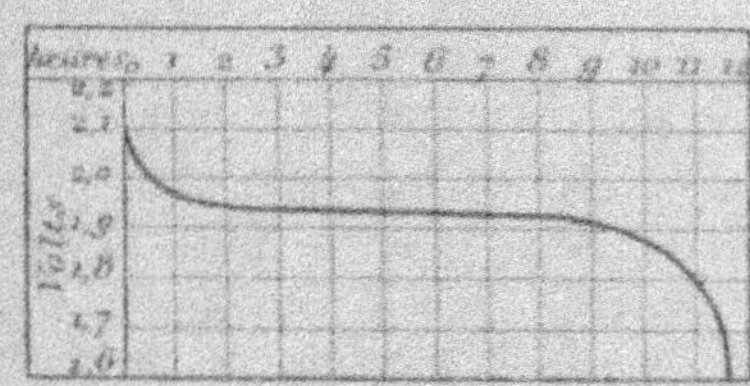

Fig. 102.
Force électromotrice pendant la décharge.

charge ; il est bon de ne pas employer pour la décharge des intensités bien élevées, c'est précisément le cas des courants utilisés en électrothérapie.

14.

Pour reconnaître la fin de la décharge, on interroge la force
électromotrice des accumulateurs ; il y a une baisse brusque
qui se produit à ce moment (fig. 102). Lorsque cette force électromotrice est descendue à 1ᵛ,8, il faut recharger la batterie.

3° Installation d'une batterie. — Les précautions à prendre
pour l'installation d'une batterie d'accumulateurs sont exactement les mêmes que pour une batterie de piles : il faudra donc
veiller avec soin à l'isolement des récipients.

Les étagères devront être en bois paraffiné, et devront reposer sur des isolateurs en porcelaine ou en verre. On ne saurait
obtenir un isolement trop parfait, lorsqu'il s'agit de batteries
destinées aux usages médicaux. Un bon procédé pour isoler
les éléments consiste à les faire reposer sur du son de bois contenu dans une petite caisse paraffinée laquelle repose elle-
même sur des isolateurs en verre.

§ 3. — Courants des stations centrales

Un bon moyen d'utiliser ces courants à 110 ou 120 volts,
consiste à utiliser le courant dérivé pris aux bornes d'un
rhéostat à curseur.

Soit RR' (fig. 103) un fil très long sur lequel peut se mouvoir
un curseur C. Fixons en R et en R' deux fils allant au corps
du malade.

Si le curseur touche la borne R, tout le courant se fermera
par RR', et rien ne passera par EE'. Mais à mesure que l'on
éloignera le curseur pour le rapprocher de R', l'intensité dans
le circuit d'utilisation ira en augmentant progressivement
d'après la loi des courants dérivés. On pourra donc ainsi faire
croître l'intensité d'une manière très commode. Tel est le
principe du rhéostat connu sous le nom de réducteur de
potentiel.

Quand on a des galvanisations peu fines à faire, telles que la
galvanisation de la région lombaire ou l'application d'un bain
électrolithiné, ou le traitement de l'obésité par des courants,

galvaniques à haute intensité, cet appareil peut rendre de
grands services.

Malgré les variations qui peuvent se produire dans la consommation d'électricité des maisons placées sur le même sec-

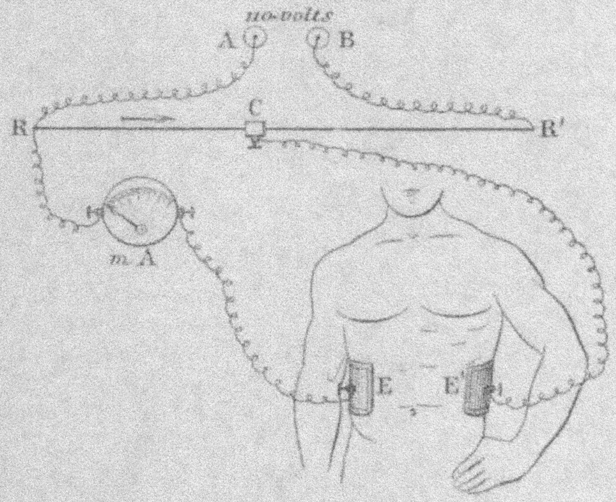

Fig. 103.
Schéma du réducteur de potentiel.

teur, l'intensité du courant pris aux bornes du rhéostat réducteur conserve une valeur très suffisamment constante pour les
applications dont nous venons de parler.

ARTICLE II

VOLTAISATION SINUSOIDALE

On appelle ainsi l'application des courants sinusoïdaux au
corps de l'homme. Le nom de voltaisation sinusoïdale a été
créé par d'ARSONVAL qui a introduit ces courants en électrothérapie.

On entend par courant sinusoïdal, un courant alternatif, dont la valeur de la force électromotrice est, à un moment donné, exprimée par l'équation.

$$e = E \sin, 2\pi \frac{t}{T}.$$

Ainsi, à un moment quelconque t, la force électromotrice e du courant sinusoïdal est l'ordonnée élevée en ce point t, et dont l'expression algébrique vient d'être indiquée.

Ce courant varie régulièrement : c'est en effet la forme la plus simple des courants alternatifs ; ce courant part de zéro (fig. 104), pour atteindre en E un maximum positif, revient peu à peu à zéro, en B, pour croître dans le sens négatif jusqu'en E', et revenir à zéro, en C, et ainsi de suite.

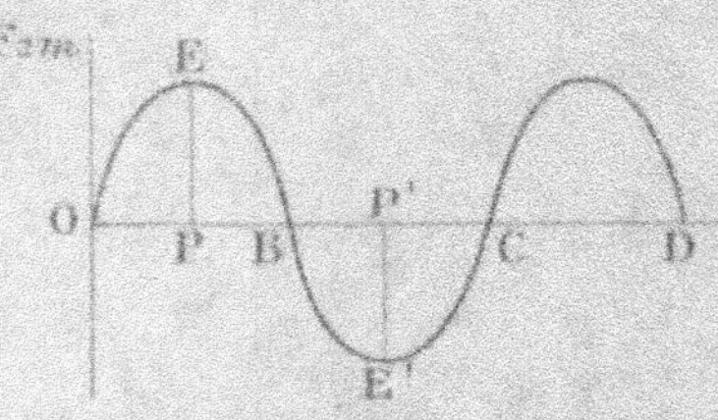

Fig. 104.

Forme du courant sinusoïdal.

Comme on le voit, les quantités d'électricité (c'est-à-dire les aires OEB et BEC) sont égales et de sens contraire.

Le temps que met le courant pour effectuer la double courbe, de O en C, s'appelle la période T du courant sinusoïdal. Le nombre de périodes par seconde est ce qu'on nomme la fréquence du courant.

Lorsque le courant est appliqué à l'organisme, il y a deux excitations par période ; par suite, le mot fréquence se conçoit mieux si on le définit, comme M. d'ARSONVAL, le nombre d'excitations par seconde.

1° Machine dynamo de d'Arsonval. — Cette machine se compose d'un anneau de Gramme portant, d'un côté de l'axe, le collecteur ordinaire avec ses balais, et de l'autre côté deux bagues métalliques isolées, communiquant respectivement avec chaque moitié de l'anneau par deux prises de courant situées sur l'induit à 180°.

L'anneau tourne dans un champ magnétique créé par un courant indépendant traversant l'inducteur.

Si l'on met l'anneau en mouvement par une force mécanique extérieure, on recueillera aux balais un courant continu et aux frotteurs un courant alternatif sinusoïdal.

3° Courants polyphasés. — On entend par courants polyphasés des courants alternatifs présentant entre eux une différence de phase ou un décalage d'une fraction de période.

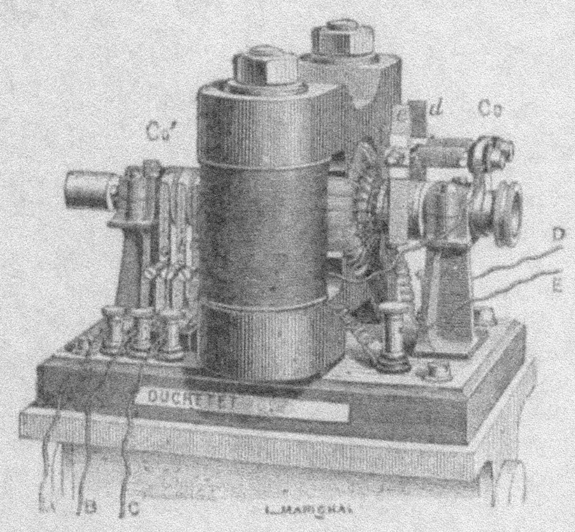

Fig. 105.
Machine à courants triphasés.

Si l'on considère deux courants ayant une différence d'un quart de période, le premier est en retard d'un quart de période sur le second; l'on peut comprendre ce qui se passe en examinant le cas de deux pendules ayant même longueur; si l'on écarte ces deux pendules de leur position d'équilibre et si l'on abandonne le second au moment où le premier passe par la verticale, on dira que ces deux pendules présentent une différence de phase ou un décalage d'un quart de période; le second est en retard sur le premier d'un quart de période.

Pour obtenir des courants sinusoïdaux, nous avons vu que l'anneau de Gramme avait été partagé en deux parties égales; on obtiendra des courants triphasés, en le partageant en trois parties égales, chacune d'elles communiquant à un frotteur.

Pour appliquer ces courants triphasés à l'organisme, il est nécessaire qu'il y ait autant d'électrodes qu'il y a de frotteurs; trois A B C, dans le cas de la figure 105.

ARTICLE III

FARADISATION

Les courants faradiques, ainsi nommés parce qu'ils sont dus à des phénomènes d'induction qui furent découverts par FARADAY, en 1831, sont bien distincts des courants sinusoïdaux que nous venons d'étudier.

Ils en diffèrent, et par leur forme, et par leurs effets physiologiques. Ce sont bien des courants alternatifs, mais l'onde positive n'est plus semblable à l'onde négative et, de plus, ces deux ondes sont séparées par un certain intervalle.

La force électromotrice du courant de rupture est beaucoup plus grande que la force électromotrice du courant de fermeture; mais les quantités d'électricité qui prennent naissance dans le circuit induit sont égales, et de signe contraire.

1° Forme du courant faradique. — Supposons une bobine d'induction, munie de son condensateur C (fig. 106), et demandons-nous, maintenant que nous avons vu comment s'engendre le courant faradique, s'il n'est pas possible de préciser la forme de ce courant.

Déjà nous avons dit que les quantités d'électricité qui correspondent aux deux ondes induites, de fermeture et de rupture, sont égales.

D'après Blaserna, la durée respective de ces deux ondes est
la suivante :

Courant induit de rupture. 0s,00027
Courant induit de fermeture. 0s,00048

Ces données numériques, dont il faut voir plutôt l'ordre de
grandeur que la valeur absolue, nous permettent de représenter graphiquement la forme des courants faradiques et de
voir qu'un certain intervalle sépare chaque onde induite.

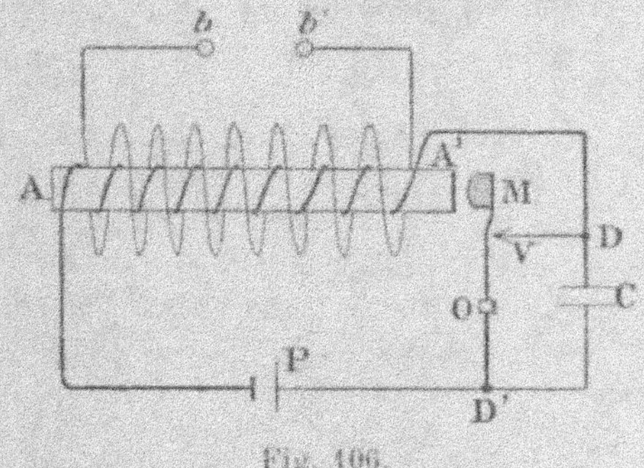

Fig. 106.
Bobine munie de son condensateur.

Supposons un trembleur effectuant par exemple deux cents
interruptions par seconde, ce qui est un nombre rarement
atteint dans la pratique électrothérapique. Le temps qui
s'écoule entre le moment précis où la fermeture commence,
et celui où une rupture a lieu, est de $\frac{1}{200}$ de seconde ; entre une
rupture et la fermeture suivante, il y a de même un intervalle
de $\frac{1}{200}$ de seconde.

Prenons sur une droite (fig. 107) des points équidistants,
O.F.R... et représentant $\frac{1}{200}$ de seconde ou 0s,005. En O,
commence un courant induit de rupture ; En F, un courant
de fermeture, et ainsi de suite ; cherchons maintenant où se
trouve la fin respective de chacun de ces courants.

Le courant de rupture dure 0s,00027, c'est-à-dire à peu

près $\frac{1}{25}$ du temps OF, soit OA ; ce courant commence en O et finit en A. De A jusqu'en F, il n'y a pas de courant.

En F, commence un courant de fermeture : sa durée est de $0^s,00048$, c'est-à-dire à peu près $\frac{1}{10}$ de l'espace FR, soit FB ; de même pour les suivantes.

Nous pouvons maintenant figurer par des courbes chaque courant induit. Soit OMA l'onde de rupture ; l'onde de fermeture a pour abscisse FB ; quant à son ordonnée, elle doit être telle, ainsi que nous le savons, que sa surface soit égale à OMA à Ama ; nous obtenons ainsi FNB etc.

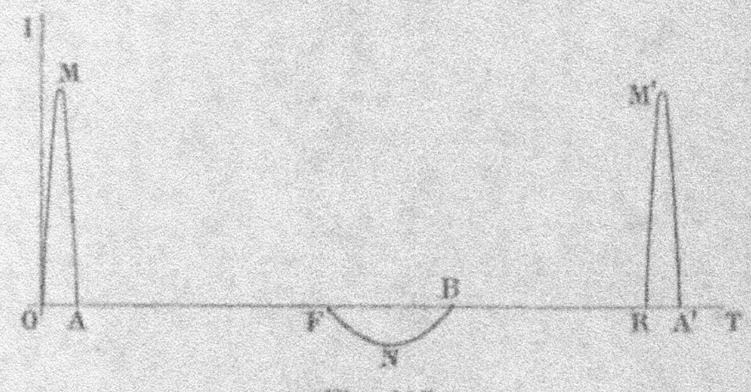

Fig. 107.

Forme du courant faradique.

On voit combien le courant faradique a une forme particulière : la fin d'une onde est séparée du commencement de la suivante par un intervalle considérable ; dans le courant sinusoïdal, au contraire, ces deux points sont confondus.

On conçoit aussi combien doivent être différents les effets physiologiques et thérapeutiques de ces deux catégories de courants alternatifs. L'excitation, dans le courant faradique, arrive brusquement, au lieu de se faire lentement et progressivement. Bien plus, si l'on admet, avec la plupart des électrophysiologistes, que le courant induit de fermeture est négligeable, à cause de ses effets très peu marqués sur les éléments contractiles du muscle, le courant faradique se réduit aux seules ondes de ruptures OMA,BM'A'... séparées les unes des autres par un intervalle relativement très grand et qui varie avec la rapidité du trembleur de la bobine.

La propriété caractéristique des courants faradiques est donc de produire brusquement et par saccades les différentes excitations, motrices et sensitives.

2° Choix d'une bobine d'induction. — Une question qui est d'une haute importance pratique et qu'il faut se poser est la suivante : quel est le meilleur appareil faradique à employer pour les besoins courants de l'électrothérapie ?

Il ne faut pas oublier en effet que les courants faradiques sont surtout employés pour agir sur la contractilité musculaire et que celle-ci doit être provoquée avec le minimum de douleur possible.

Pour arriver à ce but, trois conditions doivent être remplies :

1° L'interrupteur ne doit pas effectuer un trop grand nombre de vibrations : 40 à 60 par seconde sont plus que suffisantes pour produire la tétanisation des muscles; ce nombre est une limite supérieure.

2° Le fil de la bobine induite doit être gros, et non pas fin : avec une bobine primaire formée de 300 tours de fil d'un millimètre de diamètre, le fil secondaire doit avoir un diamètre de $1^{mm},2$ à $1^{mm},3$ et une longueur suffisante pour que l'enroulement présente un nombre de spires assez considérable.

Si on désigne par e et E les forces électro-motrices des courants inducteur et induit, par n_1 et n_2 les nombres des spires des deux courants, primaire et secondaire, on a

$$\frac{E}{e} = \frac{n_2}{n_1}$$

Le rapport $\frac{n_2}{n_1}$ est le coefficient de transformation de la bobine.

3° L'appareil doit être muni du condensateur de FIZEAU placé en dérivation de part et d'autre du trembleur sur le courant primaire. La capacité de ce condensateur ne doit pas être quelconque, si l'on veut obtenir l'effet sensitif le plus faible possible; nous avons dit ailleurs[1] la façon de déterminer la capacité optima. Dans le cas de l'appareil considéré, une capacité d'un microfarad convient parfaitement.

3° Augmentation de la tension du courant secondaire

— On peut augmenter la force électro-motrice indirecte en plaçant un électrolyte en dérivation sur le courant primaire de la bobine (BORDIER et NOGIER) par exemple de l'eau acidulée

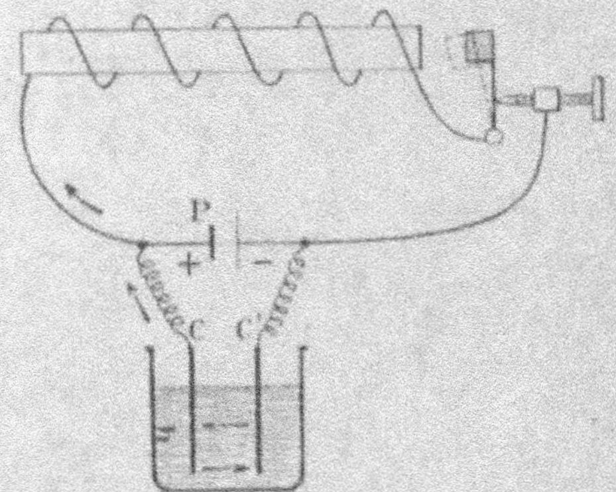

Fig. 108.
Électrolyte en dérivation.

dans laquelle plongent deux crayons de charbon ou mieux deux lames de plomb reliées au circuit primaire de part et d'autre de la source P (fig. 108). Lorsque le trembleur ne ferme pas le courant, celui-ci prend le chemin de l'électrolyte qu'il traverse de C vers C' en y développant une force électro-motrice de polarisation. Lorsque le trembleur vient fermer le courant primaire, la force électromotrice produite dans l'électrolyte s'ajoute à celle de la source P, car le courant de polarisation est de sens contraire à celui qui lui a donné naissance et il circulera dans l'électrolyte de C' vers C, et en dehors de C vers la bobine primaire.

[1] H. BORDIER. *Précis d'électrothérapie*, 2e édit. Paris, 1902.

En sorte que si e est la force électromotrice de la source P
et e_1 celle de polarisation, la force électromotrice inductrice
sera $e + e_1$, d'où une augmentation parallèle de la force
électromotrice induite.

**4° Dispositif permettant d'obtenir un grand nombre
d'excitations**. — Les deux bobines constituant le transformateur à circuit magnétique ouvert que nous connaissons
peuvent permettre la production de courants alternatifs de
grande fréquence en utilisant les vibrations longitudinales

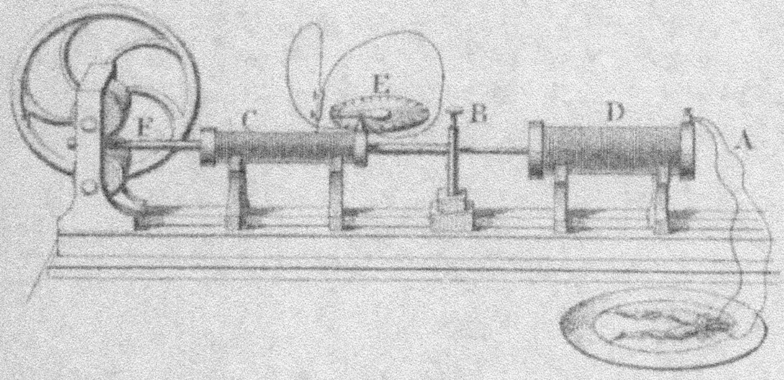

Fig. 109.
Dispositif de Kronecker.

développées dans une verge de fer (KRONECKER). Pour cela, on
place une tige de fer (fig. 109) dans un étau B qui la fixe solidement en son milieu : cette tige passe dans une bobine creuse C
que traverse un courant continu ; la deuxième bobine D, secondaire, siège des courants alternatifs, est reliée par exemple à
un nerf moteur.

On fait entrer la tige F en vibration, soit en la frictionnant
longitudinalement avec un drap enduit de colophane, soit
mieux en la prenant entre des disques de fer : la tige devient
un aimant par suite de l'action des spires de la bobine primaire C et les disques de fer produisent ainsi une véritable
friction magnétique. La tige rend alors dans ces conditions un

son fort et aigu dont le nombre de vibrations est facile à calculer par la formule

$$ N = \frac{1}{2L} \sqrt{g \frac{E}{D}} . $$

L est la longueur de la tige,

g, accélération de la pesanteur, est égal à 9,81 ;

E, coefficient d'élasticité de traction du fer, est égal à 20 794 000 ;

D, densité du fer, est égal à 7,74.

Suivant la valeur donnée à L, on peut obtenir, par suite des variations du magnétisme produites par les vibrations longitudinales de la verge de fer, 1 000 à 22 000 alternances par seconde dans la bobine secondaire. Ces courants amènent la tétanisation parfaite du muscle excité, mais ils ne sont pas décelables par le téléphone.

ARTICLE IV

GALVANOFARADISATION

La galvanofaradisation consiste à faire traverser une partie du corps du malade, à la fois par du courant galvanique et par du courant faradique, ces deux formes de courant étant amenées aux mêmes électrodes. Pour produire la galvanofaradisation, on introduit la bobine induite (fig. 110) dans le circuit du courant galvanique. En choisissant convenablement l'énergie de la source galvanique, un seul rhéostat suffit à régler le courant galvanofaradique.

Quelle est la forme du courant galvanofaradique? Pour arriver à l'établir, remarquons d'abord que ce sont les ondes induites de rupture qui agissent surtout dans le courant faradique : on sait qu'une bobine secondaire possède, à cause de cette prédominance, une anode et une cathode, comme la source du courant galvanique.

Il y a donc à considérer deux cas : celui où la bobine est

placée en tension dans le courant galvanique et celui où elle
est placée en opposition.

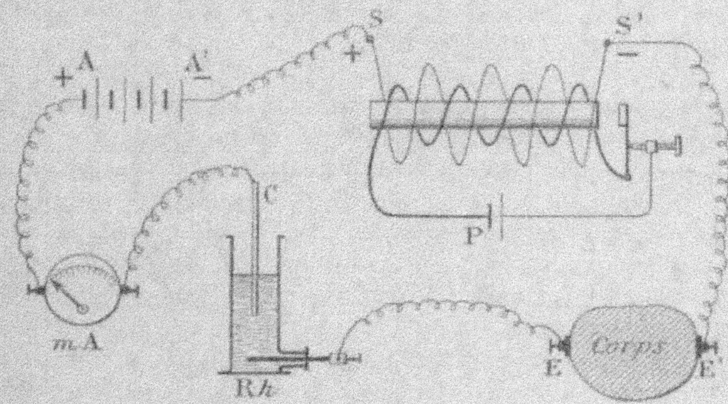

Fig. 110.
Schéma de la galvano-faradisation.

La forme du courant galvanique est très différente dans les
deux cas.

1° Courant galvanofaradique-tension. — Dans le premier
cas (fig. 110), les forces électromotrices des deux courants com-

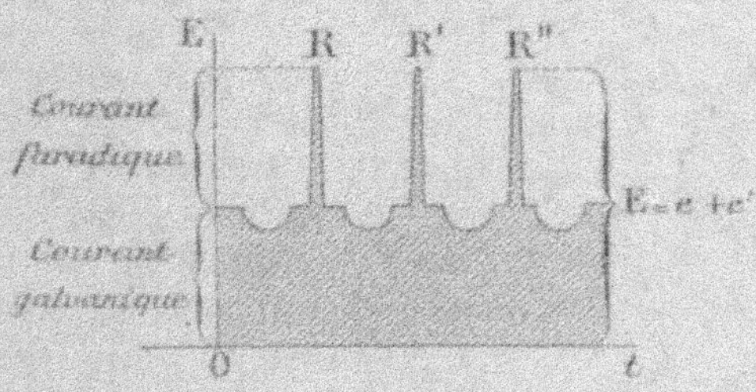

Fig. 111.
Forme du courant galvanofaradique.

posant s'ajoutent et la forme peut être représentée par la courbe,
figure 111. Le courant résultant a donc une tension égale à la
somme de celle des deux courants; en outre, la quantité d'élec-

tricité mise en jeu est beaucoup plus grande qu'avec le seul courant faradique. Pour ces deux raisons les effets de la galvanofaradisation seront plus intenses que ceux de la faradisation, tout en étant du même ordre.

2° Courant galvanofaradique-opposition. — Dans le second cas, le pôle positif du courant galvanique au lieu d'être relié à la cathode de la bobine comme précédemment, est relié à l'anode : les deux sources sont donc ici en opposition.

Aussi la forme va être tout autre : les forces électromotrices en effet se retranchent l'une de l'autre, si bien que la force électromotrice du courant galvanofaradique est, dans ce cas, égale à la différence de celle des deux courants composants.

On comprend facilement combien les effets produits par la seconde disposition seront plus faibles que ceux de la première. Il faudra donc faire bien attention aux connexions à établir pour obtenir le courant galvanofaradique, sous peine de voir les excitations produites diminuer dans de très grandes proportions.

ARTICLE V

FRANKLINISATION

La franklinisation est l'application de l'électricité statique au corps de l'homme, dans un but thérapeutique. Comme son nom l'indique, c'est en souvenir de celui qui a, l'un des premiers, étudié les phénomènes de l'électricité statique, que cette méthode a été appelée franklinisation.

§ 1. — MACHINES ÉLECTROSTATIQUES

Les machines statiques se divisent en deux classes :

1° Celle où l'espace n'est pas modifié, et où c'est le frottement d'un corps mauvais conducteur qui est utilisé ;

2° Celles où il y a création d'un champ électrique, et où les phénomènes d'influence servent seuls à faire la transformation de l'énergie mécanique en énergie électrique.

Nous laisserons de côté toute la classe de machines à frottement pour ne considérer que les machines dites à influence.

Ces machines produisent des différences de potentiel considérables qui nécessitent un isolement très soigné des corps bons conducteurs qui entrent dans leur construction.

Deux parties essentielles entrent dans toute machine à influence.

1° Un système créateur du champ électrostatique ;

2° Un système utilisant ce champ.

Le type de ces machines est l'électrophore de Volta dont la théorie doit être connue du lecteur.

Parmi les machines pratiques à influence, nous citerons celles de CARRÉ, de HOLTZ, de VOSS, de WIMSHURST avec et sans secteurs.

1° Conditions que doit remplir une machine médicale. — Nous sommes ainsi ramenés aux trois machines de Voss, de WIMSHURST avec ou sans secteur, qui satisfont le mieux aux conditions que doit remplir une bonne machine statique médicale.

Quelles sont ces conditions ? — 1° Une bonne machine statique doit pouvoir fonctionner à tout moment ; elle ne doit donc pas être sensible aux variations de l'état hygrométrique de l'air ambiant ; 2° elle ne doit pas exiger une forte dépense d'énergie mécanique ; 3° elle doit avoir un grand débit et porter ses conducteurs à un haut potentiel.

2° Machine de Wimshurst sans secteurs. — Nous commencerons par la machine de WIMSHURST sans secteurs (fig. 112), qu'on peut appeler aussi machine TRUCHOT-BONETTI. Supposons le cas où la machine est formée de deux cylindres d'ébonite pour la commodité de la figure ; soit (fig. 113) en CC', et $C_1C'_1$, les conducteurs diamétraux munis de balais multiples, en P et P' les peignes ; enfin, A et B les collecteurs de la machine.

Pour amorcer la machine, il suffit d'appliquer le doigt sec

ou recouvert d'or massif sur le cylindre extérieur; l'expérience
montre que le pôle positif se fixe sur le collecteur A, correspondant au sens de la rotation de ce cylindre. Voici comment
on doit expliquer le fonctionnement de cette machine : l'épiderme sec au contact de l'ébonite s'électrise positivement et
crée immédiatement un champ électrique dont l'influence se

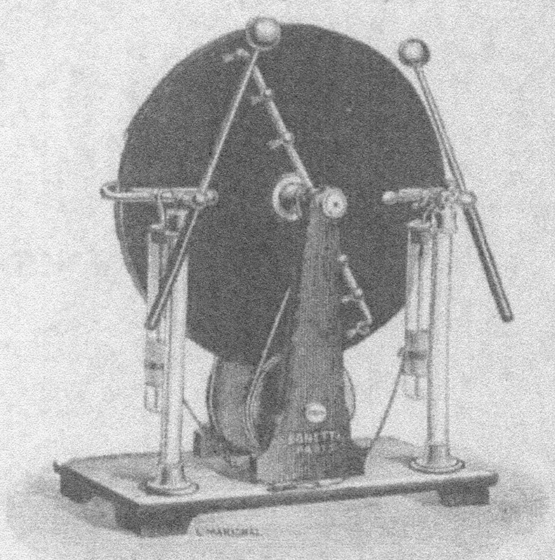

Fig. 112.
Petite machine Winshurst sans secteurs.

fait sentir sur le balai C, qui laisse écouler des charges négatives sur le cylindre intérieur. Enlevons maintenant le doigt,
sa présence est inutile : ces charges négatives en passant
devant le balai C provoquent l'écoulement de charges positives
qui viennent se fixer sur l'ébonite du cylindre extérieur ; puis
les charges que transporte le cylindre intérieur se présentent
devant le peigne P qui en subit l'influence ; de l'électricité
positive s'écoule par les dents et de l'électricité négative apparaît sur le collecteur B.

Quant aux charges écoulées du balai C et qui sont positives,
elles sont amenées en face du peigne P' qui va laisser écouler
de l'électricité négative pendant qu'une charge d'électricité
positive se développera sur le conducteur A. La machine est
d'ores et déjà amorcée.

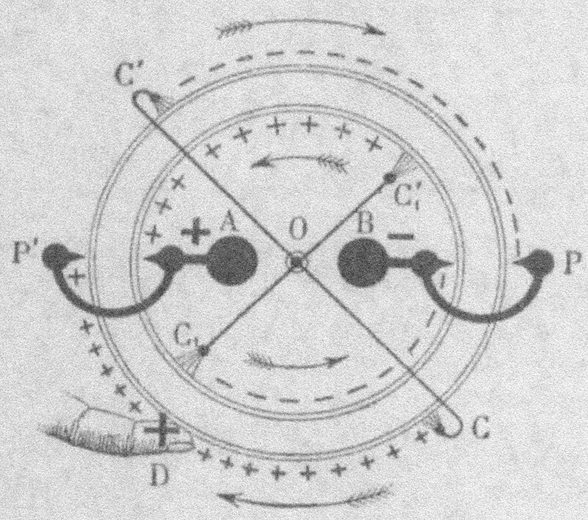

Fig. 113.
Théorie de la machine Winshurst sans secteurs.

Mais la charge des collecteurs va aller en augmentant : en
effet, le conducteur BP isolé sur des colonnes de verre et
qui se trouve chargé négativement développe des phénomènes
d'influence sur les balais C et C'₁, les plus près de lui : ces
balais vont donc devenir le siège d'un écoulement d'électricité
positive qui, entraînée par les deux cylindres dans le sens des
flèches, viendront augmenter la charge positive du conducteur A.

De même le collecteur P'A, chargé positivement, provoque
de la part des balais C₁ et C' un écoulement de masses négatives qui, étant emportées par les deux cylindres en sens

opposé, vont se présenter entre les dents du peigne P et faire
croître de plus en plus la quantité d'électricité du conducteur B. On voit ainsi que le fonctionnement de la machine est
assuré et que tous les phénomènes observés sont expliqués.

3º Machine de Wimshurst avec secteurs. — L'amorçage
se fait ici automatiquement par suite d'une légère différence
de potentiel qui s'établit entre les secteurs d'étain et les balais
de clinquant qui appuient sur les premiers.

La cause de cette différence de potentiel est due soit au contact des métaux différents, soit à ce que les secteurs étant
isolés sur du verre ou de l'ébonite s'électrisent par suite de la
légère friction exercée sur eux par les balais. Quelle que soit
la cause de l'électrisation des secteurs, un secteur qui est élec-
trisé par exemple positivement et qui est entraîné par le plateau antérieur de gauche à droite, en arrivant en face du
balai provoque l'écoulement d'une certaine quantité, d'abord
très faible, d'électricité négative de ce balai ; celle-ci est communiquée au secteur qui se présente à ce moment-là et qui
s'éloigne de droite à gauche en emportant cette charge négative. Les secteurs en continuant leur course arrivent respectivement entre les dents des peignes et là développent des
phénomènes d'influence qui font apparaître une charge positive et une charge négative.

§ 2. — FRANKLINISATION HERTZIENNE

Après l'étude de la franklinisation simple, nous devons
placer une méthode d'électrisation que l'on emploie avec raison de plus en plus en électrothérapie ; c'est la franklinisation hertzienne ; cette expression est assez explicite par elle-
même et définit bien la forme de l'énergie électrique qu'elle
utilise.

1º Oscillations électriques. — La franklinisation hertzienne consiste en effet à produire des oscillations hertziennes
avec la machine statique ; ce sont ces vibrations électriques

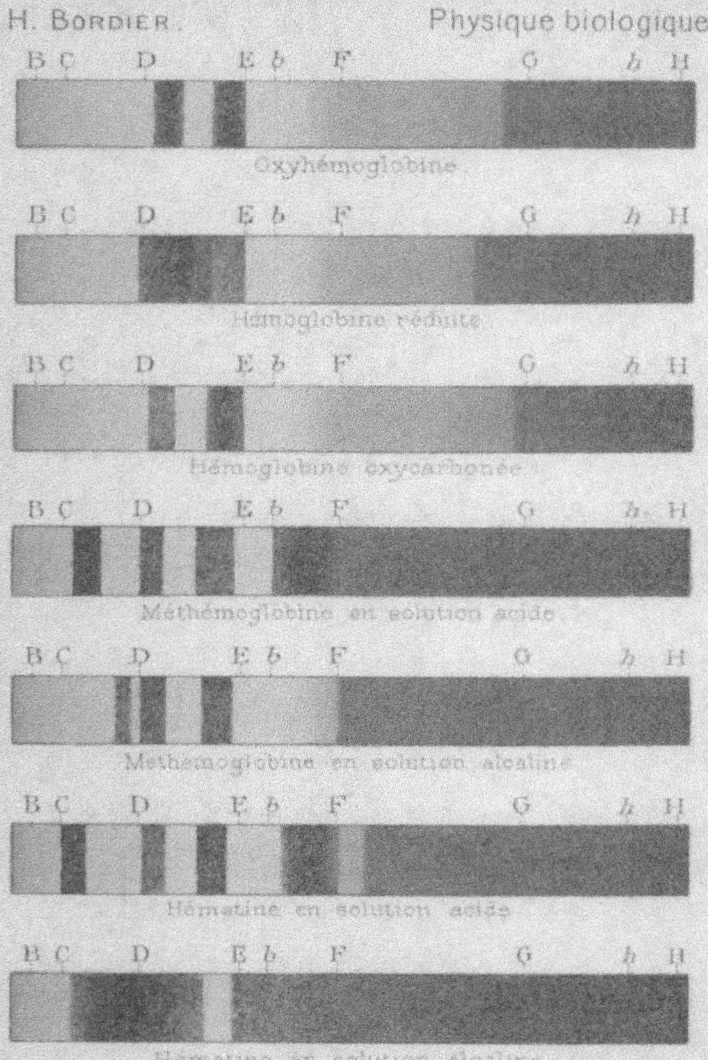

SPECTRES D'ABSORPTION DE L'HÉMOGLOBINE

O. Doin, Éditeur. Imp. Monrocq, à Paris

qu'on utilise dans la télégraphie sans fil et qui ont été découvertes par l'illustre physicien de Bonn, HERTZ.

Si l'on établit entre deux conducteurs BB' (fig. 114) une différence de potentiel graduellement croissante, il arrive un moment où la décharge a lieu et où l'on voit jaillir une étincelle

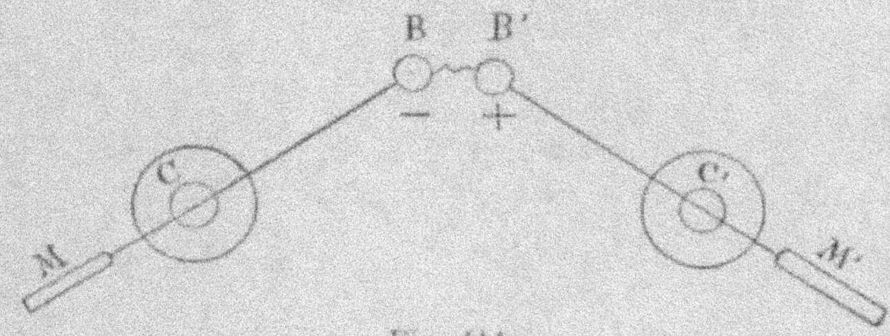

Fig. 114.
Production d'oscillations électriques.

entre les deux boules. La décharge sera oscillante si l'inégalité suivante, où R est la résistance électrique des conducteurs, C la capacité et L le coefficient de self-induction du système :

$$R^2 < \frac{4L}{C}$$

est satisfaite, c'est-à-dire que la décharge oscillera alors périodiquement entre des valeurs positives et négatives décroissant rapidement (fig. 115). Lorsque R est négligeable, la période T du mouvement oscillatoire ou de la décharge a pour valeur :

$$T = 2\pi \sqrt{C.L}$$

On peut calculer ce temps T quand on connaît C et L; il est de l'ordre des cent-millionièmes de seconde.

Mettons les deux conducteurs formant condensateur en relation avec les collecteurs d'une machine statique, lorsque celle-ci fonctionnera les deux conducteurs seront portés à des potentiels égaux et de signe contraire; à mesure que la décharge se fera, la charge primitive se reformera à sa valeur initiale et la décharge oscillante continuera, comme le ferait un diapason que l'on exciterait périodiquement. On obtient donc ainsi la continuité de la décharge oscillante.

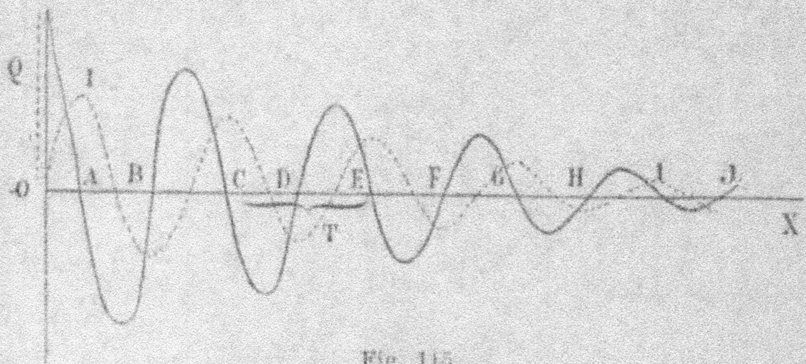

Fig. 115.
Forme de la décharge oscillante.

2° Champ hertzien. — Les oscillations hertziennes qui prennent naissance dans ces conditions influencent fortement un cohéreur, c'est-à-dire un système imaginé par BRANLY et constitué par de la limaille métallique placée dans un tube de verre entre deux fils de cuivre.

GUARINI et PONCELET ont vu que ces oscillations sont arrêtées par le corps humain isolé et interposé entre le cohéreur et les boules polaires.

Une tôle placée dans les mêmes conditions n'empêche pas le cohéreur d'être impressionné ; ce résultat est dû à des phénomènes d'induction sur la face de la tôle la plus rapprochée des boules de la machine ; il y a formation d'un nouveau radiateur fonctionnant par induction d'une face sur l'autre.

L'espace environnant un vibrateur en activité et dans lequel un cohéreur ou un résonateur peut être impressionné s'appelle *champ hertzien*.

Ce champ hertzien, au lieu de se répandre dans le milieu ambiant, peut être concentré à l'aide de deux fils ou chaînes tendus à partir du vibrateur et reliés à deux plaques métalliques disposées à une faible distance des conducteurs du

vibrateur-condensateur, mais séparé d'eux par un diélectrique,
air ou verre.

C'est cette dernière disposition qui est utilisée dans l'application des phénomènes hertziens à l'électrothérapie.

3° Dispositif de la machine. — Pour procéder à la franklinisation hertzienne, en effet, on fixe aux collecteurs d'une
machine statique deux bouteilles de Leyde par leurs armatures

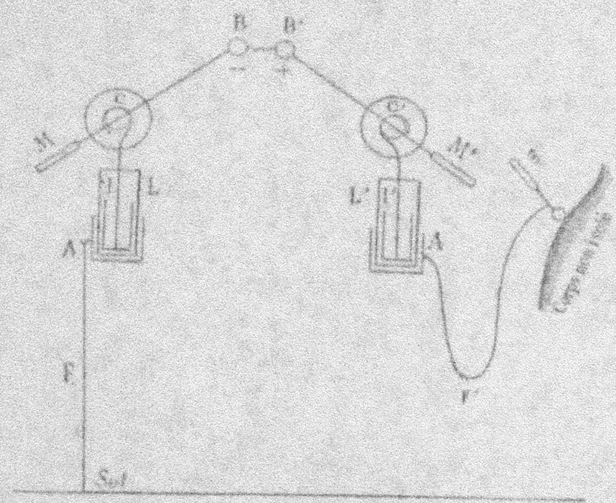

Fig. 116.
Dispositif pour la franklinisation hertzienne.

internes II' (fig. 116) ; les armatures externes AA' qui jouent ici
le rôle de plaques métalliques servant à fixer les fils FF' destinés à concentrer le champ hertzien sont reliées par un fil ou
une chaîne au sol, mais sur le trajet d'un des fils F' on interpose le corps du malade non isolé et dont la région à traiter
est mise à nu.

Si l'on place l'excitateur sur le point moteur d'un muscle ou
d'un nerf, on constate à chaque étincelle jaillissant entre les
détonateurs de la machine une énergique secousse musculaire,

en même temps que le malade éprouve une sensation de pincement profond.

ARTICLE VI

HAUTE FRÉQUENCE

Les courants de haute fréquence ont été introduits, ainsi que les courants sinusoïdaux à basse fréquence, par d'ARSONVAL. Ils sont aujourd'hui employés par tous les médecins s'occupant d'électricité médicale.

§ 1. — DISPOSITIF EXPÉRIMENTAL.

Dans le paragraphe précédent nous avons vu qu'en rendant oscillante la décharge d'un condensateur, et pour cela il faut que l'on ait :

$$R^2 < \frac{4L}{C},$$

on obtenait comme valeur de la période un temps excessivement petit, de l'ordre des millionièmes ou même des billionièmes de seconde. C'est à cause de l'énorme fréquence de ces courants qu'on leur a donné le nom de *courants de haute fréquence*.

Pour les obtenir, plusieurs dispositifs ont été imaginés ; nous n'indiquerons que les deux suivants dus à d'ARSONVAL.

Le premier consiste à monter en cascade deux bouteilles de Leyde (fig. 117) dont les armatures internes A et A' sont reliées aux bornes d'une bobine de Ruhmkorff. Les armatures B et B' sont réunies entre elles par un solénoïde CC' formé d'un gros fil de cuivre faisant 15 à 20 tours. Dans ces conditions, chaque fois qu'une étincelle jaillit entre AA' un courant oscillant de haute fréquence prend naissance dans le solénoïde CC'. L'énergie des courants ainsi obtenus peut être mise en évidence en fixant aux extrémités du solénoïde deux fils tenus par deux

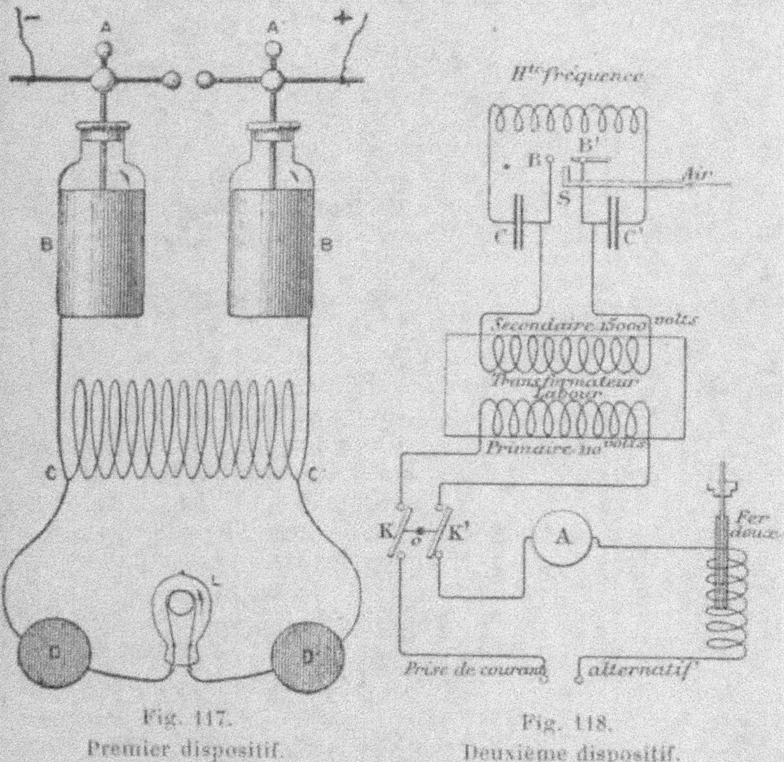

Fig. 117.
Premier dispositif.

Fig. 118.
Deuxième dispositif.

personnes entre lesquelles est interposée une lampe L à incandescence.

Au lieu d'employer des bouteilles comme condensateurs, on peut prendre des condensateurs plans formés chacun par une lame de verre sur les faces de laquelle sont collées des feuilles de papier d'étain.

Le second dispositif pour courants alternatifs comprend un transformateur à circuit magnétique fermé (fig. 118) ; l'étincelle qui jaillit entre les boules BB' doit être soufflée ; on peut éviter cette dernière opération au moyen d'une bobine de self-induction.

§ 2. — Élévation de la tension des courants de haute fréquence

La tension déjà considérable des courants de haute fréquence peut être encore augmentée en utilisant les phénomènes d'induction qu'ils sont capables de produire.

Pour cela on fait agir le solénoïde à gros fil sur un autre solénoïde placé à la suite du premier et pour ainsi dire juxtaposé (Oudin).

La figure 119 montre en AB les deux extrémités du solénoïde habituel relié aux armatures externes des condensateurs : le fil de ce solénoïde se continue, comme on le voit, de A en D.

Si l'on rend le contact A mobile sur le fil de cuivre R la tension du courant augmente jusqu'à une certaine position de ce contact A : l'augmentation de la tension se manifeste par la production d'une aigrette en D facile à observer, surtout dans l'obscurité.

Le second solénoïde placé à la suite du premier a été nommé résonateur par Oudin ; mais comme il ne se produit pas ici les phénomènes de résonance que nous avons précédemment étudiés, il vaut mieux employer l'expression de *solénoïde à haute tension*.

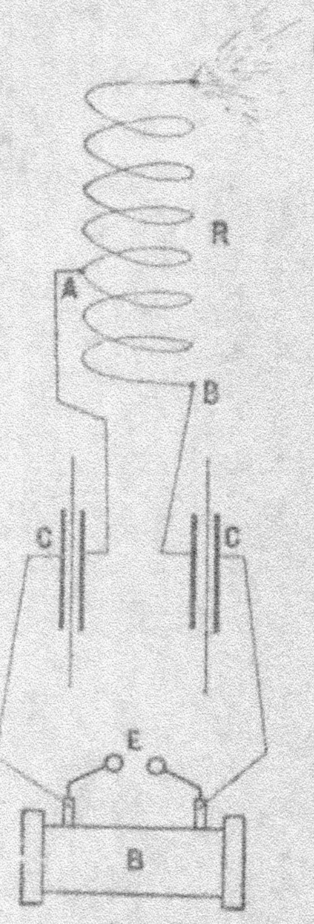

Fig. 119.
Connexions du solénoïde
à haute tension.

CHAPITRE I

MESURE DES COURANTS

Les moyens employés pour toutes les formes du courant n'étant pas toujours les mêmes, il est nécessaire d'examiner chaque forme successivement et dans l'ordre suivi précédemment.

ARTICLE PREMIER

COURANT GALVANIQUE

Les deux principales mesures que l'on ait à faire en électricité médicale sont celles de l'intensité et de la force électromotrice; nous allons les étudier successivement.

§ 1. — MESURE DES INTENSITÉS

L'élément le plus important à connaître et à déterminer, c'est l'intensité du courant.

On peut mesurer l'intensité d'un courant galvanique de plusieurs manières; mais nous n'étudierons que la méthode utilisée en électrothérapie, la méthode des galvanomètres.

1° Galvanomètres apériodiques. — Les appareils employés aujourd'hui pour connaître l'intensité d'un courant sont apériodiques; ils n'ont pas de période d'oscillation. Leur aiguille se fixe immédiatement et l'on connaît immédiatement aussi la déviation du galvanomètre.

Le principe de ces nouveaux galvanomètres repose sur l'in-

verse de l'expérience d'Œrsted : si l'on place un aimant parallèlement à un conducteur mobile et qu'un courant galvanique
vienne à passer dans le conducteur, celui-ci tend à se mettre
en croix avec l'aimant, de façon à ce qu'une fois le déplacement effectué, la gauche du courant soit tournée vers le pôle
austral de l'aimant.

Le premier galvanomètre construit d'après ce principe est
celui de Deprez et d'Arsonval : un circuit mobile est placé
entre les deux pôles d'un aimant puissant en fer à cheval ;
celui-ci développe dans le circuit au moment où il se déplace,
des courants induits qui amortissent instantanément les oscillations, car ils s'opposent au déplacement (loi de Lenz).

Tous les galvanomètres apériodiques dérivent de celui-ci ; il
n'y a que la forme extérieure qui soit modifiée.

2° Conditions à remplir par un galvanomètre médical. —
Les galvanomètres médicaux actuellement utilisés sont basés
aussi sur l'appareil de Deprez-d'Arsonval.

Avant de décrire ces galvanomètres, il est utile d'examiner
les conditions que doit remplir un bon galvanomètre médical :
1° il doit être apériodique ; l'aiguille doit effectuer la déviation
qui correspond à l'intensité du courant, d'une façon instantanée et conserver ensuite cette déviation ; 2° il doit avoir une
résistance intérieure aussi faible que possible ; 3° il doit avoir
une graduation très nette, les divisions doivent être assez distantes les unes des autres pour que la lecture se fasse sans
hésitation possible à une distance suffisamment grande, 2 ou
3 mètres ; ce qui exige une aiguille longue et une large graduation ; 4° enfin, il doit pouvoir fonctionner aussi bien dans
un plan horizontal que dans un plan vertical.

3° Milliampèremètres. — Ces conditions sont remplies
par la plupart des appareils médicaux fabriqués aujourd'hui.
Les galvanomètres médicaux étant gradués en milliampères,
on leur donne, à cause de cela, le nom milliampèremètres.

a. *Milliampèremètre de Gaiffe.* — Cet appareil se compose d'un
aimant fixe et d'une bobine mobile à l'intérieur de laquelle est

une pièce en fer doux. L'aimant fixe et le fer doux aimanté
par influence produisent sur le circuit mobile des actions tellement puissantes par rapport à l'aimant terrestre que ces dernières sont négligeables.

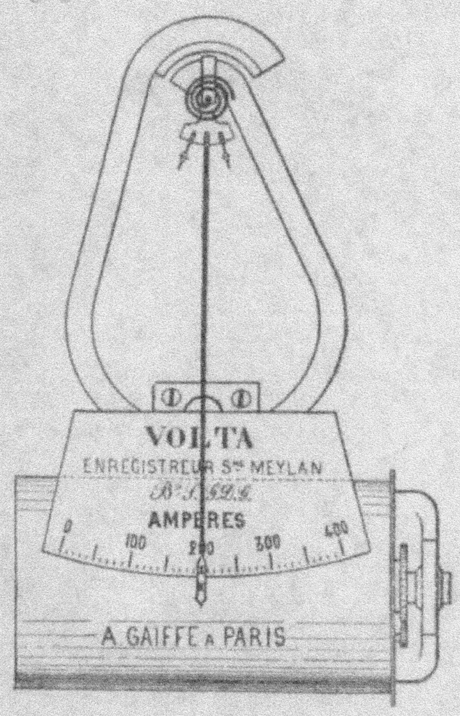

Fig. 120.
Ampèremètre et milliampèremètre.

La bobine mobile est reliée à une aiguille qui se déplace sur
un cadran divisé en milliampères. Le zéro est au milieu de la
graduation, en sorte que, quel que soit le sens du courant,
l'évaluation de l'intensité est possible.

L'aiguille est toujours au zéro avant l'observation.

Un autre milliampèremètre que l'on peut rendre enregistreur,

très commode pour une installation fixe, parce que les déviations de l'aiguille se voient à une grande distance, a été construit par GAIFFE (figure 120).

b. *Milliampèremètre de Chauvin et Arnoux.* — Le second genre
de milliampèremètre qu'il nous reste à décrire est celui de
CHAUVIN et ARNOUX.

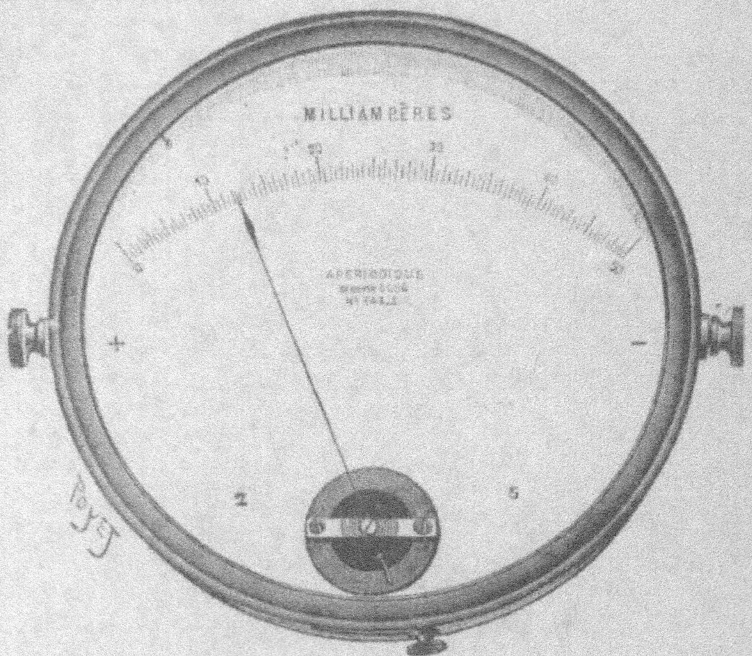

Fig. 121.
Milliampèremètre de CHAUVIN et ARNOUX

Le cadre galvanométrique de cet appareil (fig. 121) est,
comme les précédents, mobile dans un champ magnétique : ce
cadre est constitué par une couronne de fil de cuivre de haute
conductibilité, logée entre deux bagues concentriques de cuivre
électrolytique : les deux extrémités du fil sont soudées respectivement à l'une et à l'autre bague.

Sur la bague extérieure (dont la dimension est celle d'une alliance ordinaire) vient se fixer le pivot supérieur qui porte, en même temps, l'aiguille indicatrice en aluminium et la béquille qui lui fait équilibre par rapport à l'axe de rotation.

Le courant à mesurer arrive par deux ressorts au cadre mobile : l'équipage galvanométrique ainsi constitué est renfermé dans un tube à embase muni à ses deux extrémités de deux traverses portant les deux crapaudines. L'emploi de crapaudines en pierres fines permet de réduire ainsi considérablement les frottements des pivots.

À l'intérieur du cadre mobile est une sphère en fer doux destinée à renforcer le champ magnétique créé par un aimant en forme de couronne circulaire.

Une clé, placée à la partie inférieure de la boîte qui renferme les différents organes, permet de faire varier la sensibilité du galvanomètre de trois manières : cette clé, suivant qu'elle est maintenue au milieu de sa course, poussée à gauche ou à droite de cette position, commande trois shunts en cuivre de haute conductibilité qui multiplient les indications du milliampèremètre par 1; 2; 5.

Avec l'un quelconque des milliampèremètres que nous venons de décrire, l'intensité sera mesurée très facilement et très exactement. Pour s'en servir, il faut évidemment placer l'appareil dans le courant même, et par conséquent en tension.

§ 2. — MESURE DES FORCES ÉLECTROMOTRICES

Cet élément du courant galvanique est bien moins facile à mesurer et à connaître que l'intensité. Il serait bon cependant de pouvoir déterminer, à un moment donné, la différence de potentiel qui existe entre deux points d'un circuit renfermant le corps humain et, en particulier, la différence de potentiel entre les électrodes.

1° Méthode du galvnomètre balistique. — Cette détermination peut être faite exactement avec un condensateur, un galvanomètre balistique et une clé de Morse.

Les bornes des électrodes E E' (fig. 123) appliquées sur le

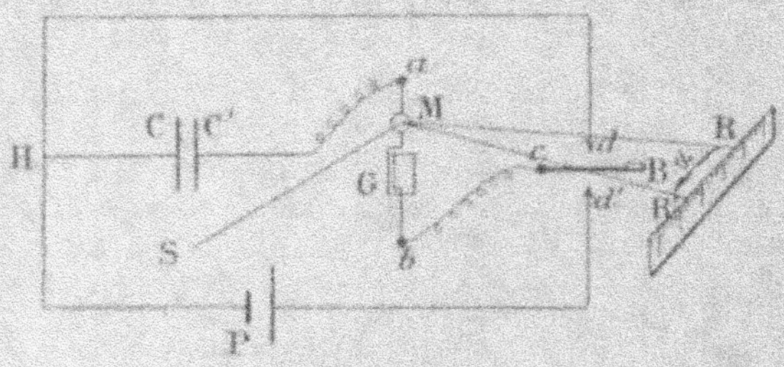

Fig. 122.
Méthode du galvanomètre balistique.

corps sont mises en communication avec un condensateur CC'

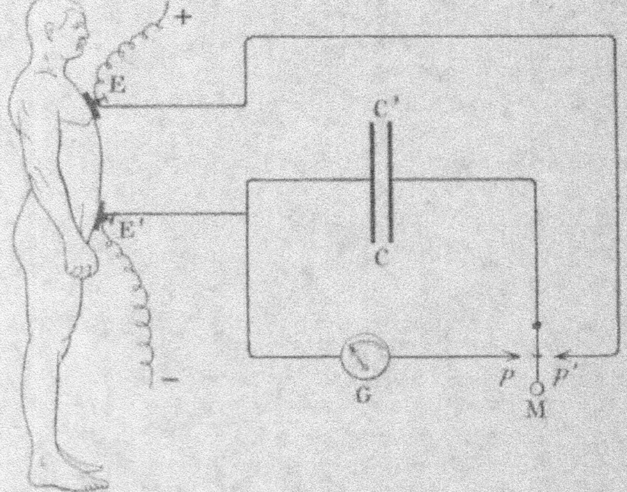

Fig. 123.
Mesure de la différence de potentiel entre deux électrodes.

et un galvanomètre balistique G par l'intermédiaire d'une clé
de Morse M. Le courant qui arrive au corps par les fils mar-

qués + et — charge d'abord le condensateur ; la décharge de
celui-ci est lancée dans le galvanomètre balistique G dont on lit
l'élongation sur une échelle graduée (fig. 122). Les déviations
d'un tel galvanomètre sont proportionnelles aux quantités
d'électricité et par suite aux différences de potentiel, lorsque,
comme c'est le cas ici, la capacité du condensateur reste constante. On a, en désignant par x et x' les déviations du galvanomètre correspondant aux quantités Q et Q' d'électricité.

$$\frac{x}{x'} = \frac{Q}{Q'} = \frac{CV}{CV'} = \frac{V}{V'}.$$

Si on a déterminé x à l'aide d'une force électromotrice
connue, V, il suffira de mesurer x' pour avoir la différence du
potentiel V' existant entre les électrodes.

$$V' = \frac{x'}{x} V$$

Pour obtenir une source de force électromotrice connue,
on peut prendre 5 à 6 petits éléments Daniell associés en tension : la force électromotrice de chacun d'eux est égale à 1ᵛ,07.

3° Méthode des voltmètres. — L'unité de force électromotrice étant le volt, les appareils qui servent à mesurer les
forces électromotrices s'appellent des voltmètres.

Les voltmètres se placent en dérivation sur le circuit, aux
points dont on veut mesurer la différence de potentiel. Les voltmètres destinés à mesurer la différence de potentiel entre deux
points d'un circuit très résistant, par exemple entre les deux
électrodes appliquées sur un malade, doivent présenter une
résistance beaucoup plus grande que les voltmètres industriels.

Aussi serait-il tout à fait illusoire de vouloir, en électrothérapie, mesurer avec un voltmètre industriel la différence de
potentiel aux électrodes ; il est facile de comprendre combien
seraient erronées des mesures de résistances de tissus faites
en appliquant la loi d'Ohm avec un tel voltmètre. C'est l'application qu'ont cherché à en faire certains médecins peu versés

dans l'étude de l'électricité, qui a entraîné les grands écarts constatés dans les valeurs de la résistance des tissus.

ARTICLE II

COURANT FARADIQUE

La mesure des courants faradiques est malheureusement bien moins facile à faire que celle des deux formes de courant que nous venons d'étudier.

1° Utilité des mesures. — Jusqu'à aujourd'hui, les auteurs qui ont publié des observations ou des expériences physiologiques faites à l'aide du courant faradique se sont contentés d'indiquer la distance des deux bobines, primaire et secondaire. Cette indication ne correspond absolument à aucune mesure, car en admettant que tous les électriciens possèdent le même appareil d'induction, avec un trembleur effectuant le même nombre d'interruptions et actionné par une source d'électricité ayant même intensité et même force électromotrice, il ne serait pas encore possible d'affirmer que l'intensité du courant faradique est la même pour une distance donnée des deux bobines.

C'est qu'en effet, il y a un élément d'une grande importance, et avec lequel il faut toujours compter en électricité médicale, c'est la résistance des tissus : cet élément est très variable, même sur un sujet donné et, entre plusieurs sujets, à fortiori. L'intensité du courant faradique sera d'autant plus grande que l'épiderme du malade sera moins résistant.

Il est aussi impossible de mesurer un courant faradique par la distance des bobines que de mesurer un courant galvanique par le nombre d'éléments de pile employés, comme on le faisait autrefois.

2° Graduation d'une bobine médicale en microcoulombs. — Il est utile de savoir graduer une bobine de Ruhmkorff en quantités d'électricité correspondant au courant secon-

daire quand la bobine induite occupe différentes positions par
rapport à la bobine primaire et lorsque celle-ci est parcourue
par le courant provenant d'une source donnée, par exemple
d'un accumulateur.

On se sert pour cela du galvanomètre balistique dont on a
préalablement mesuré l'élongation et à l'aide d'une pile de
force électromotrice E et d'un condensateur de capacité
connue C.

Cette détermination préalable étant faite, on relie directement la bobine secondaire au galvanomètre balistique et l'on
mesure, pour chaque position de la bobine sur le chariot de
l'appareil d'induction, la déviation x' correspondant à une fermeture (ou à une rupture) du courant primaire
On a

$$\frac{x}{x'} = \frac{E \times C}{x'}$$

d'où

$$x = \frac{x'}{x} E.C.$$

On peut par exemple déterminer x pour chaque centimètre
de la division du chariot : on construit ensuite une courbe en
prenant pour abscisses les positions successives occupées par
la bobine secondaire et pour ordonnées les quantités x d'électricité. La courbe ainsi construite donne immédiatement le
nombre de microcoulombs correspondant à chaque onde
induite pour une position donnée de la bobine secondaire.

ARTICLE III

FRANKLINISATION

La mesure de cette forme de courant électrique est moins
entrée dans la pratique médicale que celle des courants précédents. Cependant les machines statiques sont des généra-
teurs dont le courant agit par la quantité d'énergie mise en
œuvre. Il est donc tout aussi nécessaire de faire des mesures

dans les applications d'électricité statique que dans les autres formes utilisées en électrothérapie.

Les deux éléments à déterminer sont : 1° la différence de potentiel qui existe entre les deux pôles d'une machine statique; 2° le débit qu'elle fournit.

1° Mesure du potentiel. — La méthode la plus commode pour cette mesure consiste à déterminer la longueur des étincelles que la machine peut faire jaillir entre deux sphères de diamètre donné.

Il est important de tenir compte de la grosseur des boules destinées à mesurer la longueur de l'étincelle.

Voici deux tableaux qu'il suffira de consulter lorsqu'on voudra déterminer le potentiel d'une machine statique, suivant que l'on prendra des sphères de 1 centimètre ou de 2.2 cm. de diamètre

DISTANCES EXPLOSIVES	DIFFÉRENCES DE POTENTIEL EXPRIMÉES EN VOLTS	
Longueur des étincelles.	Sphères de 1 cent.	Sphères de 2.2 cent.
0,1 cent	4.830	6.490
0,5	16.890	26.750
1	25.440	48.600
1,5	»	57.000
2	31.350	76.800
5	45.900	»
8	»	101.400
9	»	113.80.
10	56.100	»
12	»	124.200
15	61.800	117.800

Ainsi que l'indiquent ces tableaux, le potentiel d'une machine augmente à mesure que la distance explosive croît; il arrive cependant un moment où l'étincelle ne peut plus jaillir. La machine se décharge alors par l'air ambiant et par les peignes ou les lames : à ce moment-là, le potentiel est maximum.

Le potentiel d'une machine électro-statique augmente avec le diamètre des plateaux, c'est-à-dire avec la surface de ces plateaux. Il y a donc intérêt à employer les machines qui développent la plus grande surface.

Par les tableaux précédents, on voit que le potentiel des machines statiques est extrêmement élevé. Pour donner une idée de cette grande force électromotrice, prenons le cas d'une machine donnant des étincelles de 6 centimètres entre deux boules de 22 millimètres de diamètre.

Le potentiel correspondant est égal à 101 400 volts : par conséquent la force électromotrice de cette machine est comparable à celle d'une batterie de piles en tension composée de plus de 100 000 éléments Daniell.

Mais si le potentiel est très élevé, en revanche le débit est très faible, ainsi que nous allons maintenant le voir.

2° Mesure du débit. — Le débit d'une machine statique est ce que nous avons appelé l'intensité pour les courants précédemment étudiés : c'est par conséquent la quantité d'électricité fournie par la machine pendant une seconde.

Le débit d'une machine statique se mesure à l'aide de la bouteille électrométrique de Lane dont la capacité a été déterminée. On sait que la bouteille de Lane est une bouteille de Leyde dont l'armature interne est munie d'une sphère métallique et dont l'armature externe est en communication électrique avec une tige déterminée par une sphère de même diamètre ; cette tige est graduée en millimètres, et une vis micrométrique permet de régler la distance des deux boules.

Pour mesurer le débit, on fait communiquer l'une des armatures de ce condensateur avec l'un des pôles de la machine, l'autre pôle étant au sol, ainsi que l'armature externe de la bouteille.

On met alors en action la machine et l'on compte le nombre n d'étincelles pendant t secondes[1].

Le débit d'une machine est proportionnel à sa vitesse de rotation, cela se conçoit aisément.

---

[1] Pour la technique voir *Manipulations de physique biologique*, collection TESTUT.

3° Débit apparent et débit réel. — Le débit est modifié par plusieurs causes ; ainsi le voisinage de pointes autour des conducteurs, l'état hygrométrique de l'air ambiant, la présence de poussières sur les conducteurs, etc., font énormément varier le débit. Il y a donc lieu de distinguer un débit apparent et un débit réel.

Le débit apparent est celui que l'on mesure avec la bouteille de Lane ; c'est-à-dire la quantité d'électricité disponible aux pôles.

Mais ce débit est loin d'être toujours égal au débit réel ; celui-ci est la quantité d'électricité que fournit réellement la machine, quantité qui se traduit par l'énergie nécessaire à la rotation de la roue de la machine, c'est-à-dire par l'indication de l'ampèremètre placé dans le courant destiné à mettre le moteur en mouvement. Il se compose, par suite, et du débit apparent et des pertes dues aux causes multiples signalées plus haut.

Il y a, on le comprend, grand intérêt à ce que ces deux débits soient aussi voisins l'un de l'autre que possible, à cause de l'énergie dépensée pour la rotation de la machine. On devra donc veiller avec soin à ce que tout ce qui est capable de faire diminuer le débit apparent soit supprimé.

C'est encore pour que le débit apparent soit le plus voisin possible du débit réel qu'il faut éviter de se servir, pour faire asseoir le malade, d'un siège possédant des angles, ou d'un tabouret présentant des parties saillantes. Ces pièces font en effet partie des collecteurs de la machine lorsqu'ils sont en communication avec l'un des pôles, et l'on doit veiller soigneusement à leur construction.

ARTICLE IV

COURANTS DE HAUTE FRÉQUENCE

On peut mesurer ces courants en recherchant quelle est l'élévation de température produite par un petit solénoïde sur un thermomètre à mercure, dont le réservoir est placé au centre du solénoïde ; les courants de Foucault, prenant naissance dans la masse mercurielle, font monter la colonne thermométrique dont la lecture peut renseigner sur l'intensité du champ électrique employé.

D'Arsonval, à qui est due cette ingénieuse méthode, a trouvé un autre moyen qui permet de connaître, en milliampères, l'intensité du courant de haute fréquence.

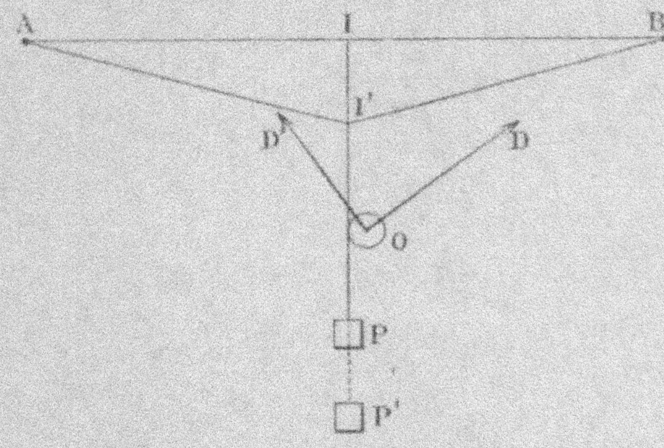

Fig. 124.

Principe du galvanomètre thermique de D'Arsonval.

Le principe du galvanomètre thermique est le suivant : un fil métallique AB (fig. 124), tendu en ligne droite et fixé à ses deux extrémités, est parcouru par le courant à mesurer : la décharge allonge ce fil et cet allongement est mesuré par la flèche II' que prend son milieu.

Il suffit pour cela de suspendre, au milieu du fil tendu horizontalement, un faible poids P à l'aide d'un fil qui déplace une aiguille D sur un cadran divisé.

On gradue l'appareil empiriquement en le comparant à un ampèremètre étalonné, les deux appareils étant traversés par le même courant continu.

La résistance du fil étant très grande, on n'emploie ce galvanomètre que pour les courants de haute fréquence. Cette résistance est suffisante pour se servir de l'appareil comme d'un voltmètre, si on le place en dérivation sur une spire de haute fréquence.

Le fil est tendu dans une boîte qui le soustrait au refroidissement dû aux courants d'air, l'aiguille peut être toujours ramenée au zéro, en agissant sur un bouton placé entre les deux bornes.

CHAPITRE III

GRADUATION DES COURANTS MÉDICAUX

Il y a à distinguer chaque forme de courant, car les procédés de graduation varient avec chaque modalité électrique.

§ 1. — COURANT GALVANIQUE

Pour faire varier l'intensité d'un courant galvanique, la loi d'Ohm :

$$I = \frac{E}{R + r}$$

montre que l'on peut procéder de deux façons : soit en faisant croître ou décroître la force électromotrice E, soit en modifiant la résistance R du circuit d'utilisation.

1° Collecteurs d'éléments. — Pour rendre la force électromotrice variable, il suffit d'introduire successivement dans le circuit un nombre plus ou moins considérable d'éléments de pile ou d'accumulateurs : l'appareil qui permet d'arriver à ce résultat s'appelle un *collecteur d'éléments*. Il se compose en général d'une manette (fig. 125) reliée au pôle positif du dernier élément et qui vient appuyer par son extrémité mobile sur des *plots* mis en relation électrique avec les différents éléments : le premier plot communique avec le pôle négatif du premier élément, le second plot avec le pôle négatif du second élément, et ainsi de suite. L'inspection de la figure montre immédiatement comment se fait l'accroissement de la force électromotrice à mesure que la manette appuie sur un plot d'ordre de plus en plus élevé.

Demandons-nous quelle est la valeur de la variation d'intensité qui se produit quand la manette passe du $(n-1)^e$ plot

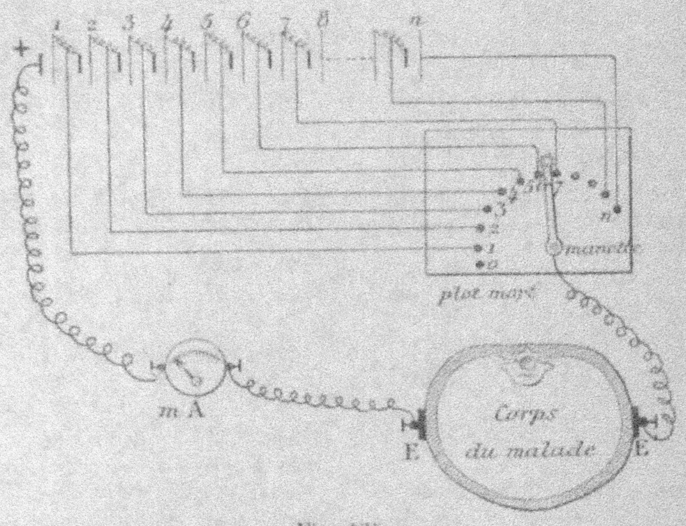

Fig. 125.
Collecteur d'éléments.

au n^e. Si r est la résistance intérieure et e la force électromotrice de chaque élément, cette variation est :

$$I_n - I_{n-1} = \frac{ne}{R + nr} - \frac{(n-1)e}{R + (n-1)r}$$

En remarquant que la résistance r est négligeable devant la résistance R, toujours très grande quand le courant est appliqué au corps humain, la formule précédente se réduit à :

$$I_n - I_{n-1} = \frac{e}{R}.$$

Supposons que $e = 2$ volts et $R = 500$ ohms ; la valeur de la variation d'intensité est $\frac{2}{500} = 0^A,004$, c'est-à-dire 4 milliampères. Donc, en passant d'un élément au suivant, le courant subit dans ces conditions une variation de 4 m A. Or, si l'on applique le courant dans le voisinage du cerveau, cette variation est loin d'être sans danger.

Le collecteur d'éléments constitue par conséquent un mauvais procédé de graduation du courant pour les usages médicaux : son emploi n'est pas à recommander.

2° Rhéostats médicaux. — Il est plus commode d'avoir recours à la deuxième méthode de graduation, qui consiste à modifier la résistance R du circuit, en laissant constant le nombre d'éléments. La meilleure substance pour la construction des rhéostats médicaux, c'est l'eau, qui est un corps dont la résistance est très grande. La variation de résistance au moyen des rhéostats à liquide peut être obtenue de trois façons différentes :

1° En faisant varier la longueur de la colonne liquide ;
2° En faisant varier la section du conducteur liquide ;
3° En faisant varier à la fois la longueur et la section.

D'où trois classes de rhéostats.

A. Première classe. — On peut facilement construire un rhéostat dans lequel la variation de résistance résulte d'une modification de la longueur de la colonne liquide : il suffit de prendre une éprouvette à tubulure inférieure, comme celle qui sert à dessécher les gaz (fig. 126). Cette tubulure est fermée par un bouchon laissant passer un crayon de charbon muni d'une borne ; le fond de l'éprouvette est garni de coke concassé sur lequel s'exerceront les actions de l'électrolyse. L'éprouvette porte à sa partie supérieure un bouchon où passe un tube métallique à ressort dans lequel peut glisser un crayon de charbon terminé en bas par un pinceau de fils de verre très fins, et en haut par une borne.

De l'eau légèrement acidulée est placée dans l'éprouvette et

par-dessus une couche d'huile de vaseline d'un centimètre
d'épaisseur environ.

En abaissant lentement le charbon mobile, la résistance que
le courant est obligé de vaincre va en diminuant de plus en

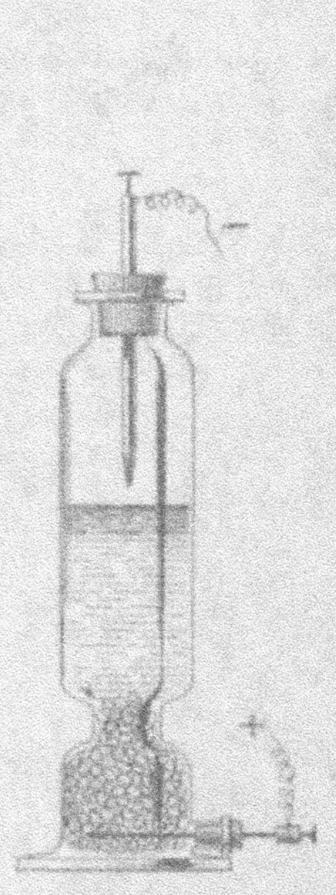

Fig. 126.
Rhéostat à liquide.

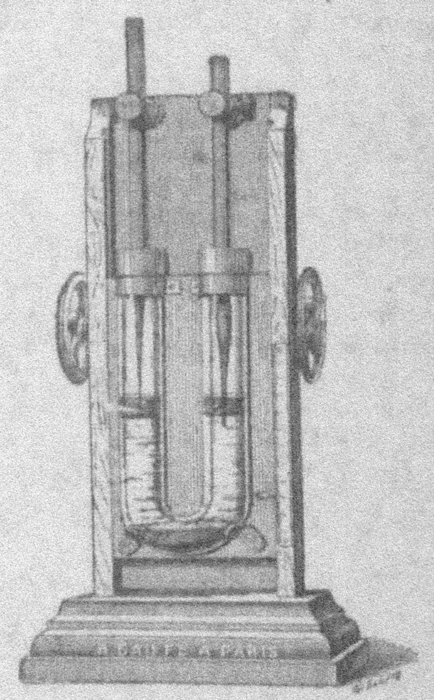

Fig. 127.
Rhéostat à trois liquides.

plus et l'intensité subit un accroissement lent et progressif,
sans aucune saccade; quand on relève le charbon, l'intensité
diminue de même peu à peu.

Un autre modèle de rhéostat peut être construit en prenant
un tube en U (fig. 127) fixé sur une planchette mobile. Deux
charbons fixes terminés par un pinceau de soie de verre plongent
dans chaque branche du tube où l'on a placé du mercure,
de l'eau acidulée ou alcalinisée et de l'huile de vaseline. Afin

d'obtenir une variation très lente de l'intensité au début, on donne à l'un des pinceaux une forme très effilée et l'on dispose les extrémités inférieures des charbons sur un plan différent. En manœuvrant lentement les volants qui commandent les mouvements de la planchette, on gradue le courant d'une manière très lente et sans variation brusque.

B. DEUXIÈME CLASSE. — La résistance peut être encore modifiée par une variation de la section du conducteur liquide : plusieurs rhéostats sont construits sur ce principe.

a. *Rhéostat de Bertin-Sans.* — Ce rhéostat, facile à construire, se compose d'un flacon à trois tubulures, dans les deux tubulures supérieures passent des crayons de charbon B, B' (fig. 128)

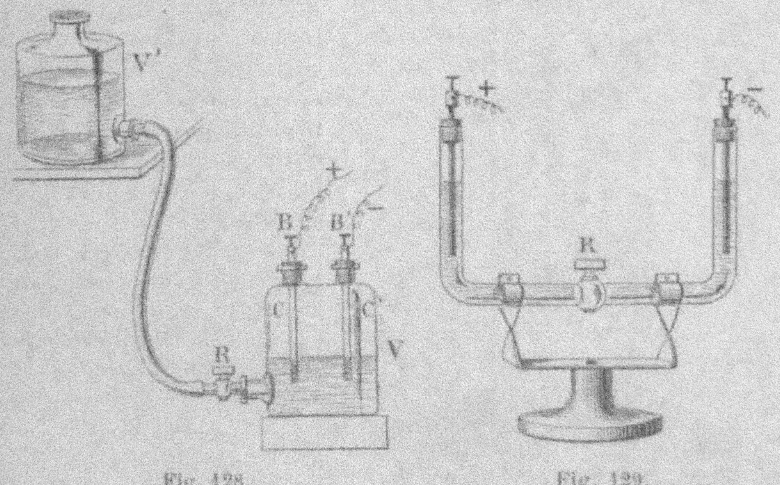

<table>
<tr><td>Fig. 128.
Rhéostat de Bertin-Sans.</td><td>Fig. 129.
Rhéostat à robinet.</td></tr>
</table>

terminés par de la soie de verre ; la tubulure latérale et inférieure porte un tube à robinet R relié par un tube de caoutchouc à un flacon identique au précédent. De l'eau acidulée est placée dans le second vase, pendant que le robinet est fermé ; le rhéostat proprement dit étant situé sur un plan inférieur à l'autre flacon, il suffit d'ouvrir peu à peu le robinet pour que le liquide arrive dans le rhéostat : à mesure que le volume du liquide augmente, la section traversée par le courant va en croissant et par suite l'intensité subit de ce chef une augmentation progressive. Pour ramener le courant à zéro, on change les flacons de place et l'eau revient dans le premier récipient.

b. *Rhéostat de Guilloz*. — Il est constitué par deux tubes de verre coudés reliés par un tube de caoutchouc épais ; dans chaque tube se trouvent des baguettes de charbon munies de bornes et le système est rempli d'eau acidulée.

Sur le tube de caoutchouc se trouve une vis de pression qui permet de l'écraser plus ou moins complètement, et par conséquent de faire varier à volonté la section du liquide à ce niveau : quand le tube est écrasé, le courant ne passe pas et à mesure que l'on desserre la vis, la section du conducteur liquide augmente : il en résulte un

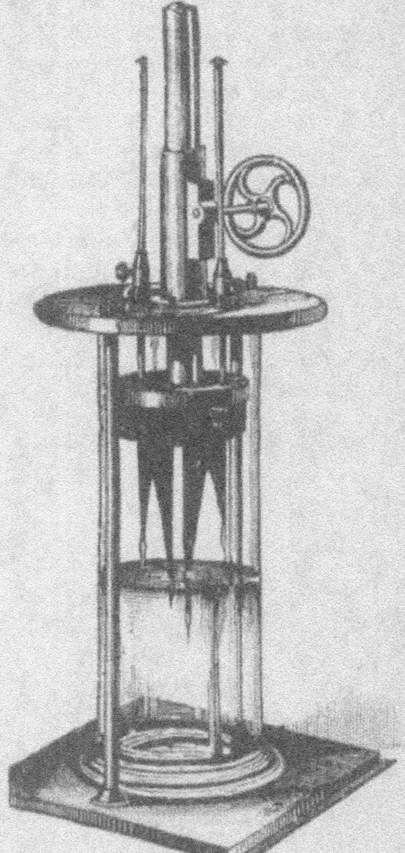

Fig. 139.
Rhéostat de Bergonié.

accroissement lent et progressif de l'intensité.

c. *Rhéostat à robinet*. — Un rhéostat très simple, basé sur le même principe, peut être construit avec un tube de verre à robinet R (fig. 129), à condition de prendre un diamètre assez grand ; les deux extrémités du tube sont recourbées à angle droit et le courant est amené dans le tube au moyen de deux fils de platine ou de deux minces baguettes de charbon.

Il est facile de comprendre que quand le robinet est fermé (il faut avoir soin de le vaseliner) le courant ne passe pas et qu'à mesure qu'on le tourne, la section du liquide va en augmentant : il en est de même de l'intensité du courant. On ramène celle-ci à zéro en fermant progressivement le robinet.

C. TROISIÈME CLASSE. — Dans cette dernière classe, la variation de résistance est obtenue par une modification de la longueur et de la section de la colonne liquide. Le rhéostat de Bergonié permet ces deux variations simultanées ; il se compose (fig. 130) d'une éprouvette en verre contenant de l'eau, acidulée ou non, dans laquelle peuvent plonger des lames de charbon terminées par des pinceaux de soie de verre ; ces lames au nombre de quatre sont reliées deux en deux en quantité et communiquent à deux tringles de laiton passant à frottement dur dans les bornes qui servent à relier le rhéostat au circuit. Une roue à crémaillère meut l'ensemble du système comme un piston dans son corps de pompe. A mesure que les lames plongent davantage, la section du conducteur liquide augmente, comme dans le rhéostat de Beurin-Sans ; mais la forme donnée aux lames qui ont du côté interne un profil d'arc de parabole fait qu'en même temps la longueur de la colonne liquide comprise entre chaque paire de ces lames va en diminuant de plus en plus. Il suffit d'examiner la figure pour comprendre le mécanisme de cet excellent rhéostat.

§ 2. — COURANT FARADIQUE

Nous aurons peu de chose à ajouter lorsque nous aurons dit que la meilleure façon de graduer les courants faradiques consiste à employer un rhéostat à liquide.

Ceux que nous avons donnés comme étant les meilleurs sont tout indiqués pour la graduation de ces courants.

A mesure que l'on tourne le pignon, l'intensité, qui d'abord était nulle, croît très lentement et le malade sent, pour ainsi dire, naître le courant au niveau de l'électrode active. La manœuvre du rhéostat est la même que dans le cas du courant galvanique.

Des autres moyens employés autrefois pour faire varier l'intensité des courants faradiques, nous dirons peu de chose.

Ces moyens consistaient :

1° A rapprocher plus ou moins les bobines l'une de l'autre ; le principe de cette graduation a été imaginé par Rognetta.

2° A retirer plus ou moins, un cylindre de cuivre placé, soit entre le faisceau de fer doux et la bobine inductrice, soit en dehors de la bobine induite.

CHAPITRE IV

MODIFICATION DU SENS
ET INTERRUPTION DES COURANTS

Nous allons étudier maintenant quels sont les moyens utilisés en électricité médicale pour changer le sens du courant, et pour interrompre ou rétablir ce courant.

Les appareils qui permettent d'atteindre ce but sont : pour le premier cas, les *renverseurs* de courants ; pour le deuxième cas, les *interrupteurs* de courant.

§ 1. — RENVERSEURS DE COURANT

Ces appareils sont destinés à changer rapidement le sens d'un courant, sans être obligé de déplacer les électrodes appliquées sur le malade.

Dans la recherche des réactions électriques d'un muscle ou d'un groupe musculaire, par exemple, le renverseur est indispensable ; le médecin tenant l'excitateur d'une main n'a qu'à placer la manette de l'instrument alternativement dans les positions normale et inverse.

Le renverseur de courant est installé sur le circuit qui relie la source d'électricité au corps du malade.

Lorsque la manette occupe la situation normale, il joue le rôle de conducteur ; si, au contraire, la manette est tournée du côté opposé, les pôles sont renversés.

Les conditions demandées à un renverseur de courant pour les besoins médicaux nous permettent d'éliminer immédiatement toute une série de petits appareils qui étaient employés autrefois, alors que le matériel électrothérapique était moins perfectionné.

1° Renverseur de Siemens-Halske. — Le renverseur de Siemens-Halske, modifié par Brenner, se compose d'un disque en ébonite (fig. 131) portant deux lames métalliques, de chaque côté d'un même diamètre, et laissant entre elles un petit intervalle ; ce disque est mis en mouvement au moyen d'une manette (fig. 132), comme celle des anciens collecteurs.

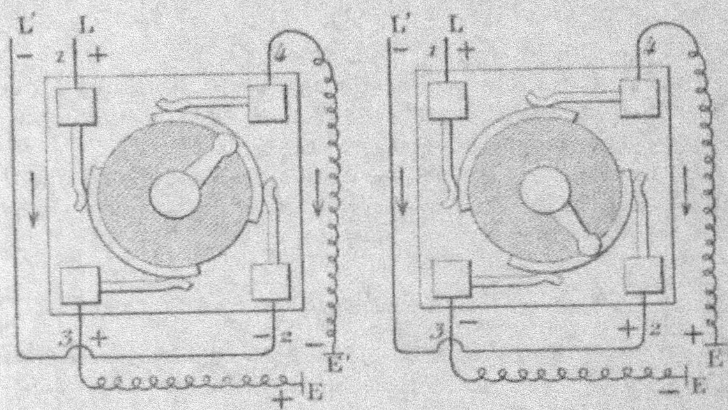

Fig. 131.

Schéma du renverseur de Siemens-Halske.

La course de la manette est limitée, à gauche et à droite, par deux arrêts fixés dans le socle. Quatre contacts, obtenus à l'aide de larges bandes métalliques, appuient fortement sur les deux bandes demi-circulaires du disque.

Le courant à renverser a ses connexions en 1 et 2 et les fils qui se rendent au malade en EE' sont fixés aux bornes 3 et 4.

Supposons le renverseur dans la position 1, la manette étant en haut de sa course ; le courant part de la borne 3, va au malade et revient à la ligne par la borne 4.

Plaçons maintenant la manette en bas, la borne 3 devient

négative et la borne 4 positive ; le renversement a donc bien
eu lieu, et l'on en suit parfaitement le mécanisme. Cet appa-

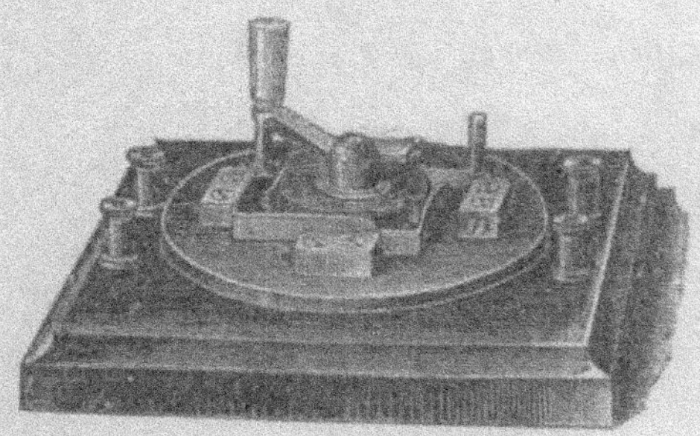

Fig. 132.
Renverseur de Siemens-Halske.

reil est simple, sa construction est robuste ; autant de qualités
qui le rendent précieux.

2° Renverseur de Mergier et Courtade. — Un autre
renverseur de courant, qui peut en même temps servir d'interrupteur, a été imaginé par Mergier et Courtade ; il est très
pratique, car on peut le construire soi-même.

Il se compose de deux clés de Morse (fig. 133) présentant les connexions suivantes : la pièce d'appui OO' de chaque levier est réu-
nie à une électrode ; les plots situés en avant et en arrière des
pivots, sont reliés deux à deux en quantité et communiquent
respectivement avec les deux pôles de la source d'électricité.

Il est facile, en examinant la figure, de voir que si l'on
appuie sur l'une des manettes M le courant qui, lorsque les clés
sont au repos ne passe pas, est établi en rendant les électrodes
positive et négative, et que si l'on appuie au contraire sur la
manette M' de l'autre clé, les électrodes prennent le signe inverse
de celui qu'elles avaient auparavant.

L'avantage de ce renverseur, c'est de ne faire passer le courant qu'au moment où l'on en a besoin, et, de plus, de fermer
en court-circuit les électrodes et le corps du sujet : cette dis-

position permet au courant dû à la polarisation des électrodes
et des tissus de s'écouler et de ne pas venir augmenter ou

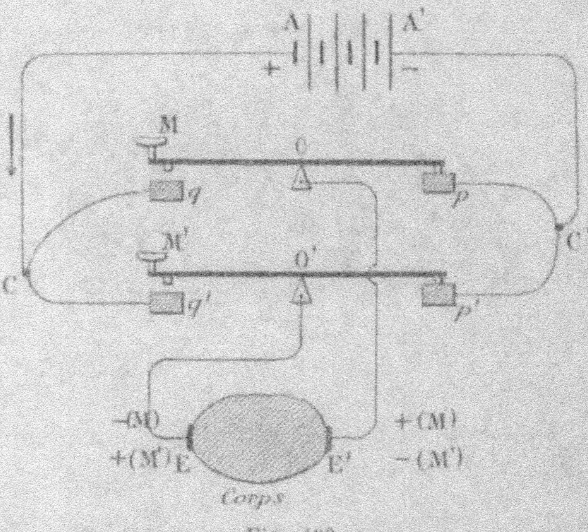

Fig. 133.

Schéma du renverseur de MERSIER et COURTADE.

diminuer l'action du courant primaire avec lequel on explore
l'excitabilité nerveuse ou musculaire.

§ 2. — INTERRUPTEURS DE COURANT

Les interrupteurs de courant sont des appareils destinés à
interrompre et à rétablir le courant à un moment quelconque.
Ils servent, soit à établir d'une façon définitive le courant,
soit à rompre et à rétablir ce courant, pendant que le corps
du sujet est traversé par lui : dans ce dernier cas, les périodes
d'état variable, de fermeture et de rupture, entrent alors en
jeu.

1° Interrupteurs automatiques. — Les interrupteurs que
nous venons de décrire interrompent et rétablissent le cou-

rant, seulement lorsque le médecin agit soit sur une manette,
soit sur un bouton.

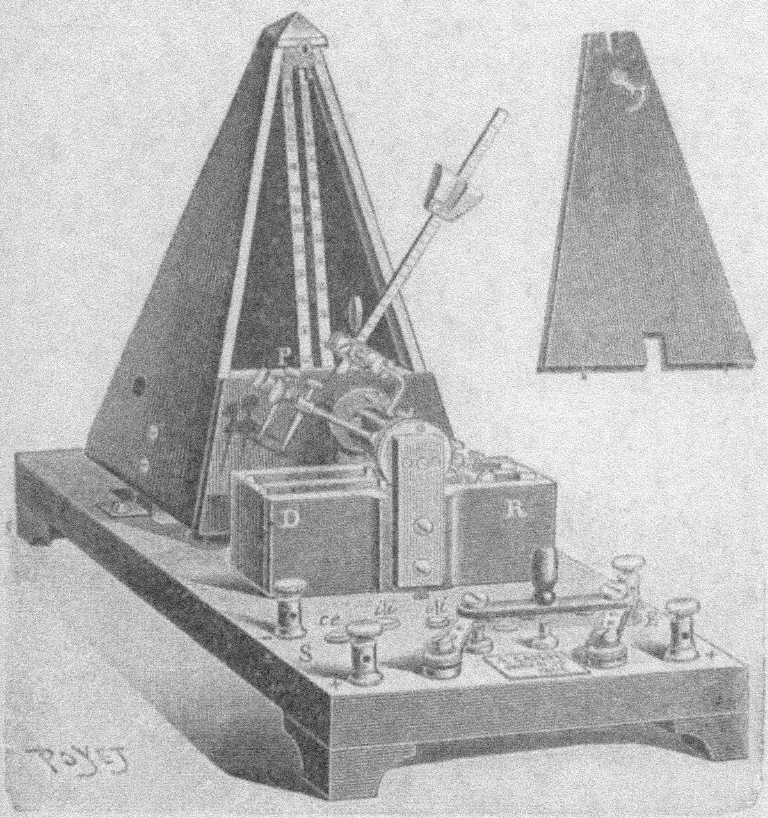

Fig. 134.
Métronome interrupteur.

Il est commode, dans certains cas, de faire produire
automatiquement les interruptions et les rétablissements
d'un courant (galvanique ou faradique). Bergonié a donné
le nom de *courants rythmés* aux courants périodiquement

interrompus de telle sorte qu'une interruption de $\frac{1}{n}$ de seconde soit suivie d'un rétablissement durant aussi $\frac{1}{n}$ de seconde. Le moteur auquel il a eu recours pour atteindre ce but est le métronome.

2° Métronome interrupteur. — Le métronome interrupteur est un métronome MAELZEL, qui porte en avant (fig. 134) une petite cuve en bois de forme parallélipipédique contenant du mercure. Sous l'impulsion du mouvement pendulaire effectué par le métronome, deux pointes viennent tour à tour plonger dans la masse de mercure. Un des fils de la ligne communique avec le balancier, l'autre avec le mercure.

Dans ces conditions, supposons que l'on ait fixé la petite masse mobile du balancier de façon à faire effectuer 30 oscillations complètes au métronome; il se produira dans le circuit 30 interruptions et 30 rétablissements de courant, de telle manière que le courant sera interrompu et rétabli rythmiquement et chaque fois pendant une seconde.

Cet appareil est bien précieux en électrothérapie et il rend tous les jours d'immenses services.

3° Métronome interrupteur-renverseur. — Les appareils que nous venons de décrire ne produisent que des interruptions du courant. Mais dans certaines applications électriques cela ne suffit pas.

La différence de potentiel du courant excitateur devient le double si, au lieu d'interrompre simplement le courant, on le renverse en même temps.

Les courants successivement interrompus et renversés s'appellent *alternatives voltiennes*.

Pour obtenir commodément ces alternatives voltiennes, on se sert du métronome interrupteur-renverseur de BERGONIÉ.

Ce métronome porte perpendiculairement à l'axe, quatre tiges recourbées à angle droit (fig. 135) qui viennent plonger dans quatre cuves rectangulaires contenant du mercure.

L'axe porte un petit cylindre en ébonite sur lequel sont fixées deux bandes métalliques A et B avec lesquelles les quatre tiges sont réunies de la façon indiquée par la figure schématique.

A chaque oscillation du métronome, il y a inversion du cou-

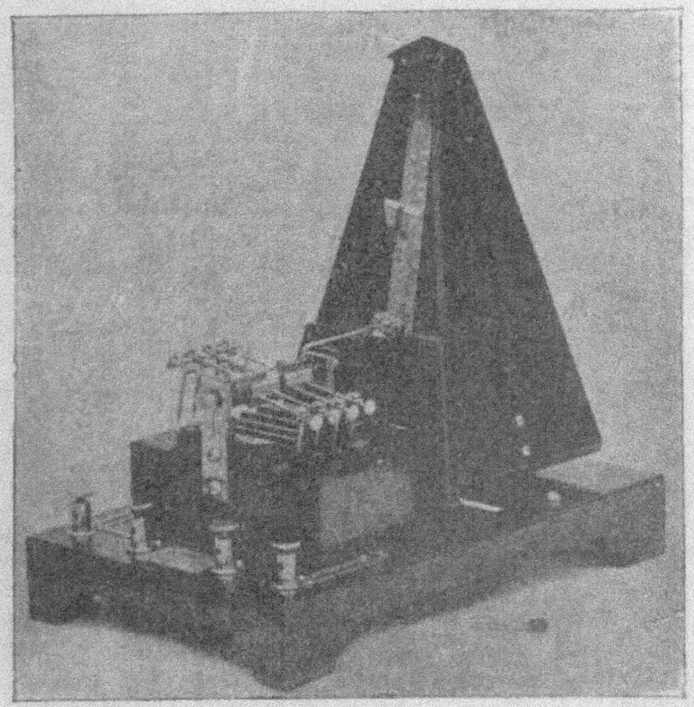

Fig. 135.
Métronome interrupteur-renverseur.

rant qui se rend aux électrodes ; une même électrode devient tantôt positive, tantôt négative.

Par la quantité de mercure contenue dans les cuves, on peut régler la durée d'immersion des pointes, de façon que les interruptions durent le même temps que le passage du courant.

CHAPITRE V

ÉLECTRODES ET EXCITATEURS

Les électrodes et les excitateurs peuvent se diviser en deux groupes.

1° Les appareils qui servent à appliquer la galvanisation, la voltaïsation sinusoïdale et la faradisation ;

2° Ceux qui servent à appliquer la franklinisation et les courants de haute fréquence.

Nous décrirons donc séparément ces deux catégories d'appareils.

§ 1. — ÉLECTRODES

La méthode qui est aujourd'hui universellement adoptée en électrothérapie, c'est la méthode monopolaire. Elle consiste à placer en un point du corps une large électrode que l'on appelle électrode indifférente, à cause de la faible densité du courant à son niveau, pendant qu'une autre électrode, de surface plus petite, est mise en contact aussi immédiat que possible avec le nerf ou le muscle à électriser ou à exciter ; cette deuxième électrode, sous laquelle la densité électrique est la plus grande, se nomme électrode active ou différente.

Une électrode se compose d'une partie solide et d'une partie molle et spongieuse placée entre la partie solide et la peau du malade. La partie solide doit être en métal, le charbon peut être aussi employé, mais il présente l'inconvénient de ne pas être souple et de se briser facilement. Le choix de la substance qui recouvre le métal, le nombre de couches spongieuses employé, le degré d'imbibition de la masse spongieuse, constituent autant de facteurs très importants qu'il est utile d'examiner brièvement.

Le rôle que doit jouer une électrode est, non seulement de permettre l'entrée ou la sortie du courant, mais de rendre l'application de ce courant aussi peu douloureuse que possible.

Si l'on se servait d'une simple plaque de métal ou de charbon comme électrode, on obtiendrait, même avec une très faible intensité, une sensation excessivement douloureuse.

On peut obtenir d'excellentes électrodes en recouvrant la plaque métallique sur son pourtour d'une lame de caoutchouc assez épaisse, de façon à ne pas exposer le malade à être mis en contact avec une portion périphérique dénudée ; cette plaque est ensuite recouverte d'un grand nombre de couches de gaze fine, environ 40, de mêmes dimensions que la plaque métallique ; enfin, une toile fine, mais solide, recouvre le tout et est cousue sur les bords de l'électrode.

§ 2. — EXCITATEURS

On réserve en général l'expression d'excitateurs pour les appareils servant à appliquer la franklinisation, simple ou hertzienne, et les courants de haute fréquence.

1° Excitateurs immédiats. — Les excitateurs immédiats sont formés d'une boule sphérique portée par un manche isolant, en ébonite ou en verre ; à cette boule est fixée une

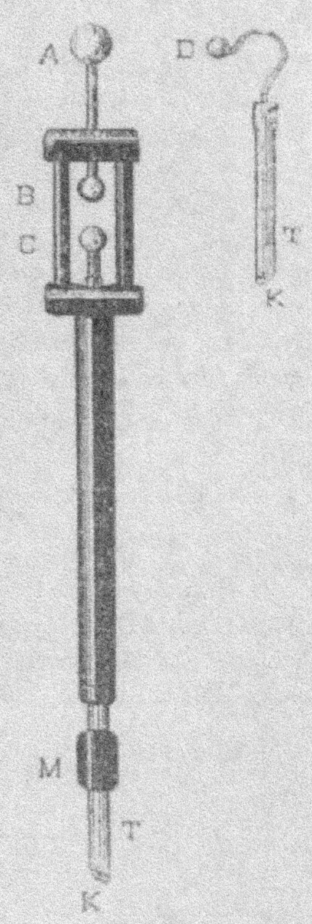

Fig. 136.
Excitateur médial de BERGONIÉ.

chaîne qui passe par un anneau porté par un second
manche isolant que le médecin tient, comme le premier,
entre ses mains. L'extrémité de la chaîne est reliée, soit à
un pôle de la machine (le malade étant relié à l'autre), soit
au sol.

On peut changer les boules excitatrices et les prendre plus
ou moins grosses, suivant les effets moteurs ou sensitifs, à
produire.

2° Excitateurs médiats. — Les excitateurs médiats servent
à appliquer l'étincelle d'une façon indirecte : celle-ci ne jaillit
plus entre la peau et une boule, mais bien entre deux boules B
et C placées en tension (fig. 136) sur l'un des conducteurs ; une
boule A ou une masse métallique de forme donnée est appliquée sur la région à exciter et joue absolument le rôle d'une
électrode ordinaire.

§ 3. — EXCITATEURS POUR COURANTS DE HAUTE FRÉQUENCE

L'excitateur le plus généralement employé est celui imaginé
par OUDIN ; il se compose d'une tige en charbon ou en métal,
portée par un manche isolant (fig. 137), et engainée dans un
tube de verre V.

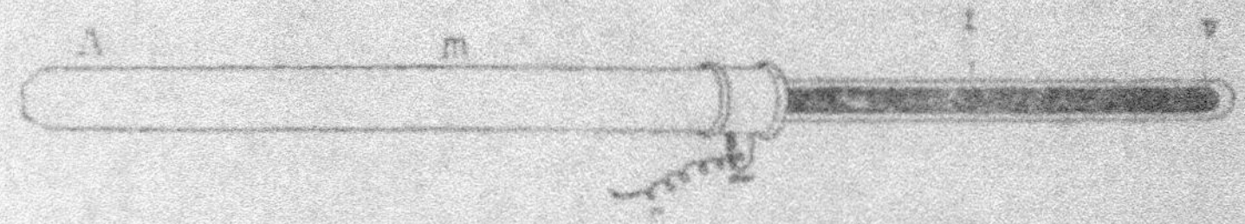

Fig. 137.
Excitateur pour applications monopolaires.

On relie la tige conductrice à l'extrémité du solénoïde à
haute tension du même auteur, au moyen d'une chaîne C fixée
à la borne que porte le manche de l'excitateur. Ce système
constitue avec les téguments du patient un condensateur qui
se décharge à chaque oscillation par une pluie d'étincelles

très fines, formant autour du tube de
verre une gaine lumineuse d'un très bel
effet.

Les étincelles de haute fréquence sont
réglées en donnant au solénoïde de grande
tension une longueur convenable par rapport à celle du solénoïde inducteur; on
peut ainsi agir différemment suivant le but
à obtenir et la sensibilité des tissus.

Une modification apportée par Bissérié à
cet excitateur permet de régler l'énergie
appliquée sur un malade : une borne D
(fig. 138) est reliée à une tige terminée par
une olive qui se trouve en face d'une boule I
en relation avec le solénoïde. On fixe à la
borne D une chaîne en communication
avec le sol; on pousse le bouton S jusqu'à
ce que l'olive touche la boule I. Si l'appareil fonctionne, les courants qui arrivent
en R vont au sol par la tige C et la chaîne
et il n'y a pas production d'étincelles au
niveau du manchon M. En écartant l'olive
de la boule, les étincelles et les effluves
en M augmentent de plus en plus pendant
qu'entre la boule I et l'olive des étincelles
jaillissent sans discontinuer; mais si l'on
écarte de plus en plus l'olive, il arrive un
moment où la dérivation à la terre ne peut
plus se faire et alors l'effet maximum a lieu
en M.

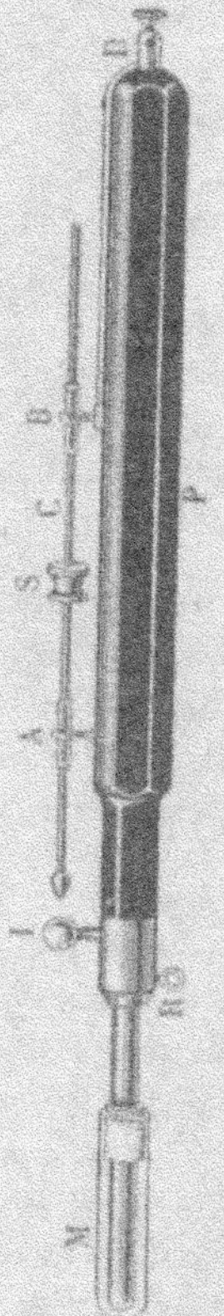

Fig. 138.
Excitateur
de Bissérié.

CHAPITRE VI

EFFETS PHYSIOLOGIQUES DU COURANT GALVANIQUE

Ces effets doivent être soigneusement distingués, suivant que l'on considère le *régime permanent* d'un courant, ou, au contraire, les *états variables* pendant lesquels l'intensité subit, soit un accroissement très rapide à partir de zéro, soit une diminution brusque pour revenir à zéro.

Ces effets physiologiques sont très différents suivant le régime employé et l'on pourrait comparer les effets des états permanent et variable à ceux résultant de l'action lente et de l'action brusque d'une force. On peut prendre pour exemple l'effet d'une traction sur une ficelle tenue par ses extrémités dans chaque main : si l'on exerce lentement la traction, on n'arrivera pas, ou très difficilement, à rompre la ficelle; tandis que, si l'on opère brusquement la traction, en écartant vivement les deux mains l'une de l'autre, la rupture s'opérera à coup sûr. Il y a donc, en général, une grande différence dans les effets des *actions lentes* et des *actions brusques*, et cette différence est très nette dans le cas où le courant électrique agit sur le corps d'un animal vivant.

ARTICLE PREMIER

ÉTAT PERMANENT DU COURANT

Nous devons distinguer encore le cas où le courant est amené dans le corps de l'animal à l'aide d'électrodes spon-

gieuses imbibées d'eau, du cas où le courant arrive au corps
par des électrodes métalliques, par exemple par des aiguilles
enfoncées dans les tissus de l'animal.

§ 1. — EFFETS DUS AU PASSAGE DU COURANT
APPLIQUÉ AVEC DES ÉLECTRODES NON MÉTALLIQUES

Supposons que l'on ait placé sur la peau d'un sujet deux
électrodes constituées par une couche très épaisse de feutre,
recouverte d'une plaque en métal de surface égale, le feutre
ayant été au préalable très bien imbibé d'eau : lorsque le courant
aura été amené lentement, à l'aide d'un rhéostat convenable,
à l'intensité voulue, quels sont les phénomènes physiologiques
que l'on va observer ? Le courant, arrivant par l'électrode positive, rencontre d'abord la peau qui possède une très grande
résistance, à cause de la couche cornée de l'épiderme, puis les
lignes de flux du courant pénètrent dans les tissus sous-jacents
et se dirigent, par les voies de moindre résistance, vers l'électrode négative pour revenir à la source d'électricité.

Pour comprendre les effets du courant constant ainsi appliqué, il faut se rappeler que le corps de l'homme et des animaux ne peut pas être comparé à un conducteur métallique,
mais bien à un conducteur électrolytique.

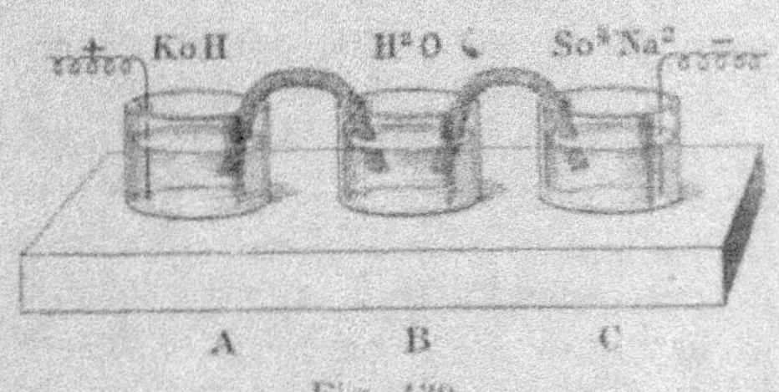

Fig. 139.

Électrolytes reliés entre eux par des mèches spongieuses.

1° Transport des ions. — Prenons trois capsules (fig. 139)
renfermant, la première de la potasse, la seconde de l'eau, la
troisième du sulfate de soude ; relions par des mèches de coton

mouillées la première et la seconde, la seconde et la troisième capsule, puis faisons traverser ce conducteur électrolytique par un courant, le pôle positif étant dans la potasse.

Lorsque le courant aura passé pendant quelque temps avec une intensité suffisante, nous trouverons par l'analyse chimique que la première capsule renferme, en plus de la potasse, de l'acide sulfurique, et la dernière de la potasse, en plus du sulfate de soude primitif. Il y a donc eu, dans cette expérience due à Davy, un transport de l'ion négatif K vers la cathode et un transport de l'ion positif SO^4 vers l'anode.

2° Conducteur vivant. — Dans le conducteur électrolytique représenté par le corps d'un animal, les masses électriques sont liées aux ions qui, comme dans l'expérience précédente, se déplacent avec ces masses; il en résulte que pendant le passage d'un courant à travers le corps, il y a toujours des déplacements de matière. Examinons quels sont les déplacements et quelle en est la nature au niveau de chaque électrode.

a. A *l'électrode positive* un double mouvement électrique se produit : des masses positives se dirigent de l'électrode humide vers les tissus à travers la peau, pendant que d'autres, négatives, vont de l'organisme vers l'électrode. Au double mouvement correspond un double transport d'ions : 1° des cathions, liés aux masses positives, sont empruntés au liquide qui imbibe l'électrode et passent dans les tissus; 2° des anions, liés aux masses négatives, sortent de l'organisme et pénètrent dans le liquide de l'électrode.

b. A *l'électrode négative* les échanges sont inverses, c'est-à-dire que : 1° des cathions sortent des tissus de l'organisme et passent dans le liquide de l'électrode; 2° des anions passent de l'électrode dans les tissus sous-jacents.

Que le courant soit appliqué au moyen d'électrodes ou de bain d'eau, les échanges que nous venons d'examiner restent les mêmes entre les tissus et l'eau.

3° Effets électrolytiques à travers les tissus. — Demandons-nous maintenant quels sont les phénomènes biologiques qui se produisent sous l'influence du courant dans les tissus eux-mêmes compris entre les deux électrodes ; ces tissus sont traversés par des lignes de flux et sont, par conséquent, le siège d'un transport d'ions, comme tout conducteur électrolytique. Ce transport se fait, soit à travers les différentes parties d'un même tissu, soit à travers les parties constituantes de deux tissus juxtaposés.

Les échanges qui résultent du transport des ions dans un même tissu n'en modifient pas la composition chimique, car, pour un même tissu, la composition du milieu de chaque cellule est uniforme. Par conséquent, chaque point cède au suivant ce qu'il vient de recevoir du précédent ; en d'autres termes, chaque cellule cède à la suivante ce qu'elle reçoit de la précédente. Lorsque les échanges se font entre deux tissus voisins de nature différente, la composition chimique de chaque tissu tend à se modifier, car le liquide qui les imprègne diffère d'un tissu à l'autre ; en sorte que chacun d'eux peut recevoir du voisin des éléments étrangers.

Ainsi donc, l'état permanent du courant établi à travers le corps d'un animal peut arriver à modifier la constitution du milieu liquide qui imprègne chaque tissu. Ces modifications sont évidemment proportionnelles à l'intensité du courant employé et si les effets sont difficiles à apprécier d'une manière objective dans le cas des courants appliqués sur l'homme dans les conditions ordinaires, il n'en est plus de même lorsque l'intensité est très forte ; si celle-ci atteint une grande valeur, les ions transportés par le courant peuvent produire des perturbations considérables dans l'organisme et même la mort, ainsi que l'a établi d'Arsonval.

4° Force électromotrice de polarisation. — Les tissus qui ont été traversés pendant un certain temps par un courant, pris dans son état permanent, sont, comme tout électrolyte, le siège d'une force électromotrice inverse de polarisation que l'on peut mettre en évidence et mesurer par la méthode de Weiss. On se sert de deux cristallisoirs C et C' (fig. 140) contenant de l'eau salée où l'on fait plonger les mains du sujet K : deux électrodes en platine relient cette eau aux fils du circuit d'une source P de courant constant. Le dispositif employé nécessite encore deux clés, un condensateur M et un galvanomètre G. Les connexions étant établies comme le représente la figure,

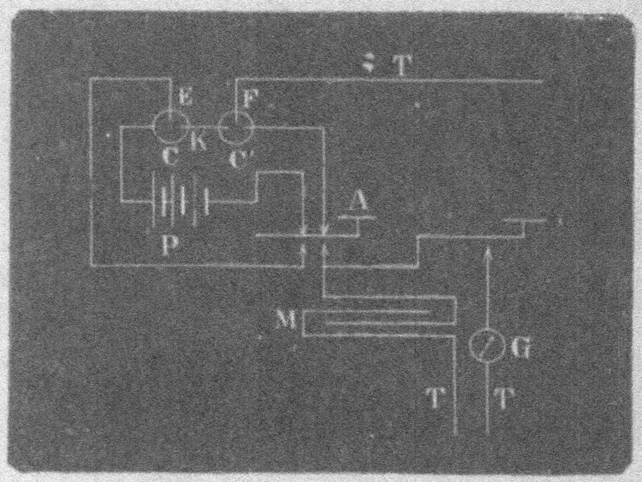

Fig. 140.
Mesure de la force électromotrice de polarisation interpolaire.

on comprend que si on abaisse la clé A, la pile est hors du circuit ; mais le courant provenant de la polarisation des tissus placés entre les deux cristallisoirs C et C' se rend par le fil E au condensateur M qui est en relation avec le sol T, de même que le cristallisoir F. Si alors on vient à abaisser la clef placée au-dessus de G, le condensateur se décharge dans le galvanomètre balistique G dont on lit l'élongation. Connaissant la déviation z du miroir galvanométrique produite par le même condensateur chargé avec une différence de potentiel V, on a, pour la force électromotrice de polarisation x, et pour une déviation z' :

$$\frac{z}{z'} = \frac{V}{x}$$

d'où la valeur de x. Dans le cas où le courant se propage dans le corps humain d'une main à l'autre, Weiss a trouvé que la force électromotrice de polarisation des tissus interposés varie de 0,25 à 0,20 volt.

5° Action sur les échanges nutritifs du muscle. — Le passage du courant dans les tissus vivants, en mettant les ions en mouvement, amène une exagération de la nutrition. Gentoz a démontré cette suractivité nutritive en étudiant la respiration interstitielle sur le muscle séparé : il a mesuré l'oxygène absorbé et l'acide carbonique exhalé. Pour cela, une patte de grenouille a été placée dans un tube en U renversé ; les branches fermées contenaient une solution isotonique de NaCl où arrivaient les fils de connexion avec la source galvanique et dans laquelle plongeaient les extrémités de la patte ; en remplaçant la patte par une mèche de coton ou une patte ayant cessé de vivre, il n'y avait aucune modification dans la composition de l'atmosphère du tube.

Voici les nombres trouvés :

	Poids.	Volume d'air du tube.	CO² exhalé.	Oxygène absorbé.
Patte sans courant après 2 heures. . .	7gr,5	7cc,75	0cc,25	0cc,85
Patte avec courant de 2 mA pendant 2 heures.	7gr,5	8cc,30	0cc,55	1cc,25

On voit par là que le muscle absorbe plus d'oxygène sous l'influence du courant : il n'est même pas besoin que le courant passe longtemps pour qu'il se produise dans le muscle une augmentation dans l'absorption de l'oxygène.

§ 2. — EFFETS DUS AU PASSAGE DU COURANT APPLIQUÉ AVEC DES ÉLECTRODES MÉTALLIQUES

Étudions maintenant le deuxième cas : l'une des électrodes ou les deux électrodes sont métalliques et constituées par des aiguilles enfoncées dans les tissus vivants. Lorsque le courant constant est appliqué à l'aide d'électrodes métalliques, des phénomènes électrolytiques prennent fatalement naissance dans les tissus.

1° Électrolyse des tissus vivants. — Indépendamment des actions interpolaires que nous avons vu se produire précédemment, nous devons surtout nous occuper ici de celles qui se passent au voisinage immédiat des électrodes.

Voyons d'abord la composition de l'électrolyte constitué par les tissus : on peut admettre que ceux-ci consistent, au point de vue physique, en un substratum poreux imprégné d'eau dans laquelle se trouvent des sels dissous. Ces sels sont surtout le chlorure de sodium, le sulfate, le carbonate et le phosphate de soude ; d'après Hoppe-Seyler, 1.000 grammes de sérum contiennent $1^{gr},92$ de NaCl et seulement $0^{gr},44$ de sulfate de soude, sel qui cependant vient immédiatement après le chlorure de sodium. On peut donc considérer que l'électrolyte formé par les tissus équivaut à une solution de sel marin à 5 p. 1000.

2° Effets secondaires de l'électrolyse. — L'effet électrolytique du courant constant sur une telle solution se traduit par la séparation des ions Cl et Na. Le sodium se porte à l'électrode négative où il donne naissance, en présence de l'eau, à la formation de soude ; ce qui est une action secondaire de l'électrolyse :

$$2Na + 2H^2O = 2(Na\,OH) + H^2$$

et il se dégage un gaz qui est de l'hydrogène.

3° Effets tertiaires de l'électrolyse. — Mais les produits formés secondairement aux électrodes, lors de l'électrolyse des tissus vivants, produisent sur les tissus des actions auxquelles Bergonié a très judicieusement donné le nom d'*actions tertiaires* de l'électrolyse : elles consistent, soit en effets de destruction des tissus, soit en effets de coagulation.

Les actions tertiaires sont proportionnelles aux quantités de composés formés au niveau des électrodes ; dans le cas où il y a effet de destruction, l'étendue du tissu détruit est proportionnelle à la quantité d'électricité qui le traverse, c'est-à-dire au produit de l'intensité par le temps. Il résulte de là que les actions tertiaires seront les mêmes, chaque fois que le produit $I \times t$ aura la même valeur. Ainsi, les effets électrolytiques seront les mêmes dans les deux cas suivants : 1° intensité du courant 0,012 ampère ; durée de l'application du courant, cinq minutes ; 2° intensité de 0,030 ampère ; durée, deux minutes ; en effet, dans les deux cas, le produit $I \times t$ est égal à 3.6 coulombs.

Ces données sont utiles à connaître lorsqu'on opère sur l'homme dans un but thérapeutique, car les effets sensitifs, étant fonction de l'intensité du courant, seront bien diminués si l'on prend une intensité peu élevée.

4° Méthodes électrolytiques applicables aux tissus vivants. — Examinons maintenant quelles sont les méthodes permettant d'utiliser convenablement les actions tertiaires du courant : il y en a deux principales, la méthode monopolaire et la méthode bipolaire.

a. *Méthode monopolaire*. — Une des électrodes seulement est métallique, l'autre est une électrode ordinaire, ou un bain d'eau. Si l'on enfonce dans les tissus d'un animal une aiguille, par exemple en platine, les lignes de flux (fig. 141) divergeront à partir du point correspondant à l'aiguille et, si le conducteur est homo-résistant, les lignes de flux s'écarteront également dans toutes les directions : en sorte que si l'on considère l'unité de surface, 1 centimètre carré, placé à différentes distances de l'aiguille, cette surface sera traversée par un nombre de lignes d'autant plus petit qu'elle sera située plus loin ; en d'autres termes, la densité électrique est ici d'autant plus grande que l'on considère un point plus rapproché de l'aiguille. C'est aussi aux points où la densité est la plus grande que les actions tertiaires ont la plus grande énergie : la destruction électrolytique est donc plus intense dans les parties situées tout autour de l'aiguille implantée.

b. *Méthode bipolaire*. — Les deux électrodes sont ici métalliques : supposons deux aiguilles introduites dans les tissus, l'une positive, l'autre négative (fig. 142); les lignes de flux, si l'on admet que la région traversée par le courant est homo-résistante, se dirigent d'une aiguille à l'autre et c'est au voisinage de la ligne droite réunissant les deux aiguilles que le nombre de ces lignes est le plus élevé. C'est aussi sur cette

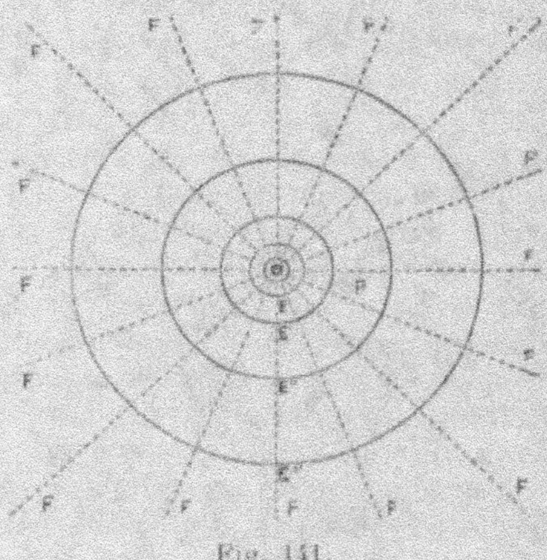

Fig. 141.
Lignes du flux (en pointillé) et lignes équipotentielles (trait plein).

ligne interpolaire, et dans son voisinage, que la densité élec-trique est la plus grande. D'après ce que nous avons dit plus haut, les actions tertiaires seront surtout importantes sur la ligne des pôles, c'est-à-dire que les tissus situés le long de cette ligne seront soumis à des actions de destruction beau-coup plus profondes que celles des régions situées tout autour des aiguilles.

Lorsque la distance des aiguilles est faible, cette destruction est tellement accusée le long de la ligne interpolaire que l'on peut arriver à détruire complètement les tissus placés sur cette ligne : on produit ainsi une véritable *section élec-trolytique*. Cet effet de destruction maxima le long de la ligne des pôles a été quelquefois obtenu involontairement

par des médecins qui ignoraient les considérations que nous
venons d'exposer. Lorsqu'on retire les aiguilles des tissus, il
se fait habituellement un léger écoulement de sang à la place
occupée par l'électrode négative ; on peut l'éviter en ren-

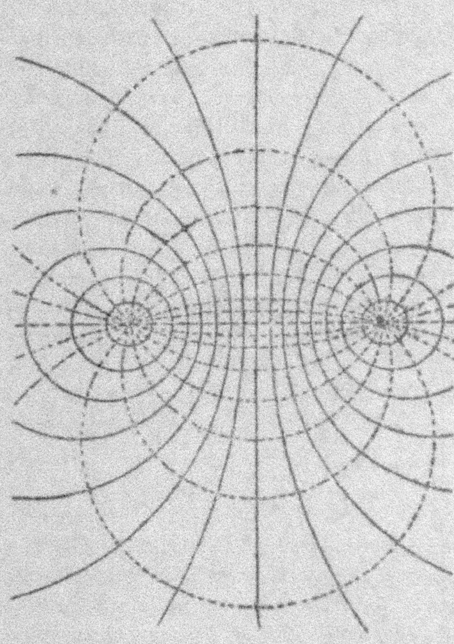

Fig. 142.

Lignes de flux (trait pointillé) et lignes équipotentielles (trait plein).

versant le courant, de façon à rendre, pendant quelques instants, positive cette aiguille. Une remarque à faire, c'est qu'a-
près le renversement, on est obligé de diminuer beaucoup la
résistance du circuit pour revenir à la même intensité ; les
composés chimiques libérés ou formés secondairement autour
des électrodes métalliques donnent naissance à une force
électromotrice de sens inverse qui équivaut à une résistance
ajoutée dans le circuit.

**5° Influence de la nature du métal de l'électrode. —
Électrodes solubles.** — Quelle doit être la nature du métal
constituant les aiguilles ? Dans la méthode monopolaire, et
lorsque c'est le pôle négatif qui est utilisé, comme on doit le
faire pour obtenir des effets de destruction, le métal peut être
quelconque, excepté en aluminium. Dans la méthode bipolaire, puisque l'une des aiguilles doit être positive et qu'il y
aurait attaque de la plupart des métaux, il est utile de se servir de platine, et mieux de platine iridié qui est plus rigide.

Enfin, dans certains cas, on a besoin de produire un composé
par action secondaire au niveau de l'électrode positive ; si l'on
prend par exemple une aiguille en cuivre rouge et qu'on l'enfonce dans les tissus, en la reliant au pôle positif, le chlore
provenant de l'électrolyse des liquides de l'organisme forme du
chlorure et de l'oxychlorure de cuivre aux dépens du métal de
l'électrode ; on donne à une telle aiguille le nom d'*électrode
soluble*. Les composés ainsi formés se diffusent dans les tissus
et peuvent donner lieu à des actions thérapeutiques utiles
à connaître (traitement des granulations de la conjonctive,
ozène, etc.).

6° Électrolyse du sang. — Parmi les tissus dont nous
étudions les phénomènes électrolytiques, il en est un qui mérite d'être examiné dans cette étude, c'est le sang, ce tissu à
cellules spéciales dont la substance intercellulaire est liquide.

Prenons du sang défibriné et plongeons-y deux lames, ou
deux aiguilles en platine ; lorsque le courant aura passé un
certain temps, retirons les électrodes : nous constaterons la
formation d'un caillot noir, dur, volumineux, au pôle positif,
tandis qu'au pôle négatif, le caillot est mou et peu adhérent.
Cette différence tient à l'inégal pouvoir de coagulation des
deux pôles sur l'albumine, ou plutôt sur les albumines du
sérum.

La coagulation est produite par l'action du chlore et des
composés chlorés sur l'albumine du sang ; en effet, si on fait
passer un courant dans de l'albumine pure, on n'observe pas
de caillot autour des électrodes ; mais si on additionne l'albu-

mine d'un peu de sel marin, aussitôt la coagulation devient apparente, surtout autour du pôle positif. Puisque c'est au chlore qu'est dû le caillot que l'on obtient pendant l'électrolyse du sang ou du sérum, on a pensé à utiliser l'action secondaire de l'électrolyse sur le métal de l'électrode de manière à faire former un composé ayant une action coagulante plus grande que le chlore seul; si l'on prend une aiguille en fer comme électrode positive, il se forme du chlorure de fer dont l'action coagulante est bien connue. On augmente ainsi, pour un même courant et dans les mêmes conditions, le volume du caillot obtenu. Cette coagulation énergique de l'albumine du sang par l'électrolyse positive au moyen d'une aiguille de fer est utilisée en thérapeutique pour le traitement des anévrismes : le caillot

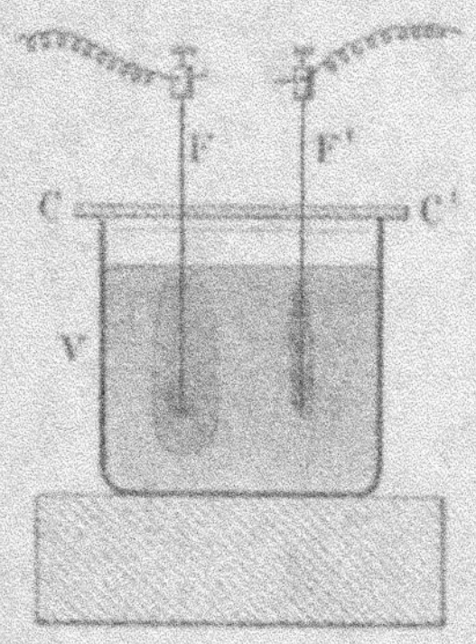

Fig. 143.
Électrolyse du sang.

formé peut être obtenu assez volumineux pour remplir complètement le sac de l'anévrisme.

7° Phénomènes consécutifs au renversement du courant. — Lorsqu'on a terminé une opération électrolytique, par la méthode bipolaire, il est bon, comme il a été dit, de renverser le sens du courant pour coaguler le sang autour de l'aiguille qui, tout à l'heure, était négative. Or, on s'aperçoit qu'après le renversement l'intensité remonte très difficilement.

En opérant sur des tissus morts, les phénomènes consécutifs à l'inversion sont très nets : supposons qu'on ait d'abord fait passer un courant de 30 mA pendant cinq minutes. Si on interrompt le courant, sans toucher au rhéostat, qu'on en renverse le sens, puis qu'on ferme de nouveau le circuit, on constate : 1° une augmentation notable de l'intensité *aussitôt après* la nouvelle fermeture; 2° une chute assez rapide et très forte de l'intensité.

Ces phénomènes s'expliquent de la façon suivante (Bonpara

et Gilet) : 1° l'accroissement d'intensité est le résultat de la polarisation qui, pendant le passage du courant primitif, a créé une force électromotrice ; celle-ci étant de sens contraire au courant principal (fig. 144) se trouve avoir, après renversement, le même sens que le courant, d'où une augmentation de l'intensité ; mais celle-ci est de très courte durée ; car aussitôt, il se

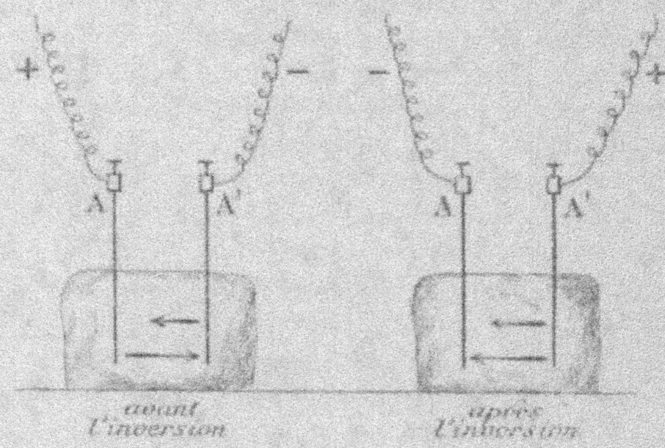

Fig. 144.
Tissu soumis à l'électrolyse.

fait une nouvelle polarisation de sens inverse ; 2° la chute de l'intensité provient d'une augmentation considérable de la résistance des tissus autour de chaque aiguille et due à l'électrolyse elle-même. Cette augmentation peut atteindre la valeur de 80 à 100 ohms. La vérification de cette explication se fait facilement, en déposant une goutte d'eau sur le tissu autour de chaque aiguille : immédiatement l'intensité remonte et tend à reprendre sa valeur primitive.

ARTICLE II

ÉTATS VARIABLES DU COURANT ÉLECTRIQUE

Après avoir étudié les effets physiologiques produits par l'état permanent du courant constant, nous devons examiner quels sont ceux qui dépendent de l'état variable du courant électrique. Nous traiterons d'abord la question en considérant une seule variation brusque du courant, soit à la fermeture, soit à l'ouverture ; puis, nous examinerons les effets dus à une série d'états variables du courant se succédant à des intervalles d'abord peu rapprochés ; nous étudierons ensuite les effets dus à une succession plus rapide de ces états variables, pour arriver ainsi graduellement à l'étude des courants de haute fréquence.

§ 1. — ACTION PHYSIOLOGIQUE DES PÉRIODES VARIABLES PRODUITES ISOLÉMENT

Lorsqu'on applique sur un nerf moteur ou sur un muscle deux électrodes reliées aux pôles d'une source de courant constant et qu'on vient à fermer le courant (fig. 145), on constate que le

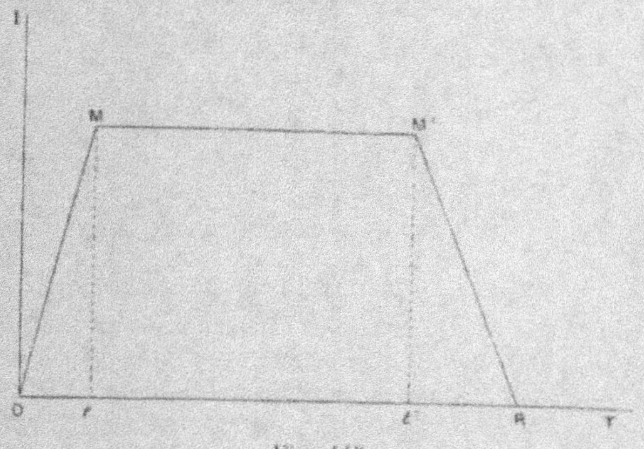

Fig. 145.
Périodes variables du courant galvanique.

muscle innervé par le nerf, ou le muscle directement excité, est le siège d'une secousse très brève ; cette secousse très brève se produit plus facilement avec un courant peu intense, au moment de la fermeture OM qu'à celui de l'ouverture M'R du

18.

circuit. L'excitation d'un muscle par son nerf moteur est dite *indirecte* ; elle est au contraire *directe* quand l'une des électrodes au moins est placée sur le muscle lui-même.

1° Secousse musculaire. — On peut étudier cet effet moteur, dû à la période de fermeture du courant, sur tous les muscles, mais on s'adresse habituellement aux muscles de grenouille et parmi ceux-ci au grastrocnémien. La grenouille

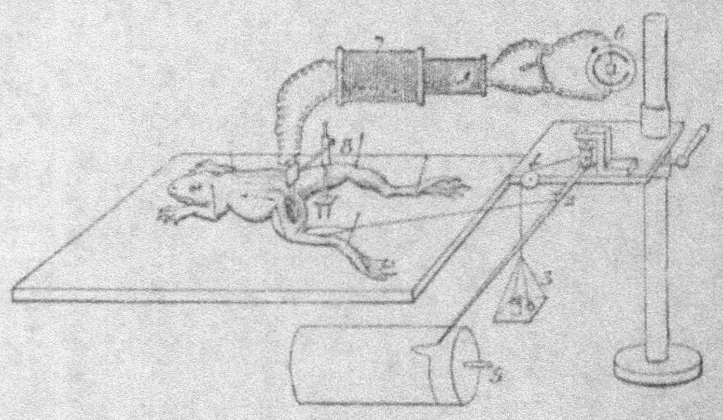

Fig. 146.
Myographe de MAREY.

étant immobilisée sur une plaque de liège, on fixe au tendon du muscle, mis à nu, un fil que l'on relie à un myographe de MAREY, comme le représente la figure 146 ; on voit que ce myographe n'est autre chose qu'un levier du 3e genre dont l'extrémité libre est terminée par une pointe ou un style inscripteur qui vient frotter sur une feuille de papier recouvert de noir de fumée. Les mouvements du muscle sont amplifiés par le myographe dans le rapport des bras de levier des deux forces qui agissent sur la tige.

Pour étudier la secousse, on enregistre sur le même cylindre les vibrations d'un diapason chronographe, relié électriquement au style du chronographe proprement dit (fig. 147), et,

à côté, le moment de la production de l'état variable de fermeture du courant servant d'excitant. On voit (fig. 148) que la
période variable du courant ayant eu lieu en *e*, le muscle

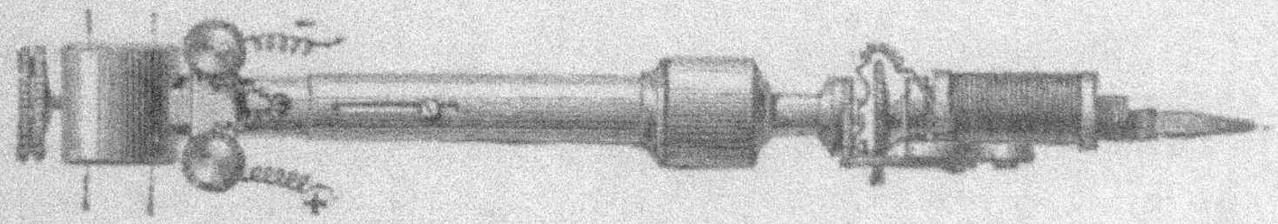

Fig. 147.
Chronographe.

commence à se contracter en *c*, et achève son raccourcissement en *s*, pour entrer aussitôt dans sa décontraction qui finit
en *d*. Le diapason chronographe effectuant 100 vibrations
doubles par seconde, on peut évaluer facilement la durée

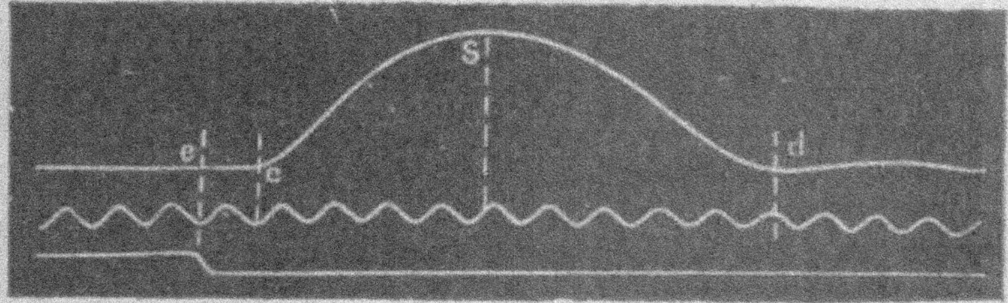

Fig. 148.
Secousse musculaire.

de chacun des deux actes de la secousse qui se trouve ainsi
divisée naturellement en trois périodes :

a) La première *ec* d'une durée de 1/100e de seconde s'appelle
période d'excitation latente, ou temps perdu du muscle.

b) La seconde *es* est la période d'énergie croissante, elle
répond au raccourcissement du muscle ; sa durée est de 5/100e
de seconde.

c) La troisième *sd* est la période d'énergie décroissante ; elle
est un peu plus longue que la précédente, 0ᵐ055.

La durée totale de la secousse, qui est ici de 1/10° de seconde, varie beaucoup avec différentes circonstances, telles que le froid, la fatigue du muscle, l'arrêt de sa circulation. Chez les poïkilothermes, la secousse musculaire varie dans de grandes proportions; chez les oiseaux elle est très brève et plus encore chez les insectes.

Lorsque le courant acquiert pendant sa variation une intensité faible, il n'y a que la période d'état variable qui produit la secousse du muscle excité; mais si l'intensité devient assez grande, on constate que la période variable d'ouverture s'accompagne, elle aussi, d'une secousse.

2° Loi de l'excitation électrique. — On a discuté pendant longtemps sur le rôle de l'intensité et de la force électromotrice du courant dont la période variable était utilisée à produire l'excitation d'un nerf moteur. La question a été récemment mise au point par les recherches de Weiss qui a bien établi la loi de l'excitation par les périodes variables du courant galvanique.

Cette loi s'énonce ainsi : la quantité d'électricité mise en jeu pendant une période variable de durée t et nécessaire pour provoquer la secousse minima dépend de la durée de la période variable. La relation qui existe entre la quantité d'électricité et le temps est la suivante :

$$Q = a + bt.$$

a et b sont deux coefficients qui dépendent des conditions de l'expérience.

On peut traduire cette formule de la façon suivante : l'excitation électrique d'un nerf exige deux espèces de quantités d'électricité, l'une a constante qui représente réellement l'excitation; l'autre b proportionnelle au temps.

Hoorweg avait déjà trouvé que l'excitation produite par un condensateur était toujours la même quand les divers éléments satisfont à la formule :

$$V = \frac{z}{C} + \beta R.$$

V étant la différence de potentiel établie entre les armatures du condensateur de capacité C; R la résistance du circuit de décharge, et α et β deux coefficients dépendant des conditions de l'expérience.

Il est facile de voir que la formule de Weiss permet de retrouver celle de Hoorweg : en effet, dans le cas d'un condensateur, on a :

$$Q = C.V$$

et

$$t = K \times CR$$

En remplaçant Q et t par ces valeurs, dans la formule de Weiss, on obtient :

$$C.V = a + b\,(K \times C.R)$$

d'où

$$V = \frac{a}{C} + b.K.R$$

Ce qui est précisément la formule établie antérieurement par Hoorweg.

Ce résultat prouve l'exactitude de la loi formulée par Weiss, puisque celle-ci peut être contrôlée par ses conséquences.

Les valeurs des coefficients a et b ont été déterminées sur plusieurs animaux. Voici quelques résultats :

$$\text{Grenouille verte}\quad Q = 827 + 73.t \qquad \frac{a}{b} = 11$$

$$\text{Grenouille rouge}\quad Q = 200 + 20.t \qquad \frac{a}{b} = 10$$

$$\text{Crapaud}\qquad\quad Q = 578 + 30.t \qquad \frac{a}{b} = 17$$

$$\text{Tortue}\qquad\qquad Q = 384 + 26.t \qquad \frac{a}{b} = 15$$

Sur l'homme sain, Clézet a trouvé :

$$Q = 24 + 22.t$$

Si maintenant on considère la qualité du pôle sous lequel se trouve le nerf moteur excité, il faut deux formules, une pour chaque pôle. La loi d'excitation se traduit alors par :

$$Q - = a + bt$$
$$Q + = a' + b't$$

Chaque formule représente une courbe, qui est ici une ligne droite, dont les ordonnées sont les différentes valeurs de Q et les abscisses les valeurs correspondantes de t. Or, les deux droites représentatives des deux formules précédentes se coupent en un certain point qui correspond à une valeur θ du temps; il s'en suit que selon que la durée nécessaire pour l'excitation minima sera plus grande ou plus petite que θ, l'action du pôle positif ou celle du pôle négatif sera prédominante. On voit ainsi qu'il pourra se présenter des cas où il y aura inversion de la formule habituelle des secousses au point de vue qualitatif (réaction d'Erb).

3° Variation de l'énergie dépensée dans une excitation avec la durée de cette excitation.

— Cette question très intéressante a été étudiée par G. Weiss; pour obtenir un cou-

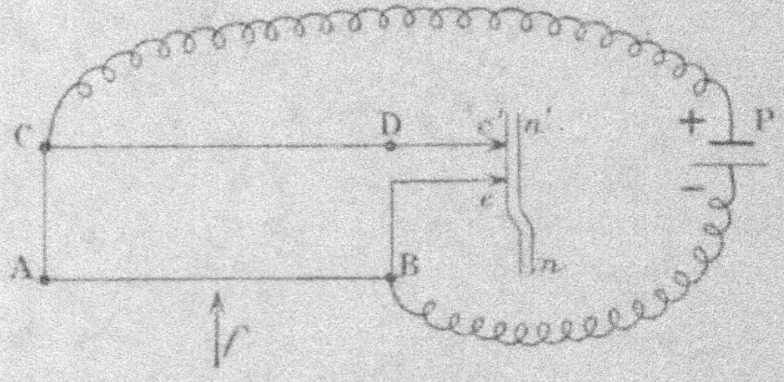

Fig. 149.
Dispositif pour obtenir un courant de très courte durée.

rant de très faible durée, le dispositif suivant est très commode (fig. 149) : on place un conducteur AB de faible résistance en dérivation sur le circuit utilisé et parallèlement à une portion CD de ce circuit ; tout le courant de la source passe par AB. Mais si on vient à couper successivement les deux conducteurs AB et CD et à un intervalle de temps très court, le courant d'excitation appliqué en *e* et *e'* ne durera que pendant la fraction de seconde écoulée entre la rupture de AB et celle de CD. Weiss coupe ces deux conducteurs avec une balle de pistolet à acide carbonique liquide : connaissant la vitesse de la balle (130 mètres) et l'écartement des conducteurs AB et CD, il est facile de calculer la durée du courant en *e e'*. Ainsi pour un écartement de 1,3 centimètre, la durée du courant excitateur est de 0,0001 seconde.

En faisant varier le voltage et la durée du passage du courant excitateur, Weiss a pu déterminer chaque fois l'énergie dépensée pour l'excitation galvanique. Voici les chiffres obtenus :

Durée.	Voltage.	Énergie.
$0^s,000154$	1,16	2,26
$0^s,000308$	1,14	1,64
$0^s,000462$	0,50	1,50
$0^s,000616$	0,44	1,35
$0^s,000924$	0,37	1,64
$0^s,001232$	0,36	2,07

On voit qu'il existe une durée d'excitation optima, c'est-à-dire exigeant pour obtenir la secousse minima une moindre dépense d'énergie et cette durée est de 0,006 secondes.

4° Action produite sur les centres nerveux par les périodes variables se succédant rapidement — Les périodes variables du courant galvanique peuvent donner naissance, quand elles sont suffisamment rapprochées les unes des autres, c'est-à-dire quand le courant est interrompu puis rétabli un grand nombre de fois par minute, à des phénomènes très intéressants ; c'est ainsi que si l'on règle les intermittences du courant au rythme de 150 à 200 fois par seconde, l'effet de ce courant sur les centres nerveux est de produire l'anesthésie générale (Leduc). L'expérience se fait en plaçant le pôle négatif sur la tête d'un animal et le pôle positif sur la région lombaire : l'interrupteur rapide, actionné par un accumulateur séparé, est placé en tension sur le courant galvanique qui traverse aussi un rhéostat et un milliampèremètre. On fait croître rapidement l'intensité jusqu'à ce que la respiration de l'animal qui tombe aussitôt sur le flanc soit arrêtée ; on ramène alors l'intensité à une valeur d'environ 20 mA et l'on constate que l'animal se met à respirer normalement et est anesthésié ; il ne réagit plus à la brûlure, à la piqûre, etc., comme s'il était sous l'influence de l'éther ou du chloroforme.

Ces périodes variables rapides peuvent également amener l'anesthésie locale, si l'on place le pôle négatif sur le trajet d'un nerf sensitif chez l'homme.

5° Réactions électriques des muscles après la mort. — Lorsqu'un animal cesse de vivre, ses tissus continuent à absorber l'oxygène et les matériaux que leur avait apporté le sang ; en sorte que la vie des différents tissus continue à se faire, mais de plus en plus ralentie, après la mort de l'animal.

Bannski a exploré l'excitabilité des muscles après la mort et il a trouvé que l'excitabilité faradique est abolie, mais que les secousses galvaniques se montrent avec renversement de la formule (réaction d'Erb).

Mann et Cluzet ont pu étudier ces réactions sur une femme avant et aussitôt après la mort. L'excitabilité faradique, recherchée sur le sciatique poplité externe, n'est pas abolie si on la recherche assez tôt. En mesurant cette excitabilité par la distance des deux bobines, ces auteurs ont trouvé que cette distance était de 4,5 centimètres avant la mort et elle reste la même au moment de la mort et pendant dix minutes après. Elle diminue un peu pendant huit à dix minutes, puis elle subit un accroissement, passe par un maximum (5,5 centimètres) pour décroître lentement jusqu'à zéro, 1 heure 35 après la mort.

CHAPITRE VII

EFFETS PHYSIOLOGIQUES DU COURANT FARADIQUE

Le courant faradique constitue la meilleure modalité électrique pour provoquer la contraction musculaire. Nous allons examiner maintenant les effets physiologiques dus à cette forme de courant.

§ 1. — EFFETS POLAIRES

Quoique le courant des bobines de Ruhmkorff soit alternatif, ainsi que nous l'avons démontré, on peut reconnaître qu'il existe une anode et une cathode à toute bobine induite.

Cela tient à la prédominance de la force électromotrice et de l'intensité, en un mot, de l'énergie électrique, que possèdent les ondes induites de rupture sur celles de fermeture. Cette prédominance peut être mise en évidence par l'expérience : si l'on munit les deux bornes d'une bobine de Ruhmkorff un peu puissante de deux fils rigides dont les extrémités peuvent être rapprochées ou éloignées à volonté, on constatera, en produisant des alternatives de fermeture et de rupture du courant primaire, que la décharge sous forme d'étincelles, peut se faire entre les deux extrémités des fils seulement au moment des ruptures, si peu que la distance des extrémités devienne un peu grande.

Seules, les étincelles dues aux ondes induites de rupture pourront jaillir entre les deux parachutes. En ne tenant pas compte des ondes induites de fermeture, tout se passera donc comme si la bobine induite fournissait un courant de même sens (fig. 150) allant, à l'extérieur de la bobine, d'une borne vers l'autre : la borne de départ représente l'anode ; la borne d'arrivée, la cathode. Un moyen facile pour reconnaître le signe des bornes d'une bobine consiste à relier un petit tube de GEISSLER à ses deux bornes ; le côté du tube où se constate une lueur violacée autour du fil de platine est le côté correspondant à l'anode, l'autre restant obscur.

Un autre moyen, physiologique celui-là, consiste à éprouver la sensation du courant faradique fourni par la bobine, en appliquant sur une région du corps deux électrodes égales et mouillées ; la sensation est plus vive sous l'électrode correspondant à la cathode. Une confirmation du signe des pôles peut être obtenue en renversant le sens du courant allant aux électrodes, au moyen d'un renverseur. On constate alors que la sensation devient plus forte sous l'électrode qui tout à l'heure était en communication avec l'anode.

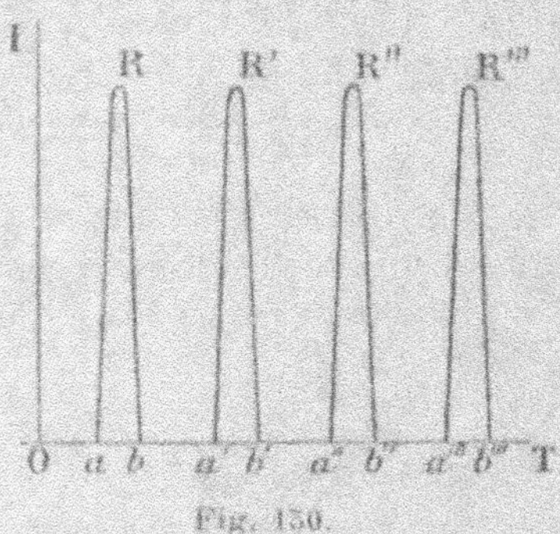

Fig. 150.

Ondes induites de rupture.

Il est utile de déterminer une fois pour toutes le signe des bornes de la bobine dont on se sert pour le courant faradique ; il suffira d'actionner la bobine avec du courant continu dont le sens ne sera pas changé, pour que les bornes conservent une polarité constante. Cette détermination des pôles ayant été faite, on observera que les excitations portées sur un nerf ou sur un muscle sont prédominantes quand l'électrode active est reliée à la cathode : c'est une propriété physiologique qui peut être utilisée en électrothérapie et qu'il était bon de signaler. C'est aussi un moyen pour reconnaître les signes des pôles d'une bobine induite.

§ 2. — CARACTÉRISTIQUE D'EXCITATION

Un point intéressant à connaître, lorsqu'on s'occupe de la contraction musculaire, est ce que d'Arsonval a appelé la caractéristique d'excitation : on appelle ainsi la courbe obtenue en portant le temps en abscisses et les variations de potentiel en ordonnées.

C'est cette courbe qui règle les effets physiologiques moteurs des différentes excitations que l'on peut appliquer sur les muscles ou sur les nerfs.

Dans le cas des courants faradiques, la caractéristique d'excitation, relative au courant induit de rupture, est telle que la variation de la force électromotrice est représentée par une ascension brusque de la courbe et que le temps correspondant à cette variation est excessivement court. C'est ce qui explique la facilité avec laquelle les courants faradiques provoquent la contraction et la tétanisation musculaires.

Comme d'Arsonval l'a démontré expérimentalement, cette caractéristique d'excitation peut être modifiée, en allongeant le temps de la variation de la force électromotrice induite. Il a placé, d'après le procédé de Masson, un condensateur en dérivation sur la bobine induite. Cette addition a pour but, comme il serait facile de le prouver, d'augmenter la capacité de la bobine et, par suite, le temps de chaque décharge induite.

On a, en effet, en appelant t le temps de la variation de potentiel, C la capacité de la bobine et r sa résistance :

$$t = C \times r.$$

Puisque r est constant, on voit que t est proportionnel à C.

Si la capacité du condensateur est telle qu'elle rende dix fois plus grande la capacité du système, le temps devient lui-même dix fois plus grand et les effets physiologiques sont complètement modifiés, surtout du côté de la sensibilité cutanée.

Sur la variation de ces phénomènes sensitifs par l'adjonction à la bobine induite de capacité variable, nous avons basé une méthode de mesure des capacités électriques [1] qui présente le grand avantage d'être applicable à la mesure de la capacité électrique du corps de l'homme.

Quoi qu'il en soit, la faradisation est le procédé de choix pour agir sur la contractilité musculaire : elle est donc essentiellement apte à provoquer artificiellement une gymnastique musculaire, sans que l'excitabilité volontaire joue aucun rôle.

§ 3. — Effets sur la nutrition

Les recherches les plus probantes sont celles de Dérédat.

Ces expériences ont été faites sur des lapins dont on a faradisé, pendant un temps donné, et toujours de la même façon, un muscle ou un groupe de muscles symétriques d'un autre groupe qu'on ne touchait pas.

Les courants faradiques étaient rythmés à l'aide du métronome que nous connaissons déjà : les excitations étaient, dans ces expériences, localisées, d'après le procédé de Duchenne (de Boulogne), aux muscles fémoraux postérieurs, d'un seul côté du lapin.

Le nombre des applications du courant faradique rythmé a été de vingt, et la durée de chaque expérience de quatre minutes.

Donnons, pour faire saisir l'importance des résultats, les chiffres d'une expérience :

Poids initial du lapin au début . . . . . . 892 gr.
Poids final après 20 séances. . . . . . . 1150 —

		Côté droit non faradisé. gr.	Côté gauche seul faradisé. gr.
Poids des muscles fémoraux postérieurs.	Biceps	4,60	6
	Demi-tendineux . .	1,40	2,10
	Demi-membraneux.	3,50	5

[1] Voir *Manipulations de Physique biologique*, collection Testut.

L'hypertrophie produite par la faradisation rythmée est bien mise en évidence par ces nombres.

La palpation percutanée avait permis également de se rendre facilement compte de l'augmentation de volume.

Si des courants modérés amènent une augmentation dans le volume et le poids des muscles faradisés, des courants mal appliqués peuvent, en revanche, produire, par une tétanisation prolongée, par exemple, un effet exactement opposé à celui qui précède.

Debédat, pour montrer les inconvénients de la faradisation faite sans connaissance préalable des lois de l'électricité biologique, a employé d'une façon continue le même courant qu'il rythmait tout à l'heure ; il ne s'agit donc pas ici de courants très intenses, mais bien de courants laissés trop longtemps sur le même point. La durée de chaque expérience a été la même, quatre minutes. Voici les résultats :

<pre>
Poids du lapin au début . . . .   682 gr.
    —   après 20 jours . . . .   720 —

                                        Côté   Côté
                                    non faradisé.   faradisé.
                                        gr.   gr.
Poids des muscles ⎱ Biceps   3,20   3,05
    fémoraux   ⎰ Demi-tendineux . . 1,20   1,20
    postérieurs.   Demi-membraneux .   2,40   2,25
</pre>

Il y a eu ici atrophie de la substance musculaire. Dans les muscles atrophiés, on constate des lésions de la fibre musculaire elle-même sans réaction apparente du tissu interstitiel.

Ces résultats d'expériences physiologiques permettent de comprendre que les effets thérapeutiques pourront être, suivant le mode d'application du courant faradique, bons ou mauvais.

CHAPITRE VIII

§ 4. — EFFETS PHYSIOLOGIQUES DES COURANTS
DE HAUTE FRÉQUENCE

Maintenant que nous savons obtenir ces courants de haute
fréquence, étudions-en les propriétés physiologiques.

Pour montrer la puissance d'induction du solénoïde que
parcourt la décharge des condensateurs, on peut réaliser
quelques expériences : si l'on entoure le solénoïde, où se propagent les courants de haute fréquence, d'un fil de cuivre
circulaire relié à une lampe de 100 bougies consommant
3 ampères sous 110 volts, on voit cette lampe devenir éblouis-
sante.

On peut remplacer le fil circulaire par un circuit organique
formé par les tissus : en entourant le solénoïde avec les bras
et en fermant le circuit sur une lampe dont les fils sont tenus
dans les deux mains, les phénomènes d'induction sont tellement intenses que la lampe, si elle n'exige pas plus de
0,1 ampère s'allume, comme si elle était placée sur un courant continu ; il faut avoir soin de rendre la résistance de
l'épiderme aussi faible que possible, en humectant soigneusement les mains. On voit par ce qui précède quelle énorme puissance d'induction possèdent les courants de haute fréquence
qui circulent dans le solénoïde.

Occupons-nous maintenant des effets physiologiques de
ces courants si intéressants. Nous envisagerons successivement le cas où les courants traversent directement les
tissus et le cas où ces mêmes tissus sont placés dans

l'intérieur du solénoïde, sans aucune communication avec lui.

§ 1. — CAS OU LES COURANTS SONT APPLIQUÉS DIRECTEMENT SUR LES TISSUS

Si on applique sur un muscle les électrodes dont les fils sont reliés au solénoïde, on constate que l'excitation est nulle; il n'y a ni secousse, ni tétanos musculaire. Ce n'est cependant pas l'intensité qui fait défaut, puisque nous avons vu qu'une lampe de 3.000 milliampères peut s'allumer entre deux personnes placées dans le circuit; le seul phénomène constaté, c'est une sensation de chaleur aux points d'entrée et de sortie du courant. L'intensité de 3.000 milliampères serait extrêmement dangereuse si la fréquence diminuait; une intensité même 10 fois plus faible deviendrait mortelle si la fréquence, au lieu d'être de 500.000 à 1 million par seconde, s'abaissait à 100, comme c'est le cas pour les courants industriels.

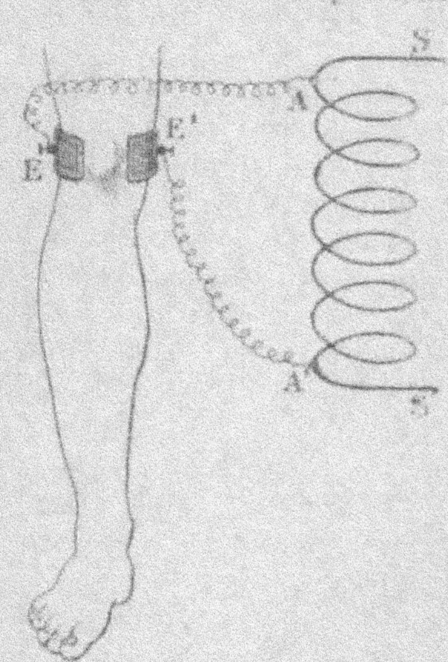

Fig. 151.

Il est intéressant de se demander pourquoi ces courants n'agissent pas sur l'excitabilité du muscle ou du nerf; deux hypothèses ont été faites tout d'abord: ou bien ces courants, à cause de leur énorme fréquence, passent exclusivement à la surface du corps; ou bien, les nerfs moteurs et sensitifs sont organisés pour répondre seulement à des vibrations de fréquence déterminée. C'est ce qui a lieu pour le nerf optique dont les terminaisons sont aveugles pour les ondulations de

l'éther d'une période inférieure à 497 billions par seconde
(rouge) et supérieure à 728 billions (violet). Il en est de même
pour le nerf acoustique, car on sait qu'il existe deux limites
pour les sons que notre oreille peut percevoir.

Laquelle des deux hypothèses doit-on accepter ? Si le corps
d'un animal était assimilable à un conducteur métallique, la
première hypothèse aurait de grandes probabilités d'exactitude,
mais nous savons qu'il n'en est pas ainsi et que l'on ne peut
pas appliquer la loi d'Ohm au corps de l'homme et des animaux. C'est donc la seconde hypothèse qu'il faut adopter :
les courants de haute fréquence, au lieu de s'écouler par la
surface du corps, pénètrent dans l'organisme. La meilleure
preuve qu'on en puisse en donner, c'est que les centres nerveux
profondément situés sont influencés par eux, soit directement,
soit par les courants induits engendrés.

L'absence d'excitation motrice et sensitive s'explique par
un effet d'inhibition. Cette action inhibitoire des courants de
haute fréquence peut être démontrée expérimentalement : on
constate en effet que les tissus traversés deviennent rapidement moins excitables aux excitants ordinaires ; il se produit même de l'analgésie au niveau des électrodes.

§ 2. — CAS OÙ LES COURANTS AGISSENT
SANS AUCUNE COMMUNICATION AVEC LES TISSUS

Pour faire traverser les tissus par les courants de haute fréquence, sans aucune communication avec le circuit, on place
l'animal (fig. 152) ou l'homme (fig. 153) dans le solénoïde dont
le volume est adapté au corps de l'animal en expérience ; pour
le lapin, par exemple, le solénoïde entoure un cylindre de verre
dans lequel l'animal est introduit. Pour l'homme, c'est un
solénoïde de 2 mètres de haut et de 80 centimètres de diamètre.

Les phénomènes d'induction qui prennent naissance dans
les tissus ne sont accompagnés d'aucune sensation, ni d'aucun
phénomène moteur ; mais la pression artérielle est abaissée,

la peau se recouvre de sueur, enfin les combustions respiratoires sont très activées. Cette seconde méthode porte le nom d'*autoconduction* (d'ARSONVAL).

Les effets physiologiques produits par l'autoconduction sont les suivants :

1° Le système nerveux vaso-moteur est fortement influencé. Si l'on prend la pression artérielle d'un chien, on la voit tomber de plusieurs centimètres, sous l'influence de l'autoconduc-

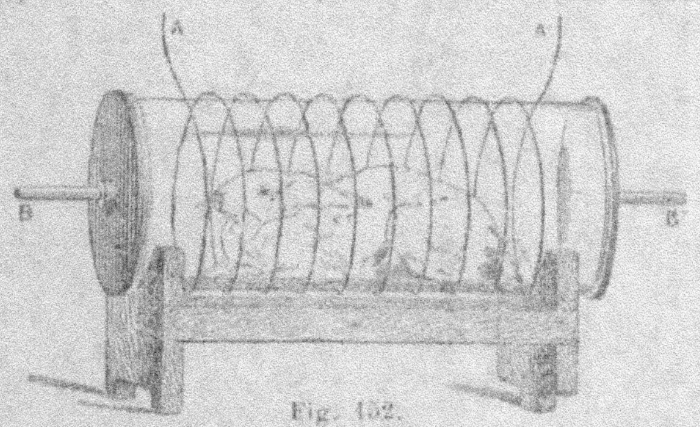

Fig. 152.

Solénoïde relié à un appareil de haute fréquence.

tion. C'est bien là une preuve de l'action profonde des courants de haute fréquence ;

2° Sur l'homme placé dans le solénoïde *ad hoc*, on constate que sa peau se vascularise et se couvre de sueur par suite de l'action sur les vasomoteurs.

3° Il se produit une augmentation des combustions respiratoires, augmentation de l'oxygène absorbé et de l'acide carbonique exhalé. C'est là un fait très important pour les applications thérapeutiques.

4° Sur les toxines microbiennes, D'ARSONVAL et CHARRIN ont vu qu'il se produisait une atténuation des effets produits sur un animal, lorsque la toxine avait été soumise par autoconduction, sans aucun contact par conséquent avec les fils, à l'action de ces courants.

On voit, par ces quelques données, combien est grande la

différence entre les courants à basse fréquence, tels que ceux obtenus par la bobine de RUHMKORFF, ou la machine à courants sinusoïdaux, et les courants à haute fréquence. L'état variable du courant électrique est loin de produire des effets identiques, pour une même intensité maxima; il faut encore considérer la durée de la variation de cette intensité et la rapidité de cette variation. Nous avons montré les différents phénomènes physiologiques qui se manifestent sous l'influence de l'état variable, à mesure que les périodes deviennent de plus en plus voisines les unes des autres et nous croyons que cette manière d'exposer les faits est préférable, pour la clarté du sujet, à l'ordre habituellement adopté dans les livres.

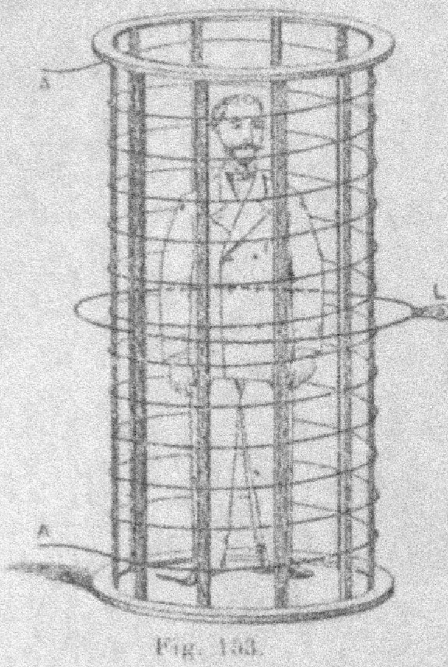

Fig. 133.
Autoconduction.

CHAPITRE IX

EFFETS PHYSIOLOGIQUES DE L'ÉLECTRICITÉ STATIQUE

Après avoir étudié l'action du courant électrique dans son état permanent, dans son état variable, et les différents modes de ce courant caractérisés par des variations déterminées de l'intensité, il est utile d'envisager l'action de l'électricité statique sur les tissus vivants et sur le corps de l'homme en particulier.

Nous examinerons successivement les effets qui se rapportent au bain électrique, au souffle et enfin aux étincelles.

§ 1. — BAIN ÉLECTROSTATIQUE

Le sujet placé sur le tabouret isolant et mis en communication avec l'un des pôles de la machine, est porté au même potentiel que la machine elle-même : l'électricité s'échappant par toutes les aspérités du corps, celui-ci est parcouru par un courant de haute tension.

La sensation éprouvée n'est pas désagréable ; on ressent, lorsqu'on s'observe avec soin, une impression comparable à celle d'un voile de gaze qui vous frôlerait la figure ; en même temps, une sensation de chaleur apparaît. L'action du bain statique est manifeste, même sur les sujets sains.

§ 2. — SOUFFLE ÉLECTRIQUE

Boudet de Paris avait émis la loi suivante : « Le diamètre de la surface influencée par la pointe de décharge est égal à

une fois et demie la distance qui sépare la pointe de cette
surface ». D'après cette donnée, que beaucoup d'auteurs classiques ont reproduite, il semblerait que la surface de la peau
soumise au souffle soit indépendante, et du signe de l'électricité qui s'écoule par la pointe et de l'angle au sommet de
cette pointe. Il n'en est rien, comme l'ont mis en évidence les
expériences de l'auteur.

Si l'on se sert, comme réactif, du papier ioduré amidonné
qui bleuit sous l'action de l'ozone formé, on constate que,
dans les mêmes conditions, le souffle négatif produit une
teinte moins large, mais plus foncée, que le souffle positif;
celui-ci est beaucoup plus éparpillé que celui-là : en d'autres
termes, la densité électrostatique est plus petite avec le souffle
positif qu'avec le souffle négatif.

La sensation de vent éprouvée sur la peau n'est pas la
même, suivant que l'électricité qui s'écoule est positive ou
négative ; en mesurant avec une sorte d'anémomètre,
l'intensité de ce vent, nous avons pu établir que le vent
négatif souffle plus fortement que le vent positif.

Enfin, l'influence de l'angle des pointes est important à considérer, au point de vue de l'étendue de l'action du souffle
dirigé sur la peau. Des recherches entreprises dans ce sens
nous ont amené à cette conclusion que la surface impressionnée par le souffle est d'autant plus grande que l'angle de la
pointe est plus grand : c'est avec un angle de 90°, ou même un
peu plus grand, que l'effet est maximum.

L'effluve statique possède une action sédative manifeste
qui est mise à profit, soit dans le traitement de certaines
douleurs des neurasthéniques, soit encore dans celui de
la migraine. Des actions vasomotrices importantes ont lieu
sous l'influence du souffle électrique; elles sont différentes,
suivant le signe de l'électricité qui s'écoule par la pointe.
Le souffle négatif produit un abaissement de la température locale cutanée plus grand que le souffle positif; de
plus, l'abaissement thermométrique continue après l'arrêt
du souffle et la température ne reprend sa valeur initiale
que très lentement. Il faut noter encore que la région sou-

mise au souffle conserve pendant plusieurs heures l'odeur d'ozone.

La mesure des actions vasomotrices produites par le souffle permet de comprendre la sensation de fraîcheur que l'on éprouve, soit dans le cas du souffle ordinaire, soit dans le cas de la douche statique. Le fait que la température locale ne revient que longtemps après à son point de départ, prouve que l'action est bien plus profonde que celle que produirait un simple courant d'air.

§ 3. — ÉTINCELLES

Lorsqu'une étincelle jaillit entre un conducteur et la peau, on éprouve, au point frappé, la sensation d'une piqûre accompagnée d'un choc. La sensation de piqûre existe seule, lorsque les étincelles sont très petites.

1° Énergie de l'étincelle. — L'énergie emmagasinée dans une étincelle est, en désignant par V le potentiel de la machine et par C sa capacité,

$$W = \frac{1}{2}\, C.V^2.$$

Cette formule permet d'expliquer pourquoi la sensation de choc est d'autant plus prononcée que le potentiel est plus élevé et que la machine est armée de condensateurs plus puissants.

L'application d'étincelles sur la peau est accompagnée de phénomènes vasomoteurs intéressants à connaître. Les actions vasomotrices sont plus importantes avec les étincelles positives qu'avec les négatives.

Les téguments présentent, au début, de la pâleur qui est ensuite remplacée par de la rougeur, quand les étincelles ont jailli pendant quelques minutes au même point ; on voit apparaître, plusieurs heures après, une phlyctène qui laisse, après sa guérison, une coloration brune de l'épiderme. Dans certains états pathologiques, notamment dans le goitre exophtalmique les effets vasomoteurs de l'étincelle statique sont tellement

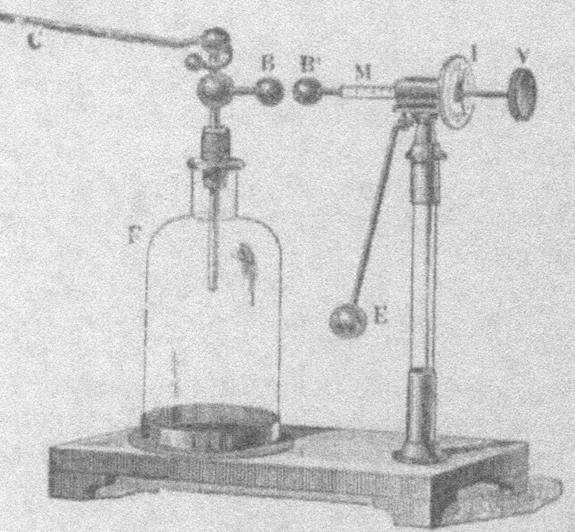

Fig. 154.
Excitateur médial.

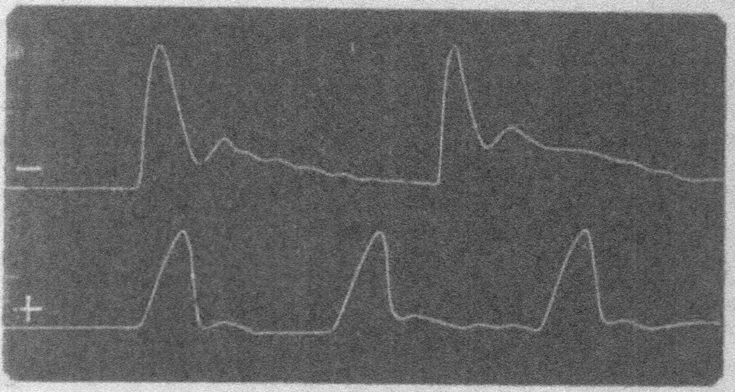

Fig. 155.
Influence du signe.

accusés qu'ils ont fait donner le nom de *dermographisme élec-*

trique aux signes que l'on peut tracer sur la peau au moyen des étincelles.

2° Effets moteurs. — Indépendamment des actions vaso-motrices dont nous venons de parler, l'étincelle statique pro-

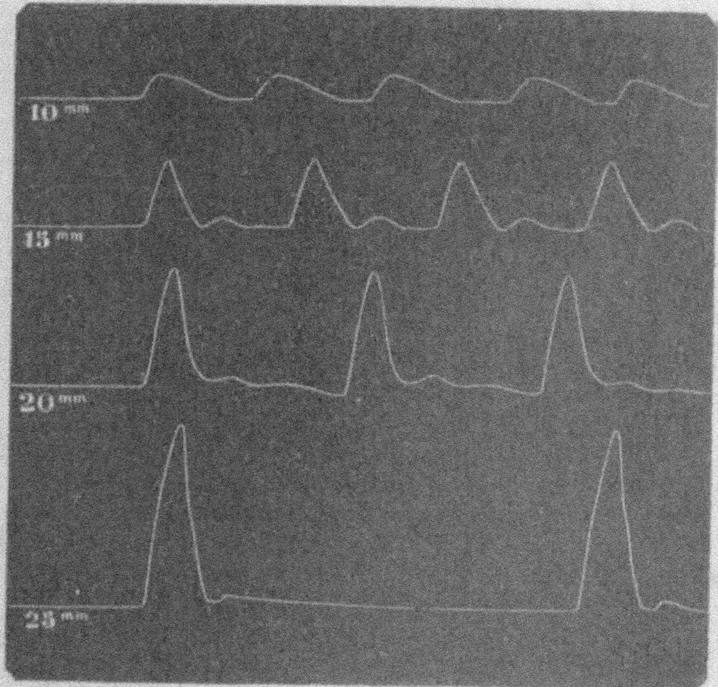

Fig. 156
Influence de la longueur.

duit des contractions musculaires. Ce moyen d'excitation tend aujourd'hui à être de plus en plus employé, soit pour l'électro-diagnostic, soit pour l'électrothérapie de certaines affections.

Dans le cas où l'on veut produire l'excitation médiate, on

peut employer l'excitateur médiat tel que celui qui a servi à l'auteur pour établir ces lois (fig. 154). Les étincelles, dont la longueur peut être exactement mesurée, jaillissent entre les boules RB' et la boule E repose sur le muscle à exciter. Le flacon de verre F ne sert que de support isolant.

a. *Influence du signe de l'étincelle.* — Le graphique de la figure 155 montre que la contraction ne se produit pas de la même façon avec les deux étincelles ; la courbe du pôle négatif s'élève brusquement, tandis que celle du positif s'incline légèrement. Il y a donc, entre les contractions provoquées par les deux étincelles, une différence très nette qui rappelle beaucoup la différence d'action de la cathode et de l'anode des courants galvaniques à la fermeture.

b. *Influence de la longueur des étincelles.* — Le graphique de la figure 156 obtenu avec des étincelles de 10, 15, 20, 25 millimètres montre que l'énergie de la contraction croît beaucoup plus vite que la longueur des étincelles. En mesurant la hauteur de chaque secousse, nous avons pu établir la loi suivante : la grandeur de la secousse musculaire est directement proportionnelle au carré de la longueur des étincelles.

§ 4. — FRANKLINISATION HERTZIENNE

Le caractère dominant de la franklinisation hertzienne, c'est de donner naissance à une énergique contraction de la fibre musculaire.

À chaque excitation résultant de la transmission du champ hertzien au muscle ou au nerf placé sous l'excitateur, et au moment où la décharge oscillante se fait entre les boules polaires de la machine statique, il se produit une secousse profonde du muscle ou du groupe de muscles situés dans le voisinage de l'excitateur.

La profondeur à laquelle l'excitation musculaire provoquée par la franklinisation hertzienne peut se faire sentir fait de cette électrisation l'un des modes les plus favorables que nous connaissons pour agir sur les organes profonds, tels que l'estomac ou l'intestin, sans être obligés d'introduire dans ces organes une électrode quelconque.

Nous avons cherché à savoir si l'excitation hertzienne se comportait comme l'excitation franklinienne simple par rapport à la polarité de l'excitateur.

Nous avons relié successivement l'excitateur à l'armature externe de la bouteille de Leyde suspendue au pôle négatif de la machine (cette armature est alors positive); puis à l'armature externe de la bouteille fixée au pôle positif, armature chargée par conséquent d'électricité négative.

Le graphique obtenu[1] montre très bien qu'il y a prédominance de l'excitation quand l'excitateur est relié à l'armature externe chargée négativement. Le relèvement du style est bien plus marqué dans le cas de l'excitation négative que dans celui de l'excitation positive.

Pour obtenir le maximum de profondeur de l'excitation par la franklinisation hertzienne, on doit prendre l'armature externe de la bouteille suspendue au pôle positif de la machine, car cette armature externe est chargée négativement.

[1] H. Bordier. *Précis d'électrothérapie*, 2ᵉ édition. Paris, 1902.

CHAPITRE X

RÉSISTANCE ÉLECTRIQUE DES TISSUS
ET DES LIQUIDES DE L'ORGANISME

L'application des lois des courants dérivés montre que le courant électrique appliqué dans une région donnée du corps humain, ou sur une masse de tissus d'un animal quelconque, passe en quantité plus ou moins grande, par unité de section, suivant la nature des tissus constituant la masse traversée et surtout suivant la conductibilité propre de chacun de ces tissus. Il est donc important d'être fixé sur la valeur de la résistance des tissus lorsqu'on fait une application du courant dans un but, soit physiologique, soit thérapeutique. En électrodiagnostic, la connaissance de la résistance électrique d'une partie donnée du corps est souvent utile ; c'est ainsi que dans la maladie de Basedow, la résistance d'une surface donnée de l'épiderme est bien plus petite que celle de la même surface chez un homme sain.

En outre, la mesure de la *résistivité* des liquides de l'économie donne un renseignement précis sur la constitution moléculaire de ces liquides et sur la valeur de leur pression osmotique, au même titre que la détermination du point cryoscopique. Nous devons donc compléter l'étude de la résistance des tissus par celle de la résistivité des liquides organiques, à l'état normal et à l'état de maladie.

§ 1. — RÉSISTANCE DES TISSUS VIVANTS

La mesure des résistances organiques et, en particulier, celle des tissus vivants est très difficile. C'est cette difficulté qui

explique les écarts énormes que l'on constate dans les nombres
trouvés par les divers expérimentateurs. Beaucoup d'entre eux
ont eu la prétention de mesurer la résistance du corps humain,
comme si cette résistance était assimilable au volume ou au
poids du corps; ensuite, on manque de données physiques
précises sur la longueur des tissus placés entre les électrodes, sur la densité du courant, etc. Aussi trouve-t-on
indiqués des nombres absolument discordants pour la valeur de la résistance des tissus de l'homme : cette résistance serait, d'après certains auteurs, de 600 ohms, d'après
d'autres de 1.250.000 ohms, avec toutes les valeurs intermédiaires !

1° **Nature du conducteur vivant**. — A quelle catégorie de
conducteurs déjà connus peut-on assimiler les tissus et surtout
les tissus vivants ? Ce n'est évidemment pas aux conducteurs
métalliques, car ceux-ci laissent passer le courant sans subir
de décomposition et nous avons vu que tel n'est pas le cas des
tissus organiques.

C'est aux conducteurs électrolytiques qu'il faut comparer les
tissus : ils ne laissent passer le courant que parce que les ions
provenant des dissolutions salines de l'organisme de l'animal
considéré transportent des charges électriques vers les deux
électrodes d'entrée et de sortie du courant. Nous devons donc
admettre que le conducteur-tissu présente des analogies avec
les conducteurs électrolytiques.

2° **La loi d'Ohm est-elle applicable à ce conducteur ?** —
Un des premiers effets du passage du courant dans un conducteur de cette catégorie, c'est la création d'une force électromotrice de sens inverse à celle du courant primaire et que nous
avons appelée force électro-motrice de polarisation; désignons-
la par e, tandis que E représentera la différence de potentiel
aux bornes des électrodes, lorsque le courant primaire traverse
le conducteur. Si nous désignons encore par R la résistance
rencontrée par le courant et par I l'intensité de ce courant, ce
n'est pas à E que le produit $R \times I$ sera égal, mais bien à E

diminuée de e; en sorte que la loi d'Ohm, appliquée à ce cas, se traduira par la formule

$$E - e = RI ;$$

on tire de là

$$E = RI + e = I \left(R + \frac{e}{I} \right).$$

Cette dernière expression montre clairement que tout se passe comme si, à la résistance rhéostatique R, on ajoutait une autre résistance $\frac{e}{I}$. Quelle est la conséquence de ce fait, au point de vue des mesures de la résistance des conducteurs électrolytiques par l'application de la loi d'Ohm? Elle apparaît nettement d'après les considérations précédentes : la valeur de la résistance propre R des tissus n'est qu'une partie de la résistance totale dont le produit par l'intensité est égal à la différence de potentiel entre les deux électrodes : si l'on voulait éviter la cause d'erreur introduite par la force contre-électromotrice e, il faudrait mesurer la différence de potentiel, non pas entre les deux électrodes, mais entre deux couches du conducteur électrolytique comprises entre les électrodes, et placées à une certaine distance (procédé Berry et Lippmann).

3° Perturbations dues aux effets vasomoteurs. — Un élément important qui intervient très efficacement pour faire varier dans de grandes proportions la résistance des tissus pris sur l'animal vivant, c'est la vaso-dilatation consécutive à l'application du courant sur la peau. Le courant électrique donne naissance, comme nous le savons déjà, à des actions vasomotrices qui ont pour effet de diminuer beaucoup la résistance des tissus traversés par le courant. La dilatation des vaisseaux a pour conséquence non seulement le remplissage des espaces capillaires et intercellulaires par des liquides bons conducteurs, mais encore une imbibition du contenu même des cellules qui se gonflent.

L'influence de ces actions vasomotrices peut se mettre en évidence de la façon suivante : l'épiderme ayant été bien humecté préalablement, on constate qu'après un instant d'application du courant l'intensité, au lieu de se maintenir constante, s'élève progressivement ; donc la résistance des tissus traversés a diminué. Ce qui prouve que cette diminution de résistance est bien due aux actions vasomotrices, c'est que, dans les régions où existe un épaississement notable de l'épiderme, et où par conséquent l'influence des actions vasomotrices ne peut que difficilement se faire sentir sous les électrodes, l'intensité du courant reste à peu près constante. Il est facile de prévoir que dans les affections capables de modifier d'une façon quelconque les actions vasculaires périphériques, on trouvera des variations notables dans la résistance électrique des régions examinées à ce point de vue.

4º Mesure de la résistance (méthode de Weiss). — On peut obtenir des résultats précis en utilisant la méthode du

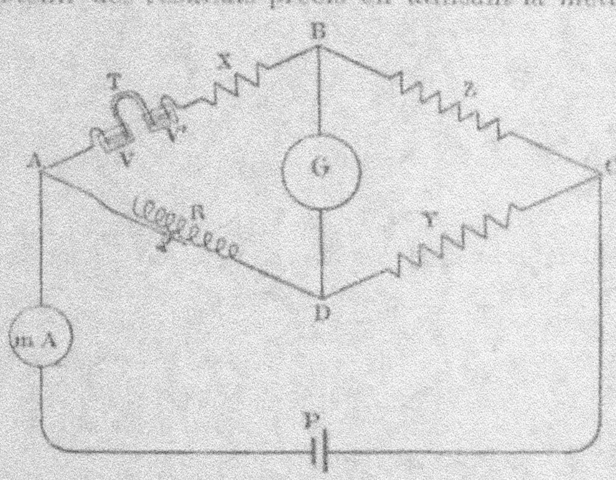

Fig. 157.
Schéma de la méthode de Weiss.

pont de Wheatstone traversé par un courant constant. Nous n'avons pas à rappeler ici le principe de cette méthode qui doit être connu du lecteur.

Le dispositif imaginé par Weiss est le suivant : les tissus, ou les parties du corps de l'animal dont on veut mesurer la résistance, sont plongées dans deux vases V et V' (fig. 157) contenant de l'eau salée : dans la même branche du pont est intercalée une résistance X de 500 ohms; dans les branches BC et CD se trouvent deux résistances Z et Y de 50 ohms chacune, enfin dans la quatrième branche DA est placé un rhéostat à manette ou à curseur sur lequel on agit pour ramener l'aiguille du galvanomètre G au zéro. Sur le trajet du courant on place un milliampèremètre A qui mesure l'intensité, et que l'on doit noter avec soin dans le cas des tissus vivants.

Le tissu T étant placé sur les deux vases V et V', il est évident que lorsque l'équilibre est rétabli dans le pont, on a, en désignant par T la résistance à mesurer,

$$\frac{T + X}{R} = \frac{Z}{Y};$$

mais puisque nous avons pris Z de même valeur que Y, il vient immédiatement

$$T = R - X.$$

Donc, la valeur de la résistance s'obtient en retranchant du rhéostat R gradué le nombre constant 500 : si on lit par exemple sur le rhéostat à curseur 4.800 ohms, la valeur de T est 4.300. La force électromotrice de polarisation au niveau des électrodes n'intervient pas ici, ainsi que l'auteur de la méthode s'en est assuré; quant à la force électromotrice de polarisation interpolaire, il est indispensable d'en faire la correction, après l'avoir déterminée au préalable pour plusieurs intensités. Pour les tissus de l'homme, cette force électromotrice possède les valeurs suivantes, déterminées par WEISS et MERGIER.

F. é. m. de polarisation
interpolaire.

Pour un courant de 1,5 m. A.   0,5 à 0,9 volt.
—   —   2,25 —   0,96 à 1,47 —

Lorsque l'on veut étudier sur l'homme la résistance comparative de deux régions, par exemple la résistance de la jambe gauche par rapport à celle de la jambe droite, on applique un tampon sur la région sacrée et au milieu, pendant que les deux pieds plongent dans les vases V et V'.

Le courant arrive alors au pont de WHEATSTONE par l'électrode, en sorte qu'on peut écrire, en désignant par J et J' les résistances des jambes gauche et droite

$$\frac{J' + X}{J + R} = \frac{Z}{Y}$$

d'où (à cause de l'égalité Z = Y)

$$J' + X = J + R.$$

La différence J' — J des résistances a donc pour valeur l'excès de R sur 500 ohms qui est la valeur donnée à X. Il n'y a que dans ce cas qu'il n'y ait pas à faire de corrections relativement à la force électromotrice de polarisation, à cause de la symétrie des organes traversés.

5° Mesure clinique (méthode de Bergonié). — Cette méthode utilise le principe du potentiomètre déjà mentionné à propos des réducteurs de potentiel. Sur le courant continu d'une canalisation industrielle à 110 volts, on place en tension (fig. 158) un fil enroulé en spirale, dont la résistance est exactement

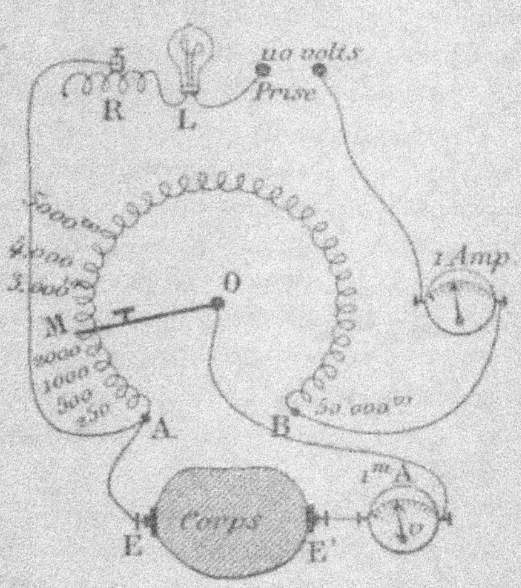

Fig. 158.
Dispositif de BERGONIÉ.

de 50 ohms ; une lampe de 55 L volts et 32 bougies absorbe à peu près le reste du voltage et un rhéostat R de quelques ohms permet de donner exactement au courant une intensité d'un ampère. Sur le fil enroulé, on prend une dérivation allant au corps du sujet dont on cherche la résistance électrique, et sur lequel sont appliquées deux électrodes EE' de surface connue; un milliampèremètre sensible est placé en tension sur ce circuit dérivé. Une manette M reliée à l'extrémité de ce circuit permet de donner au courant dérivé l'intensité d'un milliampère. A ce moment la résistance x des tissus placés entre les électrodes est telle que l'on a

$$x = \frac{E}{0^A,001} = E \times 1000.$$

Comme la chute de potentiel d'une extrémité à l'autre du fil enroulé AB représente 50 volts, il suffit de placer en regard de la manette des divisions équidistantes portant les valeurs de la résistance x, depuis 0 jusqu'à 50.000 ohms. Si la manette correspond au quart de la longueur du fil quand le milliampèremètre marque 1 m A, E est égal à $\frac{50}{4} = 12,5$ volts, et la valeur de x est par suite de 12.500 ohms.

Pour avoir la résistance des tissus, il n'y a qu'à retrancher de la valeur trouvée, la résistance des électrodes qu'on détermine en les superposant.

On voit ainsi combien est simplifiée la mesure des résistances : le fil enroulé étant directement gradué en ohms, une simple lecture suffit. De plus, comme l'intensité du courant qui traverse le corps est très faible, 1 m A, l'effet perturbateur des actions vasomotrices signalé plus haut est à peu près nul. C'est donc une méthode essentiellement clinique.

6° Résultats expérimentaux. — Il faut maintenant examiner les résultats fournis par les différentes méthodes que nous connaissons : si un grand nombre de mesures ont été faites, beaucoup l'ont été par des moyens défectueux, en sorte que l'on ne peut compter sur l'exactitude que de quelques-unes seulement. Voyons d'abord les résultats obtenus pour les tissus isolés.

D'après Eckhard, le muscle serait le moins résistant de tous les tissus, et, en général, la conductibilité d'un tissu serait fonction de sa teneur en eau ; si l'on représente par 1 la résistance du muscle, on a, toutes choses égales d'ailleurs, le tableau suivant :

	Résistance.	Teneur en eau.
Tissu musculaire	1	78 p. 100
— cartilagineux	1,8 à 2,3	70 —
— nerveux	1,6 à 2,4	66 —
— tendineux	1,8 à 2,5	62 —
— osseux	16 à 22	7 —

Ce qui ressort de ces chiffres, c'est que les os sont beaucoup plus résistants que les autres tissus, et c'est aussi ce qu'il faut se rappeler lorsqu'on applique le courant dans un but thérapeutique ; par exemple, pour la galvanisation de la moelle épinière, qui est logée dans un canal osseux, il faudra employer un courant très intense, si l'on veut que les lignes de flux arrivent jusqu'au tissu nerveux.

D'après les recherches d'HERMANN, la résistance des muscles dans le sens de la longueur des fibres est moindre que dans une direction perpendiculaire ; ce résultat serait dû à la polarisation interpolaire, moindre dans le premier cas que dans le second. Sur le muscle cuit, la force électromotrice de polarisation interne devient nulle et la résistance est la même dans les deux sens.

Un résultat relatif au tissu nerveux mérite encore d'être signalé : CHARPENTIER a constaté que la résistance du nerf diminue notablement dans un nerf écrasé. Il en est de même lorsqu'on badigeonne un nerf avec une solution concentrée de cocaïne qui lui fait perdre ses propriétés physiologiques ; il n'en est pas ainsi avec le curare qui n'agit que sur les plaques terminales dans les muscles. La perte des propriétés physiologiques du nerf entraîne l'augmentation de sa conductibilité apparente : on peut admettre, avec CHARPENTIER, que suivant la loi de transformation de l'énergie électrique, l'intensité baisse quand le nerf produit du travail ; au travail nerveux correspond une force contre-électro motrice qui disparaît avec lui, en sorte que l'on pourrait évaluer le travail du nerf par cette force électromotrice inverse.

Pour les variations de la résistance dans les diverses maladies, nous renvoyons le lecteur aux traités d'électrothérapie.

§ 2. — RÉSISTIVITÉ DES LIQUIDES DE L'ORGANISME

On donne le nom de *résistivité* au coefficient ρ de la formule

$$R = \rho \times \frac{l}{s}$$

C'est la résistance opposée au passage du courant par un cube d'un centimètre de côté, le courant entrant par une des faces et sortant par la face opposée.

La résistivité se mesure en *ohms centimètre*. L'inverse de la résistivité $\frac{1}{\rho} = \gamma$ s'appelle la conductibilité électrique spécifique.

1° Constitution des électrolytes. — Dans le cas des liquides, et en particulier des dissolutions salines, la conductibilité électrique est due aux ions provenant de la dissociation des sels dissous : si l'on fait dissoudre un sel dans un solvant, tel que l'eau, il donne naissance à un certain nombre d'ions ou de *particules ioniques* : par exemple une molécule de K Cl donnera en se dissociant *deux* particules ioniques K et Cl ; une molécule de $SO^4 K^2$ en donnera *trois*, SO^4, K et K, etc. Désignons respectivement par a et c le nombre d'anions et de cations : si on met N molécules en dissolution dans l'unité de volume du solvant, il y en aura n qui, en se dissociant, donneront des particules ioniques, en sorte qu'il existera dans la solution N — n particules moléculaires indivises et n $(a + c)$ particules ioniques. Il y aura donc dans cette unité de volume du solvant

$$\text{N} - n \text{ particules du sel}$$
$$a.n \text{ particules de l'anion}$$
$$c.n \text{ particules du cation}$$

soit, en tout :

$$\text{N} + n (a + c - 1)$$

particules étrangères au dissolvant.

Le rapport i de ce nombre à celui N des molécules employées à faire la dissolution est

$$i = \frac{N + n\,(a + c - 1)}{N}$$

ou, en désignant par z la fraction $\frac{n}{N}$,

$$i = 1 + z\,(a + c - 1)$$

Le nombre $z = \frac{n}{N}$ s'appelle le *degré d'ionisation* ou *de dissociation électrolytique* : pour

$$z = 0,\ i = 1$$

et pour

$$z = 1,\ i = a + c.$$

Le nombre i intervient dans l'expression numérique des propriétés des dissolutions électrolytiques : ainsi la pression osmotique d'une dissolution électrolytique est proportionnelle, non pas au nombre N de molécules employées pour faire un litre de la dissolution, mais au nombre $N + n\,(a + c - 1) = i \times N$ des particules que contient réellement ce litre de liquide.

L'abaissement du point de congélation d'une dissolution électrolytique est proportionnel aussi à ce nombre $i \times N$.

2° Mesure de la résistivité d'un liquide. — Pour mesurer la résistivité d'un électrolyte, il faut évaluer, non pas la résistance de la cuve qui le contient, mais simplement celle d'une tranche de liquide d'épaisseur et de section connues : l'opération sera facilitée si la section est prise égale à 1 centimètre carré et la longueur de la tranche liquide égale à 1 centimètre.

Mais comme ces conditions sont difficiles à obtenir pratiquement, on procède à l'étalonnage d'une cuve telle que celle que représente la figure 160. Si avec cet appareil on trouve une résistance R_1 pour un liquide de conductibilité égale à C_1, le produit $C_1 . R_1$ sera égal au produit $C_2 R_2$ correspondant à un autre liquide de résistance R_1 et de conductibilité C_1. Il suffira donc de déterminer la résistance R_1 d'une colonne liquide comprise

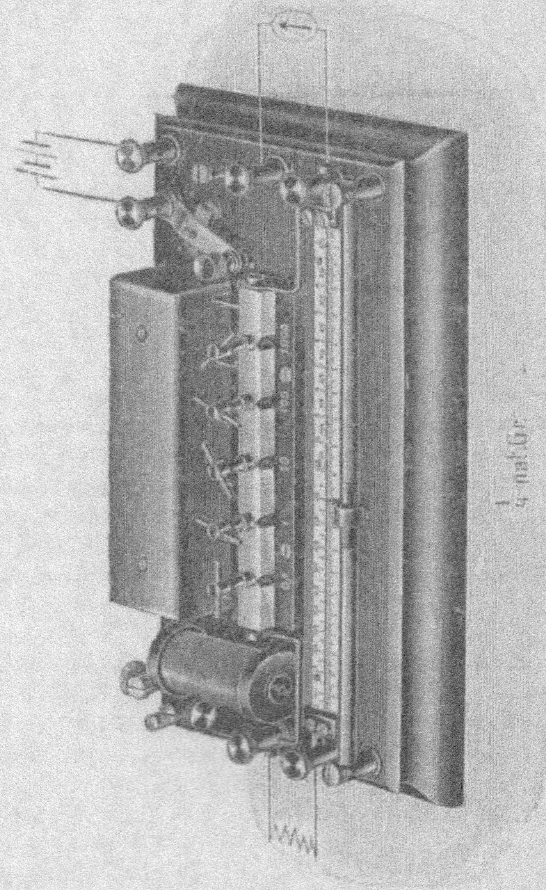

Fig. 132

Appareil de Kohlrausch.

entre deux électrodes fixes en se servant d'un liquide de conductibilité C_1 connue. On emploie pour cela le chlorure de potassium pur : si l'on fait dissoudre à 18° le poids moléculaire $74^{gr},57$

dans 10 litres d'eau distillée, la valeur de C_1 aux différentes températures est :

Températures.	Conductibilité spécifique.
0°	0,00716
10°	0,00931
18°	0,01120
25°	0,01289

On pourra donc, après avoir mesuré R_1, trouver la valeur du produit $C_1 . R_1$; désignons-le par K. Pour un liquide donné, on mesurera *avec la même cuve* la résistance R_2 et l'on aura $C_2 . R_2 = K$.

$$\text{D'où} \qquad C_2 = \frac{K}{R_2} \qquad \text{et} \qquad \rho = \frac{R_2}{K} .$$

On arrivera ainsi très facilement à la connaissance de la résistance ρ cherchée. La méthode dont on se sert est celle du pont de Kohlrausch en employant le téléphone.

Comme la résistivité d'un liquide varie sous l'influence de la température, il faut prendre le liquide étudié dans des conditions thermométriques bien déterminées : on se sert pour cela d'une étuve à température constante, réglée pour 16°,5 par exemple ; ou peut utiliser l'échauffement de l'air

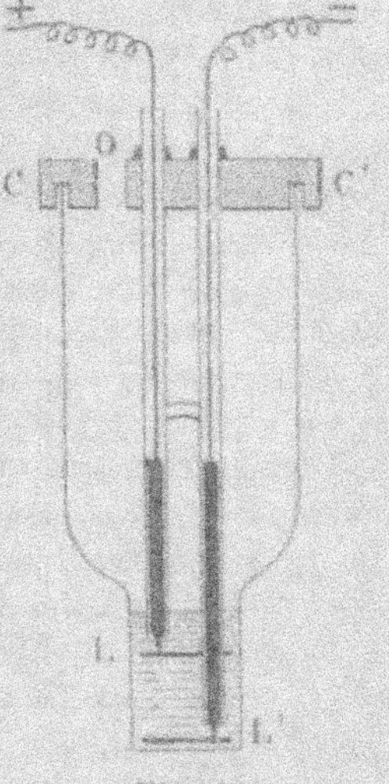

Fig. 160.
Électrodes d'Ostwald.

par convection pour mettre en mouvement un axe vertical portant à la partie inférieure des ailettes qui uniformisent la température dans l'étuve.

Le liquide examiné est placé dans un récipient en forme de bouteille renversée (fig. 160) dans le goulot de laquelle sont deux lames de platine horizontales.

Chaque lame est reliée aux bornes de l'appareil de Kohl-

BAUSCH qui comporte[1] une petite bobine de RUHMKORFF, une boîte de résistances connues et un fil tendu sur lequel peut se déplacer un curseur ; lorsqu'en imprimant au curseur des mouvements de latéralité, on arrive à ne plus entendre le claquement téléphonique, il suffit de lire le nombre placé en face du curseur et de le multiplier par la résistance connue pour avoir la valeur de la résistance R_x du liquide, à la température où l'on a opéré.

3° Résultats biologiques. — Quelques mesures de résistivité des liquides organiques ont été faites par LESAGE et DONGIER : ils ont trouvé que la résistivité du sérum normal de l'homme à 16°,7 est comprise entre 100 et 103 ohms-centimètre.

À l'état pathologique, cette résistivité ne varie guère : cependant dans l'urémie ρ s'élève jusqu'à 113 ohms.

Dans la fièvre typhoïde, la résistivité du sérum semble augmenter proportionnellement à la gravité de la maladie ; ρ passe par les valeurs 106, 112, 118 ohms.

Le liquide des *épanchements* possède une résistivité plus faible, à la même température, que le sérum : dans l'épanchement pleural, ρ oscille entre 95,7 et 102 ω ; dans l'arthrite blennorragique, $\rho = 98 \omega$; dans l'ascite ρ est sensiblement plus faible, sa valeur est de 89 à 90 ohms.

Le liquide céphalo-rachidien a une résistivité nettement plus petite que le sérum ; on trouve qu'elle est comprise entre 80 et 82 ohms.

La résistivité de l'urine normale à 16°,5 est comprise entre 60 et 75 ohms (BORDIER et VOGELER). En prenant l'inverse de ρ, on obtient la *conductibilité spécifique* de l'urine avec laquelle on peut évaluer les diurèses moléculaires.

Si l'on rapproche l'étude des résistivités de celle de l'abaissement du point de congélation, on trouve que les deux méthodes conduisent aux mêmes conclusions : les liquides trouvés

[1] Voir *Précis de manipulation de physique biologique*, Collection TESTUT.

hypertoniques par rapport au sérum au moyen de la cryoscopie ont une résistivité plus faible, et par conséquent une conductibilité plus grande, que celle du sérum : les épanchements sont hypertoniques en général, le liquide céphalo-rachidien normal dont le point de congélation varie entre — $0°,61$ et — $0°,70$ (WIDAL, SICARD et RAVAUT) est nettement aussi hypertonique ; c'est ce que démontre également la mesure de la résistivité (80 à 82 ω au lieu de 100 à 103 ω).

Cet accord entre les mesures cryoscopiques et les mesures de la résistivité n'a rien d'extraordinaire, puisque nous savons que toutes ces constantes sont proportionnelles à la pression osmotique des liquides et par conséquent au nombre de particules dissoutes.

CHAPITRE XI

MANIFESTATIONS ÉLECTRIQUES DANS LES TISSUS VIVANTS

Tous les êtres vivants, animaux ou végétaux, produisent de l'énergie sous les formes mécanique, calorifique, électrique, etc.

Chez les animaux, ainsi que nous l'avons vu dans les chapitres précédents, c'est surtout l'énergie calorifique et l'énergie mécanique qui apparaît dans les conditions ordinaires de la vie ; chez les végétaux, ces formes d'énergie se manifestent également, mais elles sont moins apparentes.

Il y a une autre forme de l'énergie qui apparaît chez l'être vivant : c'est l'*énergie électrique*. Cette forme est, dans la majorité des cas, moins visible que les deux formes précédentes de l'énergie ; il faut la rechercher pour la mettre en évidence, mais elle n'en existe pas moins chez tous les êtres et fait partie de leur activité vitale. Depuis les organismes monocellulaires jusqu'aux organismes les plus compliqués, l'énergie électrique est une des manifestations de la vie.

Si, chez la plupart des êtres vivants, l'énergie électrique est une forme parasite, pour ainsi dire, de l'énergie ; chez d'autres, au contraire, c'est la forme qui prédomine, pendant que l'énergie mécanique et l'énergie calorifique ont un rôle très effacé. Il semble qu'il y ait une compensation entre ces différentes formes d'énergie. Les animaux de cette dernière catégorie sont les poissons électriques tels que la torpille, le gymnote, le malaptérure électrique, etc. Si ces poissons constituent de mauvais producteurs de travail mécanique et de chaleur, en revanche, ils produisent facilement de l'énergie électrique, qui leur sert à se défendre et à agir sur leur proie à distance.

§ 1. — TECHNIQUE INSTRUMENTALE

L'organisme des divers animaux est le siège d'une production d'électricité que l'on peut mettre en évidence surtout lorsqu'on s'adresse aux tissus musculaire et nerveux. Il n'y a là rien de bien surprenant : les tissus sont constamment soumis à des variations provenant du double travail d'assimilation et de désassimilation qui entraînent des actions chimiques auxquelles on ne saurait méconnaître une cause efficace et incessante d'électrogenèse.

Ces courants d'origine animale étant très faibles, il est indispensable de connaître la technique instrumentale que l'on doit employer.

Il y a deux points essentiels qui constituent cette technique : 1° les méthodes permettant de déceler et de mesurer le courant produit par le tissu étudié ; 2° les électrodes qui servent à introduire le tissu dans le circuit.

1° Méthodes de mesure. — L'une des conditions de sensibilité maxima d'un galvanomètre, c'est de posséder une résistance électrique égale à celle du circuit extérieur, ou tout au moins, la plus voisine possible de cette résistance. Or, la résistance des tissus dont on recherche les courants est très grande.

a. *Galvanomètre de Nobili.* — On devra donc prendre un galvanomètre à fil très long et très fin et faisant un très grand nombre de tours sur le cadre du multiplicateur. Un tel galvanomètre, à cause de sa grande résistance, peut être employé comme appareil mesureur de la différence de potentiel existant entre deux points donnés du tissu étudié : il suffit de l'étalonner avec des forces électromotrices connues.

Mais le lecteur connaît les inconvénients du galvanomètre ordinaire de Nobili, et nous savons qu'un des principaux, c'est sa lenteur à se fixer pour un courant donné.

b. *Boussole de Wiedemann-d'Arsonval.* — Aussi est-il préférable d'employer la boussole de WIEDEMANN-D'ARSONVAL, dans laquelle on peut employer soit un fil fin, soit un fil gros : c'est

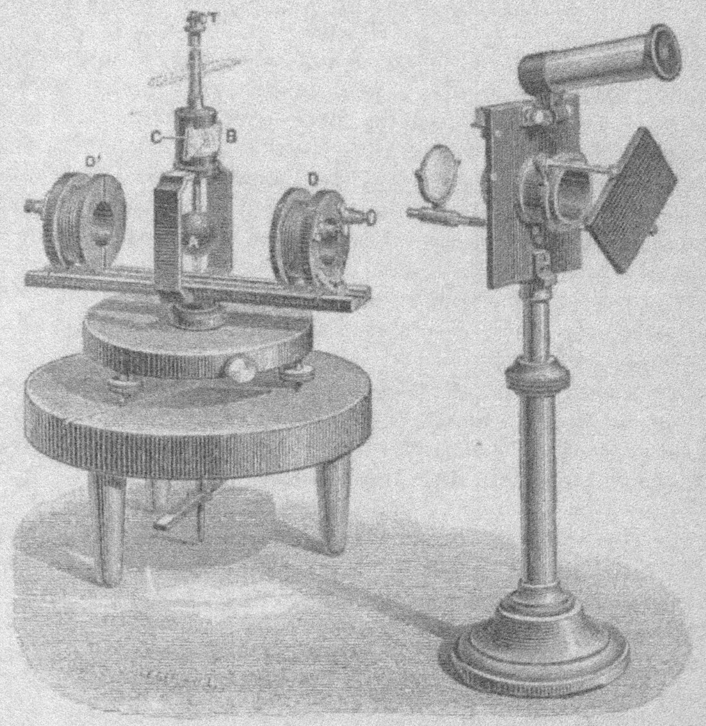

Fig. 161.
Boussole de WIEDEMANN-D'ARSONVAL.

évidemment le fil fin qui sera employé pour ces expériences. Elle se compose essentiellement (fig. 161) d'un aimant en forme de fer à cheval très puissant (puisqu'il peut porter jusqu'à quarante fois son poids) suspendu à un fil métallique sur lequel est collé un miroir : cet équipage est porté par un fil de cocon et est logé dans une boîte épaisse en cuivre rouge, destinée à produire un amortissement très efficace. Les bobines sur lesquelles est enroulé le fil parcouru par le courant à mesurer entourent la boîte de cuivre, mais peuvent se déplacer sur une règle horizontale en cuivre. Pour astatiser l'appareil, on place un barreau d'HAUY, soit au-dessus, soit au-dessous de l'aimant.

Cette boussole est apériodique, c'est ce qui lui constitue une grande supériorité sur le galvanomètre ordinaire.

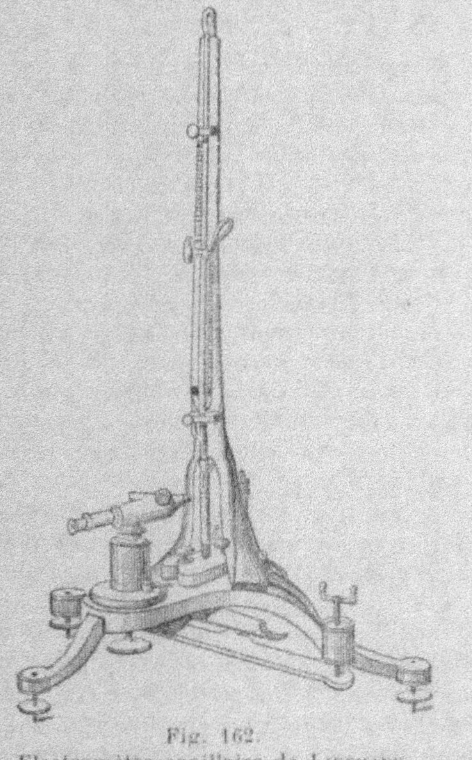

Fig. 162.
Électromètre capillaire de LIPPMANN.

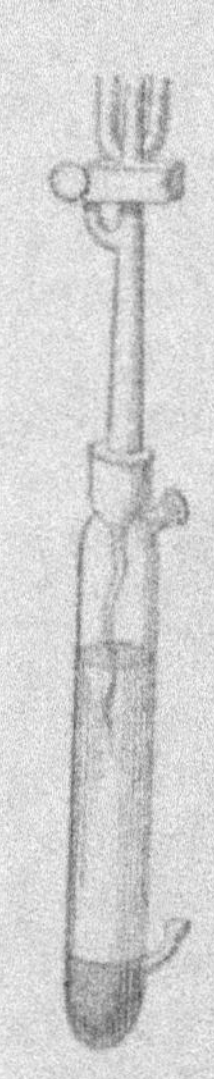

Fig. 163.
Partie essentielle de l'électromètre.

c. *Électromètre capillaire de Lippmann.* — Un autre appareil de mesure préférable encore aux précédents est l'électromètre capillaire de LIPPMANN (fig. 162 et 163) sur lequel le lecteur doit posséder des indications techniques suffisantes. Avant de le mettre dans le circuit, il faut s'être assuré de la situation des pôles du tissu dont on veut mesurer le courant, par exemple avec un galvanomètre ordinaire, et avoir soin de relier le pôle négatif au mercure du tube capillaire. Pour faire une mesure de la force électromotrice développée dans un tissu par le courant organique, il n'y a qu'à suivre les indications des guides de travaux pratiques.

2° Électrodes impolarisables. — Le courant provenant des tissus étant toujours très faible, il est de la plus haute importance d'éviter toutes les causes qui pourraient donner naissance dans le circuit à des forces électromotrices autres que celles que l'on veut étudier. Or, si l'on se contentait d'établir les connexions entre le tissu en expérience et le reste du circuit, à l'aide de simples fils conducteurs, comme on le fait dans le cas d'un générateur quelconque, il y aurait fatalement production d'une force électromotrice, par suite de l'action des liquides organiques sur le métal des fils. Il est donc de toute nécessité d'employer des *électrodes impolarisables*; pour éviter la force électromotrice de polarisation entre un électrolyte et les électrodes qui y sont plongées, il faut que le métal de ces électrodes soit le même que celui du sel qui constitue l'électrolyte.

On ne pourra, par conséquent, empêcher la force électromotrice de polarisation qu'en mettant le tissu en contact avec une solution de chlorure de sodium à 7 p. 1000, ce liquide intermédiaire étant lui-même en rapport avec un conducteur métallique exempt de phénomènes de polarisation.

a. *Électrodes de Regnauld.* — On les prépare très facilement de la façon suivante (fig. 129) : on prend deux petits vases en verre dans lesquels on met une solution saturée de sulfate de zinc pur; dans ces vases plongent deux tiges de zinc pur Z, Z' ou de zinc soigneusement amalgamé. Sur un des côtés de chaque vase, on dispose des masses M, M' de papier buvard blanc recourbées en dehors des vases ; ces masses sont imbibées par la solution de sulfate de zinc. Enfin, sur ces deux masses servant de support,

on dispose deux autres masses C, C'de papier buvard bien
imbibé avec la solution physiologique de chlorure de sodium,
puis légèrement exprimé. C'est sur ces deux dernières masses,

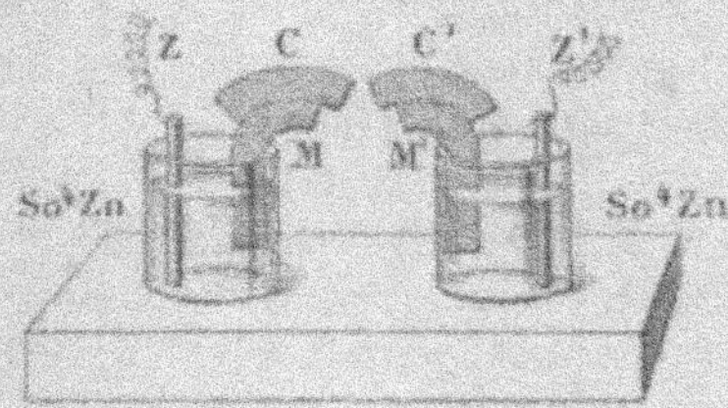

Fig. 164.
Électrodes impolarisables de REGNAULD.

qui sont les véritables électrodes, que l'on dépose le tissu dont
on veut étudier les phénomènes électriques.

Il faut avoir soin de ne pas faire durer l'expérience trop
longtemps pour que la solu-
tion du sel de zinc ne vienne
par diffusion se mélanger au
chlorure de sodium ; on doit
donc avoir soin de renouveler
assez fréquemment les masses
de papier imbibé de sel marin, lorsque l'expérience dure
un certain temps.

b. *Électrodes de Dubois-Reymond.* — Ces électrodes sont
formées chacune d'un tube de
verre (fig. 165) contenant un
fil de zinc pur ou amalgamé
et fermé à la partie inférieure
par une petite masse plastique
d'argile qui a été saturée au

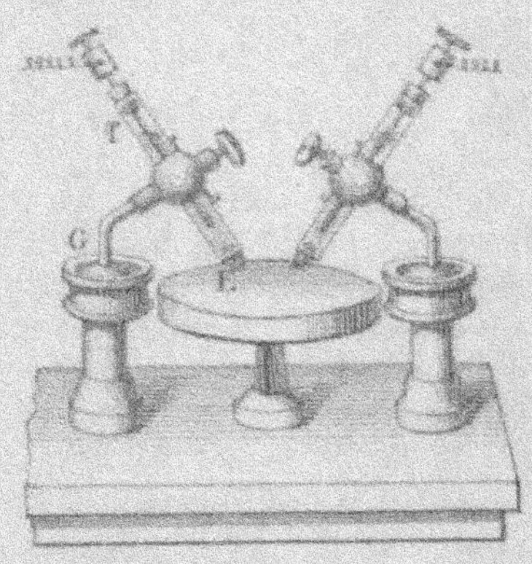

Fig. 165.
Électrodes impolarisables
de DUBOIS-REYMOND.

préalable avec une solution de sel marin. On verse dans le
tube une solution concentrée de sulfate de zinc comme dans
les vases de REGNAULD. Ce sont les bouchons d'argile que l'on

met en contact avec les points des tissus dont on étudie les
manifestations électriques.

Il y a à tenir compte de la même observation que celle que
nous avons faite précédemment : si l'expérience se prolonge
pendant un certain temps, la solution de zinc pénètre dans
la masse argileuse et vient troubler les mesures que l'on
effectue.

c. *Électrodes de d'Arsonval.* — Aussi doit-on donner la préférence, pour des mesures précises, aux électrodes imaginées
par D'ARSONVAL ; d'autant plus que les électrodes précédentes

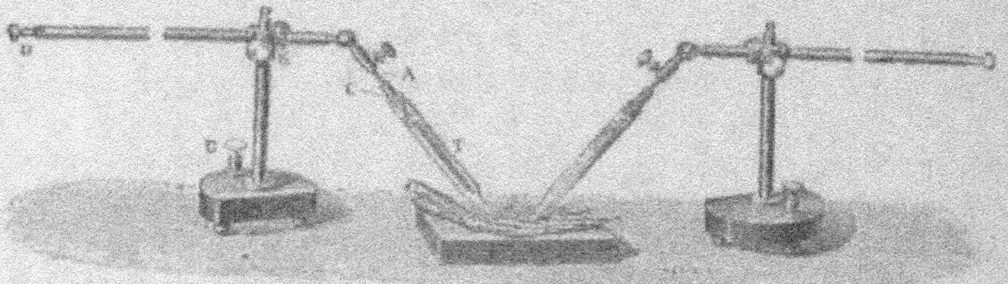

Fig. 166.
Électrodes impolarisables de D'ARSONVAL.

ne sont pas homogènes et que la diffusion dont nous avons
parlé et qui se produit, soit dans les masses de papier, soit
dans les bouchons d'argile, s'accompagne de courants élec-
tro-capillaires qui provoquent une petite déviation de l'aiguille
d'un galvanomètre sensible, même lorsqu'aucun tissu n'est
interposé.

Les électrodes de D'ARSONVAL (fig. 166) se composent simplement d'un tube de verre T, effilé en pointe, rempli de la solution
physiologique de sel marin dans laquelle trempe un fil d'argent A recouvert de chlorure d'argent fondu ; le tube étant fermé
en haut par un bouchon C, le liquide ne s'écoule pas. On met
chaque extrémité effilée en contact avec le tissu que l'on étudie ; le liquide physiologique qui pénètre par capillarité dans la
pointe constitue ainsi l'électrode proprement dite et tout phénomène de polarisation ou autre est alors parfaitement évité.
Il n'y a pas à craindre l'action du chlorure d'argent sur les

tissus, car ce sel est insoluble et ne peut pas, par conséquent, se mélanger à la solution sodique.

§ 2. — MANIFESTATIONS ÉLECTRIQUES DU TISSU MUSCULAIRE

Nous dirons peu de chose du courant décelé par les moyens qui viennent d'être exposés, dans les différents tissus : nous renvoyons le lecteur aux traités de physiologie. Pour le tissu musculaire, on constate qu'en plaçant les électrodes impolarisables sur la section et sur le tendon, un courant apparaît dont le sens est dirigé du tendon vers la section, dans le circuit extérieur. Lorsque, la déviation galvanométrique étant obtenue, on vient à exciter le muscle par son nerf moteur, on voit l'aiguille du galvanomètre revenir vers le zéro : c'est ce qu'on appelle la *variation négative* du muscle.

On peut réaliser schématiquement, comme l'a fait D'Arsonval, un muscle strié ayant une constitution physique se rapprochant de celle du muscle vrai ; pour cela, on prend un tube de caoutchouc AB (fig. 167) et on le sépare en une série de compartiments par des disques poreux en roseau

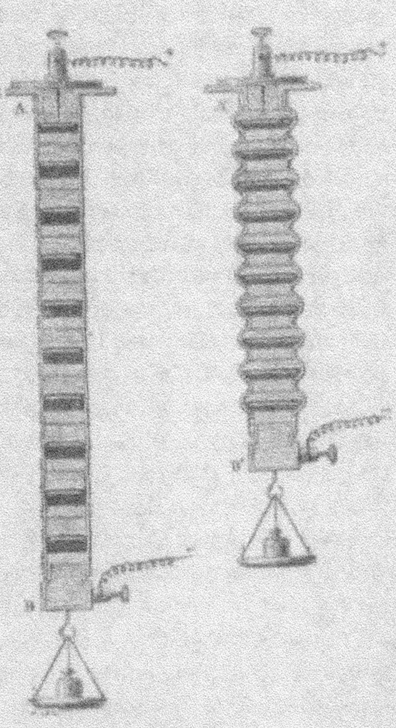

Fig. 167.
Muscle schématique.

ou en terre poreuse, solidement ficelés au tube élastique. Dans chaque compartiment, on introduit avec une seringue de Pravaz une couche de mercure (en noir sur le dessin) et de l'eau acidulée; pour bien remplir exactement chaque compartiment, on se trouvera bien d'opérer entre un tube à rayons X et un écran fluorescent sur lequel on suivra l'état de chaque case musculaire pendant l'injection des liquides. Le petit trou de l'aiguille est ensuite fermé avec une solution de caoutchouc.

Une fois cette fibrille musculaire terminée, suspendons-la par sa partie supérieure en A ; et introduisons deux électrodes destinées à recueillir le courant correspondant à la variation négative ; relions enfin ces électrodes par des fils à d'autres électrodes spéciales appliquées sur le corps, ou bien à deux vases contenant de l'eau où l'on plonge les mains. Si nous venons à allonger brusquement le tube AB, le sujet placé dans le circuit reçoit une *secousse*. Si l'on suspend en B un poids et que l'on fasse osciller de haut en bas le système élastique, le sujet reçoit une secousse quand le poids remonte et que le tube se raccourcit, et une autre secousse quand le poids redescend et que le tube s'allonge ; les courants ainsi produits sont alternatifs. Dans un cas, en effet, la déformation de chaque masse de mercure est telle que la surface augmente ; dans l'autre cas, au contraire, la surface diminue.

Si l'on rapproche maintenant les déformations dont une fibrille musculaire est le siège pendant sa contraction de celles qui existent dans la fibrille artificielle de d'Arsonval, on ne peut s'empêcher de trouver, au point de vue physique, une grande analogie. Pendant la contraction d'un muscle, en effet, des déformations analogues se produisent au niveau de la surface de contact des disques clairs avec les disques sombres : il en résulte un courant électrique dont le sens est inverse du courant de repos, parce que la substance contractile, les disques sombres, diminue de surface en tendant à se rapprocher de la forme sphérique.

§ 3. — Manifestations électriques au début et a fin de la vie des tissus

L'apparition de la vie dans les êtres vivants s'accompagne de la création d'un courant électrique qui s'annule au moment où les tissus cessent de vivre. Nous allons mettre en évidence ces manifestations électriques qui ont été bien étudiées par WALLER.

La différence de potentiel qui s'établit au moment où la vie commence dans un être vivant peut être décelée sur l'œuf : pour cela, il suffit d'enlever à chaque pôle un morceau de la coque afin de pouvoir mettre les électrodes impolarisables en contact avec la substance même de l'œuf.

Il faut commencer par exciter la matière à l'aide d'une bobine d'induction ou d'un condensateur : l'œuf est relié à un galvanomètre ou mieux à un électromètre qui, par sa déviation, indique le sens et la valeur du courant par lequel répond la matière vivante excitée. Si, avant l'excitation, il existe un courant propre, on le compense exactement à l'aide du compensateur de DUBOIS-REYMOND, puis on met le galvanomètre en court-circuit. On envoie le courant excitateur à l'objet étudié et aussitôt après on met le galvanomètre dans le circuit ; celui-ci peut accuser alors soit un courant de même sens, soit un courant de sens contraire au courant excitateur.

C'est seulement quand il y a un courant de réponse de même sens que l'œuf ou l'objet est vivant.

Si l'on prend un œuf non incubé ou putréfié, on observe une déviation en sens inverse.

Pour étudier le courant électrique correspondant à l'apparition de la vie, il faut placer des œufs fraîchement pondus dans une étuve à 37°.

Au commencement de l'incubation, la recherche du courant est négative : on observe un courant de réponse de sens inverse.

Après vingt-quatre heures d'incubation, il y a un très léger courant direct et si on ouvre l'œuf on constate la présence d'une aire vasculaire très petite.

Après quarante-huit heures, le courant direct atteint 0,001 à 0,002 volt de force électromotrice : l'aire vasculaire apparaît nettement. L'existence du courant direct est de plus en plus nette à mesure que la durée d'incubation augmente.

Dans les expériences de WALLER, certains œufs ont fourni

un résultat négatif ; mais en les ouvrant, on constatait chaque fois qu'il n'y avait pas eu fécondation.

Si on soumet à une température de 45°, un œuf donnant une déviation galvanométrique le courant s'annule aussitôt ; il en est de même si on injecte une solution de sublimé.

On peut donc conclure de cette étude que le premier signe de vie est la création d'une force électromotrice dans la matière.

En excitant un tissu à l'aide d'un condensateur, on peut tirer de la réponse électrique du tissu un renseignement précis sur l'intensité de la vie de ce tissu. Lorsque la vie existe encore, le tissu répond au courant d'excitation par un courant de même sens, comme nous l'avons vu ; mais quand la matière a cessé de vivre, on observe un courant de sens inverse, courant de polarisation ordinaire. Il y a donc là un moyen de saisir le moment où la vie s'éteint dans la matière vivante, animale ou végétale.

§ 4. — Phénomènes électriques dans les végétaux

Les tissus végétaux sont eux aussi le siège de certaines manifestations électriques intéressantes à connaître : pour les étudier, on se sert également d'électrodes impolarisables et des galvanomètres précédemment décrits.

S'il s'agit d'étudier une feuille, on la place sur une plaque de verre et l'on dispose en croix deux bandelettes étroites de papier buvard blanc imbibé de NaCl à 7 p. 1000, l'une sur la face inférieure, l'autre sur la face supérieure ; c'est sur ces bandelettes que reposent les électrodes impolarisables.

On peut dans ces conditions étudier l'influence de la lumière sur les tissus d'une feuille. Par exemple : on prend une feuille d'iris disposée comme il vient d'être dit et recouverte d'un écran noir : le galvanomètre est alors au zéro. Si l'on vient à faire tomber sur la feuille un faisceau de lumière solaire, on constate une déviation du galvanomètre et celle-ci indique que le courant qui prend ainsi naissance dans la feuille est dirigé de la face éclairée vers l'autre face, à travers les tissus.

En été, la force électromotrice de ce courant est maxima et elle peut atteindre $\frac{2}{100}$ de volt au moment de la floraison.

L'influence des anesthésiques sur ce courant est très nette.

WALLER a étudié la part qui revient aux différentes régions du spectre dans la production de la différence de potentiel entre les deux faces d'une feuille : en absorbant alternativement les radiations calorifiques et les radiations photo-chimiques, cet auteur a trouvé que la cause de la production du courant électrique résidait dans les rayons lumineux seuls. Les forces électromotrices correspondant aux régions rouge et violette et à la lumière blanche ont été trouvées les suivantes :

	volt.
Région rouge.	0,0070
Région violette	0,0073
Lumière blanche	0,0075

§ 5. — GALVANOTROPISME

Le courant électrique est capable d'agir très nettement sur l'orientation de certains êtres vivants microscopiques : on donne le nom de *galvanotropisme* à cette cause d'orientation.

En 1889, VERWORN a montré qu'un courant galvanique faible (?), traversant un liquide contenant des infusoires, produit une orientation spéciale de ces infusoires qui se dirigent vers le pôle négatif.

En 1895, LUDLOFF a publié une étude tendant à prouver que la cause de l'orientation est le mouvement des cils des infusoires.

Récemment, H. MOUTON s'est demandé si l'orientation est due au courant lui-même ou aux produits électrolytiques, c'est-à-dire aux ions mis en liberté dans le liquide par le passage du courant. Pour cela, une cuve en verre de 30 centimètres de longueur (fig. 168) et de très faible largeur, 3 millimètres, était disposée de manière à ce que le courant ne traverse que la moitié du liquide ; à cet effet, une bande de papier d'étain z B z, tapissant la moitié gauche de la cuve, était reliée à l'un

des pôles de la pile, et une autre bande transversale A était
reliée à l'autre pôle.

Les infusoires (Paramécies) étant dans le liquide, on constate, dès que le courant passe de gauche à droite, A étant le pôle
négatif, que tous les infusoires se dirigent vers A et se rassem-
blent à cette extrémité de la cuve.

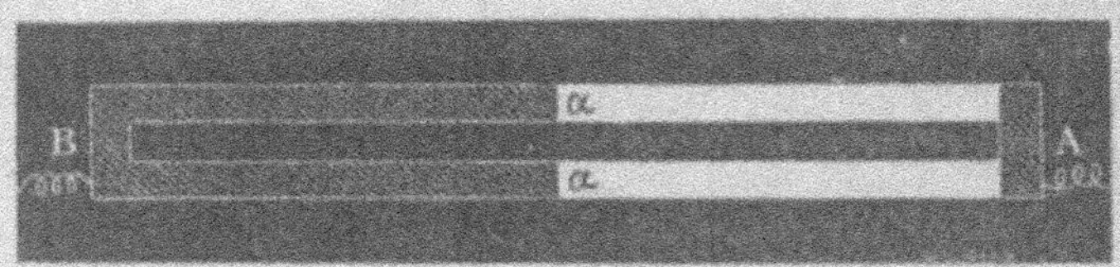

Fig. 168.
Cuve pour l'étude du galvanotropisme.

Si on renverse le courant, les Paramécies se précipitent dans
la direction de B ; mais dès qu'elles ont dépassé la ligne αα et
qu'elles sont dans la partie α B α *qui n'est pas traversée par le
courant*, leur marche cesse d'être dirigée et elles vont en tous
sens ; si quelques-unes sortent un peu de l'espace protégé et
vont dans la région αAα, elles sont immédiatement ramenées
dans la portion protégée.

Quand on renverse de nouveau le courant, les infusoires
placés dans cette région αBα ne semblent nullement influencés ; il n'y a que ceux qui viennent dans la partie droite qui
sont aussitôt dirigés vers A redevenu cathode.

La cause de l'orientation et des mouvements des infusoires
n'est donc pas, comme on pouvait le prévoir, la production de
produits électrolytiques qui se diffusent dans toute la masse
liquide après leur mise en liberté.

CHAPITRE XII

RADIOLOGIE MÉDICALE

Le lecteur étant déjà au courant des phénomènes qui accompagnent la décharge électrique dans les gaz raréfiés et de la découverte de Röntgen, nous laisserons de côté les questions de physique pure pour ne nous occuper que de celles qui intéressent plus immédiatement le médecin.

§ 1. — Production des rayons X.

Avant d'examiner les méthodes d'exploration et les services qu'elles rendent, il est nécessaire d'indiquer comment on doit procéder pour obtenir les radiations découvertes par l'illustre physicien de Würsburg. Les deux instruments essentiels pour cette production sont : une source d'électricité et un tube ou ampoule radiogène.

1° Sources d'électricité. — Puisque c'est la décharge électrique dans une atmosphère raréfiée, qui donne naissance aux rayons cathodiques et consécutivement aux rayons X, la source à utiliser doit et ne peut être qu'une source à haut potentiel, c'est-à-dire une source fournissant par sa décharge dans l'air libre des étincelles d'assez grande longueur, 25 à 50 centimètres. Or, les deux appareils capables de produire une telle décharge sont la bobine de Ruhmkorff et la machine statique.

a. Machine statique. — Lorsqu'on veut se servir de la machine statique pour exciter un tube de Crookes, il faut choisir de préférence la machine de Wimshurst avec ou sans secteurs, et possédant un grand débit, ce qu'on obtient en augmentant la surface des plateaux ou leur nombre (machines à 4, 6, 12 plateaux).

En outre, de chaque côté polaire, doit être établi un détonateur formé d'une boule que l'on peut, à l'aide de manches isolants, rapprocher ou éloigner de chaque pièce polaire. Les deux détonateurs, entre lesquels se fait la décharge aérienne de la machine, sont mis en relation à l'aide de fils souples avec l'ampoule radiogène.

L'emploi de la machine statique exige un certain nombre de précautions pour que son débit soit, sinon toujours le même, tout au moins suffisant pour une bonne excitation du tube : aussi ces variations de débit font-elles souvent préférer l'usage de la bobine de Ruhmkorff.

b. *Bobine de Ruhmkorff.* — Nous avons vu que la bobine de Ruhmkorff est un transformateur : le courant à transformer, courant primaire, peut être fourni soit par des accumulateurs, soit par les stations centrales d'électricité, pourvu que ce soit du courant continu. Le coefficient de transformation doit être élevé, c'est-à-dire que la tension du courant secondaire doit être suffisante pour fournir des étincelles de 25 à 50 centimètres ou plus.

Plusieurs modèles de bobines remplissant ces conditions (fig. 169) ont été construits dans ces dernières années.

Le courant primaire, pour produire des phénomènes d'induction dans le fil secondaire, doit être, comme dans les appareils à faradisation, interrompu périodiquement. Les interrupteurs que l'on peut utiliser sont nombreux : les uns sont mécaniques, les autres sont électrolytiques.

Les premiers sont, en général, dérivés de l'interrupteur de Foucault, c'est-à-dire que l'interruption se fait au moyen d'une tige de cuivre qui vient plonger dans du mercure ; les interrupteurs employés en radiologie sont mûs par un petit moteur électrique actionné soit par un courant auxiliaire, soit par une dérivation du courant principal.

Ces interrupteurs ont, sur les seconds, l'avantage d'exiger un voltage beaucoup plus bas, une dépense plus faible d'énergie électrique, ils usent moins vite les tubes radiogènes qui acquièrent ainsi une durée plus grande.

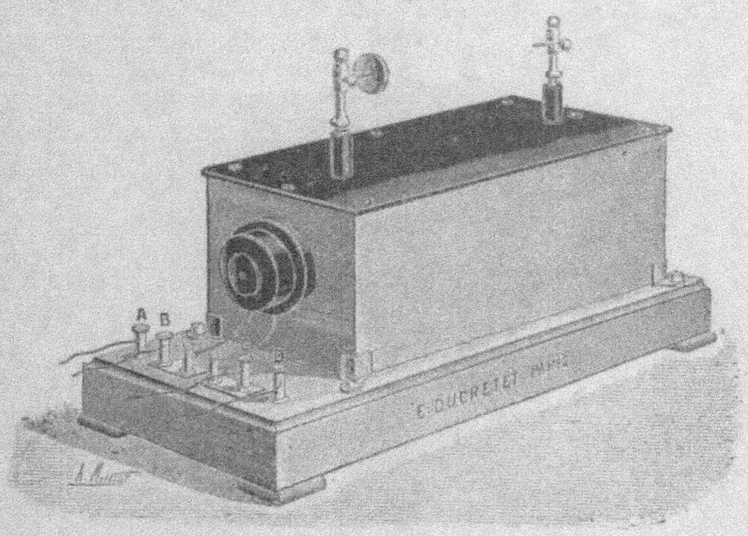

Fig. 169.
Bobine de Ruhmkorff pour radiographie.

Les interrupteurs électrolytiques sont au nombre de deux, le type Wehnelt et le type Caldwell. Dans ces deux appareils, l'interruption se fait dans un milieu électrolytique.

L'*interrupteur Wehnelt* (fig. 170) se compose d'un fil de platine *a* relié au pôle positif du courant primaire à l'aide d'une tige de plomb à laquelle il est soudé ; le fil émerge d'une longueur de quelques millimètres d'un tube de verre percé d'un orifice à sa partie inférieure.

L'électrolyte, eau acidulée, est contenu dans un vase (fig. 171) où se trouve une large lame de plomb servant de cathode : quand le courant passe, une gaine gazeuse d'oxygène se forme au niveau du fil de platine et le courant est interrompu grâce à la très mauvaise conductibilité de ce gaz ; celui-ci se dégage aus-

sitôt et une nouvelle gaine isolante se reproduit ; il en résulte
une série d'interruptions très rapprochées les unes des autres.

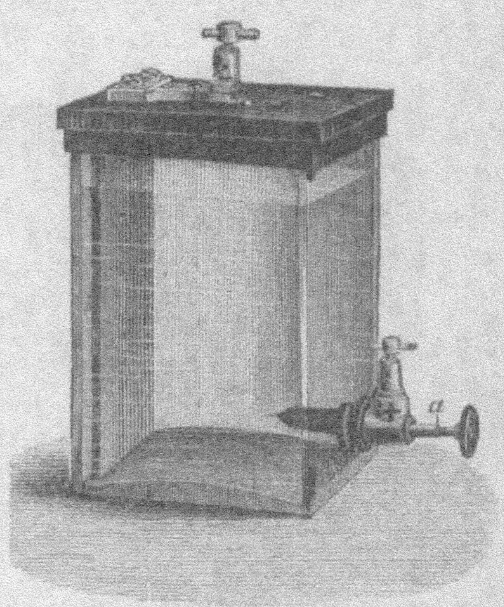

Fig. 170.
Interrupteur de WEHNELT.

L'*interrupteur Caldwell* utilise l'augmentation de résistance
produite par une section très petite pratiquée dans un tube
isolant pour volatiliser l'électrolyte en ce point ; dans l'électrolyte plonge un tube de verre ou de porcelaine portant un orifice étroit ; deux électrodes de plomb plongent, l'une dans ce
tube, l'autre dans le vase renfermant l'eau acidulée. La volatilisation instantanée du liquide au niveau de l'orifice interrompt le courant ; le liquide reprend aussitôt sa place, il se
produit une nouvelle interruption et ainsi de suite.

Ces interrupteurs électrolytiques se placent en tension sur
le courant principal ; le nombre des interruptions est très

grand à la seconde et permet de supprimer le condensateur de la bobine.

Quoi qu'il en soit de certains avantages de ces interrupteurs, on préfère généralement employer les premiers interrupteurs pour les raisons précédemment exposées.

2° Tubes ou ampoules radiogènes. — Depuis la découverte de RÖNTGEN, les tubes de CROOKES ont subi de nombreuses modifications. Un des premiers perfectionnements a consisté à faire former le foyer des rayons cathodiques sur une lame de platine inclinée à

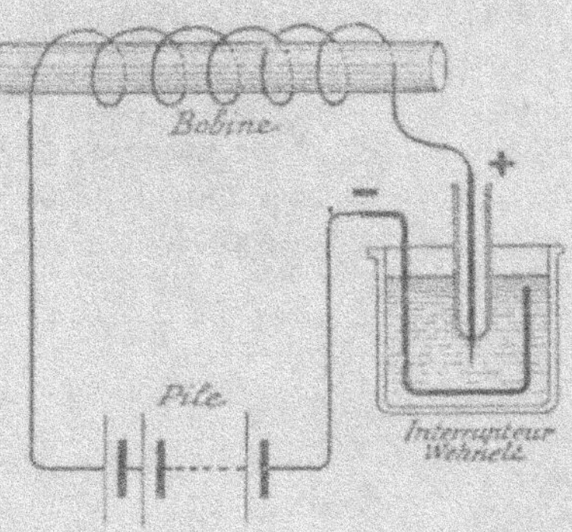

Fig. 171.
Dispositif pour l'emploi de l'interrupteur de WEHNELT.

45° (tubes focus) (fig. 172). La lame M' appelée anticathode, devient le centre d'un faisceau divergent de rayons X.

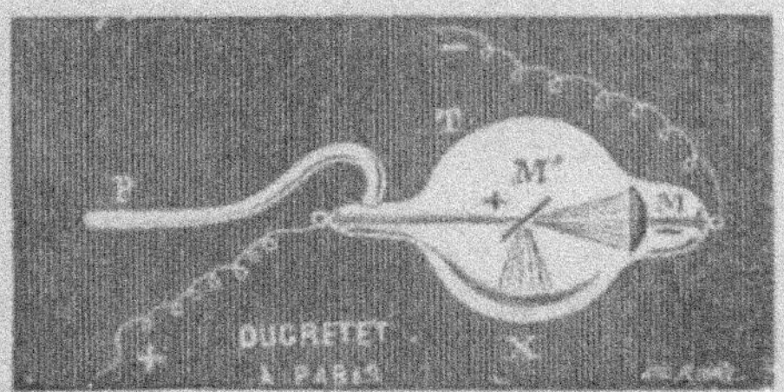

Fig. 172.
Tube focus.

Tous les tubes employés aujourd'hui sont des tubes focus. Mais il était nécessaire de les modifier pour éviter l'inconvénient de la dureté : lorsqu'en effet un tube focus a fonctionné un certain temps, l'anticathode en platine devient poreuse et absorbe les molécules gazeuses encore contenues dans l'ampoule, le vide devient alors absolu et l'émission des rayons X disparaît.

Pour permettre la régénération du vide optimum, plusieurs dispositifs ont été imaginés : un premier consiste à munir l'ampoule d'un ajutage fermé contenant une substance avide d'eau, charbon ou potasse. Quand la résistance de l'ampoule est devenue trop grande, on chauffe l'ajutage et de la vapeur d'eau se dégage qui vient diminuer le vide du tube.

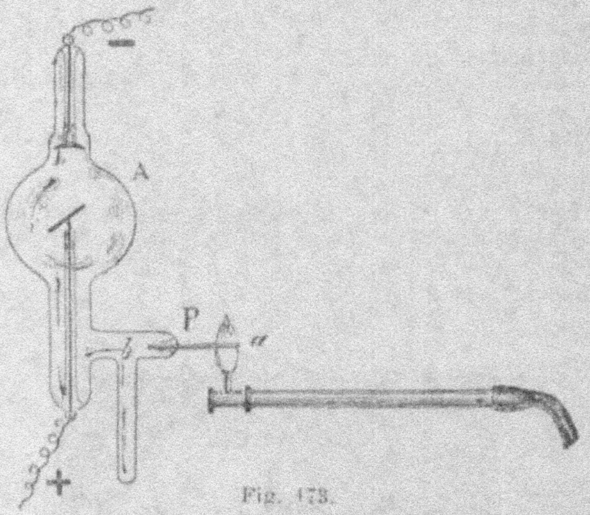

Fig. 173.
Tube osmo-régulateur de P. Villard.

Mais le meilleur procédé est celui qui a été découvert par Villard et qui permet de rétablir le degré voulu de vide, non seulement en faisant arriver de nouvelles molécules gazeuses dans le tube, mais aussi en en faisant sortir à volonté. Cet ingénieux dispositif consiste (fig. 173) en un petit tube de platine fermé à l'extrémité externe et qui pénètre dans l'ampoule par une tubulure.

Lorsque le degré du vide a augmenté, que la résistance est

devenue trop considérable, on chauffe le tube de platine : l'hydrogène de la flamme traverse par osmose le platine devenu
perméable par l'élévation de température et pénètre ainsi dans
l'ampoule où il reste après refroidissement.

Lorsqu'au contraire la résistance d'un tube est devenue
trop faible, on coiffe le tube de platine d'un manchon de
même métal que l'on chauffe : les molécules d'hydrogène de
l'ampoule sortent alors du tube de platine chauffé indirectement, en vertu des lois de GRAHAM relatives aux densités des
gaz soumis à l'osmose.

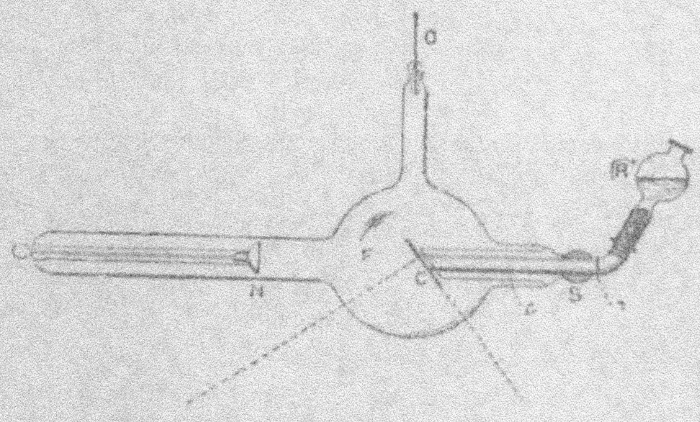

Fig. 174.
Ampoule à anticathode refroidie.

Le vide augmente donc ainsi à l'intérieur de l'ampoule, mais
il faut beaucoup plus de temps pour augmenter le degré du
vide que pour le diminuer.

Un tube de CROOKES muni de l'appareil de VILLARD s'appelle
tube à osmo-régulateur.

Un autre inconvénient des tubes focus, c'est l'élévation de
température considérable de l'anticathode résultant du bom-
bardement cathodique : la durée de l'activité se trouve ainsi
limitée. Le perfectionnement apporté par BEUVET et CHABAUD
empêche cette élévation de température d'être trop grande ;
pour cela, l'anticathode est refroidie par de l'eau (fig. 174) ; la

lame C servant d'anticathode est soudée sur un gros tube de
platine traversant l'ampoule ; à ce tube de platine on fixe un
tube de caoutchouc portant un petit réservoir à eau R.

Lorsque l'ampoule fonctionne, les rayons cathodiques ne
peuvent pas porter l'anticathode à une température supérieure
à celle de l'ébullition de l'eau. Un tel tube peut recevoir, sans
que l'anticathode rougisse, les décharges des bobines les plus
puissantes, actionnées par les interrupteurs les plus rapides,
lors même qu'elles seraient capables de fondre en quelques
secondes les anticathodes ordinaires.

3° Évaluation de la résistance d'un tube. — Il est très
important en radiologie de savoir si le tube radiogène employé

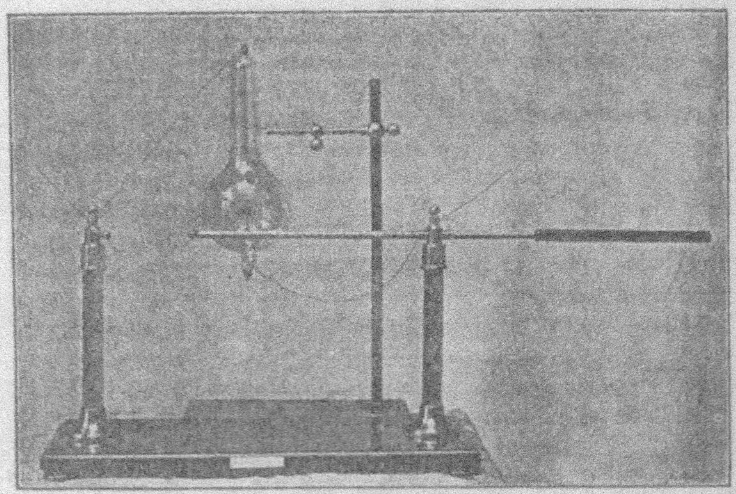

Fig. 175.
Spintermètre.

est dur ou mou, c'est-à-dire si sa résistance est grande ou
faible, car le pouvoir de pénétration des rayons X émis varie
avec cette résistance.

Le meilleur moyen d'apprécier le degré de résistance d'une ampoule, c'est de mesurer *l'étincelle équivalente* : on se sert pour cela d'un excitateur à boules, appelé quelquefois *spintermètre* (fig. 175), placé en dérivation sur le circuit d'excitation du tube radiogène.

Lorsqu'on éloigne peu à peu les boules du spintermètre, il arrive un moment où les étincelles, qui jaillissaient à jet continu, se produisent d'une manière intermittente. On a à ce moment-là la valeur de l'étincelle équivalente du tube par une simple lecture faite sur la tige graduée de l'excitateur.

Cette résistance, une fois caractérisée, on peut soit la diminuer, soit l'augmenter, en se servant du tube à osmo-régulateur de Villard; on peut donc se placer toujours dans les mêmes conditions et obtenir une source de rayons X toujours identique. Lorsqu'on désire une résistance déterminée, représentée par la longueur de l'étincelle équivalente, et la maintenir fixe, on écarte un peu la boule du spintermètre jusqu'à ce qu'il ne se produise aucune étincelle et on se tient prêt à faire usage du chalumeau destiné à chauffer le tube de platine de l'osmo-régulateur, dès que l'apparition d'une nouvelle étincelle témoigne de l'augmentation de résistance.

4° Soupape de Villard. — Lorsqu'on emploie un tube radiogène très peu résistant, comme on doit le faire pour l'exploration des organes de faible épaisseur, le courant induit de fermeture, quoique ayant une tension moins élevée que celui de rupture, peut traverser le tube et, par la décharge ainsi produite, renverser le sens du flux cathodique dans le tube; c'est là un gros inconvénient qui peut arriver aussi avec les grosses bobines de 45 à 60 centimètres d'étincelles.

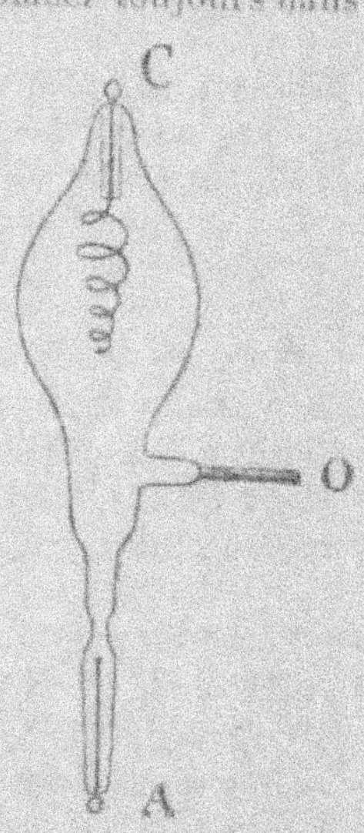

Fig. 176.
Soupape de Villard.

Pour n'avoir que des décharges toujours de même sens et correspondant au courant induit de rupture, VILLARD a imaginé une véritable soupape électrique qui s'oppose au passage du courant induit de fermeture. Elle se compose (fig. 176) d'une ampoule de CROOKES, dont l'une des électrodes est une grande spirale C en fil d'aluminium et l'autre A un petit disque d'aluminium fixé dans un prolongement étroit de l'ampoule. Quand la spirale C est cathode, le courant de décharge passe très facilement dans l'ampoule, à cause du grand développement de l'électrode ; si au contraire l'électrode A de faible surface devient cathode, le courant ne peut pas traverser l'ampoule.

Il suffit donc, pour se servir de la soupape, de la placer en tension sur le courant d'excitation de l'ampoule radiogène, en reliant l'électrode A à l'anode de la bobine : l'électrode C est ainsi cathode.

Un osmo-régulateur O permet de maintenir la résistance de la soupape à la valeur voulue.

§ 2. — MÉTHODES D'EXPLORATION

Il existe deux méthodes d'exploration par les rayons X, la radioscopie et la radiographie. La radioscopie permet de voir l'ombre des organes opaques ou moins transparents que les tissus voisins, tandis que la radiographie a pour but de fixer cette ombre sur une plaque photographique.

1° Radioscopie. — L'examen radioscopique se pratique à l'aide d'un écran fluorescent au platino-cyanure de baryum. L'ampoule radiogène est placée à environ 50 centimètres de la région à explorer. L'écran doit être placé très près de cette région afin d'obtenir une ombre aussi nette et aussi peu déformée que possible.

Les écrans fluorescents ont des dimensions très différentes suivant les cas : pour l'examen thoracique, il faut un grand écran ; pour explorer les fosses nasales, le larynx, on est obligé de recourir à des écrans très petits.

En radioscopie, il est important d'obtenir une image nette

bien plutôt qu'une vue étendue. Aussi doit-on se servir de diaphragmes pour augmenter la netteté des ombres observées. A côté des rayons X émis directement par le tube radiogène, il existe d'autres rayons, rayons parasites, étudiés surtout par Sagnac qui les a appelés *rayons secondaires* ; ces rayons sont susceptibles d'exciter la fluorescence du platino-cyanure. Or ces rayons secondaires sont émis dans toutes les directions par les corps frappés par les rayons X ; ils produisent par suite l'effet de sources multiples qui donnent sur l'écran autant d'ombres dégradées de l'organe étudié. Les contours deviennent dans ces conditions difficiles à délimiter.

Pour supprimer ces inconvénients, on utilise un diaphragme en plomb qui limite le faisceau et arrête la plupart des rayons parasites. L'image projetée sur l'écran par ce petit nombre de rayons sensiblement parallèles, gagne en netteté ce qu'elle perd en étendue.

L'examen radioscopique doit être pratiqué dans certaines conditions : il est indispensable qu'il ait lieu dans l'obscurité complète ; de plus il convient de supprimer la luminosité du tube : pour cela, on peut entourer celui-ci d'un drap noir ou le placer dans une boîte. Il est préférable de mettre l'ampoule radiogène en dehors de la chambre noire où l'on pratique l'examen, en ménageant une paroi en aluminium mince.

Enfin, il faut laisser l'œil s'habituer à l'obscurité avant de faire un examen radioscopique. Quand on passe en effet d'un endroit éclairé dans un endroit sombre, on a une certaine difficulté à reconnaître les objets : peu à peu ceux-ci deviennent plus distincts à mesure que la rétine s'adapte à l'obscurité. Pour distinguer les unes des autres les parties projetées sur l'écran fluorescent, il faut de même un certain temps au bout duquel l'acuité visuelle acquiert une plus grande valeur. Béclère a reconnu que l'acuité spéciale qui permet de voir les détails d'une ombre radioscopique subit avec la durée du séjour de l'œil dans l'obscurité des variations considérables ; ainsi certains sujets arrivent après vingt minutes d'obscurité à voir 200 fois mieux sur l'écran qu'immédiatement après leur entrée dans la chambre noire. Il est donc très important pour

faire un examen radioscopique dans de bonnes conditions
d'attendre que l'œil soit adapté à l'obscurité; le mieux serait
de profiter de l'adaptation naturelle, c'est-à-dire d'opérer le
soir.

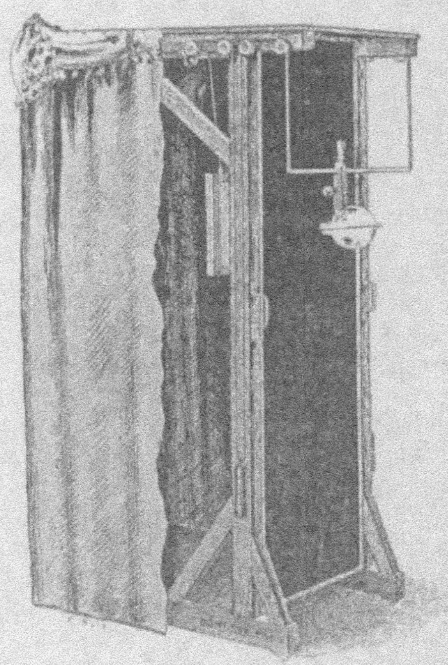

Fig. 177.
Chambre radioscopique de WERTHEIMER.

Pour pratiquer un examen radioscopique, on peut utiliser
une chambre noire telle que celle de WERTHEIMER, très porta-
tive et peu encombrante (fig. 177) ; la face antérieure est fermée par une lame mince en aluminium qu'on pourrait remplacer par une lame de carton.

L'ampoule radiogène est placée à l'extérieur et est mobile de
haut en bas et ses mouvements sont solidaires de ceux de

l'écran radioscopique qui, par le mécanisme de poulies, se trouve toujours sur le même plan horizontal que l'ampoule.

Enfin, il faut savoir que la fixité de l'image radioscopique ne peut être obtenue que si l'interrupteur effectue au moins 45 à 50 interruptions par seconde (BÉCLÈRE).

Il y aurait grand intérêt à faire l'*examen stéréoscopique* des organes projetés sur l'écran fluorescent à cause de la sensation de relief obtenue instantanément. De grandes difficultés étaient à vaincre pour résoudre ce problème de radiologie médicale.

De nombreux essais ont été faits, mais le procédé le plus simple nous paraît être celui indiqué récemment par GUILLOZ. L'ampoule radiogène est construite spécialement : les deux électrodes se terminent à l'intérieur par des disques de chrome légèrement obliques qui sont en regard l'un de l'autre et à la distance de 65 millimètres, distance habituelle des yeux. Grâce au choix de ce métal très dur et peu fusible, les deux électrodes peuvent servir alternativement de cathode et d'anode. Le tube radiogène ainsi construit est excité par le courant d'un transformateur actionné par du *courant alternatif* ; on obtient dans ces conditions, pour tout objet, une image double.

Ce tube peut être employé pour la radioscopie simple en masquant l'une des électrodes par un écran opaque aux rayons X.

2° Radiographie. — La radiographie comporte une technique en partie semblable à celle de la radioscopie : tout ce qui concerne la production des rayons X s'applique aussi bien à l'une qu'à l'autre méthode. Mais il y a en plus, dans la radiographie, une technique photographique, sur les détails de laquelle nous n'entrerons pas ici. On peut employer des plaques photographiques ordinaires ou des pellicules, si la région à radiographier offre une surface sinueuse et contournée.

Comme nous l'avons déjà dit, la radiographie permet d'obtenir l'image durable des ombres qui se forment sur l'écran fluorescent : il suffit donc de remplacer celui-ci par une surface sensible qui, une fois développée par les procédés ordinaires, fournit un cliché négatif de la région explorée. Ce cliché sert ensuite à tirer des épreuves positives auxquelles on donne le nom de la méthode elle-même et qu'on appelle

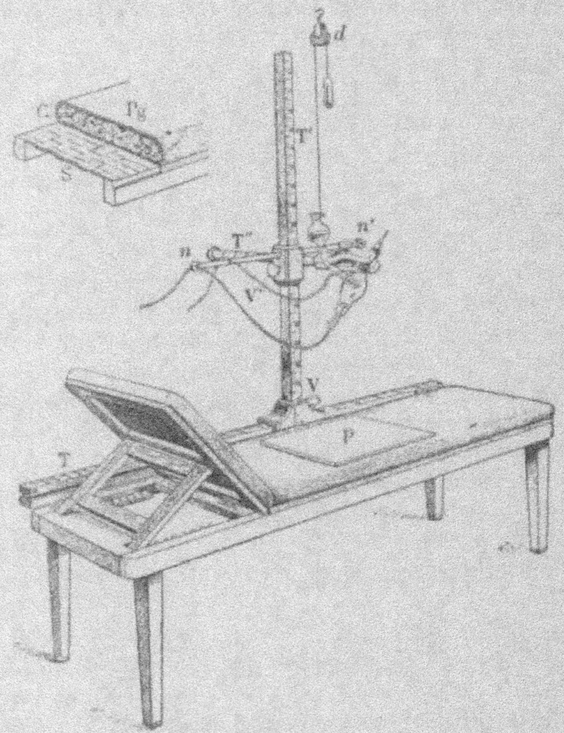

Fig. 178.
Lit radiographique de Bergonié.

des *radiographies*. Tout ce qui a été dit à propos des rayons parasites secondaires et de leurs inconvénients s'applique aussi à la radiographie; ce sont les mêmes procédés qu'il faut employer pour préserver la plaque sensible de leurs effets nuisibles.

Le temps de pose a joué un rôle important au début : avec

les progrès réalisés dans la technique, dans la qualité des tubes surtout, on est arrivé aujourd'hui à pouvoir obtenir au moyen de bobines à étincelles puissantes de véritables instantanés du squelette de la main avec une seule étincelle, ce qui équivaut à une fraction de millionième de seconde! Pour le thorax, trente secondes peuvent suffire, mais ce sont là des chiffres extrêmes. En général, on compte avec une installation ordinaire cinq à dix minutes pour radiographier le thorax, et 15 à 20 minutes pour le bassin.

Il est nécessaire, pour mener à bien l'obtention d'un cliché radiographique, de faire placer le sujet ou le malade dans une position confortable afin qu'il puisse rester dans l'immobilité aussi parfaite que possible. On se sert pour cela de lits spéciaux et dont il existe un assez grand nombre de modèles: nous nous contenterons de mentionner celui de BERGONIÉ, l'un des meilleurs (fig. 178). Sur deux traverses sont tendues de fortes sangles sur lesquelles repose un matelas de crin animal C recouvert de toile pouvant se laver. Au tiers du lit est une coupure qui permet un mouvement sur charnières pour pouvoir relever la tête du malade; sur le côté du lit peut glisser un support VT' sur lequel est fixé l'ampoule radiogène; par un déplacement de chaque pièce mobile, il est facile de donner dans l'espace une position quelconque à l'ampoule. Enfin la plaque sensible P renfermée dans un châssis et placé sur une lame de plomb est glissée sous le sujet en-dessous de la région à radiographier.

3° Détermination de l'incidence normale. — Quelle que soit la méthode d'exploration, radioscopie ou radiographie, il est de la plus grande utilité de connaître le point de l'écran ou du cliché correspondant au rayon X perpendiculaire à la surface sensible. On comprend en effet que parmi tous les rayons divergents qui émanent d'une ampoule radiogène, il n'y en a qu'un qui rencontre perpendiculairement l'écran ou la plaque photographique. L'utilité de la connaissance de ce rayon ou du pinceau de rayons X normal permet de repérer exactement sur le sujet le point d'incidence et d'émergence de ce rayon normal et par suite de déterminer la position des organes examinés. En radioscopie, cette incidence normale est précieuse à connaître pour délimiter le diamètre d'un organe tel que le cœur : pour cela, on place le sujet de manière à ce que le rayon normal vienne passer successivement par les deux extrémités du diamètre à mesurer ; on a ainsi une projection orthogonale de ce diamètre qui est par suite exactement déterminé.

Un certain nombre de procédés ont été indiqués pour trouver l'incidence normale : celui que nous allons décrire, dû à Guilleminot, nous paraît un des plus commodes et des plus simples : sur le support de l'ampoule radiogène (fig. 179), on fixe une croix métallique pouvant se déplacer soit parallèlement à son grand axe, soit dans le sens opposé : il est donc possible de donner au point d'intersection des deux branches telle position que l'on veut. Cette croix peut être écartée du champ des rayons X quand on n'en a plus besoin.

Pour déterminer la direction du rayon normal à la surface sensible, on prend une petite planchette au centre de laquelle est un cercle enduit de platino-cyanure de baryum et au milieu duquel est enfoncée perpendiculairement une tige métallique, du côté opposé au platino-cyanure : si on place cette planchette devant le tube de Crookes, le platino-cyanure étant tourné vers l'observateur, on verra l'ombre de la tige se projeter sur le cercle fluorescent ; on cherche alors à n'obtenir qu'un point d'ombre se confondant avec la base de la tige de métal ; à ce moment, on est certain que le rayon X normal coïncide avec la tige. Cela étant obtenu, on oriente la croix fixée sur le support de façon à ce que la projection du centre des bras de croix sur le petit écran fluorescent arrive en coïncidence avec le point d'ombre du rayon normal. On a ainsi déterminé une fois pour toutes l'incidence normale et l'on n'a plus besoin de la planchette. Si l'on fait un examen radioscopique, on voit sur l'écran, en même temps que les organes étudiés, l'ombre de la croix dont le centre indique la trace du rayon normal et avec lequel on peut faire coïncider successivement le bord gauche ou droit du cœur, par exemple.

Si l'on veut faire une radiographie, on peut ou bien laisser la croix en place, ou mieux déterminer par un examen radioscopique préalable, le point où le rayon normal rencontre les

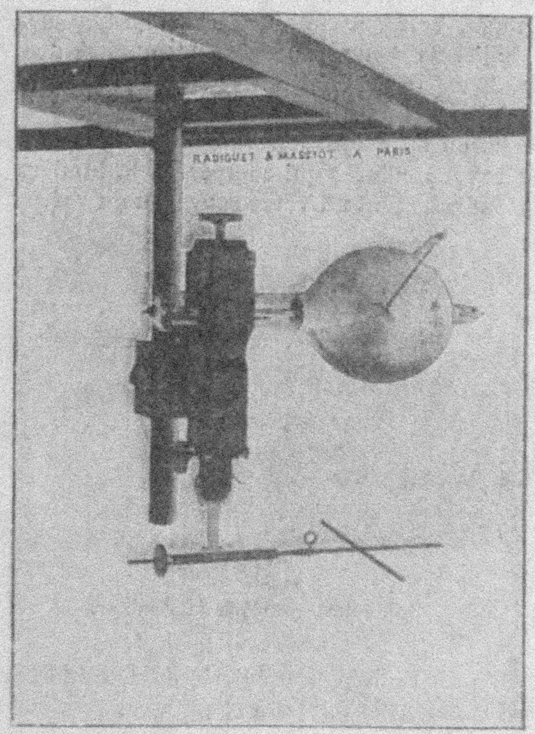

Fig. 179.
Croix de GUILLEMINOT.

téguments du sujet et le marquer à l'aide d'un petit disque métallique maintenu en place par du collodion ou du sparadrap. Ce petit disque vient ensuite fournir une ombre très nette sur le cliché et fait connaître les conditions dans lesquelles la radiographie a été faite.

4° Mesure du degré radio-chromométrique des rayons X.
— L'aspect d'une ampoule radiogène, son degré de résistance
mesuré par l'étincelle équivalente, enfin l'opposition plus ou
moins marquée entre les os et les tissus voisins, soit sur l'écran
radioscopique, soit sur le cliché radiographique, sont des
moyens indirects pour apprécier la qualité des rayons X
employés. Il existe en effet différentes sortes de rayons X se
distinguant les uns des autres par leur aptitude très inégale à
traverser tel ou tel corps, absolument comme les différentes
sortes de rayons colorés qui composent la lumière ordinaire
traversent inégalement un verre rouge ou un verre bleu.

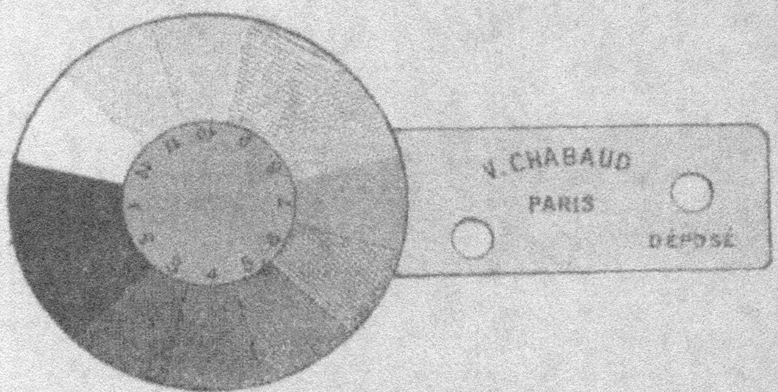

Fig. 180.
Radiochromomètre de BENOIST.

Il est utile en radiologie médicale de définir la qualité des
rayons qui convient le mieux à chaque cas particulier : on se
sert pour cela d'un instrument imaginé par BENOIST et appelé le
radiochromomètre (fig. 180). Il se compose d'un disque d'aluminium divisé en douze secteurs dont les épaisseurs vont en croissant de 1 à 12 millimètres ; le centre de ce secteur évidé est
occupé par un disque d'argent de 0^{mm},11 d'épaisseur. Les secteurs d'aluminium sont distribués comme les heures d'une
montre.

L'appareil se place soit contre l'écran radioscopique, soit
sur la plaque radiographique. Sur l'image obtenue dans l'un

ou l'autre cas, l'un des secteurs d'aluminium présente *la même intensité de teinte* que le disque central d'argent : c'est le numéro d'épaisseur ou rang de ce secteur qui constitue le degré radiochromométrique des rayons X employés et les définit complètement.

Supposons que ce soit le 7ᵉ secteur qui donne la même intensité d'ombre que le disque d'argent : les rayons X qui donnent ce résultat se trouveront définis en disant qu'ils marquent 7° au radiochromomètre.

Les rayons de dureté moyenne marquent 5° ou 6° ; les rayons très durs 9° ou 10° ; les rayons très mous 2° ou 3°.

Toute épreuve radiographique portant l'image du radiochromomètre accusera elle-même, par un document précis, la qualité des rayons qui ont servi à l'obtenir.

La nature du métal de l'anticathode fait varier le degré radiochromométrique : une anticathode d'aluminium fournira 4·5, alors que dans les mêmes conditions de réglage électrique, une anticathode de platine donne des rayons de degré 6. La première fournira donc des oppositions plus marquées, des clichés plus détaillés que la seconde (BENOIST).

§ 3. — RADIODIAGNOSTIC

Maintenant que nous connaissons la manière de produire les rayons X et de les utiliser pour les besoins médicaux, voyons quels sont les services rendus par l'une et l'autre des deux méthodes d'exploration, radioscopie et radiographie.

1° Membres. — Au premier rang des affections chirurgicales justiciables des rayons X, il faut placer les corps *étrangers* : parmi ceux-ci les projectiles formés de métaux opaques aux rayons X se voient avec la plus grande facilité. Les éclats de verre sont également décelables par la radioscopie ou la radiographie, car le verre n'est pas transparent à ces rayons. Quel que soit le corps étranger, il est nécessaire souvent de fixer le point où il se trouve : on peut y arriver en faisant plusieurs radiographies, dans des plans différents. Il existe aussi des méthodes qui permettent de trouver exactement le point où est le corps étranger.

L'étude des *fractures* en général a singulièrement bénéficié de la découverte de Röntgen : tous les auteurs sont d'accord sur la nécessité de faire deux radiographies, l'une dans le plan frontal, l'autre dans le plan sagittal, l'ampoule étant dans les deux cas à la même distance, car une même fracture prise sous des incidences différentes et à des distances inégales de

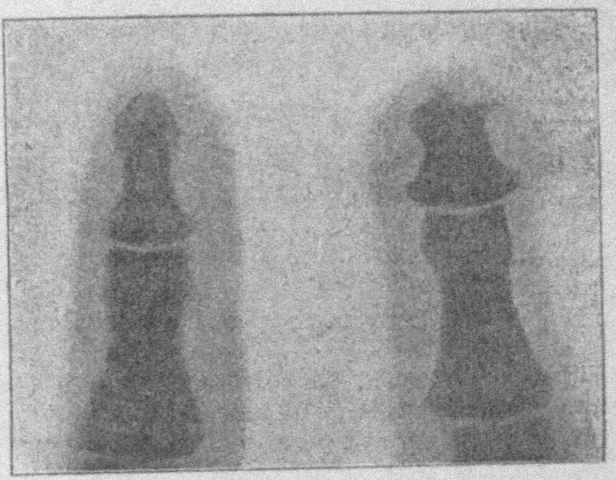

Fig. 181.

État de la phalangette après un panaris (à droite).

l'ampoule peut donner lieu à des images absolument différentes (Contremoulins). Il est utile de faire précéder la radiographie d'un examen radioscopique pour fixer la meilleure position à donner à la plaque.

Dans les *luxations*, la radiographie peut rendre de grands services soit pour expliquer les causes d'irréductibilité, soit pour éclairer la position respective des surfaces articulaires profondément situées, scapulo-humérale, coxo-fémorale.

La tuberculose osseuse peut aussi, par la raréfaction du tissu osseux dont elle s'accompagne, être diagnostiquée par la radiographie, surtout dans les cas d'ostéites tuberculeuses de la main et du pied.

Dans les *exostoses* et les *lésions syphilitiques*, la forme de l'os, son augmentation de volume peuvent être constatées très facilement sur la radiographie et fournir ainsi des indices sur la nature de la lésion.

2° Tête et rachis. — C'est surtout à la recherche des projectiles dans la tête que l'exploration radiographique trouve sa principale application. Celle-ci est précieuse, car elle permet de reconnaître la présence du ou des projectiles à l'intérieur du crâne : une balle peut se partager en deux ou plusieurs fragments en pénétrant dans la tête. On peut en outre préciser le siège exact de chaque corps étranger dans le crâne; pour cela, bien des méthodes ont été publiées, la meilleure paraît être celle de CONTREMOULINS. Elle repose sur le principe suivant : on dispose deux tubes de Crookes assez distants l'un de l'autre d'un côté de la tête du malade et une plaque sensible de l'autre ; on actionne successivement chaque tube, ce qui donne deux épreuves du projectile dans deux directions différentes. En tendant des fils à partir des points où se trouvaient les tubes radiogènes à ceux où l'ombre du corps étranger s'est projetée, on obtient les deux axes de faisceaux de rayons interceptés par le projectile. A l'aide de trois points de repère sur la face, on arrive à localiser exactement la position occupée par le corps étranger.

L'exploration de la *colonne vertébrale* par la radiographie est souvent difficile à cause de l'épaisseur des parties à traverser ; cependant on arrive à voir les projectiles et à se rendre compte ainsi à des symptômes éprouvés par le malade.

Dans le *mal de Pott* la radiographie peut montrer les lésions tuberculeuses initiales des vertèbres et permettre de reconnaître l'affection à sa première période.

3° Thorax. — C'est à la radioscopie que l'on s'adresse de préférence pour l'exploration du thorax : les organes thora-

ciques sont en effet essentiellement mobiles et leurs mouvements modifient incessamment leur forme, leur volume et leur
situation.

On peut placer l'écran soit sur la partie antérieure, soit sur
la partie postérieure de la poitrine, soit encore sur la face
latérale droite ou gauche. Si on regarde de face, on aperçoit

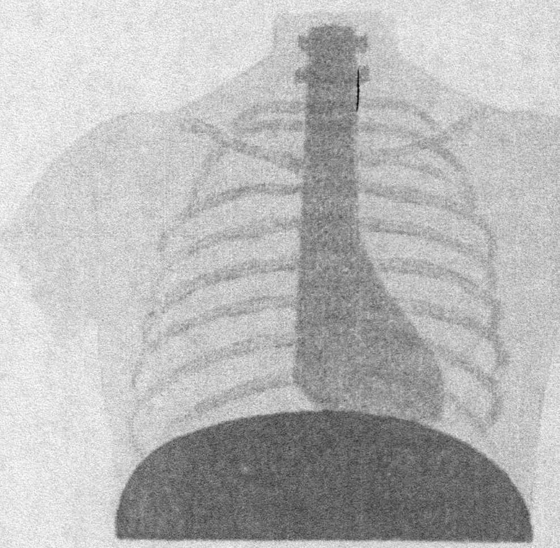

Fig. 182.
Aspect radioscopique du thorax, face antérieure.

sur l'écran une ombre médiane et des espaces clairs de chaque
côté. L'ombre correspond à la projection de la colonne vertébrale, des gros vaisseaux, du cœur et du sternum (fig. 182).

Le contour du cœur n'est pas toujours très net, mais en
regardant attentivement, on constate que l'ombre du cœur
change d'aspect à intervalles périodiques : à chaque systole,
elle diminue, à chaque diastole elle augmente.

Les parties claires sont zébrées régulièrement par des bandes
foncées qui sont les côtes. Quand le thorax est examiné de
dos, les ombres costales sont dirigées en sens inverse et l'on

aperçoit en outre sur l'écran l'ombre des omoplates et des clavicules. Chez la femme, les seins donnent parfois une ombre légère.

Dans l'exploration du *cœur*, c'est le cœur gauche qui apparaît le plus nettement; le cœur droit se prête moins bien à l'examen. L'hypertrophie du cœur est visible chez un grand nombre de vieillards, d'athéromateux, de brightiques, ainsi que chez les sujets présentant des lésions valvulaires et des affections chroniques de l'appareil respiratoire.

Pour l'exploration des *gros vaisseaux*, il faut avoir recours à l'examen oblique antérieur droit (BÉCLÈRE, HOLZKNECHT); dans cette position, on a une image du cœur vu de trois quarts; la crosse de l'aorte est aussi visible. De même, pour l'étude des anévrysmes aortiques.

Les corps étrangers de l'*œsophage* susceptibles de donner une ombre peuvent être décelés par la radioscopie ou la radiographie; il vaut mieux placer la surface sensible en avant et à droite pour éviter l'ombre de la colonne vertébrale à laquelle l'œsophage est accolé.

Les *poumons* apparaissent comme des zones claires, mais non d'une égale transparence, même à l'état normal: une partie du poumon gauche échappe à l'examen, c'est la languette pulmonaire précardiaque ainsi que la partie rétro-cardiaque, cachées par l'ombre du cœur.

Parmi toutes les maladies du poumon, celle qui offre le plus d'intérêt radiologique, c'est la *tuberculose*. Aux trois périodes de cette affection, l'examen à l'écran peut donner des renseignements de haute importance.

La radioscopie ou la radiographie permet de faire un diagnostic précoce. Le premier signe radioscopique de la tuberculose est la diminution de la transparence du sommet; d'autres signes sont la diminution de l'étendue de la clarté pulmonaire et la diminution d'amplitude de l'excursion respiratoire du diaphragme.

Appliqués aux affections des *plèvres* les rayons X peuvent rendre des services de plusieurs sortes: la radioscopie permet de soupçonner l'existence des *pleurésies sèches circonscrites*, en indiquant le point opaque où l'on doit ausculter. Mais c'est surtout dans les *épanchements pleuraux* que la radiographie est apte à éclairer le clinicien : le liquide de la pleurésie étant moins

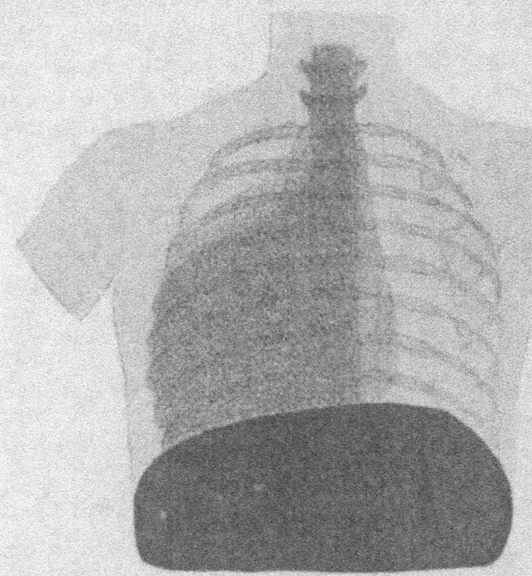

Fig. 183.
Aspect radioscopique, pleurésie.

perméable aux rayons que l'air, on constate une zone d'opacité (fig. 183) correspondant à l'épanchement, et l'on peut ainsi apprécier le volume de ce dernier.

4° Abdomen. — L'exploration radiologique de l'abdomen présente des difficultés plus grandes à cause du manque d'opposition entre les ombres des divers organes.

Le *foie* est le seul qui donne une ombre massive.

L'*estomac* peut être étudié en le rendant visible par l'ingestion de poudre de sous-nitrate de bismuth.

C'est surtout pour la recherche des corps étrangers y compris ceux qui prennent naissance dans l'organisme, les *calculs*, que l'exploration de l'abdomen est utile. Ceux-ci ne sont pas également opaques, les calculs d'oxalates et de phosphates sont les plus favorables : ceux d'acide urique sont moins opaques ; la cholestérine est transparente.

CHAPITRE XIII

ACCIDENTS CAUSÉS PAR L'ÉLECTRICITÉ

Parmi ces accidents, il faut distinguer ceux qui sont produits par la foudre et ceux qui sont produits par les courants industriels.

§ 1. — ACCIDENTS DUS A L'ÉLECTRICITÉ ATMOSPHÉRIQUE

Les cas de mort par la foudre sont, en France, compris entre 100 et 200 par an. De 1865 à 1875, il y a eu, d'après la statistisque de TURQUAN, en moyenne 110 personnes foudroyées par an ; de 1883 à 1892, on en a compté 133.

Le sexe ne joue probablement aucun rôle, cependant les femmes sont en plus petit nombre parmi les victimes que les hommes.

Si l'on cherche la mortalité des accidents causés par la foudre, on trouve que sur 4 blessés, il y a en moyenne 1 mort.

Il est intéressant de savoir à quels moments de la journée se produisent les plus nombreux accidents de fulguration mortelle. Cette statistique a donné les résultats suivants :

De minuit à 6 heures du matin.	4 morts sur 100 victimes	
De 6 heures à midi	13 —	—
De midi à 6 heures du soir. . .	60 —	—
De 6 heures du soir à minuit. .	23 —	—

On n'a pas constaté, ou du moins très rarement, de cas de fulguration mortelle sur des personnes au lit. D'ailleurs de 11 heures du soir à 3 heures du matin, on ne compte aucun

cas de fulguration. Un cinquième des victimes ont été frappées
à domicile : le plus souvent, les personnes foudroyées l'ont
été sous les arbres.

Quant à la répartition géographique des accidents, on a
observé les cas les plus nombreux vers la région de la Lozère,
puis dans la vallée du Rhône ; enfin, dans les pays où existent
les montagnes élevées. C'est dans l'ouest que les cas mortels
sont les plus rares.

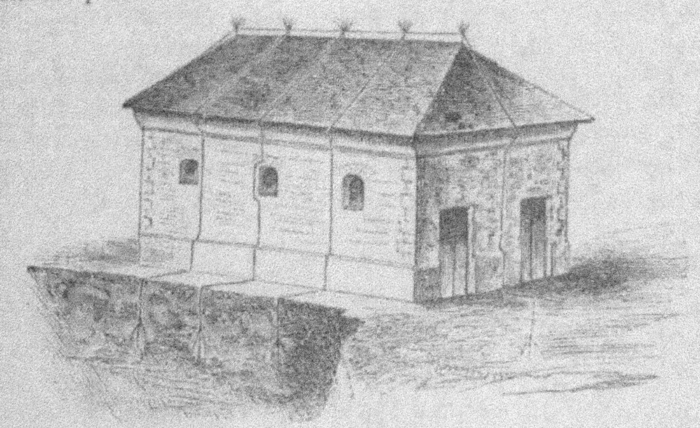

Fig. 184.
Paratonnerre de MELSENS.

On utilise pour protéger les maisons et les édifices contre la
foudre, soit le paratonnerre de FRANKLIN, soit celui de MELSENS
(fig. 184) sur lesquels le lecteur est déjà renseigné. Mais nous
devons ajouter que ces paratonnerres ne sont pas toujours
d'une protection aussi efficace qu'on se l'imagine. Il y a en
effet deux natures d'éclairs :

1° Les éclairs qui résultent d'une décharge directe entre le
sol et le nuage chargé d'électricité à haute tension. Ces éclairs
suivent le chemin de moindre résistance offert par le paratonnerre qui alors est efficace à condition que la communication
de la chaîne avec la terre soit très bien établie ;

2° Les éclairs constitués par les décharges indirectes ou

éclairs-ruades (LODGE) qui éclatent par rupture brusque d'un équilibre électrostatique, à l'instant de la production d'un éclair du premier genre. Ces éclairs sont d'une soudaineté extraordinaire et sont, aux éclairs du premier genre, ce qu'est une avalanche par rapport à un torrent.

Ils sont le résultat de décharges oscillatoires très rapides qui se propagent suivant des lois toutes spéciales. La résistance électrique ne les retarde que fort peu ; le trajet effectué par ces éclairs-ruades présente des bizarreries apparentes très surprenantes ; par exemple, la décharge quittera un gros conducteur métallique pour bondir à travers un mur et plusieurs mètres d'air sur un corps mauvais conducteur.

On ne peut donc jamais avoir une confiance absolue dans le meilleur des paratonnerres, car il peut toujours exister une forme de décharge qui déroute les prévisions.

§ 2. — ACCIDENTS DUS AUX COURANTS INDUSTRIELS

Les courants employés dans l'industrie peuvent être divisés en deux catégories : les courants continus et les courants alternatifs. Les courants continus, d'après les recherches de PRÉVOST et BATELLI, ne paraissent pas aussi dangereux, qu'on l'avait pensé tout d'abord ; pour que des effets mortels soient observés sur l'homme, il faut que la tension de ces courants atteigne 1.500 volts. Chez les animaux, la mort peut être obtenue avec un voltage bien plus bas : ainsi pour tuer un chien, une différence de potentiel de 70 volts suffit ; pour le cheval, la mort est produite avec un courant de 400 à 500 volts (ARLOING).

La cause de la mort par les courants continus est la paralysie du cœur qui entre alors en contractions fibrillaires.

Les courants alternatifs présentent des dangers plus ou moins grands suivant leur tension et aussi suivant leur fréquence. Les effets mortels sont surtout à redouter pour un nombre de périodes compris entre 40 et 150 par seconde : or, en général, les courants alternatifs industriels ont une fréquence qui oscille entre ces deux valeurs : c'est ce qui rend ces courants si dangereux.

La cause de la mort par les courants alternatifs peut être
due, soit à la paralysie du cœur, comme dans le cas des courants continus, soit à l'inhibition des centres nerveux respiratoires ; la paralysie du cœur s'observe avec les courants à
faible tension ; l'inhibition des centres respiratoires a lieu au
contraire avec les courants à tension très élevée (PRÉVOST et
BATELLI).

Quel que soit le genre de courants qui a amené la mort, on
n'a pu constater à l'autopsie aucune lésion caractéristique :
l'examen microscopique pratiqué sur les tissus d'animaux
foudroyés n'a pas permis de déceler de lésion cellulaire nerveuse (BONNIER et PIÉRY) contrairement à l'opinion émise par
CONRADO.

§ 3. — SOINS A DONNER AUX VICTIMES
DES ACCIDENTS ÉLECTRIQUES

Si, dans un accident de l'industrie électrique, il se produit
une paralysie du cœur, il y a peu de remède pratique : PRÉ-
VOST et BATELLI ont proposé soit d'appliquer sur le cœur en
contractions fibrillaires une forte décharge électrique, ou un
courant alternatif de 250 à 300 volts ; soit surtout de faire traverser le corps par un courant alternatif de 2.400 à 4.800 volts.
Ces divers moyens font cesser la crise de trémulations ventri-
culaires ; mais il ne faut pas qu'il se soit écoulé plus de quinze
à vingt secondes depuis la fulguration pour que les battements
du cœur soient rétablis !

Lorsque le cœur n'a pas été mis en contractions fibrillaires,
la victime peut être sauvée ; il n'y a à craindre que l'asphyxie
si le contact a été prolongé pendant trop longtemps. Dans ce
dernier cas, la respiration artificielle et les tractions rythmées
de la langue constituent un remède sûrement efficace. D'après
l'instruction de l'Académie de Médecine, on transportera
d'abord la victime dans un local aéré où l'on ne conservera
qu'un petit nombre d'aides ; on desserrera les vêtements et on
s'efforcera le plus rapidement possible à rétablir la respiration
et la circulation. Il convient de commencer toujours par la

traction rythmée, en appliquant en même temps, s'il est possible, la méthode de la respiration artificielle.

Il conviendra, d'autre part, de chercher à ramener la circulation en frictionnant la surface du corps[1], en flagellant avec les mains ou avec des serviettes mouillées, en jetant de temps en temps de l'eau froide sur la figure, en faisant respirer de l'ammoniaque ou du vinaigre. Si l'on possède sous la main de l'oxygène, il faudra faire respirer ce gaz à la victime pour hâter la fin des symptômes de l'asphyxie.

Depuis que cette instruction a été rendue publique, on n'en est plus à compter le nombre des personnes rappelées à la vie et pour ainsi dire ressuscitées.

Malheureusement, il n'existe pas actuellement de moyen pratique permettant de savoir si la victime présente une paralysie du cœur ou s'il y a seulement inhibition des centres respiratoires[2].

---

[1] C'était le procédé qu'on employait dans les cas de fulguration atmosphérique avant de connaître la respiration artificielle : les frictions vigoureuses sur le corps paraissent avoir été préconisées par le père de l'illustre Bichat ; il exerçait la médecine à Poncin (Ain) ; Bichat (père) rapporte plusieurs cas dans lesquels les victimes ont pu être ramenées à la vie après une heure de frictions faites avec « des linges roux trempés dans de l'eau-de-vie de marc » en insistant sur la colonne vertébrale.

(Lettre de Bichat père, 18 décembre 1866).

[2] Voir la thèse de P. Galimard : *Contribution à l'étude des effets mortels produits par les courants électriques*, Lyon, 1903.

CHAPITRE XIV

EFFETS ET APPLICATIONS
DU CHAMP MAGNÉTIQUE

Nous diviserons cette étude en deux parties : les effets physiologiques et les applications à la thérapeutique.

1° Effets physiologiques. — Si nous sommes capables d'éprouver des sensations quand les différentes formes de l'énergie électrique sont appliquées sur nos tissus, il n'en n'est pas de même quand une partie de notre corps est placée dans un champ magnétique : nous ne sentons alors absolument rien, quelque puissant que soit l'aimant employé. Quelques expérimentateurs ont essayé de placer leur cerveau entre les deux pôles d'un aimant puissant ; aucune sensation, aucun effet cérébral ne purent être décelés. On a aussi soumis des animaux à l'action de champs très forts et pendant de longues heures : on n'a jamais noté de symptôme spécial.

Cependant certaines manifestations biologiques élémentaires paraissent modifiées par l'action du champ magnétique : d'Arsonval a trouvé qu'une solution de saccharose additionnée du ferment inversif de la levure de bière ne s'invertit que très lentement quand on la place entre les deux pôles d'un très fort électro-aimant.

R. Dubois a observé sur certaines cultures une orientation particulière sous l'influence du champ magnétique.

L'incubation d'œufs de poule subit aussi un ralentissement sensible par l'action de l'aimant (Michaelis).

Si le champ magnétique ne produit sur nous aucune sensation, il peut modifier l'énergie de contraction des muscles :

Ch. Féré a fait des expériences récentes qui prouvent nettement cette modification. Quand un groupe de muscles se contractent en produisant du travail que l'on enregistre avec l'ergographe de Mosso, ce travail subit, sous l'influence des lignes de force émanant d'un puissant aimant placé près des muscles de l'avant-bras, un relèvement rapide. Cet accroissement du travail ergographique est plus marqué, si l'aimant agit sur les muscles fatigués. Les deux pôles se comportent de la même façon.

Dans ces expériences, il n'y avait pas d'effet de suggestion, car on faisait agir l'aimant à l'insu du sujet.

2° Applications à la thérapeutique. — Les aimants et les électro-aimants peuvent rendre des services à la thérapeutique et à la clinique.

a. *Affections nerveuses*. — La principale de ces affections dans lesquelles l'aimant a été utilisé est l'hystérie. Lorsqu'on applique un aimant dans le voisinage d'un membre présentant les symptômes de l'hémi-anesthésie chez un hystérique, on observe souvent un retour de la sensibilité dans ce membre, tandis que le membre opposé devient quelquefois anesthésié, (phénomène du transfert). Cette utilisation de l'aimant en clinique se fait à l'aide d'aimants en fer à cheval entourés de bandes d'étoffe pour éviter le contact métallique avec la peau du malade (aimant de CHARCOT).

MULLER (de Zurich) a préconisé l'emploi en thérapeutique d'un puissant électro-aimant pouvant consommer jusqu'à 80 ampères sous 110 volts : cet électro, alimenté par du courant alternatif, crée un champ oscillant intense dans lequel les phénomènes de répulsion des métaux bons conducteurs, signalés par THOMPSON, peuvent être très facilement réalisés. Si l'on approche des malades de ce champ magnétique oscillant, on provoque divers phénomènes, pouvant amener une amélioration des symptômes présentés par des nerveux : les migraineux, en particulier, retirent d'excellents effets de ce traitement électro-magnétique.

b. *Recherche d'une paillette métallique*. — On se sert pour cela du sidéroscope (voir *Précis de manipulations de physique biologique*) qui se compose d'une aiguille aimantée suspendue par un fil de cocon et portant un miroir. Un faisceau lumineux est dirigé sur celui-ci et la trace du faisceau réfléchi permet de voir s'il y a déviation de l'aimant quand on approche de son extrémité la région (le plus souvent l'œil) où l'on soupçonne la présence de la paillette métallique, fer ou acier.

c. *Extraction de corps métalliques et magnétiques.* — On utilise souvent l'aimant ou mieux l'électro-aimant pour extraire

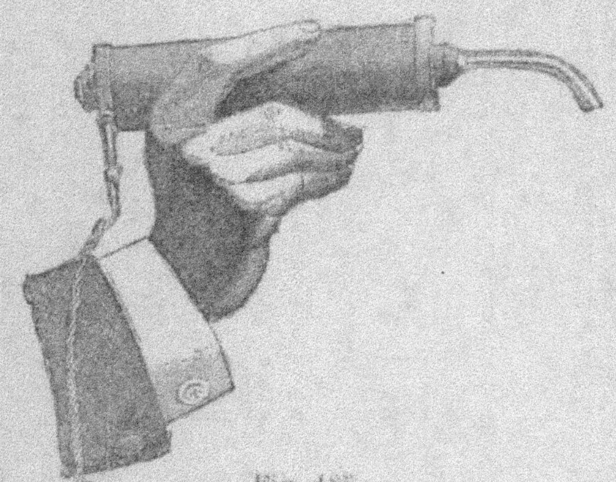

Fig. 185.
Électro-aimant pour la détubation.

des tissus une portion de métal magnétique ; un des pôles de l'électro-aimant est approché de la région où se trouve le métal et le courant est lancé dans le solénoïde : souvent on voit aussitôt le corps métallique sortir des tissus et venir se coller au pôle approché.

Dans le cas de l'œil, les pôles de l'électo-aimant sont terminés en pointe.

d. *Détubation du larynx.* — On emploie souvent, dans certains cas de diphtérie, le procédé du tubage. La grande difficulté de ce procédé réside dans l'enlèvement du tube introduit dans le larynx. COLLER a fait construire récemment un électro-aimant (fig. 185) qui permet très aisément de retirer le tube de fer. Cet électro possède un pôle recourbé, comme le montre la figure, qui est introduit dans le pharynx dans la direction du larynx jusqu'à ce que le contact avec le tube ait lieu. On a soin de faire passer le courant, fourni par un accumulateur, avant l'introduction. On retire alors l'électro qui entraîne avec lui le tube. La détubation ainsi pratiquée est très simple et peut être faite par n'importe qui, ce qui est un grand avantage. De plus la désinfection du pôle de l'électro est facile à réaliser.

LIVRE V

OPTIQUE

C'est d'optique biologique qu'il va être question dans ce
Livre : nous n'avons pas à rappeler ici les lois générales de
l'optique avec lesquelles le lecteur doit être familiarisé.

Après avoir fait l'étude optique de l'œil et celle des anomalies de la vision, nous exposerons les méthodes d'analyse des
radiations lumineuses et les conséquences utiles au médecin.

CHAPITRE PREMIER

OPTIQUE DE L'ŒIL

Si l'on considère l'œil dans son ensemble, on trouve que la
lumière, avant d'arriver à la rétine, doit traverser trois milieux
réfringents, séparés par des surfaces courbes ayant pour effet
de modifier la direction des divers segments de chaque rayon
lumineux depuis son entrée dans l'œil, au niveau de la cornée,
jusqu'à son arrivée sur l'écran sensible constitué par la rétine.
Les trois milieux sont, en supposant l'épaisseur de la cornée
comme nulle, l'humeur aqueuse, le cristallin et l'humeur
vitrée ; les trois surfaces courbes qui limitent ces milieux sont
la cornée, la face antérieure du cristallin et sa face postérieure.

Si on appelle *dioptre* l'ensemble de deux milieux inégalement réfringents séparés par une surface courbe, on voit
qu'il y a à considérer dans l'œil trois dioptres : ces dioptres

sont, tous les trois, convergents, car leur concavité est, pour chacun d'eux, tournée vers le milieu le plus réfringent ; l'indice total du cristallin étant 1.4371 et ceux des humeurs aqueuse et vitrée étant respectivement 1.336 et 1.339.

Nous devons donc, au début de ce chapitre, rappeler les principales propriétés des dioptres convergents ; nous ferons ensuite une étude sommaire des systèmes centrés.

§ 1. — DIOPTRES CONVERGENTS

Supposons que la surface courbe qui constitue le dioptre soit sphérique, et que le milieu vers lequel est tournée la concavité du dioptre soit plus réfringent que celui qui est du côté de la convexité ; nous aurons un dioptre sphérique convergent dont l'axe principal est la ligne qui réunit le centre de la sphère à laquelle appartient le dioptre et le pôle P du dioptre (fig. 186). Un dioptre possède évidemment deux foyers principaux : un foyer postérieur F, par où passent les rayons réfractés des incidents qui se sont propagés dans le milieu le moins réfringent, et un foyer antérieur F' pour les rayons réfractés provenant d'incidents qui se sont propagés dans le milieu le plus réfringent.

Il est important de connaître l'expression des distances focales des dioptres, en fonction de l'indice de réfraction et du rayon du dioptre. Nous supposerons, pour simplifier, que le premier milieu (le moins réfringent) est l'air, l'indice du deuxième milieu étant n. Si le premier milieu était autre que l'air et avait un indice égal à n_1, l'indice du deuxième milieu étant n_2, il suffirait de remplacer n par le rapport $\frac{n_2}{n_1}$.

1° Calcul des distances focales d'un dioptre. — Pour calculer la distance focale postérieure, menons un rayon SI parallèle à l'axe principal et décrivons autour du point I, deux arcs de circonférence dont les rayons r et r' soient tels qu'on ait.

$$\frac{r}{r'} = n.$$

Si n est égal à $\frac{4}{3}$, on prendra $r = 4$ millimètres, et $r' = 3$ millimètres. Prolongeons l'incident SI jusqu'à la rencontre en K avec la circonférence r', puis, menons par K une parallèle à la normale IC : cette parallèle coupe la circonférence r en R ; il suffit de joindre IR et de prolonger jusqu'à l'axe pour

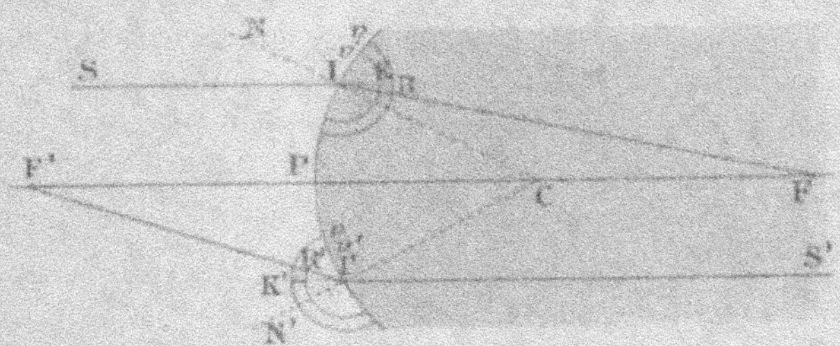

Fig. 186.
Construction des foyers d'un dioptre.

obtenir le foyer postérieur F du dioptre, car le réfracté de SI est IR, comme il est facile de le démontrer, en partant d'une surface plane de séparation de deux milieux.

Pour calculer PF, remarquons qu'à cause de la faible amplitude du dioptre, on peut admettre que PF = IF. Considérons les deux triangles IRK et ICF ; on peut écrire :

$$\frac{\text{IF}}{\text{CF}} = \frac{\text{IR}}{\text{IK}}$$

Mais, par construction, $\dfrac{\text{IR}}{\text{IK}}$ c'est-à-dire $\dfrac{r}{r'}$ est égal à n ; on a donc

$$\frac{\text{IF}}{\text{CF}} = n.$$

Désignons IF ou PF par φ et PC par r (rayon du dioptre) ; si on remarque que CF = PF — PC = φ — r, on a

$$\frac{\varphi}{\varphi - r} = n$$

ou

$$\varphi = \varphi.n - r.n$$

d'où

$$\rho = \frac{r.n}{n-1}.$$

Telle est la valeur de la distance focale postérieure du dioptre.

Pour connaître la position du foyer antérieur F' du dioptre, il suffirait de faire la même construction, en prenant, comme rayon incident, une parallèle à l'axe principal se propageant dans le deuxième milieu ; on obtiendrait ainsi un réfracté F'F et la distance focale antérieure PF' $= \rho'$ a pour valeur

$$\rho' = \frac{r}{n-1}$$

Il faut remarquer que la distance du foyer antérieur F au pôle P du dioptre est égale à la distance du foyer postérieur F au centre C ; en effet, CF c'est $\rho - r$; or, si l'on remplace ρ par sa valeur, on obtient

$$CF = \rho - r = \frac{r\,n}{n-1} - r = \frac{r}{n-1}$$

ce qui est précisément la valeur de la distance focale antérieure PF'.

De plus, si l'on fait le quotient de la distance focale postérieure par la distance focale antérieure, on a

$$\frac{\rho}{\rho'} = \frac{\dfrac{r.n}{n-1}}{\dfrac{r}{n-1}} = n.$$

Le rapport des deux distances focales est donc égal à l'indice du deuxième milieu relativement au premier.

Enfin, une autre expression qui peut encore être utile est la suivante : si on considère un point lumineux situé sur l'axe principal dans le premier milieu, à une distance p du pôle P, l'image de ce point se fera en un point dont la distance p' au pôle P du dioptre est reliée à la distance p par l'expression, facile à établir,

$$\frac{\varphi}{p} + \frac{\varphi'}{p'} = 1.$$

2° Image d'un objet. — Ces différentes formules fondamentales étant établies, étudions la formation des images d'un objet qui se déplacerait depuis l'infini vers le dioptre.

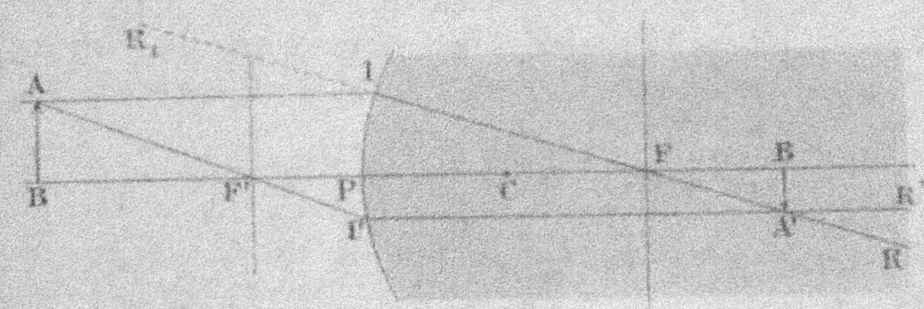

Fig. 187.
Formation de l'image d'un objet dans un dioptre.

a. *L'objet se trouve entre l'infini et le double de la distance focale antérieure.* — Soit l'objet AB ; pour construire son image, prenons deux rayons lumineux émanant du sommet A de l'objet (fig. 187) ; ces rayons pourraient être quelconques, mais prenons-les, pour plus de facilité, l'un AI parallèle à l'axe, l'autre AI' passant par le foyer antérieur F' ; le réfracté de AI est IF ; on donne à cette droite IF le nom de *caractéristique de l'image par rapport à l'objet AB*. L'image du point A se trouve nécessairement sur cette caractéristique ; le réfracté de AI' est évidemment parallèle à l'axe, en vertu du principe du retour inverse de la lumière ; en sorte que l'image du point A est à l'intersection A' des deux réfractés et l'image de l'objet est A'B'. Cette image est renversée, réelle et plus petite que l'objet.

Lorsque l'objet est à l'infini, son image est réduite à un point et située au foyer F. Lorsque l'objet est arrivé au double de la distance focale antérieure, alors son image se forme au double de la distance focale postérieure et dans ce cas la gran-

deur de *l'image est égale à celle de l'objet.* Les deux plans perpendiculaires à l'axe situés à ces doubles distances focales
portent le nom de *plans antiprincipaux* : on voit que leurs
propriétés sont remarquables, puisque quand l'objet est placé
dans l'un d'eux son image est contenue dans l'autre.

Il est facile de calculer, avant d'aller plus loin, le rapport
des dimensions de l'objet et de son image, en fonction de
leurs distances, soit aux plans focaux, soit au pôle du dioptre.

1° Désignons par l la distance de l'objet AB au plan focal
antérieur et par l' la distance de l'image A'B' au plan focal
postérieur : les triangles semblables AB F et FPF' donnent

$$\frac{AB}{IP \text{ ou } A'B'} = \frac{BF'}{EF'} = \frac{l}{\varphi} \tag{1}$$

D'autre part, les triangles IPF et FB'A' étant semblables, on
peut écrire

$$\frac{IP \text{ ou } AB}{A'B'} = \frac{PF'}{FF'} = \frac{\varphi}{l'} \tag{2}$$

En comparant les égalités (1) et (2), on voit que

$$\frac{AB}{A'B'} = \frac{l}{\varphi} = \frac{\varphi'}{l'}$$

Ce qui donne encore

$$ll' = \varphi.\varphi'.$$

2° Si l'on considère les distances de l'objet et de son image,
non plus à partir des deux foyers, mais à partir du pôle P du
dioptre, les formules nouvelles sont faciles à établir : il suffit
de poser $l = p - \varphi'$ et $l' = p' - \varphi$.

Alors on a

$$\frac{AB}{A'B'} = \frac{p - \varphi'}{\varphi} = \frac{\varphi'}{p' - \varphi}.$$

b. *L'objet est placé entre le premier plan antiprincipal et le
premier plan focal.* — Il est facile de voir, soit par le calcul,

soit par la construction géométrique, que l'image est plus grande que l'objet, réelle et renversée; elle se trouve située entre le second plan antiprincipal et l'infini.

c. *L'objet est entre le plan focal antérieur et le plan principal.* — L'image devient virtuelle, droite et plus grande que l'objet; elle se forme alors entre l'infini, à gauche, et le plan principal. Lorsque l'objet se rapproche du dioptre, de manière à le toucher, son image, droite et virtuelle, devient égale à l'objet et se forme dans le même plan que l'objet.

d. *L'objet (virtuel) est placé entre le plan principal et l'infini.* — La construction de l'image montre que celle-ci est droite, *réelle*, et plus petite que l'objet; lorsque l'objet va du plan principal à l'infini, l'image va du plan principal au foyer F et son sommet A' se déplace sur la ligne IF, de I en F.

3° Puissance dioptrique d'un dioptre. — On appelle *puissance* ou *pouvoir dioptrique* d'un dioptre ou d'un système optique quelconque, l'inverse de la distance focale située du côté opposé à celui d'où vient la lumière. — Si la lumière vient, dans le cas du dioptre convergent qui a été considéré, de gauche à droite, la puissance dioptrique a pour valeur

$$\varphi = \frac{1}{\varphi}.$$

L'unité de puissance dioptrique des systèmes optiques s'appelle *dioptrie* (MONOYER) : c'est la *puissance dioptrique d'un système optique,* d'une lentille par exemple, *ayant un mètre de distance focale.* Si un dioptre a une distance focale de 0^m,50, sa puissance dioptrique est de

$$\frac{1}{0,50} = 2 \text{ dioptries.}$$

§ 2. — SYSTÈMES CENTRÉS

On sait que l'on appelle *système centré* un système optique formé par la réunion d'une série de milieux inégalement réfringents séparés les uns des autres par des dioptres sphériques dont les axes principaux sont situés sur une même ligne droite qui est l'*axe du système*.

Le lecteur ayant déjà fait l'étude des systèmes centrés ainsi que celle des lentilles épaisses, nous considérerons seulement le cas, plus intéressant pour nous, où le système centré est

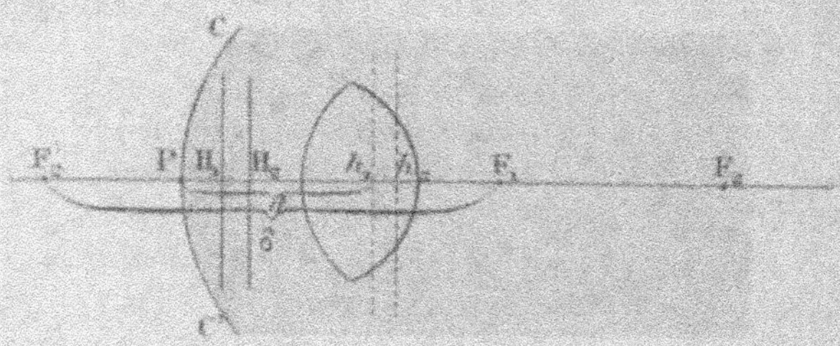

Fig. 188.
Pouvoir dioptrique d'un système centré.

formé d'un dioptre et d'une lentille épaisse, cas qui se trouve exactement dans l'œil, où le dioptre est constitué par la cornée, et la lentille épaisse par le cristallin.

Soit donc en P (fig. 188) le pôle du dioptre convergent et en h_1 h_2 les deux plans principaux de la lentille épaisse ayant le même axe que le dioptre. La puissance dioptrique de ce système centré peut être exprimée simplement, à l'aide d'une formule très générale, facile à démontrer, et à laquelle Monoyer a donné une forme très commode.

Si l'on désigne par P_1 la puissance dioptrique du dioptre, par P_2 celle de la lentille, et par δ la distance comprise entre le foyer postérieur du dioptre et le foyer antérieur (placé du côté d'où vient la lumière) de la lentille, on a pour la valeur de la puissance dioptrique du système

$$\Pi = \delta \cdot P_1 \cdot P_2$$

Dans le cas de l'œil, en désignant par φ_1 la distance focale postérieure du dioptre cornéen, par φ_2 la distance focale de la lentille cristallienne et par d la distance du pôle P de la cornée au premier plan principal h_1 du cristallin, la distance δ est égale à $\varphi_1 + \varphi_2 - d$.

Si l'on remplace δ par sa valeur, on obtient, pour la puissance dioptrique Π,

$$\Pi = \varphi_1 P_1 P_2 + \varphi_2 P_1 P_2 - d P_1 P_2 = P_1 + P_2 - d P_1 P_2$$

§ 3. — ŒIL SCHÉMATIQUE

Quoique l'appareil dioptrique oculaire ne soit pas exactement centré, on admet, à cause de la petitesse des angles formés par la cornée et la lentille cristallinienne, que l'œil est un système optique centré auquel sont applicables toutes les lois et formules des dioptres et des systèmes centrés. Les valeurs des éléments dioptriques de l'œil ont été déterminés par Helmholtz sur l'œil au repos.

Rayon de courbure de la cornée.		$7^{mm},82$
— face antérieure du cristallin.		10
— face postérieure.		6
Dist. du pôle de la cornée à la face ant. cristallin		$3^{mm},6$
— face postérieur.		$7^{mm},2$
Épaisseur du cristallin.		$3^{mm},6$

Ces données sont suffisantes pour permettre de calculer la position des plans principaux, des points nodaux et des foyers de l'œil.

Si l'on prend le pôle de la cornée pour origine des distances, on trouve que le premier point principal Π_1 est situé en arrière de la cornée à $1^{mm},75$; le deuxième point principal Π_2 à $2^{mm},11$; ce qui donne, pour la distance des points principaux, $2,11 - 1,75 = 0^{mm},36$. Quant aux points nodaux, le premier est à $6^{mm},96$, en arrière de la cornée et le deuxième à $7^{mm},32$; ces deux points sont éloignés l'un de l'autre de $7,32 - 6,96 = 0^{mm},36$.

Enfin, les foyers sont situés : le foyer postérieur à $22^{mm},82$ en arrière de la cornée, et le foyer antérieur à $13^{mm},74$ en avant.

Les distances focales devant être comptées à partie des points
principaux, on obtient :

Distance focale postérieure . . . . $25,82 - 2,11 = 20^{mm},71$
—   —   antérieure. . . . $13,74 + 1,75 = 15^{mm},49$

L'œil, avec ses différents éléments dioptriques tels que nous
venons de les donner, représente la moyenne des yeux examinés et est connu sous le nom d'œil *schématique* : il est

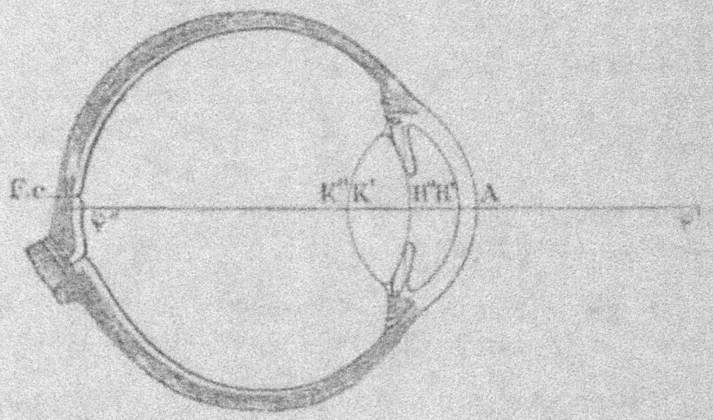

Fig. 189.
Œil schématique.

constitué (fig. 189) par un milieu d'indice uniforme égal à
1, 33 renfermant une lentille épaisse dont l'indice est plus
grand et égal à 1,43.

Si l'on porte son attention sur la distance qui sépare l'un de
l'autre les points principaux et les points nodaux de l'œil schématique, on voit que cette distance est très petite, puisqu'elle
est à peu près le 1/3 d'un millimètre ($0^{mm},36$) ; dans la plupart des cas, et en particulier, pour les calculs que nous avons
à faire sur l'œil, on peut admettre que cette très faible distance
équivaut à la confusion des deux points principaux H′ et H″ et
des points nodaux K′ et K″ de l'œil schématique (fig. 189).

L'œil se trouve alors *réduit* à n'avoir qu'un point principal
et un point nodal : cette simplification porte le nom de sim-

plification de LISTING, et l'œil qui en résulte s'appelle *œil réduit de Listing*.

§ 4. — ŒIL RÉDUIT

Si, comme l'a fait DONDERS, on suppose que la cornée CC_1 (fig. 190). est à 2 millimètres en arrière de celle de l'œil schématique CC_1 et que le point nodal unique N soit le centre de cette cornée fictive, celle-ci aura un rayon de courbure égal à 5 millimètres. Enfin si l'on donne aux différents milieux réfringents de l'œil le même indice de réfraction 4/3, on obtient l'œil *réduit simplifié* qui est un véritable dioptre convergent dont le

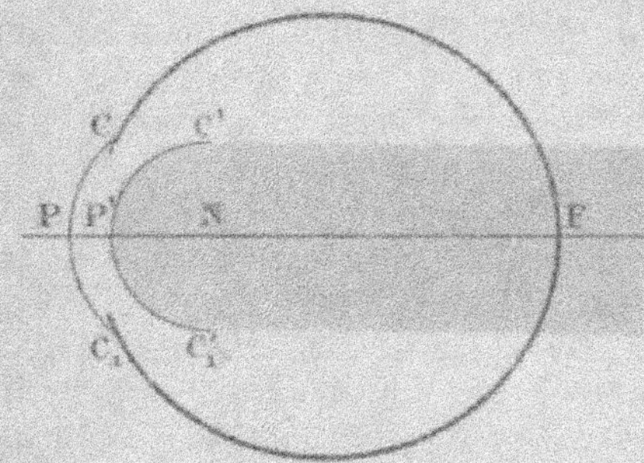

Fig. 190.
Passage de l'œil schématique à l'œil réduit.

plan principal passe en P' et dont le centre de courbure est en N. C'est sur cet œil que nous ferons les calculs nécessités par l'étude optique des différentes anomalies de la vision.

Nous ne saurions trop insister sur l'équivalence dioptrique de l'œil réduit avec l'œil schématique et sur l'impossibilité absolue de comparer l'œil à une lentille, comme le font certains auteurs et un trop grand nombre de médecins. Pour que deux systèmes optiques soient équivalents, il faut qu'ils aient mêmes points principaux, mêmes points nodaux et mêmes plans focaux : on reconnaît que deux systèmes sont équivalents à

ce qu'ils fournissent d'un même objet, situé de n'importe quel
côté du système, une image de même sens, de même grandeur et de même nature (réelle ou virtuelle). Or une lentille, qui a ses deux distances focales égales, et dont les points
principaux coïncident avec les points nodaux, ne peut, dans
aucun cas, remplacer, au point de vue de l'équivalence optique,
un système centré formé de plusieurs dioptres, ou même un
dioptre unique : ce dernier système a *toujours* ses distances
focales inégales, et les points principaux et nodaux sont très
distincts, très éloignés les uns des autres. Il faudra donc considérer comme très mauvais et entachés d'erreurs les raisonnements faits sur une lentille prise comme équivalente à l'œil.

Au contraire, si un système centré formé d'une série de
dioptres a ses deux points principaux peu éloignés l'un de
l'autre, ainsi que ses deux points nodaux, on pourra, avec une
grande approximation, remplacer ce système centré par un
dioptre unique dont le plan principal passera par le point
résultant de la confusion des deux points principaux du système primitif et dont le centre sera au point résultant de la
confusion des deux points nodaux ; ce dioptre unique est alors
équivalent au système centré considéré et tous les résultats,
tous les raisonnements que l'on fera sur ce dioptre unique
équivalent pourront être reportés au système centré primitivement considéré. C'est bien ce qui a été fait pour l'œil réduit
simplifié par rapport à l'œil schématique; en sorte que nous
sommes autorisés à faire sur l'œil des calculs dont les résultats
pourront être appliqués à l'œil schématique lui-même.

Les formules que nous avons établies pour un dioptre convergent vont nous servir à calculer les distances focales de
l'œil réduit; nous savons que la distance focale postérieure a
pour valeur

$$\varphi = \frac{r \cdot n}{n - 1}$$

et la distance focale antérieure

$$\varphi' = \frac{r}{n - 1}$$

Puisque r est égal à 5 millimètres et n à $\frac{4}{3}$, nous obtenons, pour valeur numérique de φ et de φ'.

$$\varphi = \frac{5 \times \frac{4}{3}}{\frac{4}{3} - 1} = 20 \text{ millimètres.}$$

et

$$\varphi' = \frac{5}{\frac{4}{3} - 1} = 15 \text{ millimètres.}$$

Telles sont les deux distances focales du dioptre-œil réduit, comptées à partir du pôle de la cornée fictive de cet œil.

CHAPITRE II

DE L'ACCOMMODATION

Si l'œil réduit est physiquement équivalent à l'œil, lui est-il aussi physiologiquement équivalent ?

L'écran sensible, sur lequel viennent se peindre les images des points et des objets dans l'œil réduit, sera, dans une première partie de cette étude, supposé coïncider avec le plan focal postérieur du dioptre-œil ; cette coïncidence correspond à l'œil normal qu'on appelle œil *emmétrope*.

§ 1. — FORMATION DES IMAGES DANS L'ŒIL

Pour savoir si l'équivalence physiologique existe aussi bien que l'équivalence physique, prenons un point lumineux que nous déplacerons devant l'œil sur l'axe à partir de l'infini.

Un point L_1 ou un objet placé à l'infini forme son image au foyer ; dans ces conditions, le point ou l'objet sera vu nettement par l'œil puisque l'écran sensible, c'est-à-dire la rétine, est en F par hypothèse (fig. 191). Si l'objet ou le point L_2 s'approche du dioptre-œil, l'image, nous le savons, se formera au delà du plan focal en L'_2 et par conséquent au delà de la rétine ; l'image ne se peindra donc plus nettement sur la rétine : celle-ci sera coupée en a par les rayons réfractés qui donnent naissance à l'image.

Si l'objet ou le point est virtuel, c'est-à-dire s'il tombe sur l'œil un faisceau de rayons convergents L_3, l'image de l'objet ou du point se fera, non plus au delà du plan focal, mais en avant de ce plan en L'_3 ; il n'y aura donc pas dans ce cas encore formation de l'image nette sur la rétine.

Quoique l'image de l'objet ou du point ne se forme pas exactement sur la rétine, quand l'objet se déplace sur l'axe, voyons si cependant l'œil ne voit pas nettement l'objet ou le point. Que faut-il pour que la vision d'un objet soit nette ? La seule

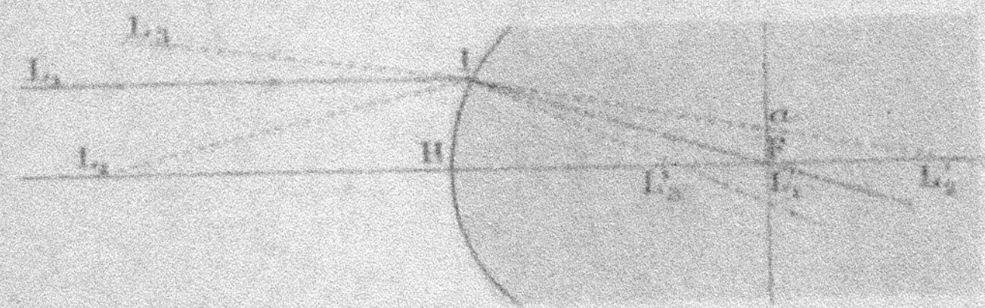

Fig. 191
Rayons incidents parallèle, divergent et convergent.

condition, c'est que l'intersection du faisceau réfracté dans le dioptre-œil, provenant de chaque point d'un objet, par l'écran sensible, la rétine, soit une surface plus petite ou tout au plus égale à la section d'un des éléments sensibles de la rétine, dont le diamètre est de trois millièmes de millimètre.

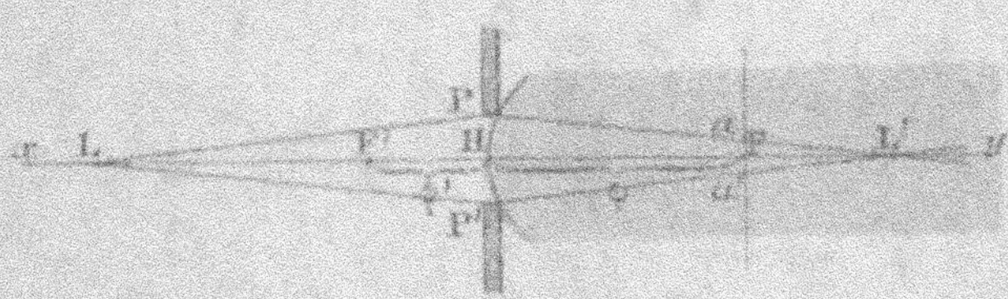

Fig. 192.
Calcul du diamètre des cercles de diffusion.

Si on cherche à quelle distance un point lumineux doit être placé de l'œil pour que le faisceau réfracté coupe la rétine suivant une surface ayant un diamètre aa' tout au plus égal à 0,003 millimètre, on trouve (fig. 192), en prenant un diamètre de la pupille P P' égal à 4 millimètres, que cette distance est de 20 mètres ; si le point était placé à 15 mètres, le diamètre du cercle formé par l'intersection du faisceau réfracté avec la rétine, cercle de diffusion, serait de 0,004 millimètre, plus grand par conséquent que le diamètre des cônes de la fovea.

Mais la pupille, qui tient sous sa dépendance la grandeur des cercles de diffusion, peut prendre un diamètre plus petit que 4 millimètres ; si on lui considère un diamètre de 1,8 millimètre, comme c'est le cas lorsqu'on est exposé à une bonne lumière, alors le diamètre des cercles de diffusion diminue beaucoup, toutes choses égales d'ailleurs. Cherchons à quelle distance l'œil pourra encore voir nettement un objet, avec ce diamètre pupillaire de 1,8 millimètre ; la figure 192 contient des triangles semblables qui permettent de faire facilement ce calcul en se rappelant que les distances focales φ et φ' valent 20 et 15 millimètres.

On a en effet, d'une part,

$$\frac{aa'}{PP'} = \frac{FL'}{HL'} \tag{2}$$

et, d'autre part (formule de NEWTON)

$$FL' \times LF' = \varphi\varphi' \tag{2'}$$

On trouve ainsi en remplaçant dans (1) FL' par sa valeur tirée de (2), que c'est à $8^m,90$ que l'objet doit être placé pour que les cercles de diffusion aient un diamètre égal à 0,002 millimètre.

Ainsi donc, malgré la diminution de l'ouverture pupillaire, la vision nette d'un objet ou d'un point cesse à partir d'environ 9 mètres de l'œil : l'œil réduit n'est donc pas *physiologiquement* équivalent à l'œil.

La propriété que possède l'œil de voir distinctement les objets rapprochés porte le nom d'*accommodation*.

§ 2. — MODIFICATION DE LA PUISSANCE DIOPTRIQUE DE L'ŒIL

Il doit donc se passer dans l'œil des modifications physiologiques ayant pour résultat de ramener le diamètre des cercles de diffusion à rester en dessous de 0,003 millimètre, de manière à rendre nette la vision des objets rapprochés.

Mais deux hypothèses sont permises pour expliquer le phénomène de l'accommodation : ou bien, c'est l'écran sensible, la rétine, qui se déplace de manière à recevoir l'image nette de l'objet, ou bien, la rétine restant fixe, c'est par une modification du pouvoir dioptrique de certains éléments optiques de l'œil que cette netteté des images est obtenue. La première hypothèse n'a aucune valeur, car il faudrait, lorsque l'on fixe des objets très rapprochés, que la rétine subisse des déplacements considérables, pour recueillir l'image nette de l'objet, et s'il en était ainsi, on s'apercevrait de ce déplacement qui n'a jamais été constaté et qui d'ailleurs est impossible.

C'est donc par une modification du pouvoir dioptrique des dioptres qui entrent dans la constitution de l'œil, que la netteté des images est conservée pendant le rapprochement des objets.

1 Lentille de Cusco. — Ce fait peut être démontré très facilement avec la lentille de Cusco : elle se compose d'un cylindre en métal de 3 centimètres de hauteur et dont l'axe est horizontal ; les bases de ce cylindre qui ont environ 8 centimètres de diamètre sont fermées par des lames de verre mince que maintiennent en place des rondelles vissées sur le cylindre. A la partie inférieure, se trouvent deux ajutages auxquels on fixe des tuyaux de caoutchouc permettant de remplir cette cuve cylindrique à bases transparentes avec de l'eau, ou tout autre liquide ; des robinets permettent d'ailleurs de fermer les ajutages. Supposons la lentille pleine d'eau, l'un des robinets étant fermé et le tube de caoutchouc fixé à l'autre ajutage portant un entonnoir contenant le même liquide que la lentille.

Si nous élevons un peu l'entonnoir, la pression hydrostatique transmise aux parois de la lentille rendra celle-ci légèrement convergente, en sorte que l'on pourra obtenir d'un objet, d'une flamme par exemple, une image nette, réelle et renversée sur un écran récepteur. Approchons alors la flamme de la lentille : nous constatons aussitôt que la netteté de l'image disparaît, mais nous allons la faire reparaître en augmentant la

pression hydrostatique sur les parois élastiques de verre mince
de la cuve ; il suffit pour cela d'élever davantage l'entonnoir
et il arrive un moment où l'image redevient nette sur l'écran
qui, remarquons-le, est resté à la même place.

En augmentant la pression hydrostatique, on rend les faces
de la lentille plus bombées ; par conséquent, le rayon de
courbure diminue et, avec lui, la distance focale du système ; or,
on sait que la distance focale et la puissance dioptrique sont
inverses l'une de l'autre ; ce qui revient à dire qu'en rendant
les faces plus bombées, on augmente la puissance dioptrique
de la lentille.

2° Quel est le dioptre oculaire dont la puissance dioptrique varie ? — On conçoit donc la possibilité de conserver
la netteté rétinienne aux images des objets qui s'approchent
de l'œil, mais il faut maintenant se demander quel est celui
des dioptres dont la courbure, et par suite la puissance dioptrique, varie ? — Ce peut être ou la cornée, ou la face antérieure
du cristallin, ou bien sa face postérieure.

DE HALDAT eut l'idée de trancher la question en supprimant
l'effet réfringent du dioptre cornéen ; pour cela, il plaça devant
l'œil une petite cuve en verre terminée par une paroi plane :
on a donné depuis, à cette cuve, le nom d'*orthoscope* (CZERMAK). Si l'on met de l'eau dans cette cuve, on supprime l'effet
du dioptre, puisque les indices des milieux placés de chaque
côté de la cornée sont alors égaux. Or, dans ces conditions, on
constate que l'œil peut toujours voir nettement un objet qu'on
rapproche de plus en plus. Ce n'est donc pas par une variation
de la courbure cornéenne que se maintient la netteté des
images rétiniennes.

Nous sommes ainsi conduits à envisager les deux dernières
hypothèses possibles, la variation de courbure, soit de la face
antérieure, soit de la face postérieure du cristallin.

En 1637, DESCARTES émit l'opinion que le cristallin doit changer
de forme pour produire le phénomène de l'accommodation ;
mais ce n'est qu'à partir de la découverte des images catoptriques de l'œil par PURKINJE, en 1825, que le domaine des

hypothèses fit place à celui des expériences qui élucidèrent
définitivement le problème du mécanisme de l'accommodation.

3° Images de Purkinje. — Voyons d'abord en quoi consistent ces images de Purkinje ; si l'on place une source de
lumière A, par exemple une bougie, devant un œil, on constate la formation de quatre images par réflexion sur les différentes surfaces de séparation des milieux de l'œil. La première
(I, fig. 193) est due à la réflexion des rayons lumineux sur la face

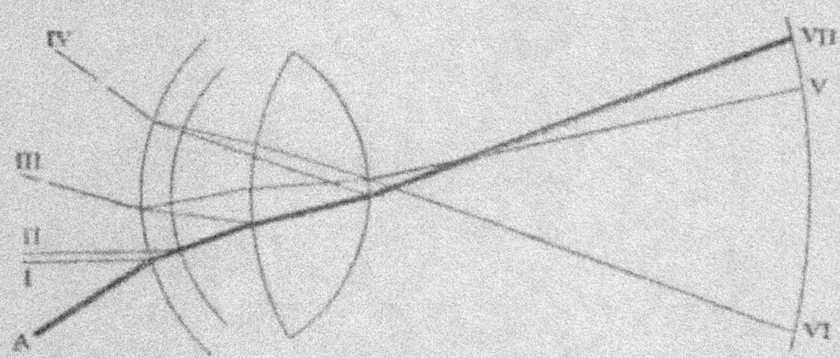

Fig. 193.
Images de l'œil (d'après Tscherning).

antérieure de la cornée ; la seconde II provient de la réflexion
sur la face postérieure de la cornée ; cette image est très pâle
et pour l'observer, il est bon de se servir d'une loupe et d'une
source intense de lumière ; la troisième image III est produite
par la réflexion sur la face antérieure du cristallin ; les trois
premières images sont virtuelles et droites. La quatrième image
IV est due à la réflexion sur la face postérieure du cristallin ;
elle est renversée et très petite.

Les rayons lumineux réfléchis qui donnent naissance à ces
quatre images constituent de la lumière perdue, car elle ne sert
pas à la vision des objets. Il existe trois autres images, V, VI et
VII de l'objet lumineux, mais qui, au lieu de se former par
réflexion, se produisent par réfraction ; il y a d'abord l'*image
utile* VII formée par la réfraction du faisceau direct ; puis deux

autres images provenant d'une double réflexion sur la face
antérieure de la cornée. Ces deux dernières images qui peuvent être perçues, comme l'a indiqué TSCHERNING, grâce à une
grande attention, sont plutôt nuisibles à la vision nette des
objets.

§ 3. — MÉCANISME DE L'ACCOMMODATION

Pour étudier le mécanisme de l'accommodation, nous ne nous
occuperons que des trois images suivantes : 1° l'image de la
face antérieure de la cornée ; 2° l'image de la face antérieure du
cristallin ; 3° l'image de la face postérieure du cristallin. Si l'on

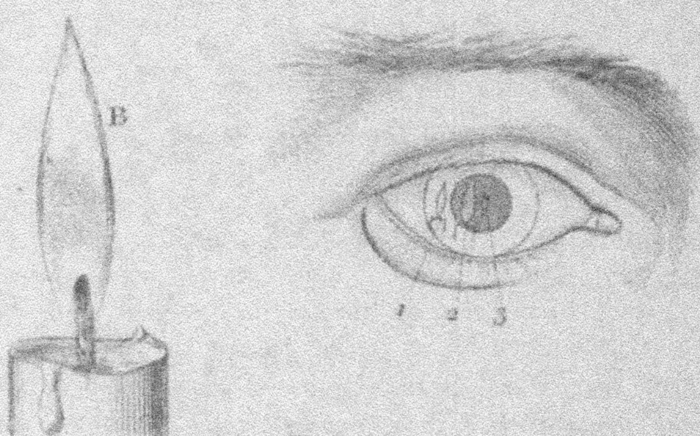

Fig. 194.
Images de PURKINJE (schématique).

fait fixer à un œil un objet éloigné, pendant qu'une bougie est
placée en avant de lui (fig. 194), on voit bien les trois images
de PURKINJE ; si on fait regarder alors à l'œil un point situé très
près, par exemple à 15 centimètres, on constate que la première
image ne subit aucune modification, que la troisième, correspondant à la face postérieure du cristallin, subit une modification à peine sensible ; mais que la deuxième image est profondément modifiée dans sa grandeur et qu'elle se déplace. On
peut déjà conclure de cette constatation que pendant l'accom-

modation, c'est la *face antérieure du cristallin* qui est le siège des modifications les plus importantes et que c'est, par suite, à cet organe qu'est due l'augmentation du pouvoir dioptrique de l'œil.

1° Déplacement de la deuxième image. — Puisque c'est cette deuxième image qui est la plus importante à considérer, examinons-la d'un peu près : nous avons dit qu'elle est droite et virtuelle ; elle se présente sous la forme d'une nébuleuse à contours mal définis (moins nets que ceux de la figure) qui empêchent de reconnaître en elle la forme de l'objet lumineux ; son intensité est faible, ses dimensions sont assez considérables comparativement à celles des deux autres images. Cette image cristallinienne antérieure ne paraît pas au milieu des deux autres ; elle est située plus haut que l'image due à la face postérieure du cristallin. Cette disposition particulière est le résultat du défaut de centrage de l'œil : le cristallin est en effet placé obliquement sur l'axe de l'œil ; il occupe une orientation telle qu'il semble avoir tourné d'un angle de 3° à 7° autour d'un axe vertical, le côté externe ou temporal du cristallin étant en arrière ; de plus, le bord supérieur est plus en avant que le bord inférieur.

Comment se déplace cette deuxième image quand l'œil passe de l'état de repos à l'état d'accommodation ? Si l'on consulte les traités, on y lit que pendant l'accommodation cette image se rapproche de la première et que ce rapprochement prouve que le cristallin est devenu plus bombé, que sa face antérieure a subi un mouvement en avant. Il n'en est rien, ainsi que l'ont montré récemment Monoyer et Coroxar. Il faut avoir soin de distinguer deux cas suivant le côté de l'œil où l'on place la source de lumière destinée à fournir les images de Purkinje. Si cette source est placée du côté nasal pendant que l'œil observateur est du côté temporal, on remarque que pendant l'accommodation, l'image 2 se déplace en se dirigeant, non pas vers la première image, mais bien *vers la troisième image*, contrairement à ce que les auteurs ont écrit. Si l'on place, au contraire, la source lumineuse du côté temporal (fig. 194), l'image 2

change de sens pendant que se produit l'accommodation, c'est-
à-dire qu'elle se dirige vers la première image.

Quel que soit d'ailleurs le sens du déplacement de l'image 2,
son mouvement peut être décomposé en deux autres : 1° un
mouvement dans le sens horizontal, le plus considérable ;
2° un mouvement dans le sens vertical.

Il reste à se demander si, en prenant le cas où l'image 2 se
rapproche de l'image 1, ce déplacement est dû à l'avancement de la face antérieure du cristallin vers la cornée par
suite d'une augmentation d'épaisseur de cet organe, ou s'il est
dû à une autre cause.

D'après les calculs de Coroxat, que nous ne pouvons rapporter ici, il résulte que le déplacement de l'image 2 ne serait
que de 1 p. 100 de sa valeur réellement constatée, s'il était dû
à l'avancement de la face antérieure du cristallin vers la cornée. Par conséquent, c'est ailleurs qu'il faut chercher la
cause du mouvement de la deuxième image de Purkinje pendant l'accommodation. La cause du déplacement relativement
grand de la deuxième image réside dans une rotation du cristallin, pendant l'accommodation, rotation telle que le *bord temporal du cristallin est amené en avant*, pendant que le *bord supérieur ou frontal est porté un peu en arrière*.

2° Variations de grandeur de la deuxième image. — Des
considérations qui précèdent, nous voyons en somme que c'est
seulement la variation de grandeur de l'image 2 qui nous
indique que le phénomène de l'accommodation se manifeste
principalement dans la face antérieure du cristallin.

Helmholtz a mesuré avec son ophtalmomètre les différents
éléments de l'œil au repos et à l'état d'accommodation ; il a
trouvé les nombres suivants :

	Repos.	Accommodation.
Rayon de courbure de la face ant. du cristallin.	10 mm.	6 mm.
— — postérieure.	6 —	5,5 —
Distance de la face ant. du cristallin à la cornée.	3,6 —	3,2 —
— — postérieure	7,2 —	7,2 —

On voit que c'est bien la face antérieure qui subit les plus grandes modifications pendant l'accommodation : son rayon de courbure passe de la valeur 10 millimètres à la valeur 6 millimètres. C'est à cause de cette augmentation de courbure que l'image catoptrique, qui correspond à cette face, diminue de hauteur lorsque l'œil passe de la vision de loin à la vision de près.

Maintenant que nous savons quel est le dioptre dont la puissance augmente au moment où nous regardons un objet peu éloigné de l'œil, demandons-nous par quel mécanisme physiologique se fait l'accommodation.

§ 4. — THÉORIES DU MÉCANISME DE L'ACCOMMODATION

Pour expliquer le mécanisme de l'augmentation de puissance dioptrique de la face antérieure du cristallin, deux théories ont été proposées : celles de HELMHOLTZ, et celle de TSCHERNING.

1° Théorie de Helmholtz. — D'après HELMHOLTZ, le cristallin, à l'état de repos, est tendu par la zonule de ZINN qui s'insère sur son bord ; les fibres antéro-postérieures du muscle ciliaire ayant leur insertion fixe sur l'anneau tendineux de DÖLLINGER, leur contraction a pour effet de faire avancer la zonule vers le cristallin et par conséquent de diminuer la tension de celui-ci, car, au repos, la zonule agit sur le cristallin en en rendant minima, et l'épaisseur, et aussi la courbure de ses faces. Au moment où la traction exercée ainsi par la zonule diminue, au moment où le muscle ciliaire se contracte pour la vision de près, la largeur du cristallin diminue, son épaisseur augmente, ainsi que la courbure de ses faces, mais surtout, nous le savons, de sa face antérieure. De plus, l'iris exercerait, d'après HELMHOLTZ, une certaine pression sur la face antérieure, pression qui aurait pour action de faire diminuer la courbure de la face postérieure, et de lui donner la valeur qu'elle a au repos, en augmentant par contre la courbure de la face antérieure, du cristallin. Les fibres circulaires qui entrent dans la constitution du muscle ciliaire ont pour effet, lors de leur contraction, de diminuer la tension des fibrilles qui portent des pro-

cés ciliaires et par conséquent de favoriser le relâchement des
faces cristalliniennes. Ainsi, dans la théorie de HELMHOLTZ, la
contraction du muscle ciliaire, agent actif de l'accommodation,
a pour but de relâcher les faces du cristallin qui tend par suite
à prendre la forme sphérique (fig. 195) et à acquérir l'épaisseur
maxima; l'augmentation de puissance réfringente qui en est
le résultat permet alors à l'œil de rétablir
la netteté de l'image qui se forme sur la
rétine.

Fig. 195.
Forme du cristallin
pendant l'accom-
modation, d'après
la théorie de HELM-
HOLTZ.

Cette théorie a été confirmée par certaines expériences que nous devons signaler. HENSEN et VOELKERS purent exciter le
ganglion ophtalmique par un courant faradique; ils virent que l'hypothèse de HELM-
HOLTZ était vérifiée pour les modifications de l'iris. Ils firent ensuite une ouverture à la sclérotique qui permit de
constater deux points importants : 1° la
contraction du muscle ciliaire; 2° le mouvement en avant de la choroïde.

Pour mettre en évidence les mouvements du cristallin, ce que ne permettait
pas l'ouverture de la sclérotique, HENSEN
et VOELKERS introduisirent des épingles
très fines et assez longues dans les différentes parties qu'ils supposaient se mou-
voir pendant l'accommodation. Les épingles formaient ainsi
autant de leviers du premier genre dont le point d'appui était
au niveau de la sclérotique; le sens du déplacement des extrémités libres donnait l'indication des mouvements subis par les
extrémités opposées. Ils constatèrent ainsi que la choroïde, dans
son ensemble, est attirée vers la partie antérieure du globe, sous
l'influence de la contraction du muscle ciliaire; la rétine suit
d'ailleurs le mouvement qui permet d'expliquer le phosphène
d'accommodation de PURKINJE et CZERMAK. Mais c'est relativement aux mouvements du cristallin que l'expérience fut con-
cluante : sous l'influence de la contraction du muscle ciliaire,

l'extrémité libre de l'épingle qui s'appuyait sur la face antérieure se portait en arrière et celle correspondant à la face
postérieure se portait un peu en avant. La conclusion à tirer
est évidente : l'épaisseur du cristallin augmente pendant l'accommodation, et c'est le muscle ciliaire qui, par sa contraction, produit l'augmentation d'épaisseur.

2° Théorie de Tscherning. — Récemment, Tscherning a
proposé une autre théorie de l'accommodation qui diffère notablement de celle de Helmholtz ; le point de départ de cette théorie, c'est la constatation, faite sur des yeux de cadavres, que le
cristallin ne correspond pas, après la mort, à l'accommodation
maxima, comme semble l'indiquer la théorie de Helmholtz, puisque le muscle ciliaire ainsi que tous les autres muscles sont relâchés. De plus, Tscherning a trouvé, à l'aide de son *aberroscope*,
que l'aberration de sphéricité de la partie équatoriale du cristallin qui devrait, dans la première théorie, augmenter, diminue au contraire pendant l'accommodation : ce qui indiquerait que ce bord devient moins épais que lorsqu'il est au repos.

En mesurant les éléments de l'œil, à l'aide de son ophtalmophakomètre, Tscherning a trouvé les nombres suivants :

	Repos.	Accommodation.
Rayon de la surface antérieure du cristallin	10,2	5
— — postérieure	6,2	5,6
Distance de la face ant. du cristallin à la cornée	3,5	3,5
— — postérieure	7,6	7,9
Épaisseur du cristallin	4,4	4,6

On voit, d'après ces nombres, que la face antérieure du cristallin ne se déplacerait pas pendant l'accommodation, tandis
que la face postérieure subirait un recul de 0,3 millimètre. Pour
expliquer l'augmentation de la puissance dioptrique du cristallin lors de la vision de près, Tscherning admet que la partie
centrale se bombe davantage que pendant le repos et vient
épouser la courbure du noyau central cristallinien (fig. 196),
tandis que le bord équatorial s'aplatit. Si la face antérieure
du cristallin n'avance pas, c'est que le cristallin recule un peu

en totalité. Comment se fait ce recul? D'après Tscherning, le muscle ciliaire serait formé de deux couches, une superficielle qui, en avant, s'insère sur la sclérotique, près du canal de Schlemm, l'autre profonde, n'ayant pas d'insertion fixe, les fibres changeant de direction en avant pour devenir circulaires. En arrière, ces deux couches se perdraient dans la choroïde.

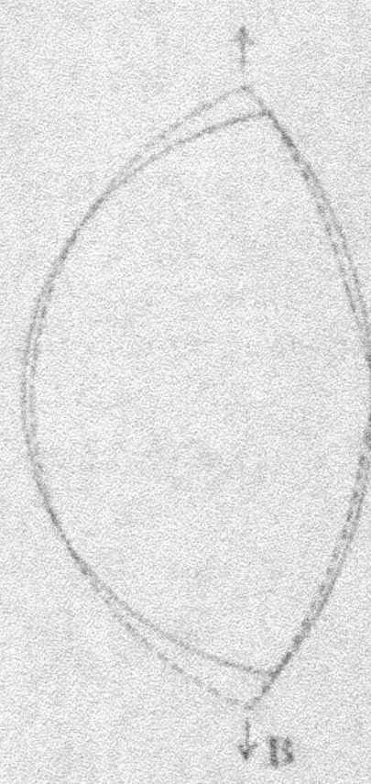

Fig. 196.

Forme du cristallin pendant l'accommodation d'après la théorie de Tscherning.

Si l'on admet la description de Tscherning, la contraction produirait un effet double : l'extrémité antérieure de la couche profonde *recule* et exerce ainsi une traction en dehors et en arrière de la zonule ; cette traction tendrait ainsi, d'un côté, à faire reculer le cristallin, d'un autre à changer la forme de ses surfaces *en rendant les parties centrales plus bombées*. D'autre part, la contraction du muscle amène son extrémité postérieure en avant, ce qui fait tendre la choroïde et lui permet de soutenir le corps vitré, en empêchant le cristallin de reculer ; le cristallin se trouve ainsi fixé, en sorte que la traction zonulaire est favorisée.

Tscherning a essayé de reproduire sur un cristallin isolé des tractions sur la zonule en deux points opposés ; il constata ainsi une augmentation de courbure de la région centrale des surfaces antérieure et postérieure et un aplatissement des régions périphériques, ce qui expliquerait la diminution d'aberration de sphéricité constatée à l'aberroscope.

Cette théorie rend compte de certains faits observés ; aussi possède-t-elle un assez grand nombre de partisans.

§ 5. — Pouvoir accommodatif

Si l'on considère l'œil emmétrope au repos ou, comme on dit, à l'état statique, il possède une certaine puissance diop-

trique R : lorsque cet œil passe à l'état d'activité, pendant
l'accommodation, cette puissance dioptrique devient de plus
en plus grande, jusqu'à ce que le muscle ciliaire ait produit
tout son effet ; à ce moment-là, qui correspond à la vision la
plus rapprochée possible, l'objet étant encore vu distinctement,
la puissance dioptrique P de l'œil est maxima. La différence
entre P et R est ce qu'on appelle le *pouvoir accommodatif de
l'œil.*

Le point qui correspond à la vision nette, lorsque l'œil
met en jeu son maximum d'accommodation, se nomme le
punctum proximum de l'œil. Celui qui correspond au contraire à la vision nette, lorsque l'œil est au repos et que
son muscle ciliaire est complètement relâché, s'appelle le
punctum remotum. Pour l'œil emmétrope, le punctum remotum est à l'infini. L'espace compris entre le punctum remotum
et le punctum proximum d'un œil est désigné sous le nom
d'amplitude d'accommodation. Si on exprime en dioptries les
positions du punctum remotum et du punctum proximum
(ce qui se fait en prenant l'inverse des distances de ces deux
points à l'œil), le pouvoir accommodatif a pour valeur

$$A = \frac{1}{p} - \frac{1}{r},$$

p et r étant les distances des deux points, exprimées en mètres.
Pour l'œil emmétrope $r = \infty$, en sorte que $\frac{1}{r} = 0$; on a donc
pour cet œil

$$A = \frac{1}{p}.$$

Pour déterminer le pouvoir accommodatif, il suffit de
mesurer la distance du punctum proximum et d'en prendre
l'inverse ; soit un œil emmétrope dont le punctum proximum
se trouve à 0,08 mètre ; le pouvoir accommodatif de cet œil
sera

$$A = \frac{1}{0,08} = 12,5 \text{ dioptries.}$$

Ce qui veut dire que lorsque cet œil accommode au maximum, tout se passe comme si on lui avait ajouté, quand il était au repos, une lentille convergente ayant une puissance dioptrique de 12,5 dioptries.

1° Variation du pouvoir accommodatif avec l'âge. — Le pouvoir accommodatif varie avec l'âge : il est maximum dans la jeunesse et il va ensuite en diminuant progressivement. C'est DONDERS qui a fait les premières déterminations

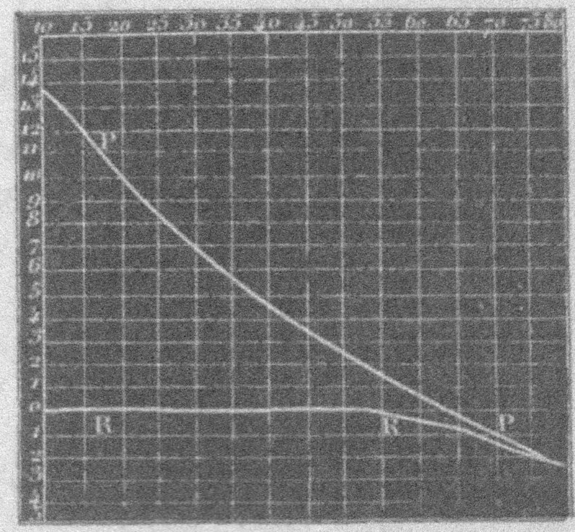

Fig. 197.

Variation du pouvoir accommodatif avec l'âge (courbe PP).

de ce pouvoir accommodatif sur des sujets d'âges différents. Pour mesurer la distance du punctum proximum, il se servait d'un cadre rectangulaire sur lequel étaient tendus des fils noirs parallèles ; un ruban métrique était attaché à ce cadre et celui-ci était rapproché peu à peu de l'œil ; au moment où les fils paraissaient flous et où, par conséquent, leur vision cessait d'être nette, on mesurait la distance du cadre à l'œil et l'on avait ainsi p. DONDERS trouva par ce procédé, sur 130 sujets, les valeurs suivantes pour le pouvoir accommodatif :

A 10 ans	14 dioptries.		A 45 ans	3.5 dioptries.
16 —	12 —		50 —	2.5 —
20 —	10 —		55 —	1.75 —
25 —	8.5 —		60 —	1 —
30 —	7 —		65 —	0.75 —
35 —	5.5 —		70 —	0.25 —
40 —	4.5 —		75 —	0 —

Fromaget et H. Bonnier ont fait des déterminaisons du pouvoir accommodatif, en se servant de l'optomètre de Badal qui permet de faire la mesure de ce pouvoir accommodatif d'une manière beaucoup plus exacte qu'avec le procédé employé par Donders : ils ont trouvé, en opérant sur un bien plus grand nombre d'yeux que Donders (960 yeux de sept ans à vingt et un ans), qu'au-dessous de dix ans, le pouvoir accommodatif est plus grand : de la valeur 13,8 dioptries à dix ans, il devient égal à 14,4 dioptries à sept ans.

Il est probable que, si l'on pouvait déterminer le pouvoir accommodatif au-dessous de sept ans, on trouverait des valeurs encore plus élevées. Quoi qu'il en soit, on voit que le pouvoir accommodatif va en décroissant avec l'âge. A quoi est due cette diminution graduelle ? Quoique l'agent actif de l'accommodation soit le muscle ciliaire, il est certain que ce n'est pas ce muscle qui doit être incriminé : il n'y a pas de raison, en effet, pour que ce muscle ne soit pas aussi vigoureux, pour que ses contractions ne soient pas aussi énergiques, à vingt ans ou à quarante ans qu'à sept ans, au contraire. C'est donc dans la constitution même du cristallin qu'il faut chercher l'explication de la décroissance du pouvoir accommodatif, et la théorie de Helmholtz permet de bien comprendre ce qui se passe : ce pouvoir doit être d'autant plus élevé que la fluidité du cristallin est plus grande ; plus la substance cristallinienne, surtout dans les couches périphériques, sera liquide, et plus la face antérieure se bombera, plus, par conséquent, la puissance dioptrique de cet organe sera augmentée. A mesure que le sujet avance en âge, la fluidité cristallinienne diminue ; une sorte de processus scléreux s'établit avec l'âge, si bien que vers quarante ans, l'augmentation de puissance dioptrique n'est plus que de 4.5 dioptries, au lieu de 14 dioptries, comme dans la jeunesse. Quand ce durcissement de la lentille cristallinienne est devenu encore plus grand, à soixante-cinq ans par exemple, c'est à peine si, malgré la contraction du muscle ciliaire, le pouvoir accommodatif est de quelques dixièmes de dioptrie.

2° Presbytie. — La diminution graduelle du pouvoir accommodatif avec l'âge est physiologique ; cette diminution corres-

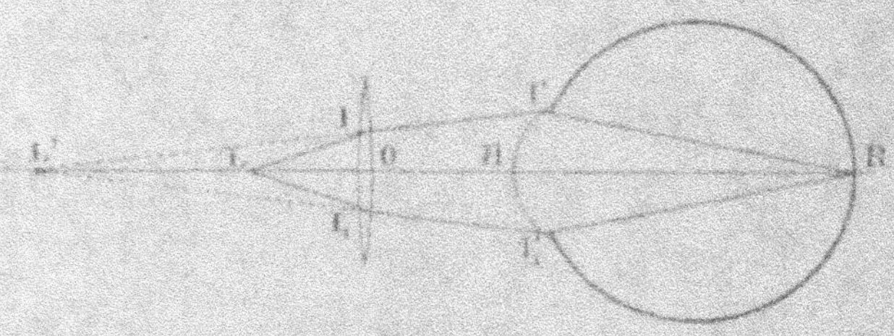

Fig. 198.
Degré de la presbytie.

pond à un éloignement progressif du proximum de l'œil. Lorsque ce punctum proximum s'est éloigné au delà de la distance habituelle du travail, on dit que l'œil est *presbyte* ou *presbyope*.

Comment peut-on évaluer le degré de la presbytie d'un œil ? Le degré de la presbytie est représenté par la puissance dioptrique du verre convergent qui reporterait virtuellement, à la distance l' où l'œil accommode *sans fatigue* en employant une fraction K de son pouvoir accommodatif A, l'image d'un objet situé à la distance l habituelle de vision distincte, $0^m.30$. On peut donc écrire, en désignant par P le degré de la presbytie,

$$P = \frac{1}{l} - \frac{1}{l'} \qquad (1)$$

C'est donc, comme on le voit, la différence entre les puissances dioptriques de deux lentilles dont la première aurait son foyer en L (fig. 198) la deuxième en L'.

Si on désigne par r la distance du remotum d'un œil, la puissance de la deuxième lentille $\frac{1}{r}$ a pour expression

$$\frac{1}{f} = \frac{1}{r} + \text{KA}.$$

Or, nous avons vu que $\text{A} = \frac{1}{p} - \frac{1}{r}$; en remplaçant, on obtient

$$\frac{1}{f} = \frac{\text{K}}{p} + (1 - \text{K})\frac{1}{r}.$$

Le degré de presbytie devient donc

$$\text{P} = \frac{1}{f} - \frac{\text{K}}{p} - (1 - \text{K})\frac{1}{r} \tag{2}$$

La fraction K, appelée par Monoyer *coefficient d'accommodation*, est égale aux $\frac{2}{3}$ de A. Puisque f a pour valeur $0^m,30$, $\frac{1}{f}$ devient 3.3 dioptries. La formule (2) permet de trouver la distance du punctum proximum limite, c'est-à-dire du proximum au delà duquel un œil donné devient presbyte. Il suffit de faire égal à zéro le degré P de presbytie : alors on obtient

$$3.3 - \frac{\text{K}}{p} - (1 - \text{K})\frac{1}{r} = o,$$

d'où

$$\frac{1}{p} = \frac{3.3 - \left(1 - \frac{2}{3}\right)\frac{1}{r}}{\frac{2}{3}} = 5\text{d} - \frac{1}{2r}$$

Dans le cas de l'œil emmétrope, $\frac{1}{r} = o$, alors $\frac{1}{p} = 5$ dioptries ; d'où $p = 0^m,20$. C'est donc lorsque le punctum proximum s'est éloigné à $0^m,20$ que l'emmétrope commence à devenir presbyte.

Si l'œil n'était pas emmétrope, il suffirait de remplacer r par la valeur de la distance du punctum remotum de cet œil pour avoir la valeur de p.

CHAPITRE III

ACUITÉ VISUELLE

Lorsqu'un objet lumineux vient former son image sur la rétine et en particulier sur la *fovea centralis*, la forme de cet objet et ses détails sont d'autant mieux distingués que la grandeur de l'image rétinienne est plus considérable, que son intensité lumineuse est plus grande et enfin que l'œil possède à un plus grand degré la propriété de mieux percevoir les très petits objets.

§ 1. — NOTIONS GÉNÉRALES SUR L'ACUITÉ VISUELLE

La netteté avec laquelle un œil voit un objet donné est, par conséquent, fonction de la grandeur et de l'éclairement de l'image formée sur la fovea et aussi d'un facteur physiologique, variable avec les différents yeux, correspondant à l'acuité auditive, pour la perception des sons, à l'acuité olfactive, pour les odeurs. Ce facteur, dans le cas qui nous occupe, s'appelle, par analogie, l'acuité visuelle.

1° Définition de l'acuité visuelle. — On peut donner la définition suivante : l'acuité visuelle est la propriété physiologique en vertu de laquelle deux images rétiniennes de même grandeur, de même intensité et de même position, procurent à deux yeux différents une vision inégalement nette, inégalement distincte d'un même objet situé à la même distance de ces deux yeux (SIGALAS).

La mesure de l'acuité visuelle se fait par l'inverse du plus

petit angle sous lequel l'œil considéré peut encore reconnaître
la forme d'objets donnés. Si l'on désigne par α cet angle, on
peut écrire, d'après cela

$$V = \frac{1}{\alpha}.$$

Cette expression montre que l'acuité visuelle d'un œil est
d'autant plus grande que l'angle α est plus petit.

Lorsque deux rayons lumineux suivent des directions très
voisines l'une de l'autre, l'œil qui les reçoit n'éprouve qu'une
sensation, et les deux rayons paraissent n'en faire qu'un seul.
Si les directions de ces rayons s'écartent peu à peu, il arrivera
un moment où l'œil aura la sensation du dédoublement des
rayons qui seront alors vus séparément.

2° Minimum separabile. — On appelle *minimum visibile* ou
minimum separabile (GIRAUD-TEULON) le plus petit angle formé
par les deux directions les plus voisines que l'œil humain puisse
isoler. D'après SNELLEN et GIRAUD-TEULON cet angle serait, pour
la grande majorité des yeux, égal à 1 minute ; il correspond à
un objet de $0^{mm},01$ placé à $0^{m},33$ et la grandeur de l'image
rétinienne ainsi formée est de $0^{mm},004$. Mais cette valeur du
minimum separabile est trop grande ; déjà HIRSCHMANN, en
1867, l'avait trouvé égal à 50 secondes, et plus récemment,
URBER a reconnu que la valeur de cet angle était comprise
entre 27″6 et 32″8 ; ce qui correspond à des images rétiniennes
de $0^{mm},002$.

La valeur de 30 secondes est aussi celle qu'a trouvée CHAR-
PENTIER : « L'angle visuel minimum est d'une demi-minute au
plus. » C'est aussi notre opinion basée sur un grand nombre
de déterminations ; d'ailleurs, cet angle correspond sur la
rétine à $0^{mm},0022$; or, le diamètre des cônes dans la fovea est
$0^{mm},0020$ à $0^{mm},0025$ (M. SCHULTZE) ; 0,0015 à 0,002 (H. MÜLLER) ;
0,003 à 0,0036 (WELKER). Les dimensions des cônes donnent
donc une grande valeur à l'opinion exprimée tout à l'heure, à
savoir que le *minimum separabile* correspond à un angle d'une
demi-minute et non pas d'une minute.

3° Unité d'acuité visuelle. — En partant de la valeur de
1 minute pour le *minimum separabile*, comme l'avaient indiqué
Giraud-Teulon et Snellen, on a adopté, pour unité d'acuité,
celle d'un œil capable de reconnaître, sous l'angle de cinq minutes, des caractères d'imprimerie dont l'épaisseur des traits
est le cinquième de la hauteur des lettres ; en sorte que chaque

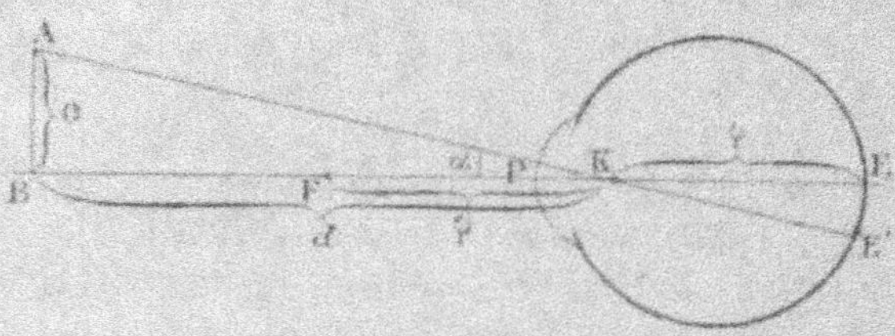

Fig. 190.
Formation de l'image rétinienne d'un objet dans un œil
emmétrope.

trait est ainsi vu sous l'angle d'une minute. D'après ce que
nous venons de dire, il vaudrait mieux prendre des caractères
deux fois moins grands. — Quoi qu'il en soit, jusqu'à nouvel
ordre, c'est cette unité que nous adopterons.

§ 2. — Mesure de l'acuité visuelle

Soit un œil qui, sous un angle α aussi petit que possible,
peut distinguer la forme d'un objet AB (fig. 199) ; l'acuité de
cet œil est

$$V = \frac{1}{\alpha}.$$

L'angle AKB étant très faible, on a le droit d'écrire

$$\alpha = \frac{AB}{BK}.$$

Désignons AB par la lettre o et BK par la lettre d; il vient alors

$$z = \frac{o}{d}.$$

Si on remplace z par cette valeur, on obtient pour V

$$V = \frac{d}{o}.$$

Cette nouvelle expression de l'acuité montre que celle-ci est, pour un même objet, d'autant plus grande que la distance d à laquelle l'œil est placé est elle-même plus grande, et, pour une même distance, que l'objet est plus petit.

Pour un autre œil, on aurait aussi

$$V' = \frac{d'}{o'}.$$

Admettons que l'acuité V' soit précisément celle que l'on a choisie pour unité d'acuité; en la comparant à la première V, on obtient la valeur de celle-ci en fonction de l'unité, c'est-à-dire qu'on a la mesure de V. Pour chercher combien de fois V' (supposé égale à 1) est contenu dans l'acuité V à mesurer, il suffit de diviser V par V', ce qui donne

$$\frac{V}{V'} = \frac{\dfrac{d}{o}}{\dfrac{d'}{o'}} = \frac{d}{d'} \times \frac{o'}{o}$$

ou, puisque V' = 1,

$$V = \frac{d}{d'} \times \frac{o'}{o}.$$

Mais, en réalité, la détermination de l'acuité visuelle est plus simple; et l'on peut la mesurer par deux méthodes différentes. Si, en effet, on fait $o = o'$, il vient

$$V = \frac{d}{d'}$$

et si les distances d et d' sont égales, on a

$$V = \frac{d'}{d}.$$

1° Première méthode : objet de grandeur fixe, distance variable. — L'objet fixe sera, par exemple, des caractères d'imprimerie de même grandeur dont l'épaisseur du trait est le cinquième de la hauteur, ou des traits équidistants à intervalles égaux. Soit d la distance à laquelle l'œil d'acuité unité distingue nettement l'objet type et soit d' la distance à laquelle l'œil d'acuité inconnue est obligé de se placer pour voir distinctement le même objet. La valeur de l'acuité est donnée par le quotient de d' par d. Dans cette méthode, une seule ligne de caractères suffit pour déterminer toutes les acuités : il n'y a que les distances qui varient.

2° Deuxième méthode : distance fixe, objets de grandeur variable. — La distance fixe choisie est 6 mètres ou 5 mètres. Les objets présentés aux différents yeux sont disposés en général sur un tableau, par ordre de hauteur décroissante : ce sont habituellement des lettres, des traits, dans quelques cas des points. Ces caractères constituent ce qu'on est convenu d'appeler des *échelles d'acuité*, *échelles optométriques*, ou *optotypes*, ou *test-types*, etc. On détermine, une fois pour toutes, la grandeur des lettres, qui, à la distance fixe choisie, apparaissent sous l'angle de 5 minutes. Soit o' cette grandeur. On cherche ensuite, en faisant placer l'œil à cette même distance, quelle est la grandeur des caractères les plus petits qu'il peut distinguer nettement ; soit o cette grandeur. La mesure de l'acuité est

$$V = \frac{o'}{o}.$$

La hauteur des lettres qui, à 5 mètres, sont vues sous l'angle de 5 minutes, est de $7^{mm},5$. Supposons un œil qui ne puisse distinguer que des caractères ayant $11^{mm},25$ de hauteur, son acuité sera

$$V = \frac{7,5}{11,25} = \frac{2}{3}.$$

Il suffit donc, dans cette méthode, de noter à côté de chaque rangée de lettres leur hauteur ; l'acuité sera donnée par le rapport $\frac{o'}{o}$. Il est encore plus simple, et c'est ce qui est fait en général, de noter en face de chaque ligne, le rapport $\frac{o'}{o}$ tout calculé. Si les lettres vont par ordre de grandeur décroissante, la valeur de V indiquée en marge sera par exemple

$$\frac{1}{10},\ \frac{1}{6},\ \frac{1}{4},\ \frac{1}{3},\ \frac{1}{2},\ \frac{2}{3},\ 1$$

ou bien, dans les échelles décimales :

$$0,1\,;\,0,2\,;\,0,3\,;\,0,4\,;\,0,5\,;\,0,6\,;\,0,7\,;\,0,8\,;\,0,9\,;\,1.$$

Cette méthode à distance fixe ne permet pas, comme la première, de fournir la mesure de V avec une approximation aussi grande; elle est donc d'une moins grande sensibilité. En revanche, elle n'oblige pas à posséder un espace bien grand, puisque 5 mètres suffisent.

§ 3. — ÉCHELLES D'ACUITÉ

Les objets constituant les échelles d'acuité doivent représenter des figures faciles à décrire et à nommer : les figures un peu compliquées présentent l'avantage de fournir des indications sur le degré de défectuosité de l'acuité visuelle, d'après la manière dont un sujet confond ces figures avec des figures analogues, ce qui n'est pas obtenu avec de simples points. Les lettres sont des objets très convenables, attendu qu'avec les différences qu'elles comportent, elles présentent néanmoins une harmonie suffisante quant à la forme et à la netteté.

1° Échelle de Snellen. — Elle est formée de lettres latines (fig. 200) carrées, dont les lignes et les interlignes ont le cinquième de leur hauteur. Elle comprend huit lignes de lettres de hauteur décroissante : au-dessus de chaque ligne, et au milieu, se trouve un nombre qui indique la distance à laquelle les lettres

de la ligne sont vues sous l'angle de 5'. La grandeur des plus
petits caractères de l'échelle est telle qu'à 6 mètres leur diamètre apparent est de 5'. Pour les personnes illettrées, SNEL-
LEN a remplacé les lettres par de simples rectangles dont il

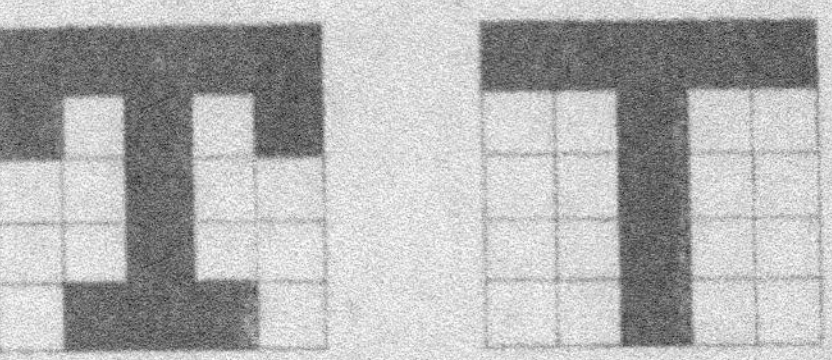

Fig. 200.

Caractères latins.   Caractères antiques.

manque un côté : les enfants, ou les personnes qui ont de la
peine à exprimer leurs impressions, n'ont ainsi qu'à indiquer
le côté où la figure est ouverte.

2° Échelle de Monoyer. — Cette échelle est décimale ;
elle comprend dix numéros ou échelons : les hauteurs des
lettres ont été calculées de manière à ce que l'ensemble des
dix numéros représente la série complète des dixièmes
d'acuité de 0,1 à 1. Chaque ligne correspond à un nombre
exact de dixièmes de l'acuité unité. Cette échelle a été construite
pour la distance de 5 mètres. MONOYER a adopté, à l'exemple
de GREEN, les caractères antiques (fig. 200) ; l'auteur trouve
que ce genre de lettres majuscules se prête mieux que les
latines aux exigences multiples et souvent opposées de l'esthé-
tique et de l'uniformité des rapports géométriques.

**3° Échelle décimale pour mesurer les acuités supé-
rieures à 1**. — Les échelles que nous venons de passer en
revue ne permettent la mesure de l'acuité *a distance fixe* que
dans le cas où cette acuité est inférieure ou égale à l'unité. Or,
lorsqu'on présente à un œil sain et emmétrope à la distance
fixée pour chaque modèle, une échelle donnée, placée sous un

bon éclairement, les caractères les plus petits sont vus nettement et, si l'on veut effectuer une mesure, on est obligé de faire reculer le sujet de plusieurs mètres.

Il n'est pas toujours possible de disposer d'une pièce suffisamment grande pour rendre la distance égale à 10 ou 12 mètres; l'échelle décimale de l'auteur permet au contraire très commodément la détermination des acuités supérieures à l'acuité réputée normale et que l'on a prise pour unité. Elle se compose de neuf lignes contenant des caractères dont les dimensions ont été calculées de manière à ce que le sujet, placé à 5 mètres, voie les lettres de chaque ligne, comme s'il regardait la plus petite ligne d'une échelle ordinaire aux distances successives 5ᵐ,50, 6ᵐ, 6ᵐ,50, 7ᵐ, 7ᵐ,50, 8ᵐ, 9ᵐ, 10ᵐ, 12ᵐ. Les acuités correspondant à chaque ligne sont respectivement égales (fig. 204) à 1,1; 1,2; 1,3; 1,4; 1,5; 1,6; 1,8; 2; 2,4.

Les caractères latins ont été choisis de préférence aux autres à cause de leur disposition générale un peu plus compliquée, grâce à laquelle il est possible de préciser le moment où les caractères commencent à n'être

À 5 MÈTRES

L	V = 1,1
K	V = 1,2
T	V = 1,3
S	V = 1,4
L	V = 1,5
F	V = 1,6
C	V = 1,8
H	V = 2
Z	V = 2,4

Fig. 204.
Premières lettres
de l'échelle de Bonders.

plus distingués nettement.

Un autre avantage de cette échelle c'est de rendre la mesure des amétropies, par la méthode de Donders, bien

plus exacte que par l'emploi des échelles précédemment
décrites.

§ 4. — VARIATION DE L'ACUITÉ AVEC LE DIAMÈTRE DE LA PUPILLE

L'influence exercée par le diamètre de la pupille sur la netteté de la vision est due à ce que les cercles de diffusion sont
sous sa dépendance ; un point lumineux, malgré une mise
au point résultant de l'accommodation aussi exacte que possible, ne se peint jamais sur la rétine suivant un point ma-
thématique, mais bien par une infinité de petits cercles de
diffusion dont le diamètre croît avec le diamètre de la pupille.
Les plus nuisibles des cercles de diffusion, au point de vue
de l'acuité visuelle, sont ceux qui sont à la périphérie des
images ; tant que ces cercles restent plus petits que la largeur
des images, l'élément rétinien sensible intermédiaire à ces
images est moins éclairé que les éléments voisins ; l'œil a
encore une sensation distincte ; mais à partir du moment où les
cercles de diffusion se touchent, les impressions se confondent.

Le diamètre pupillaire ayant ainsi une grande influence sur
la grandeur des cercles de diffusion, il est utile de se demander dans quelle mesure varie l'acuité visuelle avec le diamètre
de la pupille.

1º Mesure du diamètre de la pupille. — La mesure du
diamètre de la pupille peut être faite par la photographie à
l'aide de l'éclair magnésique, le grossissement de l'appareil
étant déterminé en appliquant près de l'œil, et dans le même
plan que la cornée, une règle divisée en millimètres photo-
graphiée en même temps. Sur le cliché, il suffit donc de mesurer
le diamètre pupillaire et de le diviser par le grossissement de
l'appareil.

Enfin, pour obtenir la valeur réelle de la pupille, il faut
encore diviser par le grossissement de la cornée qui se comporte comme une loupe de STANHOPE : ce grossissement est
égal à 1,14.

Dans les expériences de l'auteur, l'acuité était à chaque expérience mesurée à l'aide de l'échelle décimale placée à 5 mètres et très fortement éclairée ; la photographie de l'œil était faite aussitôt après la mesure de l'acuité, c'est-à-dire pendant que l'œil occupait exactement la même situation. Pour cette photographie, on a utilisé l'éclair magnésique après s'être assuré que sa durée était inférieure à celle du réflexe pupillaire.

Voici les résultats de quelques expériences :

Diamètre pupillaire réel.	Acuité.
$1^{mm},8$	8
$3^{mm},9$	1,85
$4^{mm},04$	1,8
6^{mm}	1,75
$6^{mm},6$	1,7

On peut déduire de ces résultats la loi suivante : à l'état statique, l'acuité visuelle varie en raison inverse du diamètre de la pupille. D'où la conclusion pratique : il ne suffit pas, lors de la mesure de l'acuité d'un œil, de bien éclairer l'échelle ; il faut encore que la quantité de lumière qui tombe sur l'œil soit assez grande pour que le diamètre de la pupille ne soit pas trop considérable, afin d'éviter la production des cercles de diffusion autour des images rétiniennes. Le mieux est de donner à l'œil et à l'échelle le même bon éclairement ; c'est dans ces conditions que se font les meilleures déterminations.

2° Acuité au trou d'épingle. — On peut artificiellement donner à la pupille un très faible diamètre, en plaçant devant l'œil un corps opaque percé d'un très petit orifice, tel que celui qu'on obtient avec une épingle : on donne à cette ouverture le nom de *trou sténopéique*. Le faisceau lumineux qui va impressionner la rétine est alors très mince ; il rencontre les différents dioptres oculaires en des portions si restreintes que la forme des surfaces réfringentes a une influence presque nulle sur la marche des rayons : les images rétiniennes ainsi obtenues acquièrent une netteté à peu près égale pour tous les yeux, grâce à l'atténuation des cercles de diffusion. Il ne faudrait pas cependant se servir de ce procédé pour obtenir une bonne mesure de l'acuité ; l'intensité lumineuse de l'image rétinienne est en effet très diminuée et, avec elle, le nombre qui exprime l'acuité.

L'emploi du trou d'épingle pour la détermination de l'acuité fournit d'utiles renseignements sur l'état de l'appareil nerveux de réception et de transmission au cerveau des impressions lumineuses, renseignements que l'on doit ensuite compléter par l'exploration du fond de l'œil.

§ 5. — Variation de l'acuité avec l'âge

L'acuité visuelle, comme tous les autres éléments physiologiques de l'homme, ne conserve pas toujours la même valeur aux différentes époques de la vie. Elle devient plus faible à mesure que l'homme se rapproche de la période de la vieillesse. Tous les auteurs sont d'accord sur ce point ; mais pour ce qui est de la valeur de l'acuité dans les premières années de la vie, tous les traités d'optique avaient rapporté, d'après les premières recherches de Vierson de Haan, que l'acuité suit une même décroissance, c'est-à-dire qu'elle va en diminuant, depuis la naissance jusqu'à l'extrême vieillesse. Voici les nombres indiqués comme des moyennes :

AGE	ACUITÉ
10 ans.	1,18
20 —	1,15
30 —	1,1
40 —	1,03
50 —	0,91
80 ans.	0,55

D'après ces chiffres ce serait dans les toutes premières années de la vie, aussitôt après la naissance, que nous aurions la plus grande acuité visuelle. Or, à la suite de nombreuses déterminations faites par H. Bordier, celui-ci s'aperçut que les caractères de la dernière ligne d'une échelle ordinaire, carac-

tères qui étaient facilement distingués à 8, 10 et 12 mètres
en plein jour, par les individus de seize à vingt ans, ne l'étaient
plus, pour les enfants, qu'à la distance de 5 à 6 mètres et ce
résultat était constant. Le grand nombre de mesures qu'il fit
pour étudier ce point l'ont amené à découvrir que la variation
indiquée par Vroesom de Haan était fausse, du moins pour les
quinze premières années de la vie.

Loin de décroître progressivement, à partir de la naissance,

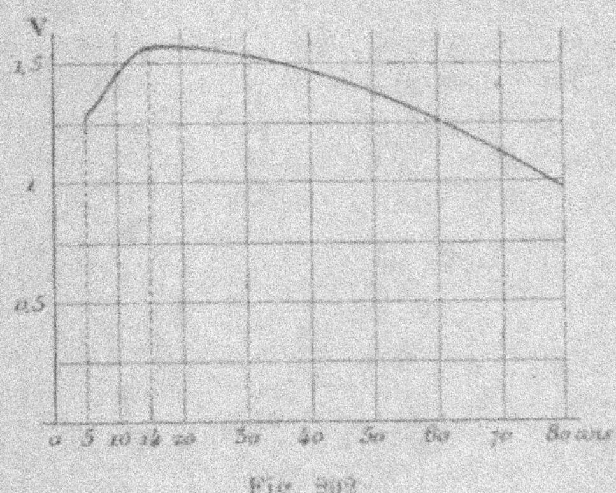

Fig. 202.
Variation de l'acuité visuelle avec l'âge.

l'acuité visuelle va en croissant régulièrement (fig. 202) jusque
vers quatorze à quinze ans, chez les garçons; elle reste ensuite
à peu près stationnaire pendant quelque temps, puis sa variation se fait d'après les indications fournies par l'auteur précédemment cité. Les nombres recueillis pour la valeur de l'acuité,
très nombreux, ne laissent aucun doute sur l'allure de la
variation de l'acuité pendant l'enfance et l'adolescence. Toutefois, l'acuité n'a été mesurée qu'à partir de cinq ans, par
suite de l'impossibilité où sont les enfants d'un âge inférieur
de connaître bien leurs lettres; au-dessous de cinq ans, il
existe donc une partie de la courbe sur laquelle nous n'avons
pas de données exactes; mais il est très probable que l'acuité
visuelle des enfants d'un jour à cinq ans va en croissant progres-

sivement. Il est certain, par exemple, qu'un enfant qui vient de naître distingue moins bien les objets qu'il ne le fera à un ou deux ans.

Quoi qu'il en soit, il importait de rechercher si le maximum d'acuité visuelle correspondait chez les jeunes filles au même âge que chez les garçons. Des déterminations faites, il résulte que c'est entre douze et treize ans que se manifeste l'acuité maxima chez les filles. Or, ces âges de quatorze à quinze ans pour les garçons, de douze à treize ans, pour les filles, sont ceux de la puberté ; c'est aussi à ce moment-là qu'a lieu le maximum d'accroissement de la taille. Ces résultats prouveraient donc que le développement de l'organe visuel suivrait des phases analogues, ou du moins parallèles, au développement d'autres fonctions de l'organisme.

CHAPITRE IV

CHAMPS DE VISION

Au point de vue physiologique, il y a à distinguer trois régions dans la rétine : 1° la *macula lutea* et, en particulier, sa *fovea centralis* ; 2° les *parties périphériques* de la rétine ; 3° la *papille optique*. Étudions successivement l'aptitude à la vision de ces trois régions.

§ 1. — CHAMP DE VISION DISTINCTE

Lorsque nous voulons voir nettement un objet, nous orientons nos yeux de manière à ce que l'axe visuel passe par le point de l'espace où est placé l'objet dont l'image rétinienne vient alors se peindre sur la *macula lutea* : nous savons que la rétine s'incurve en ce point en forme de vasque de fontaine, de façon à être réduite à son centre (*fovea centralis*) à la seule membrane de Jacob, cônes et bâtonnets. La formation constante en ce point de l'image d'un objet, sur lequel se porte l'attention visuelle, peut être démontrée expérimentalement à l'aide de l'ophtalmoscope, comme l'a fait Donders.

Les dimensions de la macula sont très petites ; on peut admettre qu'elle a en moyenne $0^{mm},2$; en sorte que si on joint les extrémités de tous les diamètres de la macula au centre optique de l'œil, on obtient un cône (fig. 203) qui, prolongé en dehors et en avant de l'œil, représente le *champ de vision distincte*. L'angle au sommet de ce cône est de 12 minutes, soit le cinquième d'un degré de cercle. L'ouverture de ce champ est donc très faible ; d'où il résulte que ce n'est que dans une très petite partie de l'espace que les objets extérieurs doivent être placés pour que leurs images se forment sur la macula et pour être vus, par conséquent, distinctement. On peut se rendre compte de la petitesse du champ de la vision distincte en se plaçant dans l'obscurité et en éclairant, pendant un temps très court, une surface portant des caractères très fins, à l'aide par exemple de l'étincelle électrique. On constate ainsi qu'on

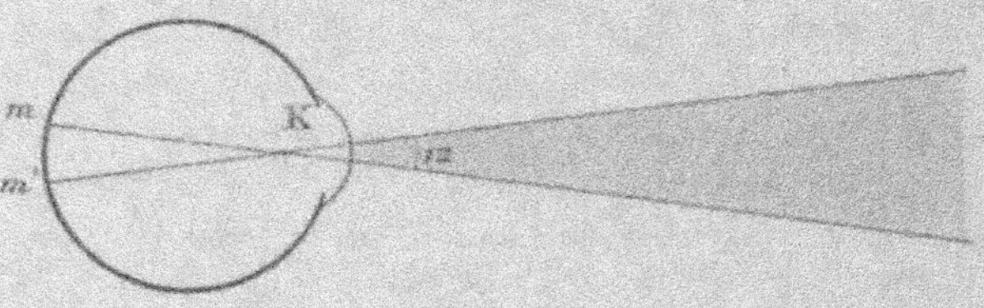

Fig. 203.
Champ de vision distincte.

ne peut voir à la fois, et d'une façon distincte, qu'un très petit nombre de caractères, une très faible étendue de la surface éclairée. Pour remédier, à cette très petite ouverture du champ de vision distincte, nous imprimons inconsciemment à nos globes oculaires des mouvements rapides qui permettent de faire placer la série des objets à voir nettement dans le cône qui correspond à la macula ; grâce à la durée des impressions rétiniennes, tout se passe alors comme si le champ de vision distincte était beaucoup plus étendu.

§ 2. — Champ visuel proprement dit

Les autres portions de la rétine ne permettent pas de distinguer très nettement les objets dont les images se forment sur elle. Ces images donnent naissance à des sensations lumineuses qui ne fournissent que la notion d'avertissement, sans faire connaître la forme des objets.

L'acuité visuelle n'a pas la même valeur dans tous les points de la rétine périphérique : elle va en diminuant de la macula vers *l'ora serrata*. Charpentier a mesuré cette acuité dans différents méridiens en déplaçant suivant ces méridiens, des points noirs dessinés sur un fond blanc. On notait la distance à laquelle ces points noirs cessaient d'être distingués et on faisait cette détermination dans tous les méridiens espacés de 10° en 10°. CHARPENTIER a trouvé que l'acuité décroît rapidement à mesure qu'on s'éloigne de la macula.

On appelle *champ visuel proprement dit* ou simplement *champ visuel* tout l'espace d'où un œil immobile peut recevoir des impressions lumineuses. Ce champ de vision indirecte n'est pas un cône de révolution ; il est limité par les paupières, le squelette orbitaire et les parties molles qui le recouvrent, le nez, le contour de l'iris, etc ; il est donc plus étendu du côté temporal que du côté nasal.

1° Méthode de mesure du champ visuel. — La mesure du champ visuel se fait à l'aide d'appareils appelés campimètres et périmètres.

α. *Campimètre de de Wecker.* — Le principe de cette méthode consiste à faire fixer un point situé sur un plan vertical, à la hauteur de l'œil examiné ; sur ce plan, on déplace un objet dans diverses directions, jusqu'aux limites où il cesse d'être vu. Ces points extrêmes sont réunis par une ligne qui représente le champ visuel.

Le campimètre de de Wecker (fig. 204) est formé d'un tableau noir vertical d'un mètre carré environ ; à ce tableau est adjoint une mentonnière dont la distance au tableau est telle que l'œil du sujet se trouve à 16 centimètres du plan vertical ; au milieu de celui-ci est peinte une petite croix blanche ; elle constitue l'objet de fixation et doit se trouver à la hauteur de l'œil du malade. Des cercles concentriques ainsi que des diamètres équidistants sont dessinés en blanc sur le tableau. Les cercles ont des rayons qui correspondent aux tangentes des angles visuels de 5° en 5°.

Pour faire une détermination du champ visuel, le sujet fixe attentivement le centre du tableau ; l'expérimentateur déplace sur chaque diamètre une surface blanche portée à l'extrémité d'une tige de bois, en allant de la périphérie du tableau

23.

vers le centre. Au moment où la vision de l'objet commence,
le sujet avertit l'observateur qui marque en ce point un trait
à la craie. Lorsqu'on a ainsi déterminé le commencement de
la vision indirecte dans tous les méridiens, il n'y a plus qu'à

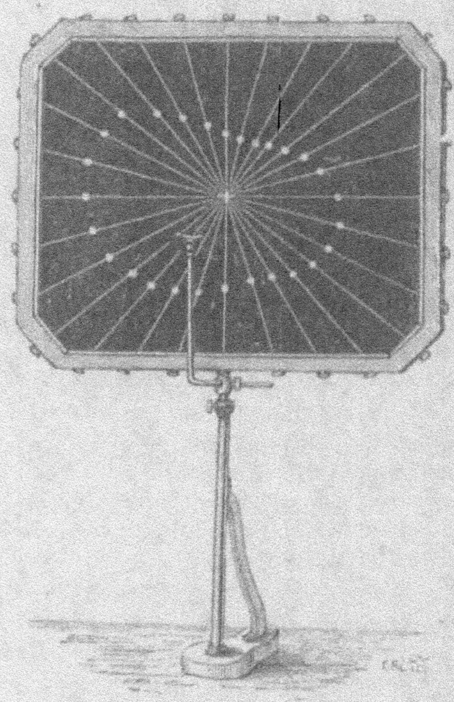

Fig. 204.
Campimètre de DE WECKER.

réunir tous les points par un trait continu qui permet d'apprécier la forme du champ visuel.

Cette méthode présente des inconvénients : d'abord on examine ainsi les différentes parties de la rétine à des distances
différentes. Si on imagine la trace du tableau sur un plan hori-

zontal, ainsi que celle du point de fixation, on constate que le point du tableau qui correspond à un point situé à 40° de la macula se trouve à une distance plus grande que le point de fixation, et cette distance devient encore bien plus considérable pour un point situé à 80°.

En second lieu, le tableau devrait avoir une étendue très grande s'il devait servir à la détermination de tout le champ visuel; malgré la très grande surface qu'on donnerait au campimètre, on ne pourrait d'ailleurs pas marquer la limite d'un champ visuel s'étendant à 90°, puisque la tangente de 90° est égale à l'infini.

Enfin, la fixation prolongée d'un objet placé à 16 centimètres est accompagnée d'un resserrement de la pupille qui peut avoir une influence sur la grandeur à mesurer.

b. *Périmètre de Landolt.* — Pour interroger tous les points de la rétine à des distances égales, on doit placer l'objet sur une surface sphérique dont l'œil occupe le centre. — Ce principe a été mis en pratique par AUBERT qui construisit le premier *périmètre*. Celui de LANDOLT (fig. 205) consiste en un demi-anneau de 30 centimètres de rayon, noirci sur sa face interne et gradué sur sa face postérieure, à partir de son sommet qui représente le point zéro de la division. A son pôle, l'arc est assujetti à une colonne et il peut tourner circulairement autour de ce point de manière à engendrer une hémisphère : la position de l'arc dans l'espace est marquée par une aiguille qui se meut avec lui sur un cadran D occupant la face postérieure de la tête de la colonne. Sur l'arc, est mobile un cadre noir AB destiné à recevoir les objets excentriques, soit un papier blanc ou coloré, soit encore des figures. L'écartement de l'objet au sommet O de l'arc est indiqué directement sur la division de ce dernier.

Pour que l'œil examiné se trouve au centre de l'arc, le sujet appuie le menton sur un support assez large pour que celui-ci puisse être placé à la droite ou à la gauche d'une tige qui part de la colonne; ce support peut-être haussé ou abaissé, suivant les besoins. Pour faire une mesure du champ visuel, on fait fixer à l'œil qui est en expérience le sommet O de l'arc marqué par un point blanc, tandis qu'on recouvre l'autre œil ; l'observateur se place en face et fait mouvoir l'objet excentrique, des extrémités vers le sommet de l'arc, en observant le point de la graduation où cet objet commence à être vu.

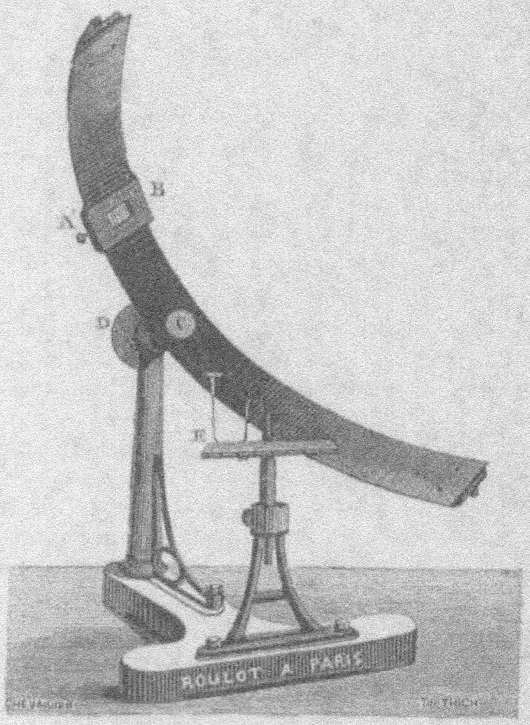

Fig. 205.
Périmètre de LANDOLT.

La durée d'une exploration du champ visuel avec le périmètre demande très peu de temps, moins de temps qu'avec le campimètre ; il n'en a pas d'ailleurs les inconvénients.

2° Méthode de représentation graphique du champ

visuel. — Pour dessiner la forme du champ visuel et pour noter les résultats obtenus, il faut projeter sur le papier l'hémisphère sur lequel les mensurations ont été exécutées à l'aide d'une des méthodes précédemment décrites.

a. *Procédé des tangentes*. — C'est la base de la construction du campimètre de DE WECKER. Soit A O A (fig. 206) une coupe de l'hé-

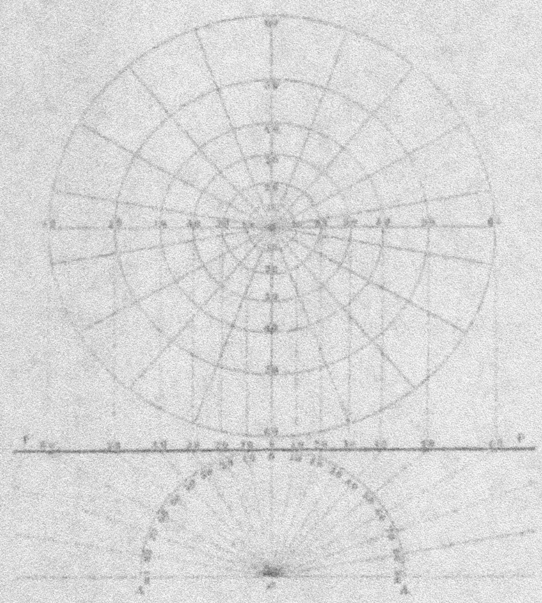

Fig. 206.
Procédé des tangentes.

misphère dont l'œil occuperait le centre e : on joint ce point aux divisions, en degrés de cercle, 0, 10°, 20°...90°, puis on prolonge ces rayons jusqu'à la tangente PP menée en 0 à la circonférence A O A. Aux points d'intersection, on élève des perpendiculaires dont la distance, à gauche et à droite de la perpendiculaire centrale, fournit le diamètre des différents cercles parallèles de l'hémisphère projetés sur le plan de la figure.

Les cercles ainsi construits vont en s'écartant davantage à mesure qu'on les considère plus près de la périphérie.

Ce mode de représentation graphique a le même inconvénient

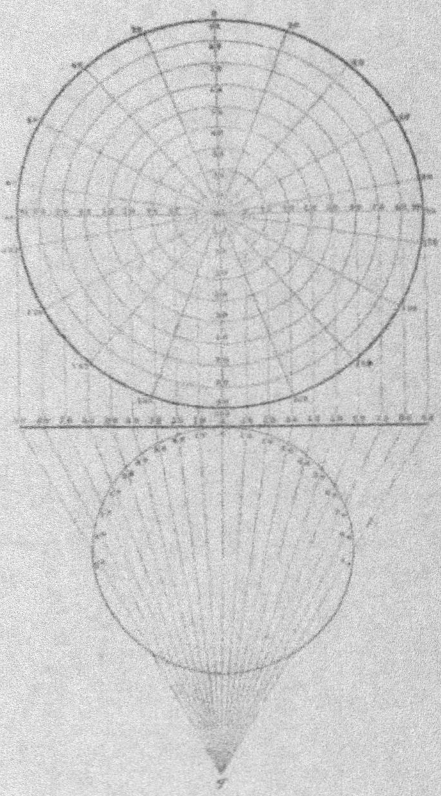

Fig. 207.
Procédé de la projection équidistante polaire.

que la détermination du champ visuel à l'aide du campimètre : il est inapplicable au cas où le champ visuel s'étend jusqu'à 90°.

b. *Procédé de la projection équidistante polaire.* — En éloignant le point *q* (fig. 207) d'où partent les différentes lignes aboutissant

aux divisions de l'hémisphère, on peut trouver une position
pour laquelle les cercles construits sur le plan soient équidistants : on obtient une approximation très suffisante, en faisant
partir les lignes d'un point q situé à 1,7 au-dessous du centre,

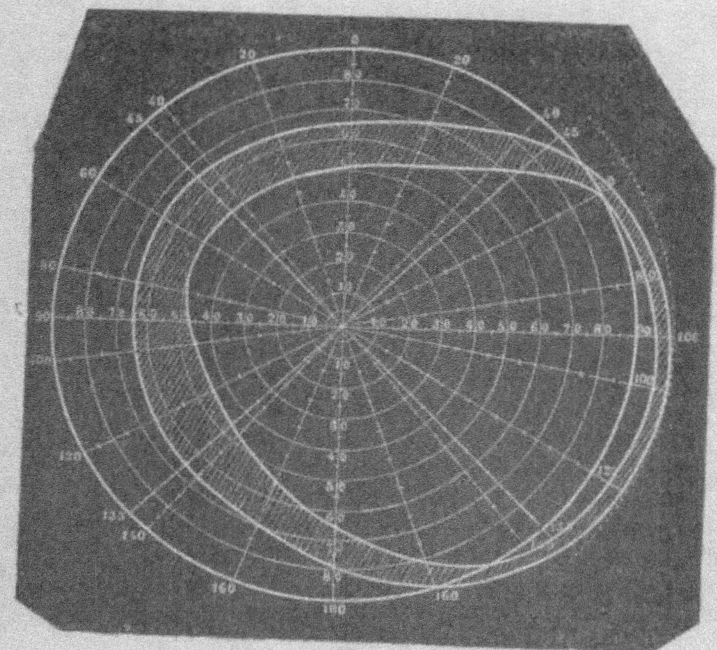

Fig. 208.
Champ visuel modifié par une position défectueuse de la tête
(d'après LANDOLT).

le rayon de l'hémisphère étant égal à 1 (FŒRSTER). Ce procédé
de représentation graphique est très répandu. Ce que nous
venons de dire permet de comprendre comment l'équidistance
des circonférences concentriques a été obtenue.

3° Remarques sur la détermination du champ visuel. —
Lorsqu'on veut seulement déterminer les limites du champ

visuel, il suffit de faire huit mensurations sur quatre méridiens distants angulairement de 45°. Mais si l'on veut une mesure exacte du champ, il faut alors déterminer les limites de 20 en 20° au moins.

Dans toute détermination du champ visuel, il faut tenir compte des conditions qui peuvent influencer l'étendue de ses limites. Parmi ces facteurs, c'est la conformation de l'orbite et des parties molles qui entourent l'œil qui intervient le plus efficacement sur la forme du champ. Cette influence est mise en évidence par la figure 208 : le champ le plus intérieur correspond à la position de la tête droite et immobile au centre du périmètre de LANDOLT ; la ligne la plus externe est la forme du champ visuel déterminé sur le même sujet qui fixe avec le même œil un point situé à 30° dans la direction opposée à celle dans laquelle la détermination était faite. On voit la différence énorme, représentée par des hachures, qui résulte d'un défaut de la direction de la ligne visuelle ou d'un défaut dans le maintien de la tête.

4° Champ visuel normal. — Le champ visuel normal s'étend habituellement jusqu'à 90° du côté temporal, et jusqu'à 55° environ, du côté nasal ; mais la limite de ce côté-là est variable suivant la proéminence de la bosse nasale ; habituellement le champ visuel correspond aux limites suivantes relatives à l'œil droit.

Méridien vertical 0° — 180°	en haut	55°
	en bas	66°
Méridien 45° — 135°, à droite	en haut	70°
	en bas	55°
Méridien horizontal	à droite	90°
	à gauche	55°
Méridien 45° — 135°, à gauche	en haut	55°
	en bas	82°

Le rétrécissement du champ visuel s'observe dans certains états pathologiques et, en particulier, dans l'hystérie dont il constitue un des stigmates les plus importants.

5° Champ visuel coloré. — Lorsqu'on substitue à l'objet qui sert à déterminer les limites du champ visuel ordinaire, une surface colorée, par exemple en rouge, on constate que la forme du champ visuel reste à peu près la même, mais que ses limites

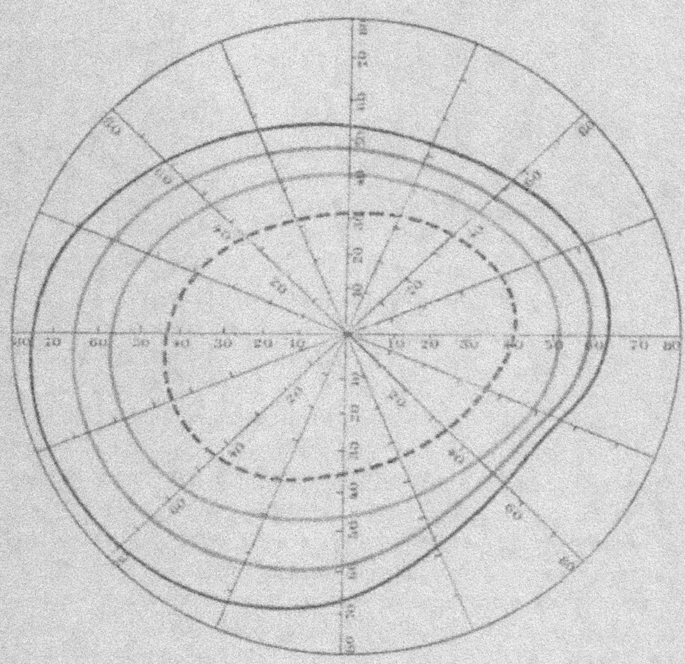

Fig. 209.
Champ visuel normal (trait noir plein) et champs visuels colorés (le trait pointillé représente le vert).

sont plus petites. Tous les auteurs sont d'accord pour donner au bleu le champ visuel le plus étendu, mais moins étendu toutefois que pour le blanc ; après le bleu, vient le jaune, puis l'orangé, le rouge, le vert et enfin le violet (fig. 209).

Les couleurs, dont l'objet présenté à l'œil est teint, paraissent, à mesure que l'objet se rapproche du point de fixation, d'abord d'un gris plus ou moins clair, ensuite elles passent par une zone où elles font sur l'œil une impression colorée, sans être perçues dans leur vrai ton. A l'exception du bleu, toutes les couleurs paraissent plus saturées dans la vision directe que dans la vision indirecte.

§ 3. — CHAMP DE VISION NULLE

Le nerf optique pénètre dans l'œil *en dedans* et un peu *en haut* de la macula ; par rapport au point de fixation, le point de pénétration du nerf doit, par conséquent, se trouver *en dehors* et *en bas*. On a donné à cette partie du nerf optique le nom de *papille* ou de *tache de Mariotte*.

Si on examine deux points marqués sur une feuille de papier et distants l'un de l'autre de 7 centimètres, on constate qu'en plaçant l'œil droit verticalement au-dessus du point de gauche, et à 30 centimètres environ de la feuille, le point de droite disparaît complètement, si l'œil fixe attentivement l'autre point. Cette absence de vision est due à ce que l'image du point situé à droite vient se former sur la papille : Donders a montré en effet que l'image projetée sur cette partie de la rétine, à l'aide d'un ophtalmoscope, ne donnait naissance à aucune sensation lumineuse ; c'est pour cette raison qu'on la désigne sous le nom de *punctum cœcum*. Le diamètre de la papille est de 1^{mm},8 ; elle se voit très facilement à l'examen ophtalmoscopique, car elle se distingue du reste de la rétine par sa coloration blanche légèrement rosée. Si l'on réunit les points périphériques de la papille au centre optique de l'œil, on obtient un cône qui, prolongé en dehors, représente le *champ de vision nulle*. Son angle est de 6°. Comme on le voit, l'ouverture de ce champ est beaucoup plus grande que celle du champ de vision distincte : à 2 mètres, une figure humaine peut y disparaître.

La distance comprise entre la papille et la macula peut être mesurée expérimentalement sur l'œil de la façon suivante : l'œil est placé au centre du périmètre de Landolt sur lequel on a collé, en dedans et en face du zéro, un petit

disque de papier blanc correspondant à peu près au champ de
vision nulle, pour la distance de l'œil à l'arc. On fait suivre
par l'œil, comme objet de fixation, la pointe d'un crayon qu'on
promène lentement sur la partie droite de l'arc pour l'œil
gauche ; lorsque le crayon arrive à un certain point, le disque
blanc disparaît ; c'est qu'à ce moment l'image de ce disque se
forme sur la papille, tandis que le point de fixation correspond
à la macula.

L'angle formé par les droites joignant les deux points de la
rétine au centre optique se trouve alors indiqué sur l'arc en
degrés. Cet angle, que l'on désigne d'habitude par la lettre γ a
une valeur, chez l'œil emmétrope, sensiblement constante.

Les valeurs trouvées sont les suivantes :

Helmholtz	15°30'
Th. Young	14°20'5''
Weber	14°6'
Mauthner	15°30'
Bargy	14°30' à 15°30'

Nous reviendrons sur la valeur de l'angle γ à propos des
amétropies de courbure.

Pourquoi n'éprouvons-nous aucune gêne du fait de l'existence du champ de vision nulle ? C'est que nous identifions les
portions de l'espace correspondant au champ de vision nulle
avec les parties voisines.

CHAPITRE V

ANOMALIES DE LA VISION

Nous avons vu que dans l'œil emmétrope, le foyer postérieur coïncide avec la rétine, en sorte qu'un objet placé à l'infini forme son image sur l'écran sensible, sans que l'œil ait à faire aucun effort d'accommodation ; en d'autres termes, le punctum remotum de l'œil emmétrope est à l'infini. Il faut remarquer que le plan perpendiculaire à l'axe qui passe par le punctum remotum d'un œil est le conjugué du plan rétinien ; ce qui veut dire que si on considère, comme objet lumineux, une partie de la rétine, l'image se forme, lorsque l'œil est à l'état statique, dans le plan du remotum. Tout œil qui ne remplit pas les conditions précédentes, est un *œil amétrope*. Parmi les amétropies, il y en a une qui se distingue des autres parce qu'elle n'est pas sphérique, c'est-à-dire parce que les différents dioptres oculaires ne sont pas des surfaces sphériques ; on lui donne le nom d'*astigmatisme* : nous en ferons l'étude après celle des autres amétropies.

ARTICLE PREMIER

AMÉTROPIES SPHÉRIQUES

Dans les deux anomalies que nous allons étudier, les surfaces de séparation des milieux de l'œil, cornée, faces du cristallin, sont sphériques.

§ 1. — Définition des amétropies sphériques

Un œil amétrope étant celui dans lequel le foyer postérieur ne coïncide pas avec la rétine, il en résulte qu'il ne peut y avoir que *deux* amétropies : 1° celle qui est caractérisée par une distance focale postérieure *plus petite* que la longueur de l'œil, dans le sens antéro-postérieur (*myopie*), et 2° celle dans laquelle la distance focale postérieure est *plus grande* que la longueur de l'œil (*hypermétropie*).

La *myopie* ou *brachymétropie*, c'est donc l'état d'un œil dans lequel le foyer postérieur F, (fig. 210) se forme entre la cornée et la rétine ; l'*hypermétropie*, au contraire, est l'état d'un œil dont le foyer postérieur se forme en arrière de la rétine.

Nous devons considérer successivement ces deux amétropies :

1° Myopie. — Combien peut-il y avoir de causes de la myopie? D'abord, une première cause possible, c'est une trop grande

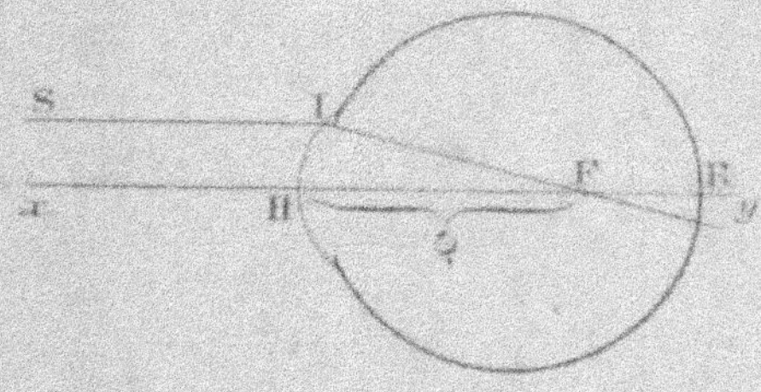

Fig. 210.
Œil myope.

longueur de l'œil, les courbures cornéenne et cristalliniennes conservant leur valeur normale, ainsi que l'indice de réfraction des milieux de l'œil : on a ainsi la myopie par allongement de l'axe, ou *myopie axile*.

2° La longueur de l'œil peut avoir conservé sa valeur normale, ainsi que l'indice, mais les courbures des dioptres oculaires avoir augmenté. Dans ces conditions, en effet, la formule

$$\varphi = \frac{r \times n}{n - 1}$$

montre que si r diminue, la distance focale postérieure φ diminue elle aussi : c'est la *myopie de courbure*.

3° L'examen de la formule précédente, mise sous la forme

$$\rho = \frac{r}{1 - \frac{1}{n}}$$

permet de concevoir que si l'indice de réfraction d'un ou de plusieurs milieux oculaires augmente, $\frac{1}{n}$ diminue, par suite $1 - \frac{1}{n}$ augmente et la distance ρ devient alors plus petite ; le foyer se forme encore en avant de la rétine : c'est *la myopie d'indice*.

Il est probable que cette dernière sorte de myopie est rare ; la myopie de courbure, qu'on dit également très rare, doit au contraire être assez fréquente ; mais c'est la myopie axile que l'on rencontre le plus souvent.

Il est possible de faire le diagnostic différentiel des amétropies de courbure et axiles, grâce à la remarque suivante (Bordier et Baroy) : dans les amétropies de courbure l'angle ξ est le même que dans l'emmétropie, c'est-à-dire compris entre 14° 30' et 15° 30' ; au contraire, dans les amétropies axiles, cet angle ξ est notablement plus petit pour la myopie et plus grand pour l'hypermétropie.

Les mesures de cet angle se font facilement de la manière suivante : sur une feuille de papier blanc, on trace une croix noire et un carré de 2 centimètres de côté dont le milieu est à 15 centimètres de la croix ; on place l'œil examiné devant la croix et on le fait approcher jusqu'à ce qu'il commence à voir le bord externe du carré, en fixant constamment la croix ; soit l_1 la distance de l'œil au papier. On fait ensuite reculer l'œil, qu'on a rapproché d'abord suffisamment, et on note la distance l_2 au moment où l'œil aperçoit le bord interne du carré ; la moyenne $\frac{l_1 + l_2}{2}$ donne la distance l correspondant à un écartement de 15 centimètres. On a

$$\tan \xi = \frac{15}{l}$$

On peut ainsi calculer d'avance les valeurs de l'angle ξ pour une série de valeurs de l, comme l'a fait Baroy (Thèse de Lyon,

1901 p. 68). Parmi les yeux amétropes examinés de cette façon
on a trouvé 3,6 p. 100 d'yeux amétropes de courbure et 96,4
d'amétropes axiles.

Peu importe d'ailleurs, pour l'étude physique que nous faisons des amétropies, le genre de myopie ; ce que nous avons
besoin de retenir, c'est que dans l'œil myope, le foyer postérieur se fait entre la rétine et la cornée. Prenons notre œil
réduit simplifié qui est, nous le savons, un dioptre unique. Le
punctum remotum ρ de l'œil myope, étant, comme celui des

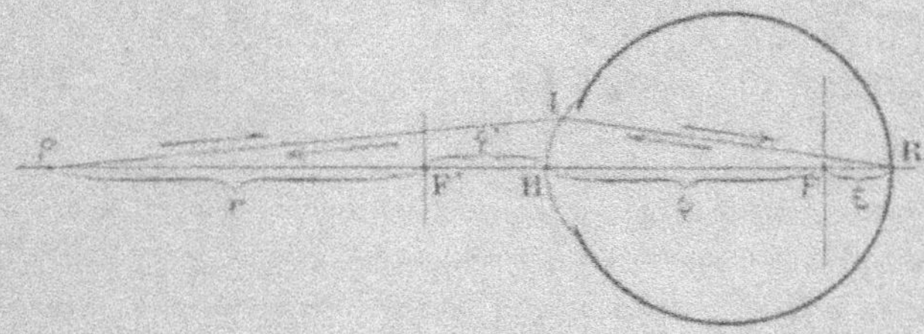

Fig. 211.
Marche des rayons lumineux dans l'œil myope.

autres yeux, le foyer conjugué de la rétine, il suffit, pour connaître sa position, de se souvenir de la discussion que nous
avons faite des images fournies par un objet dans un dioptre.
Le foyer conjugué de la rétine, considérée comme un objet
lumineux, se formera entre l'infini et le foyer antérieur de
l'œil ; par conséquent, le punctum remotum du myope est *en
avant de l'œil* et *à une distance finie*. Si l'on place en ce point
ρ un objet lumineux, réciproquement il formera son image
nette sur la rétine et la vision de cet objet sera très distincte
sans que l'œil fasse intervenir son accommodation (fig. 211).

Si l'on désigne par *r* la distance du punctum remotum au
foyer antérieur F' de l'œil, le *degré de myopie* s'exprime par l'inverse de cette distance *r*. Or, on sait qu'exprimer une longueur
en dioptries, c'est prendre l'inverse de cette longueur ; par conséquent, le degré de myopie d'un œil peut encore se définir : le
nombre de dioptries qui mesure la distance du remotum de
cet œil. On peut évaluer le degré de myopie d'un œil en fonc-

tion de ses éléments dioptriques. Désignons par φ et φ' les distances focales de l'œil réduit et par ε l'écartement du foyer postérieur par rapport à la rétine : les points φ et R étant conjugués, nous savons que l'on peut écrire

$$r \times \varepsilon = \varphi \times \varphi'.$$

C'est la formule de NEWTON. On tire de là

$$\frac{1}{r} = \frac{\varepsilon}{\varphi\varphi'}.$$

Le produit φ φ' est égal à $0,020 \times 0,015 = 0^m,0003$. Par conséquent, le degré de myopie est égal au quotient de l'écartement ε par $0^m,0003$. Pour une myopie de 1 dioptrie, on voit que cet écartement ε est égal à $0^{mm},3$; pour 2 dioptries de myopie, il est de $0^{mm},3 \times 2$ et pour un degré N, ε est égal à $0^{mm},3 \times N$. Plus la distance du foyer postérieur de l'œil myope à la rétine est grande, et plus le degré de myopie est élevé.

2° Hypermétropie. — Le foyer postérieur F se forme ici en arrière de la rétine (fig. 212) ; comme pour la myopie, il y a trois causes de l'hypermétropie : 1° l'*hypermétropie axile*, due à une diminution de la longueur antéro-postérieure de l'œil ; 2° l'*hypermétropie de courbure*, qui résulte d'une diminution des courbures cornéenne et cristallinienne, le rayon de courbure augmentant ; 3° l'*hypermétropie d'indice*, due à une diminution de l'indice de réfraction des différents milieux oculaires.

Comme pour la myopie, c'est la modification dans la longueur de l'axe qui est la cause la plus fréquente d'hypermétropie. Nous ferons remarquer que nous naissons hypermétropes et que nous restons hypermétropes jusque vers dix à douze ans, jusqu'au moment où l'œil n'a pas encore atteint son complet développement dans le sens antéro-postérieur.

Quoi qu'il en soit, la caractéristique de l'hypermétropie, c'est la formation du foyer postérieur en arrière de la rétine. Le punctum remotum de cet œil est facile à trouver, en se rappelant la formation des images d'un dioptre : si l'on considère, en effet, la rétine R comme un objet lumineux, (fig. 212) celui-ci, se trouvant entre le foyer F du dioptre œil et le plan principal, donne naissance à une image virtuelle ρ placée du même côté, entre l'infini et le foyer postérieur ; de plus, le faisceau qui sort du dioptre est divergent. Cette forme du faisceau dont

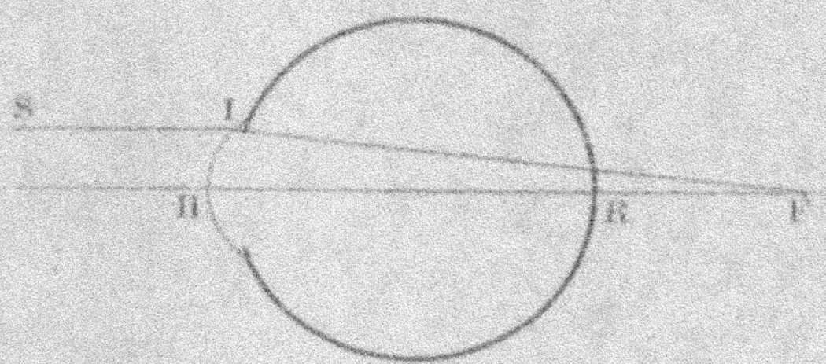

Fig. 212.
Œil hypermétrope.

le sommet ρ est le *punctum remotum virtuel* de l'œil hypermétrope est très remarquable ; il faut, pour que l'hypermétrope voie *sans mettre en jeu son accommodation*, que les rayons tombent sur sa cornée dans un *certain degré de convergence*.

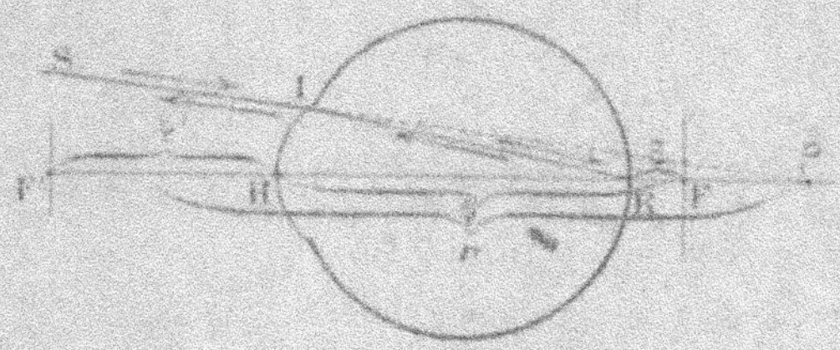

Fig. 213.
Marche des rayons lumineux dans l'œil hypermétrope.

Par conséquent, même en regardant à l'infini, l'œil hypermétrope n'aura pas une vision nette des objets, à moins qu'il ne mette en jeu une partie de son accommodation. Si l'on place un œil myope en face d'un œil hypermétrope, de telle façon que leurs deux puncta remota coïncident, l'œil hypermétrope verra nettement la rétine du myope, sans aucun effort d'accommodation : c'est le seul objet réel, a dit Donders, entre la terre et le ciel, qu'un œil hypermétrope puisse voir sans accommoder.

Le degré d'hypermétropie c'est la distance du remotum virtuel ρ au foyer antérieur F de l'œil exprimée en dioptries. La distance étant r, le degré de l'hypermétropie est $\frac{1}{r}$. En considérant R comme étant un point lumineux dont ρ est l'image, la formule des dioptres donne ici, en désignant par ε la distance du foyer postérieur à la rétine,

$$r \times \varepsilon = \rho\rho'$$

d'où

$$\frac{1}{r} = \frac{\varepsilon}{\rho\rho'} = \frac{\varepsilon}{0,0003}.$$

On voit ainsi que, pour une dioptrie d'hypermétropie, ε est égal à $\frac{3}{10}$ de millimètre ; et pour N dioptries $\varepsilon = 0^{mm},3 \times N$.

§ 2. — DIAGNOSTIC ET MESURE
DES AMÉTROPIES SPHÉRIQUES

Il est utile, avant de mesurer une amétropie, de reconnaitre quel est le genre de l'amétropie : ce diagnostic, une fois fait, on doit alors déterminer le degré d'amétropie présenté par l'œil examiné.

Mais le diagnostic et la mesure d'une amétropie ne nécessitent pas des appareils différents pour les deux opérations : ce sont les mêmes méthodes qui servent à établir le diagnostic et à faire la mesure des amétropies.

Ces méthodes sont, les unes *subjectives* et nécessitent l'intervention du sujet ; les autres *objectives*, et ne réclament pas les réponses et les impressions du sujet.

A) MÉTHODES SUBJECTIVES

Parmi les premières, nous étudierons : 1° la méthode de Donders ; 2° la méthode des optomètres.

1° Méthode de Donders ou de la boîte d'essai. — On se
sert : 1° d'une boîte (fig. 214) renfermant des verres convergents
et des verres divergents dont la puissance dioptrique va en
croissant, de 0.25 dioptrie à 18 dioptries ; 2° d'une échelle

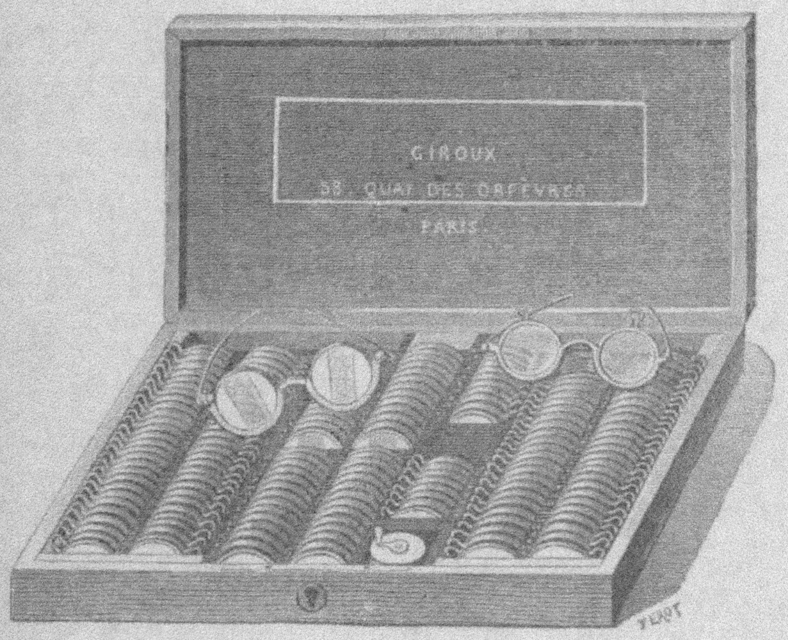

Fig. 214.
Boîte d'essai.

d'acuité, placée à 5 mètres ou à 6 mètres, suivant les modèles.
L'œil qui n'est pas examiné est recouvert d'un écran opaque.

A. Diagnostic de l'amétropie. — Pour savoir si l'œil examiné est myope ou hypermétrope, on commence par placer
devant l'œil un verre convergent faible ; si l'acuité de cet
œil est augmentée, ou si elle n'est pas modifiée, on en conclut
que l'œil est *hypermétrope*. Si l'acuité est diminuée, l'œil peut

être, ou myope, ou emmétrope, ou faiblement hypermétrope.

Pour arriver à établir la nature de l'œil, on substitue au verre convergent, un verre divergent faible : si l'acuité conserve sa valeur primitive, sans être augmentée, l'œil peut être *emmétrope* ou *faiblement hypermétrope*. Si enfin le verre divergent fait augmenter l'acuité visuelle, l'œil est *myope*. Il faut ici se mettre en garde contre une myopie factice produite par la mise en jeu de l'accommodation ; les sujets jeunes, en particulier, arrivent facilement à neutraliser l'effet divergent du verre négatif placé devant l'œil, en sorte qu'on pourrait considérer comme myope un œil dont l'accommodation est seulement vigoureuse. Pour ne pas être induit en erreur, le meilleur moyen consiste à atropiniser l'œil.

B. Mesure du degré d'amétropie. — Une fois que le diagnostic a été fait, on procède avec la même boîte de verres à la mesure de l'amétropie.

a. *Œil hypermétrope.* — On augmente la puissance du verre convergent placé devant l'œil et dans le plan focal antérieur, c'est-à-dire à 15 millimètres en avant de la cornée, jusqu'à ce que l'acuité visuelle commence à diminuer : le verre le plus fort représente la mesure du degré d'hypermétropie cherché. Pour que cette détermination soit exacte, il est nécessaire que l'œil relâche complètement son accommodation.

b. *Œil myope.* — On opère avec les verres négatifs, comme on l'a fait avec les verres positifs pour l'hypermétropie ; on augmente le numéro du verre jusqu'à ce que l'acuité cesse de croître. Le degré de la myopie est mesuré par le plus faible verre qui a rendu maxima l'acuité de l'œil. N'oublions pas que quelquefois la myopie ainsi déterminée peut être due à un spasme de l'accommodation. Si l'on veut obtenir des résultats exacts, il faudra paralyser le muscle ciliaire, au moyen de l'homatropine, par exemple.

2° Méthode des optomètres. — On peut, avec les optomètres, faire le diagnostic des amétropies et en mesurer le degré. Il existe un assez grand nombre de modèles d'opto-

mètres : citons ceux de Bull, de Parent, de Perrin et Mascart,
de Mercier, de Badal. Ce dernier étant un des plus répandus
et des plus pratiques, nous le prendrons pour type.

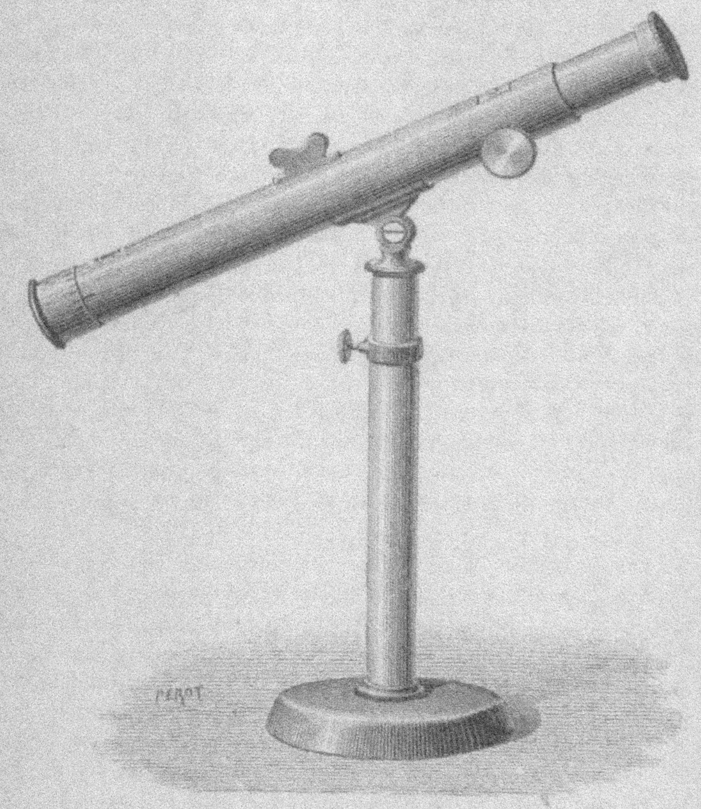

Fig. 215.
Optomètre de Badal.

L'optomètre de Badal (fig. 215) se compose essentiellement
d'une lentille convergente de 16 dioptries placée dans un tube
en laiton, de façon à ce que son plan focal, situé à 63 milli-

mètres du centre optique de la lentille, coïncide avec une des extrémités du tube ; si un œil s'applique à cette extrémité, le foyer de la lentille coïncide avec le point nodal de l'œil. Un milleton, formé d'un petit ajutage de 15 millimètres, peut être ajouté à cette extrémité du tube, de manière à pouvoir mettre en coïncidence le foyer de la lentille avec le foyer antérieur de l'œil (fig. 216). Dans ce premier tube et par son autre extrémité, s'enfonce un autre tube fermé, du côté de la lentille, par une plaque d'épreuve qui est la photographie sur verre d'une échelle de SNELLEN convenablement réduite. A cette échelle est juxtaposée une série de caractères de cartes à jouer dont les dimensions sont les mêmes en hauteur que celles des lettres de l'échelle. L'auteur de ce livre a proposé de remplacer ces caractères de cartes, qui avaient été placés pour les illettrés, par son échelle décimale pour $V > 1$. Ce tube peut s'enfoncer plus ou moins dans le premier, au moyen d'un pignon, et il porte des divisions espacées de 4 millimètres. Le tube fixe porte une échancrure dans laquelle se trouve un trait de repère ; le zéro de la graduation du tube mobile est tel que lorsqu'il est en face du trait de repère, la plaque photographique est dans le second plan focal de la lentille de 16 dioptries.

A. DIAGNOSTIC DE L'AMÉTROPIE. — Dans ces conditions, les rayons partis des caractères de la plaque d'épreuve se réfractent dans la lentille et sortent parallèlement à l'axe ; un œil emmétrope placé à l'extrémité du tube, pourra donc voir nettement les caractères qui correspondent à son acuité visuelle. Si la plaque est placée entre le plan focal de la lentille et elle-même, les rayons émergeant de la lentille seront divergents et si l'œil, appliqué à l'appareil, est myope, on pourra trouver une position de la plaque telle que ces rayons semblent venir du punctum remotum de cet œil. Enfin, si la plaque est placée plus loin que le plan focal de la lentille, les rayons provenant des caractères tomberont sur l'œil en convergeant ; en sorte que si l'œil est hypermétrope, il pourra voir les caractères en relâchant son accommodation.

Par ce qui précède, on voit que le diagnostic de l'amétropie

d'un œil est très facile à faire. Voyons maintenant comment
a été faite la graduation de l'optomètre.

Supposons la plaque dans une position telle (fig. 216) qu'elle
coupe l'axe de la lentille en P (cas où l'œil est myope) et soit
un rayon PI tombant sur la lentille ; nous savons que l'image
du point P se forme virtuellement en P', entre l'infini et le

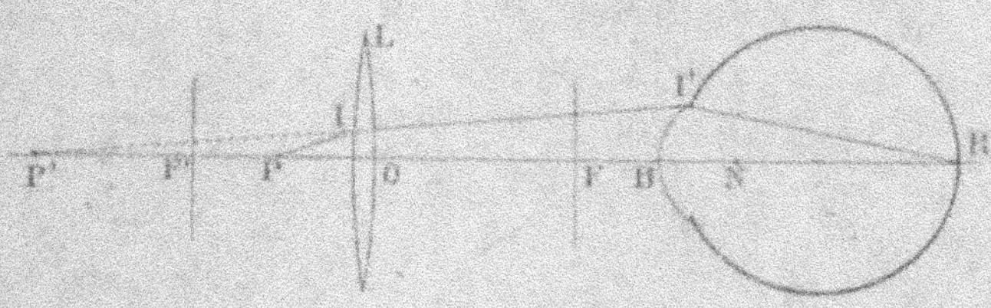

Fig. 216.
Théorie de l'optomètre de BADAL.

foyer F' de la lentille ; désignons par l la distance du point P
au premier foyer F' et par r la distance de P' au second foyer F
de la lentille.

L'application de la formule de NEWTON donne

$$l.r = f^2$$

f étant la distance focale de la lentille. Si l'œil dont le foyer
antérieur coïncide avec F voit, à ce moment là, nettement les
caractères de la plaque, c'est que le point P' est en coïncidence
avec son remotum, en sorte que $\frac{1}{r}$ est le degré de la myopie
de cet œil.

On tire de la formule précédente

$$\frac{1}{r} = \frac{l}{f^2}.$$

or, f est égal à 0,003 et $f^2 = 0,004$; en prenant le millimètre
pour unité, on a

$$\frac{1}{r} = \frac{l}{4^{000}}$$

Le degré de la myopie sera donc donné par le quotient de la distance l, comprise entre la plaque d'épreuve et le plan focal F' de la lentille, par 4 millimètres : si cette distance est divisée en parties équidistantes, égales à 4 millimètres, le nombre de divisions contenu dans cette distance l représentera *en dioptries* le degré cherché de la myopie.

Un raisonnement analogue montrerait que le degré de l'hypermétropie est donné de la même façon par le nombre de divisions égales à 4 millimètres compris dans la distance l, comptée en sens inverse, à partir du zéro de la graduation.

B. Mesure du degré d'amétropie. — Après avoir reconnu à quelle catégorie appartient un œil amétrope donné, on agit peu à peu sur le pignon jusqu'à ce que l'acuité visuelle de l'œil cesse d'augmenter.

a. *Œil myope.* — Si l'œil examiné est myope, on fait avancer le tube mobile vers la lentille, en partant du zéro de la graduation, jusqu'à ce que l'acuité visuelle, mesurée à l'aide de l'échelle de la plaque photographique, n'augmente plus : le degré de la myopie est fourni par la division qui se trouve à ce moment en face du trait de repère porté dans l'échancrure du tube fixe.

b. *Œil hypermétrope.* — On éloigne le tube mobile, à partir du zéro de la graduation, jusqu'à ce que l'acuité commence à diminuer. On n'a plus qu'à lire le chiffre placé en face du trait de repère de l'appareil.

L'inconvénient de l'emploi de l'optomètre c'est que le sujet relâche difficilement son accommodation, en sorte que la mesure de l'hypermétropie est souvent erronée ; mais si on a eu soin d'atropiniser l'œil, la mesure est exacte.

B) Méthodes objectives

Parmi les méthodes objectives, nous indiquerons le procédé de l'image droite fournie par l'ophtalmoscope et le procédé de la kératoscopie.

1° Procédé de l'image droite de l'ophtalmoscope. — Le

principe de cette méthode consiste à rendre la rétine lumineuse
et à considérer une partie de celle-ci comme un objet lumineux.
L'ophtalmoscope a été imaginé, en 1851, par Helmholtz; l'appareil primitif se composait simplement (fig. 217) d'une glace à
faces parallèles servant à renvoyer dans l'œil examiné B les

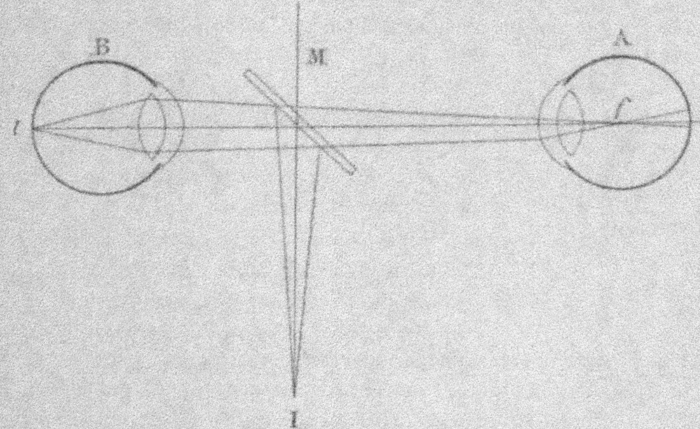

Fig. 217.
Principe de l'ophtalmoscope d'Helmholtz.

rayons d'une source de lumière I placée latéralement ; les
rayons partis de la rétine de l'œil observé sortaient de cet œil
et après avoir traversé la glace venaient tomber sur l'œil observateur A.

Pour rendre l'intensité du faisceau réfléchi par la glace plus
grande, Helmholtz substitua à cette glace un miroir plan ou concave (fig. 218) dont le centre est dépourvu de tain sur une
petite partie ; l'œil observateur se place en arrière de cette
partie transparente, et reçoit ainsi le faisceau provenant de la
rétine de l'œil examiné.

A. Diagnostic de l'amétropie. — Nous supposerons que l'œil
observateur est toujours emmétrope ou rendu emmétrope, par
l'emploi d'un verre convenable, et que cet œil est situé der-

rière l'ophtalmoscope dont le faisceau réfléchi est dirigé sur l'œil observé. Si l'œil observateur, dont l'accommodation est supposée nulle, voit nettement les détails de la rétine observée, l'œil est emmétrope ou hypermétrope : cette conclusion est vraie, à condition que l'œil observé n'accommode pas, ce qui est le cas s'il a été atropinisé.

Si, au contraire, l'œil observateur ne voit pas nettement la rétine de l'œil examiné, le sujet est myope, réellement ou d'une manière factice.

L'examen ophtalmoscopique permettra de faire un diagnostic exact, si l'on a paralysé au préalable l'accommodation de l'œil observé. Lorsque l'observateur a une vision nette du fond de l'œil observé, ce qui existera si cet œil est emmétrope, l'image de la partie $a\,b$ (fig. 219) de la rétine examinée est droite et agrandie, ainsi que cela ressort de la discussion des images des dioptres.

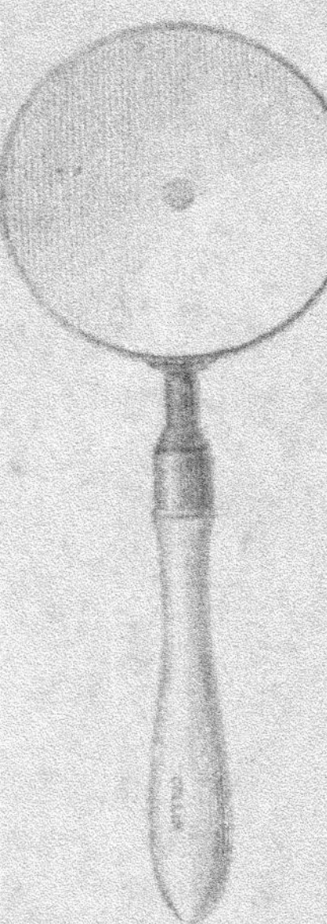

Fig. 218.
Ophtalmoscope.

B. MESURE DU DEGRÉ D'AMÉTROPIE. — Après avoir fait cet exa-

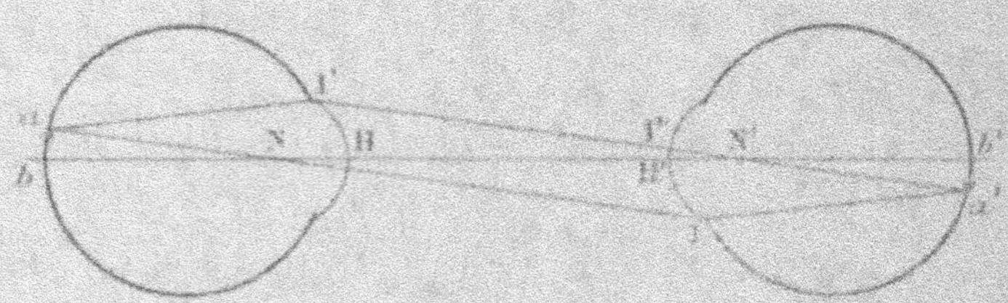

Fig. 219.
Examen de l'œil emmétrope à l'image droite.

men préalable, on sait que l'œil est emmétrope ou hypermétrope, ou bien qu'il est myope.

a. *Œil hypermétrope.* — Si l'observateur a distingué les vaisseaux de la rétine, on saura de suite s'il s'agit d'un œil emmétrope ou d'un œil hypermétrope, en plaçant devant l'œil un verre convergent de degré faible : si la vision cesse d'être nette l'œil est emmétrope. Si, au contraire, la vision reste nette, on fera passer des verres positifs de plus en plus forts, jusqu'à ce que l'observateur commence à ne plus voir nettement les détails

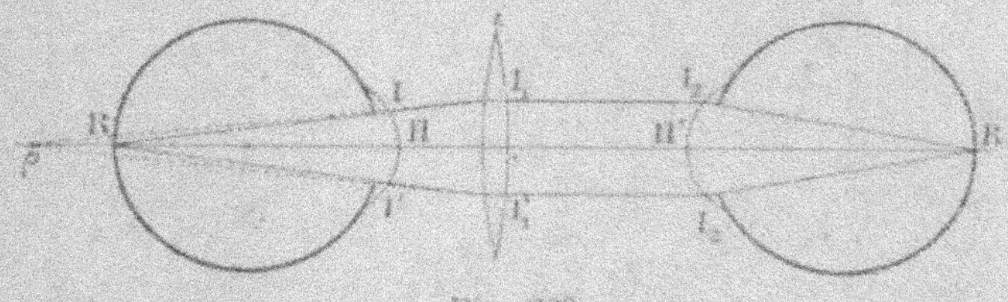

Fig. 220.
Examen de l'œil hypermétrope à l'image droite.

de la rétine ; à ce moment-là, le système optique formé par l'œil examiné et le verre convergent est un système emmétrope, c'est-à-dire que les rayons venant de la rétine R (fig. 220) tombent sur l'œil observateur en parallélisme. La puissance dioptrique du dernier verre représentera le degré d'hypermétropie cherché. Si ce verre a été placé dans le plan focal antérieur de l'œil examiné, la mesure de l'hypermétropie est exacte ; mais si la distance est plus grande, le numéro du verre est plus faible que le degré d'hypermétropie de l'œil ; on devra tenir compte de l'écartement du verre, s'il s'agit d'une hypermétropie forte.

b. *Œil myope.* — Après avoir constaté que l'œil est myope, on place devant lui des verres divergents de plus en plus forts jusqu'à ce que l'œil observateur commence à voir distinctement la rétine observée R (fig. 221). La puissance du verre le plus faible qui procure cette vision nette représente le degré de myopie de l'œil. Il faut encore remarquer que la mesure sera exacte si le verre est placé dans le plan focal antérieur de l'œil ; mais si le verre est placé plus loin de l'œil, son numéro est plus grand que le degré de la myopie. Il faudra tenir compte de l'écartement, si la myopie est forte.

26.

C. REMARQUE. — Lorsque l'œil observateur est amétrope, il peut arriver à faire la mesure du degré d'une amétropie, sans corriger son amétropie propre. Si l'observateur et l'observé sont amétropes *de même nature*, le degré d'amétropie de l'œil examiné est égal à la différence entre le degré trouvé et le degré de l'observateur. Si l'observateur et l'observé sont amétropes

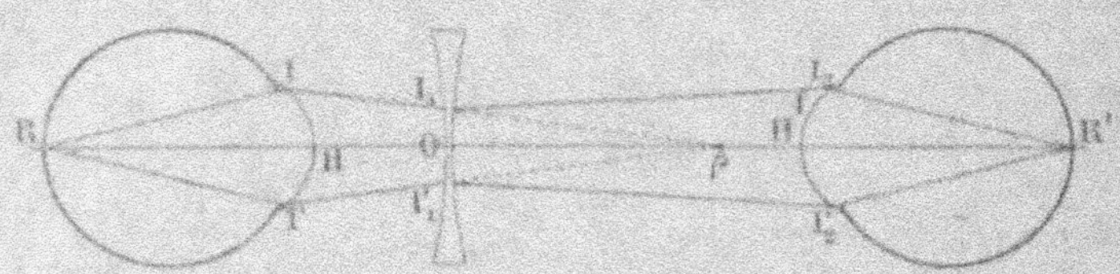

Fig. 221.

Examen de l'œil myope à l'image droite.

Les lignes I, I₂ et I', I° doivent être parallèles à OR.

de sens inverse, le degré d'amétropie cherché est égal à la somme du degré trouvé et du degré de l'observateur.

D. OPHTALMOSCOPES A RÉFRACTION. — Pour permettre à l'observateur de faire passer devant l'œil observé des verres, soit positifs, soit négatifs, de numéros croissants, on a imaginé un certain nombre d'appareils appelés *ophtalmoscopes à réfraction*; nous citerons l'ophtalmoscope à réfraction de LANDOLT, celui de BADAL, etc. Ce dernier (fig. 222) se compose d'abord d'un miroir ophtalmoscopique derrière lequel sont deux disques : le disque supérieur, de 3 centimètres de diamètre, est percé de six ouvertures; l'une d'elles est vide, les cinq autres sont garnies des verres + 0.25, + 0,50, + 0,75, + 1³, — 1³ dioptries. Le disque inférieur, de 4 centimètres de diamètre, porte treize ouvertures dont une vide; à gauche, sont six lentilles positives de 1 à 6 dioptries et, à droite, les mêmes six lentilles négatives; le diamètre de ces verres est de 7 millimètres. Cet instrument peut fournir 78 combinaisons et reproduire tous les numéros des boîtes d'essai.

2° Procédé de la kératoscopie. — C'est la méthode qui est aujourd'hui le plus généralement employée en ophtalmologie ; lorsqu'on dirige sur l'œil d'un sujet, placé dans une chambre noire, un faisceau de lumière provenant de la réflexion sur un miroir ophtalmoscopique, on constate, que pour une certaine position du miroir, la pupille devient lumineuse : c'est la *lueur pupillaire*. Si l'on fait tourner doucement le miroir autour d'un axe vertical, par exemple, on observe que la lueur papillaire est successivement remplacée, à partir d'un des bords de la pupille, par une ombre qui envahit de plus en plus la pupille à mesure que la rotation du miroir se poursuit.

Cette ombre pupillaire se propage, suivant les cas, tantôt dans le sens même de la rotation du miroir (marche directe), tantôt dans le sens contraire à cette rotation (marche inverse) ; enfin dans certaines conditions, l'envahissement se fait brusquement sur toute l'étendue de la pupille sans qu'il soit possible de dire de quel côté l'ombre a commencé à se manifester.

On a donné à la méthode dont le principe vient d'être

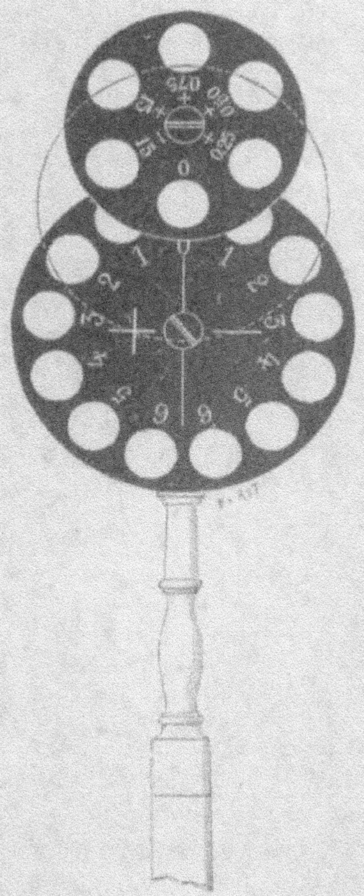

Fig. 222.
Ophtalmoscope à réfraction de
BADAL.

indiqué le nom de *kératoscopie*, de *pupilloscopie*, de *skiascopie*, de *dioptroscopie*, de *skiaskoposcopie*, etc., suivant que l'on supposait le phénomène se passer au niveau de la cornée, de la pupille ou de la rétine. C'est Cuignet qui a le premier remarqué la formation de l'ombre pupillaire et qui a indiqué le moyen de l'appliquer à la détermination des états de l'œil.

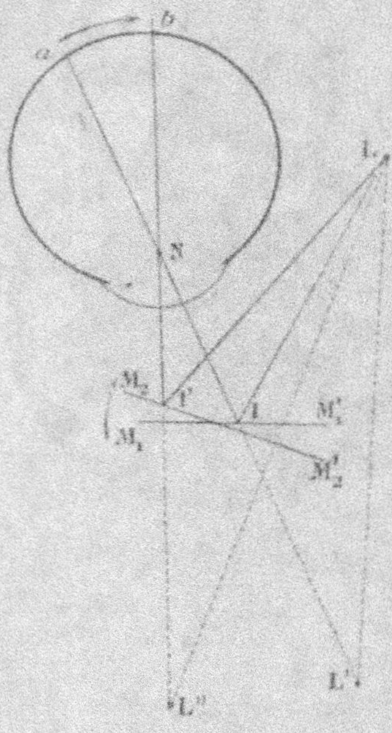

A. Formation de l'ombre pupillaire. — Demandons-nous comment se forme l'ombre pupillaire, base du procédé que nous étudions maintenant.

Voyons d'abord quelles sont les parties successivement éclairées de la rétine, lorsqu'on imprime des mouvements de rotation au miroir que nous supposerons *plan* (fig. 223) placé dans la position $M_1 M'_1$; la source de lumière L fournit un faisceau réfléchi qui équivaut à celui qui émanerait directement de la source, si elle était située en L'. Ce faisceau éclaire alors un certain point, tel que a, de la rétine, en laissant sur la face du sujet une trace lumineuse. Si l'on donne au miroir la position M_2

Fig. 223.

Réflexion d'un faisceau lumineux par un miroir plan animé d'un mouvement de rotation.

M'_2, après l'avoir fait tourner de gauche à droite, le point éclairé de la rétine est allé de a en b, puisque tout se passe comme si la source était venue de L' en L''. Donc, les parties de la rétine successivement éclairées suivent exactement le même sens que celui du mouvement de rotation imprimé au miroir, par conséquent ici de gauche à droite; en même temps, la trace lumineuse sur la face suit un déplacement dans le même sens.

Ceci posé, considérons un œil (fig. 224) sur lequel on va diriger un faisceau lumineux, comme nous venons de le faire et qu'on déplacera en faisant tourner le miroir plan de gauche à droite. Soit $a\,b$ la région de la rétine primitivement éclairée : les points de cette région émettent des rayons qui forment un faisceau divergent dont les parties extrêmes correspondent aux bords G et D de la pupille ; les faisceaux émergents dus aux deux points extrêmes a et b vont former en A l'image de a, et en B l'image de b. Les points A et B se trouvent dans le plan qui passe par le remotum, naturel ou factice, de l'œil observé ; en sorte que A B est l'image de $a\,b$. Les faisceaux lumineux qui rendent visibles pour un observateur, placé en avant de l'œil, les parties gauche et droite de la pupille, peuvent être considérés à part (G. WEISS) ; si l'œil observateur est placé dans le faisceau émergeant de l'œil observé et dont le sommet est G, la partie gauche de la pupille paraîtra éclairée : de même si l'observateur reçoit le faisceau dont le sommet est D, la partie droite de la pupille paraîtra lumineuse. On voit ainsi que si l'observateur, placé dans le plan où se forme l'image A B, reçoit en même temps les faisceaux venant de G et D, toute la pupille lui paraîtra éclairée.

B. Déplacement de l'ombre. — Cela étant compris, faisons tourner le miroir de gauche à droite ; une nouvelle portion $a'\,b'$ de la rétine, placée à la droite de la portion $a\,b$, va maintenant émettre des rayons lumineux et donner naissance à des faisceaux qui fourniront en A' B' la nouvelle image de la rétine $a'\,b'$. Considérons encore ces faisceaux émergents comme étant groupés de la même façon que précédemment, et dont les sommets sont encore G et D. Quel est le phénomène lumineux que va apercevoir l'observateur et qui sera reporté, par suite du groupement des faisceaux tel que nous l'avons indiqué, comme ayant pour siége la pupille, pendant la rotation du miroir ? Il y a à distinguer trois cas :

a. L'observateur est placé entre le plan conjugué de la rétine et l'œil observé. — L'œil de l'observateur étant fixe, et les faisceaux émanant de G et D se déplaçant de droite à gauche, il

est aisé de comprendre que le faisceau ayant G pour sommet
et A B pour base primitive, va cesser le premier de tomber

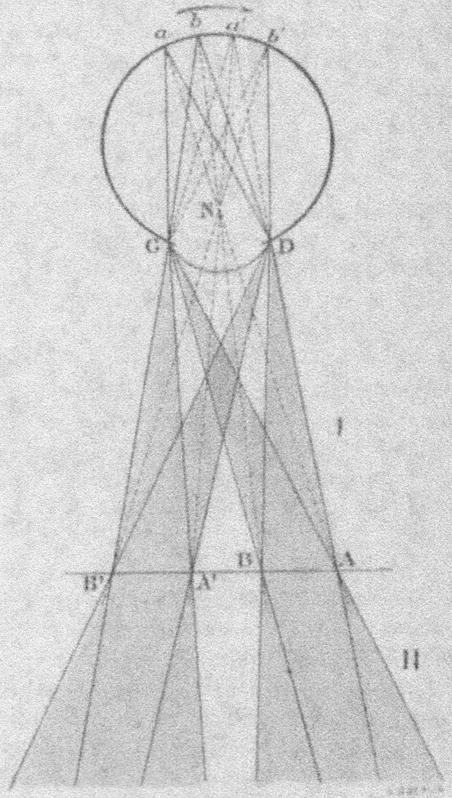

Fig. 224.

Déplacement des faisceaux émergents pendant la rotation
du miroir.

dans l'œil observateur qui, par suite, ne recevant plus les
rayons qui lui rendaient visible la partie gauche de la pupille,
verra cette partie envahie par une ombre, alors que la partie
droite lui paraîtra encore lumineuse.

Pendant la rotation du miroir de gauche à droite, l'ombre pupillaire se propagera donc dans le même sens, c'est-à-dire aussi de gauche à droite : c'est la *marche directe*. Si la rotation du miroir se faisait de droite à gauche, on démontrerait de la même manière que l'ombre pupillaire envahirait la pupille dans le même sens, de droite à gauche.

Par conséquent, lorsque le remotum (réel ou factice) de l'œil examiné est situé en arrière de l'observateur (position I), l'ombre pupillaire se déplace dans le même sens que celui de la rotation du miroir plan.

b. *L'observateur est placé au delà du plan conjugué de la rétine.* — Dans ce cas (position II), c'est le faisceau ayant pour sommet le point D qui cessera le premier de tomber dans l'œil observateur immobile ; en sorte que, pendant la rotation du miroir, c'est la partie droite de la pupille qui paraîtra la première envahie par une ombre, la partie gauche paraissant encore lumineuse. Ici donc, l'ombre pupillaire se propagera en sens inverse du mouvement de rotation du miroir ; c'est la *marche inverse*.

Par conséquent, lorsque le remotum (réel ou factice) de l'œil examiné est placé en avant de l'œil observateur, l'ombre envahit la pupille en sens inverse du mouvement de rotation du miroir.

c. *L'observateur est placé dans le plan conjugué de la rétine.* — Dans cette position, l'œil observateur reçoit à la fois les faisceaux provenant de G et de D ; si le miroir vient à tourner de gauche à droite, les faisceaux cesseront au même instant de tomber sur l'œil observateur ; l'ombre envahira donc brusquement toute la pupille, sans qu'il soit possible à l'observateur de dire si elle a commencé par la droite ou par la gauche. Cette position est appelée le *point neutre*. Par conséquent, lorsque l'ombre envahit d'un même coup toute la pupille, l'œil observateur est placé au remotum (réel ou factice) de l'œil observé.

C. DIAGNOSTIC DES AMÉTROPIES. — On se place dans une chambre noire, de façon à faciliter le relâchement complet de l'accommodation de l'œil examiné. L'observateur se met à 1 mètre du sujet et place devant son œil un verre convergent de 1 dioptrie. Une source de lumière étant placée à côté et un peu en arrière du sujet, on dirige sur sa face le faisceau réfléchi par le miroir ophtalmoscopique *plan*. Puis on imprime de légères rotations au miroir, de droite à gauche, et de gauche à droite.

Si l'ombre pupillaire envahit *brusquement* la pupille, c'est que l'observateur se trouve au remotum du système ; or, comme on a placé devant l'œil un verre de 1 dioptrie et que l'observateur est à 1 mètre, ce résultat signifie que *l'œil observé est emmétrope*, puisque son remotum a été ramené à 1 mètre avec un verre de 1 dioptrie.

Si l'ombre pupillaire se propage dans le *même sens* que la rotation du miroir, c'est que l'observateur est placé entre le remotum du système et l'œil ; par conséquent *l'œil examiné est hypermétrope*, puisque le remotum est situé plus loin que 1 mètre.

Enfin si l'ombre envahit la pupille en *sens inverse* de la rotation du miroir, le remotum du système est placé à une distance plus petite que 1 mètre ; et dans ce cas, *l'œil examiné est myope*.

D. Mesure du degré d'amétropie. — Après avoir ainsi très facilement diagnostiqué le genre d'amétropie de l'œil, on opère de la façon suivante pour déterminer le degré d'amétropie.

a. *Œil hypermétrope.* — On fait passer devant l'œil des verres convergents de plus en plus forts, jusqu'à ce que l'ombre pupillaire envahisse tout d'un coup la pupille ; à ce moment, l'observateur se trouve au point neutre et le verre qui produit ce résultat, *diminué de 1 dioptrie*, mesure le degré de l'hypermétropie. Il faut retrancher 1 dioptrie, puisque le verre, qui a amené le remotum à 1 mètre, surcorrige l'hypermétropie de 1 dioptrie.

b. *Œil myope.* — Si le degré de la myopie est égal à 1 dioptrie, l'envahissement en masse de la pupille par l'ombre se fera sans verre. Si le degré est plus fort que 1 dioptrie, on fait

passer successivement devant l'œil des verres divergents de
plus en plus forts, jusqu'à ce que le point neutre soit amené à
1 mètre. Le verre qui produit l'envahissement en masse de la
pupille par l'ombre, *augmenté* de 1 dioptrie, représente la mesure de la myopie.

Si le degré de la myopie était inférieur à 1 dioptrie, on ferait
passer devant l'œil des verres convergents d'une puissance plus
petite que 1 dioptrie, jusqu'à ramener le point neutre à 1 mètre.
Le degré de myopie est alors égal à la différence entre 1 dioptrie et le numéro du verre qui a produit l'envahissement brusque.

ARTICLE II

AMÉTROPIE NON SPHÉRIQUE. ASTIGMATISME

Une autre anomalie à la vision qui est le résultat d'un
défaut de sphéricité d'un ou de plusieurs dioptres de l'œil
est connue sous le nom d'astigmatisme.

§ 1. — DÉFINITION DE L'ASTIGMATISME

Qu'est-ce qu'un dioptre astigmate ? C'est un dioptre dont les
rayons de courbure possèdent des valeurs différentes dans ses
différents méridiens ; il en résulte que le faisceau réfracté par
un tel dioptre n'a plus, comme dans les cas précédents, un
sommet unique ; un point lumineux ne possède plus une
image punctiforme.

L'astigmatisme peut être *irrégulier*, si la variation de courbure des différents méridiens est quelconque ; il est dit *régulier*, lorsque la courbure des méridiens varie progressivement
d'un méridien à l'autre.

Un dioptre astigmate régulier possède deux méridiens rectangulaires, à courbures maxima dans l'un, et minima dans l'autre,
celles des méridiens compris entre les deux principaux étant
intermédiaires. Étudions la marche des rayons lumineux dans
un tel dioptre.

Soit un dioptre (fig. 225) dont les deux méridiens principaux sont, l'un vertical VV', de courbure maxima, l'autre horizontal HH', de courbure minima et soit un faisceau de rayons parallèles tombant sur ce dioptre. Considérons les rayons incidents contenus dans le plan vertical passant par le méridien de courbure maxima VV' : ces rayons vont se réfracter et aller se cou-

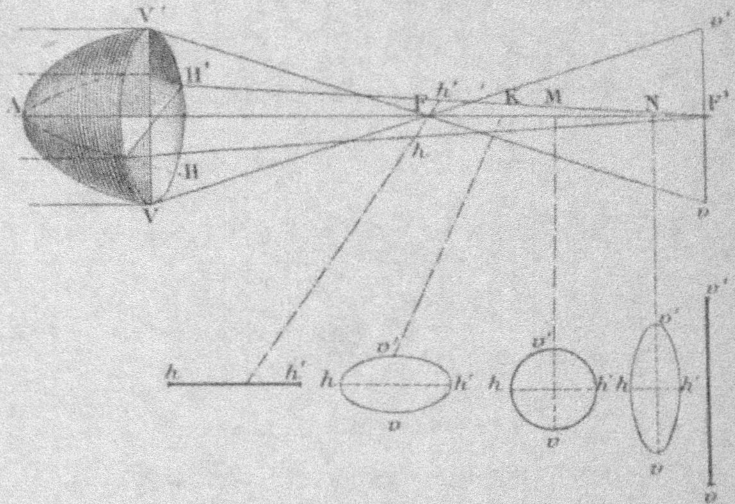

Fig. 225.

Faisceau réfracté par un dioptre astigmate.

per en F au foyer du méridien VV'. Si l'on considère, de même, les rayons contenus dans le plan horizontal passant par HH', les réfractés iront passer par le foyer F' de ce méridien, et le foyer F' sera situé plus loin que F, puisque le rayon de la courbure de HH' est plus grand que celui de VV' $\left(f = \dfrac{r \cdot n}{n-1}\right)$.

Si l'on considère maintenant les incidents contenus dans les plans intermédiaires à VV' et à HH', leurs réfractés viendront tous se rencontrer suivant une première ligne horizontale située en F et suivant une seconde ligne focale verticale située en F' : ces deux lignes focales étant limitées, la première, par

les rayons réfractés extrêmes allant former le foyer F', la
seconde, par les rayons réfractés extrêmes formant le foyer F.
Le faisceau réfracté donne donc naissance à deux lignes focales
et l'on conçoit immédiatement combien est grave pour la vision
la forme astigmate d'un ou de plusieurs dioptres de l'œil[1].

Si l'on vient à couper le faisceau réfracté d'un dioptre astigmate par un écran, on obtient les traces suivantes : en avant
de F, on a une ellipse à grand
axe horizontal ; en F l'ellipse
est réduite à une ligne droite
horizontale hh' ; en K l'ellipse
reparaît, son grand axe est
encore horizontal ; en un certain point M qu'il est facile de
déterminer par le calcul, l'ellipse est remplacée par un
cercle ; en N, la trace lumineuse est une ellipse dont le
grand axe est vertical ; en F',
on a une ligne droite verti-

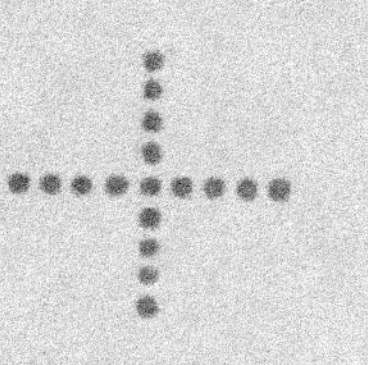

Fig. 226.   Fig. 227.
Série de points   Image des points
placés devant   précédents dans
un dioptre as-   un dioptre astig-
tigmate.   mate.

cale vv' ; enfin au-delà de F', on obtient encore une ellipse à
grand axe vertical et cette forme persiste jusqu'à l'infini.

Si les faisceaux incidents, au lieu de venir de l'infini, partent
d'un point situé sur l'axe à une distance finie, le faisceau
réfracté aura la même constitution, mais les lignes horizontale
et verticale, au lieu d'être les lignes focales, seront les deux
images du point lumineux, et ces images rectilignes seront
situées respectivement au delà des foyers F et F'.

Supposons que le dioptre astigmate que nous venons de
considérer soit le dioptre œil réduit ; si la rétine coïncide

---

[1] Un peintre se suicida à cause de l'astigmatisme dont ses yeux
étaient atteints : « Ma vue est dérangée, écrivait-il ; quand je veux
peindre ou dessiner, l'objet est doublé d'une façon presque imper-
ceptible. Cela suffit pour m'empêcher de produire ; voilà bientôt un
an que j'éprouve ce supplice. Puisque la vie renonce à moi, je n'ai
pas le choix, il faut renoncer à elle... » (Javal, art. Vision. *Diction-
naire de médecine et de chirurgie pratiques*, p. 528).

avec F, l'œil, regardant des points lumineux, verra des lignes
horizontales ; si la rétine est en F, au contraire, l'œil verra des
lignes verticales (cas de la figure 227); en aucun cas, par conséquent, l'œil astigmate ne pourra avoir la vision nette d'un point.

§ 2. — Nature de l'astigmatisme

Le dioptre qui est atteint d'astigmatisme peut être, soit la
cornée (astigmatisme cornéen), soit l'une ou les deux faces du
cristallin (astigmatisme cristallinien). On appelle astigmatisme
conforme à la règle celui dans lequel le méridien vertical a
la courbure maxima (cas de la figure 225); l'astigmatisme est
contraire à la règle, si c'est l'inverse.

1° Lorsque l'un des méridiens principaux est emmétrope,
c'est-à-dire lorsque l'une des lignes focales coïncide avec la
rétine, l'autre méridien étant myope ou hypermétrope, l'astigmatisme est dit *simple* : il est alors *simple myopique* ou *simple
hypermétropique*, suivant le genre d'amétropie de l'autre méridien. Dans le cas de l'astigmatisme conforme à la règle, on voit
que c'est le méridien horizontal qui est emmétrope, dans l'astigmatisme simple myopique, tandis que c'est le méridien vertical
qui est emmétrope, dans l'astigmatisme simple hypermétropique.

2° Lorsqu'aucun des deux méridiens n'est emmétrope, l'astigmatisme est *composé* ou *mixte* : il est composé, si les deux
méridiens sont amétropes de même signe, tous les deux
myopes ou tous les deux hypermétropes ; il est *mixte*, si l'un
est myope et l'autre hypermétrope.

On appelle *degré d'astigmatisme* la différence, évaluée en
dioptries, entre la puissance dioptrique du méridien à courbure
maxima et celle du méridien à courbure minima. Si φ_1 est la
distance focale du premier et φ_2 la distance focale du second,
on a :

$$A_s = \frac{1}{\varphi_1} - \frac{1}{\varphi_2}.$$

On peut représenter le degré d'astigmatisme d'un dioptre

astigmate par la puissance dioptrique d'une lentille cylindrique
égale à la différence $\dfrac{1}{\varphi_1} - \dfrac{1}{\varphi_2}$. On ne peut parler ici que
de lentilles cylindriques, à cause de la propriété qu'elles ont
de donner, comme les dioptres astigmates, des lignes focales et
non pas des foyers punctiformes, comme les lentilles sphériques.

§ 3. — DIAGNOSTIC ET MESURE DE L'ASTIGMATISME

Les mêmes méthodes, subjectives et objectives, relatives aux
amétropies sphériques sont utilisées pour l'astigmatisme.

A) MÉTHODES SUBJECTIVES

Parmi ces méthodes, nous indiquerons seulement celle de
la boîte des verres d'essai, celle des optomètres étant beaucoup moins employée.

1° Procédé de la boîte d'essai. — Indépendamment des
verres sphériques convergents et divergents, il existe, dans la
boîte d'essai, des verres cylindriques positifs et négatifs dont
l'axe est indiqué sur chaque verre. On se sert, en plus de
l'échelle ordinaire d'acuité, d'un cadran horaire (fig. 228)
formé par 12 lignes inclinées de 30 degrés l'une sur l'autre.
Ce cadran est placé à 5 mètres du sujet.

A. DIAGNOSTIC DE L'ASTIGMATISME. — Si le sujet, dont l'un des
yeux a été caché à l'aide d'un écran opaque, voit nettement
une des lignes du cadran horaire, la ligne XII-VI par exemple,
et ne distingue pas les autres, on en conclut qu'il est astigmate,
d'abord, et ensuite que son astigmatisme est simple. Si l'on se
reporte à la figure 225, on voit que le méridien qui est adapté
à cette ligne lui est perpendiculaire ; c'est donc le méridien
horizontal qui est emmétrope. Si l'astigmatisme est conforme à
la règle, on en conclut que l'astigmatisme est simple myopique.

Si le sujet avait accusé au contraire la ligne III-IX, l'astigmatisme aurait été simple hypermétropique et c'est alors le
méridien vertical qui serait emmétrope.

Si le sujet ne distingue aucun des diamètres du cadran, son astigmatisme est composé ou mixte.

On fait alors passer devant l'œil des verres *sphériques* convergents ou divergents, jusqu'à ce que le sujet indique la pro-

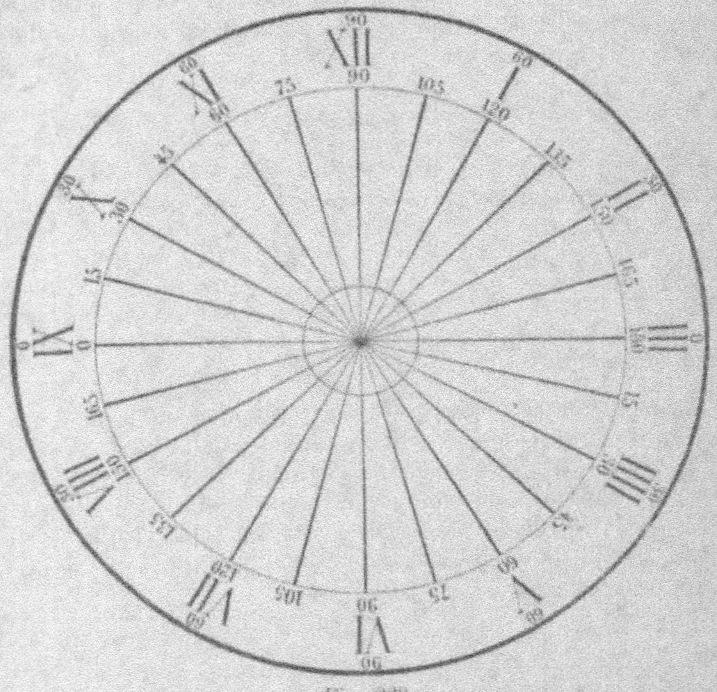

Fig. 228.
Cadran pour le diagnostic de l'astigmatisme.

duction de la vision nette d'une des lignes du cadran : le verre qui a produit ce résultat a rendu emmétrope le méridien perpendiculaire à la ligne vue nettement. On est ainsi ramené au cas précédent : en sorte que si l'*astigmatisme est conforme à la règle*, et si c'est la ligne XII-VI qui est vue nettement, pendant que le verre interposé est divergent, l'astigmatisme est composé myopique.

Si c'est la ligne III-IX qui est vue avec le verre divergent, l'astigmatisme est mixte, le méridien vertical étant myope, le méridien horizontal hypermétrope.

Avec un verre convergent, les résultats sont inverses : ligne vue nettement XII-VI, astigmatisme mixte ; ligne vue nettement III-IX, astigmatisme composé hypermétropique.

B. Mesure du degré d'astigmatisme. — La nature de l'astigmatisme ayant été diagnostiquée, il faut en mesurer le degré.

a. Astigmatisme simple myopique. — S'il s'agit d'astigmatisme conforme à la règle, c'est le méridien vertical qui est myope ; ce qui veut dire que le sujet voit distinctement la ligne XII-VI : par conséquent, la ligne focale horizontale se trouve en avant de la rétine ; pour mesurer le degré d'astigmatisme, on peut procéder de deux manières : ou bien avec des lentilles cylindriques divergentes, ou bien avec des lentilles sphériques divergentes.

Avec les lentilles cylindriques, on les placera de manière à ce que l'axe soit horizontal et on augmentera le numéro, jusqu'à ce que le sujet voie nettement *tous* les diamètres du cadran. La puissance dioptrique de la lentille cylindrique représentera le degré d'astigmatisme. Avec les lentilles sphériques divergentes, on les fera passer devant l'œil en augmentant le numéro, jusqu'à ce que le sujet accuse la vision nette *de la ligne perpendiculaire* à celle vue sans verre, c'est-à-dire ici la ligne III-IX. La puissance de ce verre mesure le degré d'astigmatisme $\dfrac{1}{\sigma_1} - \dfrac{1}{\sigma_2}$.

b. Astigmatisme simple hypermétropique. — Dans le cas où l'astigmatisme est conforme à la règle, c'est le méridien horizontal qui est hypermétrope ; le degré d'astigmatisme peut se mesurer de deux manières : 1° avec une lentille cylindrique ; on place devant l'œil une lentille cylindrique convergente et on l'oriente de manière à ce que son axe soit vertical, afin que l'effet réfringent se fasse sentir sur le méridien horizontal dont la ligne focale se forme en arrière de la rétine : on remplace la lentille par le numéro suivant plus fort et l'on fait ainsi, jusqu'à ce que l'œil arrive à voir nettement *toutes les lignes* du cadran horaire ; 2° avec une lentille sphérique convergente, on opère de la même façon : on prend des numéros croissants et l'on cherche le verre qui permet à l'œil examiné de voir distinctement *la ligne XII-VI* perpendiculaire au méridien horizontal hypermétrope.

c. *Astigmatisme composé myopique.* — Un verre sphérique divergent, de degré convenable, a rendu nette la vision de la ligne XII-VI : ce verre a donc rendu emmétrope le méridien horizontal, soit N sa puissance dioptrique. Pour trouver maintenant le degré d'astigmatisme, il suffit de procéder comme il a été dit dans le cas de l'astigmatisme simple myopique.

On accolera au verre divergent sphérique N des lentilles cylindriques divergentes de numéros croissants et orientées de manière à ce que leur axe soit horizontal, jusqu'à ce que le sujet voie nettement toutes les lignes du cadran. Soit N' la puissance dioptrique du verre cylindrique qui produit ce résultat ; comme N' est évidemment plus grand que N (nous supposons toujours l'astigmatisme conforme à la règle pour que le problème soit bien posé), le degré de l'astigmatisme est égal à la différence N' — N.

d. *Astigmatisme composé hypermétropique.* — Le diagnostic ayant été établi comme je l'ai enseigné plus haut, le sujet voit avec un verre sphérique convergent convenable N la ligne III-IX. Pour évaluer le degré d'astigmatisme, on fait passer, devant le système formé par l'œil et le verre sphérique, des lentilles cylindriques convergentes, de puissance croissante, orientées de manière à ce que les axes soient verticaux : on finit par en trouver une N' qui, ramenant la ligne focale verticale sur la rétine, procure à l'œil la vision nette de tous les diamètres du cadran. Le degré d'astigmatisme est N' — N.

e. *Astigmatisme mixte.* — Si l'astigmatisme est conforme à la règle, c'est toujours le méridien vertical qui est myope et le méridien horizontal hypermétrope. Supposons qu'avec un verre divergent N sphérique, l'œil examiné voie nettement la ligne III-IX : on fera alors passer devant le système formé par le verre sphérique négatif de puissance — N, des lentilles cylindriques convergentes de numéros croissants, leurs axes étant orientés verticalement, jusqu'à ce que le sujet accuse la vision nette de tous les diamètres du cadran. Soit + N' la puissance dioptrique du verre cylindrique ; il est évident que le degré de l'astigmatisme est égal à $N' — (—N) = N + N'$, c'est-à-dire à la somme des puissances dioptriques des deux verres.

Si l'on avait placé un verre convergent sphérique au début, ce serait la ligne XII-VI qui serait vue et il faudrait alors un verre cylindrique divergent orienté avec son axe horizontal pour que la ligne III-IX fût distinguée nettement. Ce dernier cas revient au premier ; c'est toujours la somme des puissances $N + N'$ qui mesure le degré d'astigmatisme.

2° Procédé des disques optométriques de Javal. — Au lieu de présenter à l'œil les verres sortant de la boîte d'essai, on peut se servir des disques de JAVAL : un des disques, le plus éloigné du sujet, porte les verres sphériques, les positifs sur une des moitiés de la circonférence, les négatifs sur l'autre moitié ; le second disque porte, de même, les verres cylindriques convergents et divergents, sur chaque demi-circonférence. Chaque verre cylindrique peut être soumis à une rotation dans sa monture en forme de bague, à l'aide d'un pignon central qui porte une aiguille se déplaçant sur une graduation et qui fait connaître l'angle formé par l'axe du verre cylindrique considéré avec la verticale. C'est qu'en effet, l'astigmatisme n'est pas toujours constitué par la coïncidence des méridiens principaux avec la verticale et l'horizontale ; souvent les directions de ces méridiens, sans être très éloignées de la verticale et de l'horizontale, forment avec ces directions des angles d'une certaine valeur, en sorte que ce n'est plus la ligne XII-VI qui sera vue nettement par un œil astigmate simple myopique, par exemple, mais bien la ligne XI-V. Alors le verre cylindrique négatif qui, dans ces conditions, mesure le degré d'astigmatisme, devra être orienté avec son axe placé dans la direction II-VIII, le méridien le plus réfringent devant être perpendiculaire à cette direction.

Lorsqu'on emploie simplement les verres de la boîte d'essai, ces directions des méridiens principaux sont déterminées par la graduation que porte la monture de lunettes destinées à recevoir les verres cylindriques et sphériques ; l'on fait tourner les premiers, jusqu'à ce que l'effet visuel recherché soit produit ; il suffit alors, de lire, sur la monture, l'angle formé par l'axe du verre cylindrique avec l'horizontale d'où part la graduation.

B) Méthodes objectives

Ces méthodes sont au nombre de trois : 1° les astigmomètres ou mieux kératomètres ; 2° l'image droite ophtalmoscopique ; 3° la kératoscopie.

1° Kératoscopes et kératomètres. — Les kératoscopes permettent de reconnaître immédiatement si la cornée d'un œil est astigmate. Le kératoscope de Placido se compose d'un disque portant des anneaux circulaires alternativement blancs et noirs ; au centre, est un orifice fermé par une loupe. Le sujet tournant le dos à une fenêtre, l'observateur se place derrière le kératoscope et voit par réflexion les anneaux sur la cornée du sujet. Si celle-ci est sphérique, l'image du disque est plus petite, mais semblable ; si, au contraire, la cornée est astigmate, ces anneaux paraissent elliptiques et le grand axe des ellipses concentriques renseigne sur la direction du méridien de moindre courbure.

De Wecker et Masselon ont essayé de rendre mesureur de l'astigmatisme un kératoscope rectangulaire dont un côté est mobile et gradué d'avance en dioptries. Nous n'insisterons pas.

a. *Kératomètre ou astigmomètre de Javal et Schiötz.* — Cet appareil permet de mesurer le degré d'astigmatisme cornéen, mais pas du tout l'astigmatisme cristallinien et par conséquent pas non plus l'astigmatisme total, cornéen et cristallinien.

Le kératomètre de Javal et Schiötz (fig. 229) se compose d'un

prisme de WOLLASTON placé dans un tube, fermé de chaque côté
par une lentille achromatique; du côté de l'observateur se
trouve un oculaire de RAMSDEN muni d'un réticule qui sert à
mettre l'oculaire au point pour chaque œil observateur. Le tube
porte un arc de cercle mobile autour de l'axe de la lunette; le

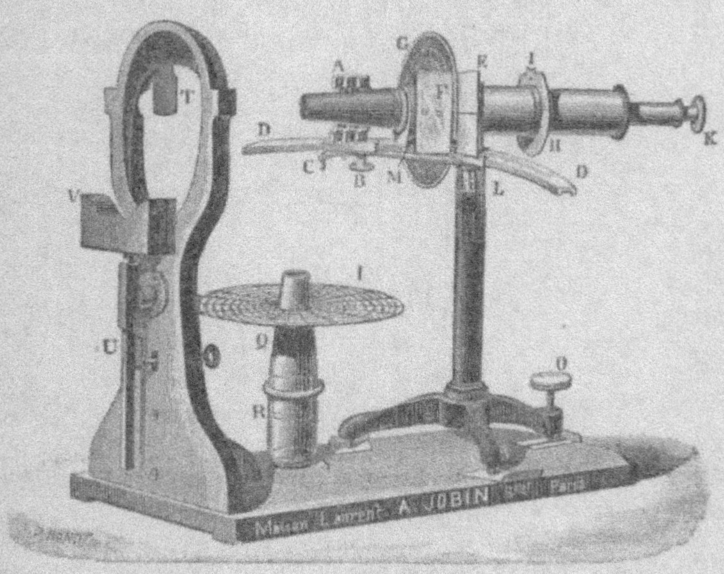

Fig. 229.
Astigmomètre de JAVAL et SCHIÖTZ.

long de cet arc glissent deux mires blanches A et E, dont l'une
a la forme d'un rectangle, et l'autre, la forme de marches d'es-
calier. En face de la lunette est une têtière V sur laquelle se
place le sujet. Lorsque la lunette est mise au point pour la cornée de l'œil examiné, celle-ci se trouve placée au centre de
l'arc de cercle portant les mires.

Le prisme de WOLLASTON (fig. 230) est formé de deux prismes
en quartz qui ont été collés par leur face hypoténuse, de manière à constituer une seule plaque plan parallèle très épaisse.

Les deux prismes ont été taillés dans le cristal de quartz, de manière à ce que l'un ait l'arête réfringente parallèle à l'axe du cristal, et l'autre perpendiculaire à ce même axe. Un rayon incident *a b* donne ainsi deux réfractés, à partir du point *c*, et les émergents sont à peu près symétriques par rapport au rayon incident. La présence du prisme de WOLLASTON dans la lunette produit un dédoublement (fig. 231)

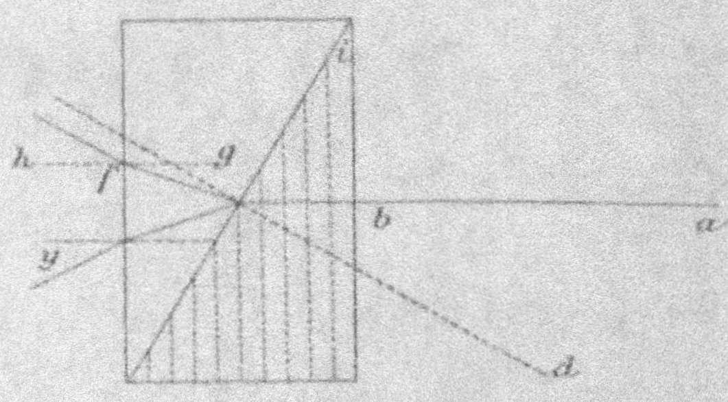

Fig. 230.
Prisme de Wollaston (d'après TSCHERNING).

de chacune des images obtenues par réflexion sur la cornée et la valeur du dédoublement l est de 2^{mm},94.

b. *Mesure du degré de l'astigmatisme cornéen.* — Le diagnostic de l'astigmatisme cornéen ayant été fait, on dirige la lunette de l'astigmomètre de JAVAL et SCHIÖTZ vers l'œil du sujet et on déplace le pied de la lunette jusqu'à ce que l'on voie nettement les images des deux mires ; cela fait, on agit sur les mires, de façon à produire l'affrontement des bords internes des deux images centrales de ces mires (fig. 232) ; l'arc de cercle qui les porte doit être placé dans le plan du méridien le *moins réfringent :* on reconnaît que l'on est bien dans le plan du méridien à ce que les lignes de foi, placées au milieu des mires, sont exactement sur le prolongement l'une de l'autre. On fait ensuite tourner l'arc d'un angle de 90° : cet arc se trouve alors dans le plan du méridien le plus réfringent ; on constate, dans ces conditions, que les images centrales des mires empiètent l'une sur l'autre (fig. 233), d'un certain nombre de gradins.

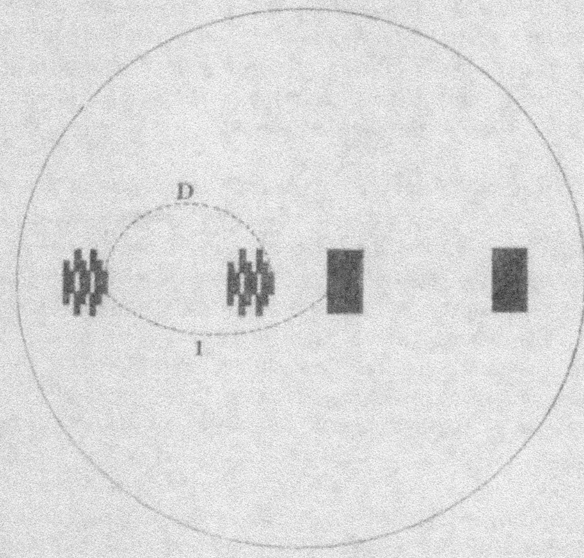

Fig. 231.
Dédoublement des images réfléchies des mires de l'astigmomètre
de Javal (d'après Tscherning).

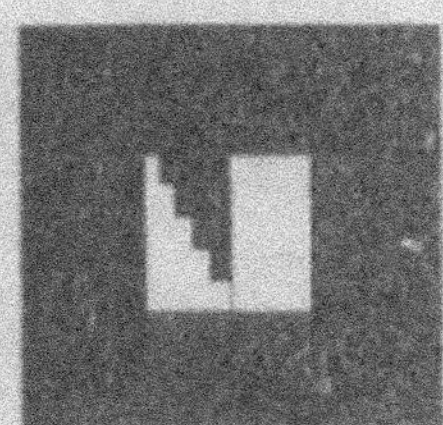

Fig. 232.
Affrontement des deux mires
dans le méridien horizontal.

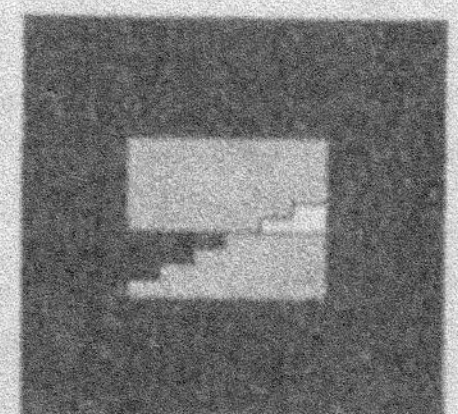

Fig. 233.
Empiétement de la mire rectangulaire sur les gradins.

Le degré d'astigmatisme est représenté, en dioptries, par ce
nombre.

27.

La largeur de chaque gradin a été calculée de manière à ce que chaque gradin corresponde à une dioptrie d'astigmatisme; cette largeur est de 0m,0034. Dans le dernier modèle de l'astigmomètre de JAVAL (fig. 229), les mires sont déplacées à l'aide d'un pignon à crémaillère qui permet de faire rapprocher ou éloigner les deux mires l'une de l'autre.

2° Procédé de l'image droite ophtalmoscopique. — Nous dirons peu de chose de ce procédé qui se met en œuvre de la même façon que pour les amétropies sphériques. Si l'on examine la papille de l'œil observé, le diagnostic de l'astigmatisme se fait en constatant que l'image de cette papille est elliptique au lieu d'être circulaire et le grand axe de cette image correspond au méridien le *plus réfringent*. La mesure du degré d'astigmatisme par l'image droite résulte de la nature et de la puissance du verre cylindrique qu'il faut placer devant l'œil pour que l'image paraisse circulaire.

3° Procédé de l'ombre pupillaire. — Le diagnostic de l'astigmatisme se fait par l'examen de l'ombre pupillaire dans les différents méridiens de l'œil observé. Le sens de l'envahissement de la pupille par l'ombre permettra de voir si les méridiens sont d'égale courbure. Quant à la mesure de l'astigmatisme, on la pratique en cherchant le degré d'amétropie des deux méridiens principaux. Le degré d'astigmatisme est donné, soit par la différence des degrés N et N' des deux amétropies de courbure, pour les astigmatismes simple et composé, soit par leur somme pour l'astigmatisme mixte.

ARTICLE III

POUVOIR ACCOMMODATIF DES YEUX AMÉTROPES

Nous avons étudié la variation du pouvoir accommodatif de l'œil emmétrope, et bien que dans les traités classiques les auteurs indiquent que le pouvoir est indépendant de l'état de

réfraction de l'œil à l'état statique, nous devons tenir compte
des travaux récents de FROMAGET et BORDIER sur cette intéressante question.

§ 1. — VARIATION DU POUVOIR ACCOMMODATIF AVEC L'ÉTAT DE RÉFRACTION STATIQUE

Loin d'être indépendant de l'état de réfraction statique, le
pouvoir accommodatif varie au contraire avec cet état; il résulte
en effet, d'un très grand nombre de déterminations du punctum proximum, d'une part, et du punctum remotum, d'autre
part, faites sur des yeux emmétropes, myopes et hypermétropes, que les yeux hypermétropes ont une amplitude d'accommodation plus grande que les emmétropes, et la différence
augmente de dix à vingt et un ans ; le pouvoir accommodatif
des emmétropes est à son tour plus grand que celui des myopes,
à âge égal, bien entendu.

Les résultats trouvés entre sept et vingt et un ans par les
auteurs cités plus haut sont résumés dans les trois courbes de
la figure 234 : on voit ainsi qu'à seize ans, par exemple, le pouvoir accommodatif est

        Pour l'œil myope . . . .   9,7 dioptries.
        Pour l'œil emmétrope   10,6   —
        Pour l'œil hypermétrope.   11,4   —

Cette loi biologique a été confirmée par la recherche du pouvoir accommodatif des yeux amétropes corrigés de bonne heure
par un verre convenable : on trouve alors que le pouvoir accommodatif devient égal à celui de l'emmétrope de même âge. Il y
a plus encore : si l'on cherche la valeur de ce pouvoir chez un
œil myope surcorrigé, comme cela arrive assez souvent (le
verre correcteur étant trop fort), on trouve que le pouvoir
accommodatif se rapproche de celui de l'hypermétrope de
même âge : ce fait a été vérifié sur des sujets anisométropes,
munis de verres identiques des deux côtés.

Il n'y a, dans la loi que nous avons trouvée, qu'une confirmation de ce principe de physiologie : lorsqu'un muscle tra-

vaille plus qu'il ne le fait normalement, il s'hypertrophie; lorsqu'au contraire, il entre rarement en contraction, il s'atrophie. Chez les hypermétropes, dont les muscles ciliaires travaillent continuellement, le pouvoir accommodatif est maximum, tandis que chez les myopes, surtout chez les sujets qui ne corrigent pas leur myopie, les muscles ciliaires étant peu habitués à se

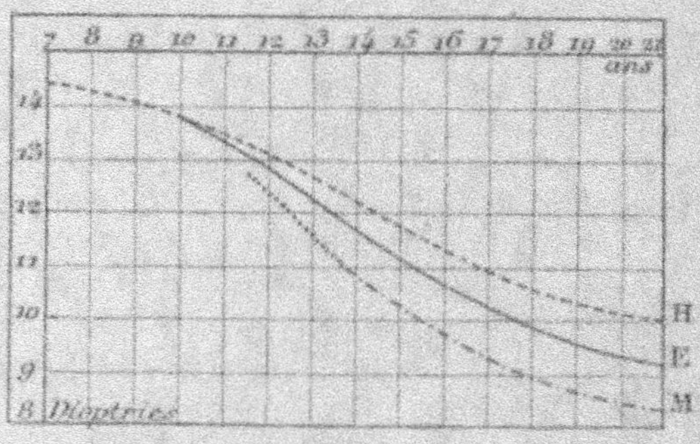

Fig. 234.

Variation du pouvoir accommodatif avec l'âge dans les trois cas d'hypermétropie, d'emmétropie et de myopie.

contracter, ce même pouvoir est beaucoup plus faible, les yeux emmétropes tenant le milieu entre les deux.

Si l'on détermine, comme l'a fait SEGRIN, le pouvoir accommodatif chez les myopes de même âge, mais dont les uns portent des verres (étudiants), tandis que les autres n'en portent pas (soldats venant de la campagne), le pouvoir accommodatif de ces derniers est bien inférieur à celui des premiers. On peut donc déduire de ces recherches que le pouvoir accommodatif, toutes choses égales d'ailleurs, est proportionnel à l'effort musculaire d'accommodation dans les occupations habituelles de la vie.

§ 2. — VARIATIONS DU PUNCTUM REMOTUM AVEC L'AGE

Nous avons déjà dit que nous naissions tous hypermétropes : cette hypermétropie est due à ce que l'organe visuel n'a pas

encore atteint son complet développement : à partir de dix ans,
l'état de réfraction statique demeure stationnaire, c'est-à-dire
que le punctum remotum de l'œil reste à la même distance.

Mais cette constance cesse d'exister, lorsque l'œil arrive à
cinquante ou cinquante-cinq ans, que l'œil soit emmétrope,
myope ou hypermétrope. D'après DONDERS, nous revenons en
vieillissant vers l'hypermétropie, le punctum remotum s'éloignant de plus en plus pour l'emmétrope et le myope, et se
rapprochant au contraire chez l'hypermétrope. Ainsi, à
soixante-sept ans, il y a une diminution de 1 dioptrie dans
l'état de réfraction statique. Comment expliquer cette variation
du remotum ?

1° On a invoqué la production d'une *hypermétropie d'indice* :
l'indice des couches périphériques du cristallin augmentant,
il en résulterait une diminution de l'indice total, en sorte que
le pouvoir dioptrique de l'œil subirait ainsi une diminution.

2° VOINOW, sur les yeux humains, et H. BERTIN-SANS, sur des
yeux d'animaux, ont trouvé au contraire que, loin de décroître
avec l'âge, l'indice total du cristallin est plus grand chez les
sujets âgés que chez les jeunes : ce serait donc une *myopie
d'indice* qui se produirait, en sorte que le remotum, au lieu de
s'éloigner, comme l'a indiqué DONDERS, irait en se rapprochant.
Et, en effet, IMBERT a pu observer certains sujets qui, ayant été
emmétropes, sont devenus myopes vers soixante ans.

3° Une autre explication, résultant des déterminations de
H. BERTIN-SANS, consisterait à admettre que l'âge amène une
hypermétropie de courbure cristallinienne, les rayons de courbure des deux faces du cristallin allant en augmentant. On
comprendrait alors, par la tendance à la production d'une
myopie d'indice d'une part, et d'une hypermétropie de courbure cristallinienne, d'autre part, pourquoi le remotum reste
fixe jusqu'à cinquante ou cinquante-cinq ans, ces deux causes
antagonistes se compensant mutuellement, et pourquoi on
observe, tantôt l'éloignement du remotum, tantôt son rapprochement, suivant celle des causes dont l'effet devient prépon-
dérant à partir de cinquante-cinq ans.

4° Si l'on admet la variation qui paraît la plus habituelle, la diminution du pouvoir dioptrique, l'explication peut en être donnée, d'après nous, par la considération du parallélisme, déjà constaté, dans les premières années de la vie, entre la dimension antéro-postérieure de l'œil et la taille. On sait que la taille diminue sensiblement dans les années correspondant à la vieillesse, ainsi que cela résulte des données de QUÉTELET : il est donc possible que l'œil diminue aussi de longueur, pour se rapprocher de la valeur qui correspondait aux premières années de la vie : il en résulterait ainsi une tendance à l'*hypermétropie axile*, cadrant bien avec les déterminations de DONDERS et permettant de comprendre l'éloignement du remotum.

ARTICLE IV

CORRECTION DES AMÉTROPIES

Lorsqu'on a mesuré le degré d'une amétropie, il est facile de la corriger à l'aide de verres convenables, soit sphériques, soit cylindriques, suivant sa nature. Il est donc nécessaire avant tout de savoir déterminer la puissance de ces verres.

§ 1. — VERRES CORRECTEURS DES AMÉTROPIES SPHÉRIQUES

Nous savons que l'unité de puissance dioptrique, c'est la *dioptrie*, c'est-à-dire la puissance d'une lentille convergente de 1 mètre de distance focale. Au lieu d'évaluer le numéro des verres en dioptries, quelques opticiens continuent à employer l'ancien système de numérotage en pouces. Quoique ce soit là une irrégularité, puisque le système métrique est le seul système légal, indiquons cependant qu'il est facile de passer du numérotage en pouces à celui en dioptries : il suffit de diviser le nombre 36 par le numéro en pouces du verre considéré.

Plusieurs méthodes peuvent être employées pour la mesure de la puissance des verres correcteurs des amétropies.

1° Procédé des opticiens. — Lorsqu'on regarde un objet à travers une lentille et qu'on imprime à celle-ci divers déplacements, tantôt dans un sens, tantôt dans un autre, on voit l'image de cet objet se déplacer en sens inverse, si le verre est convergent, et dans le même sens s'il est divergent. Il suffit de

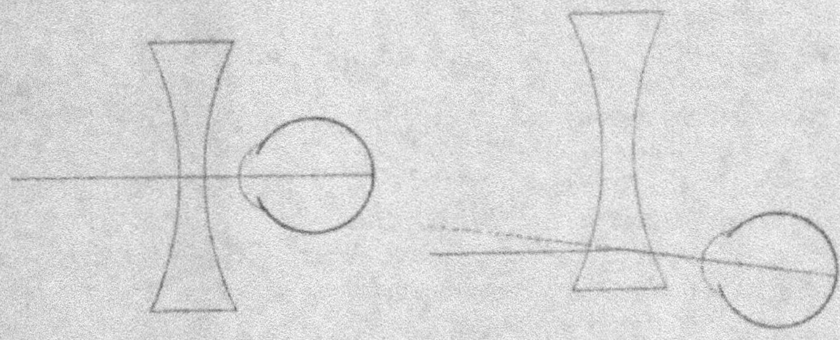

<table>
<tr><td align="center">Fig. 235.</td><td align="center">Fig. 236.</td></tr>
<tr><td align="center">Axe du verre coïncidant avec
l'axe visuel.</td><td align="center">Effet prismatique du verre après
son déplacement (TSCHERNING).</td></tr>
</table>

considérer l'effet prismatique tel qu'il ressort de la figure 236 pour se rendre compte des apparences constatées.

Si alors, étant donné un verre convergent, par exemple, de puissance inconnue x, on lui accole des verres divergents de numéros croissants et connus, il arrivera un moment où l'image ne se déplacera plus : le verre divergent qui produit ce résultat est évidemment égal, au signe près, au verre x, car le système ainsi formé équivaut à une lame à faces parallèles et, de plus, on sait que deux lentilles accolées sont équivalentes à une lentille unique, de puissance égale à la somme algébrique des deux lentilles.

2° Procédé des phakomètres. — Nous décrirons seulement ici le phakomètre de BADAL et celui de GUILLOZ.

A. Phakomètre de Badal. — Il se compose d'une lentille convergente de 10 dioptries *l*, placé dans un tube (fig. 237), de façon à ce que le plan focal de la lentille coïncide avec une extrémité du tube *d* : une pince *p*, fixée à cette extrémité, au moyen d'un ressort *r*, permet de placer le verre de numéro *x*.

Un second tube peut glisser dans le premier et porte, à son extrémité dirigée vers la lentille, un écran *e* en verre dépoli : une graduation *m* dont les divisions sont distantes de 1 centimètre est gravée sur le tube mobile ; le zéro de cette graduation correspond au moment où l'écran est situé dans le second plan focal de la lentille. Les divisions, placées de chaque côté du zéro, représentent en dioptries la puissance du verre inconnu. Pour trouver cette puissance, on dirige le phakomètre vers un objet éloigné et l'on déplace le tube mobile, jusqu'à ce que l'image nette de cet objet se forme sur l'écran : le numéro de la division qui est en face de l'extrémité du tube extérieur donne la valeur en dioptries du verre *x*. Pourquoi ?

Soit en X (fig. 238) le verre de puissance *x* que nous supposons

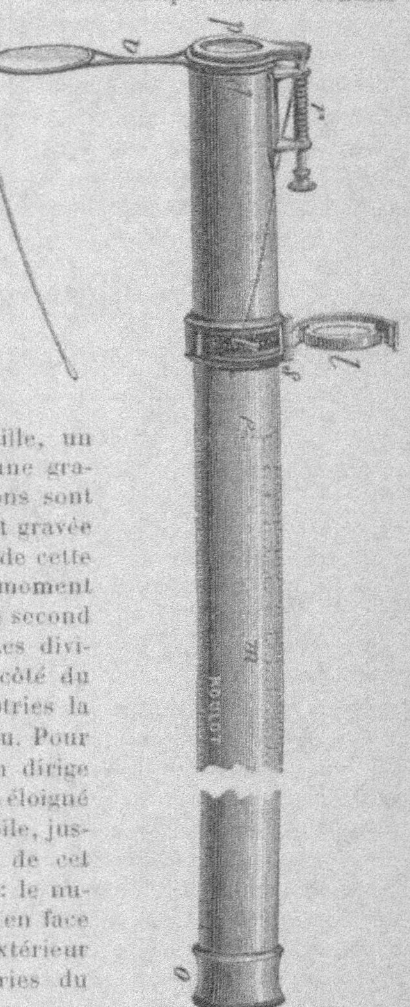

Fig. 237.
Phakomètre de Badal.

convergent, et en L la lentille de 10 dioptries; un rayon S I
venant de l'objet visé qui est à l'infini tombe sur X parallèlement à l'axe du système : ce rayon S I se réfracte dans une
direction telle que si la lentille L n'existait pas, il irait couper
l'axe yy' au foyer P de la lentille X; mais en I' il subit une
nouvelle réfraction qui l'oblige à aller rencontrer l'axe en P'

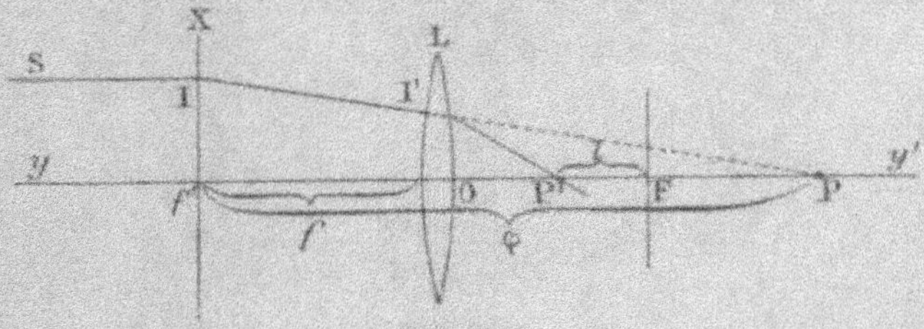

Fig. 238
Théorie du phakomètre de BADAL.

qui est ainsi le foyer conjugué de P par rapport à la lentille L.
En désignant par ς la distance de P à F' et par l celle de P' à
F, on peut appliquer la formule de NEWTON et écrire

$$\varsigma \times l = f^2$$

d'où

$$\frac{1}{\varsigma} = \frac{l}{f^2}$$

$\frac{1}{\varsigma}$ n'est autre que l'inverse de distance focale de x et est
par conséquent la puissance dioptrique cherchée. Or, f est
égal à 0,10 mètre et f^2 à 0,01 ou un centimètre. Donc, si la distance l est exprimée en centimètres, le nombre de centimètres
contenus dans la distance P' F représentera *en dioptries* la
puissance du verre x.

Dans le cas des verres convergents, il faut enfoncer le tube
à partir du zéro, vers la lentille; pour les verres divergents,
il faut au contraire le retirer jusqu'à ce que l'image se forme
nettement sur l'écran.

B. PHAKOMÈTRE DE GUILLOZ. — Il repose sur l'observation du
champ de visibilité à travers la lentille, l'œil regardant par un

trou d'épingle pratiqué dans un disque opaque. En avant de

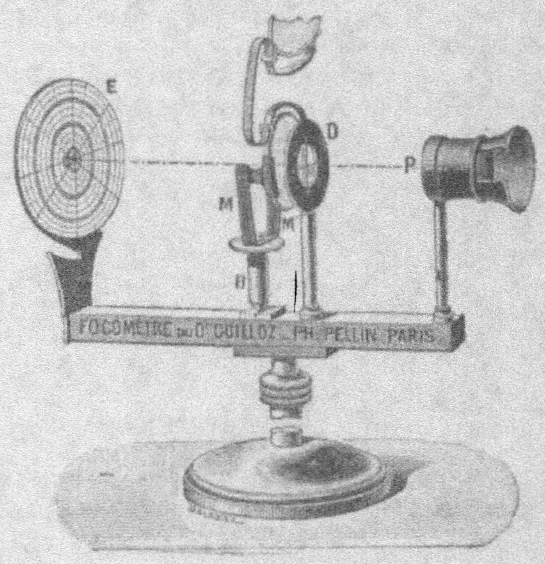

Fig. 253.
Phakomètre de Guilloz.

la lentille x est un diaphragme D de 2 centimètres (fig. 253 et

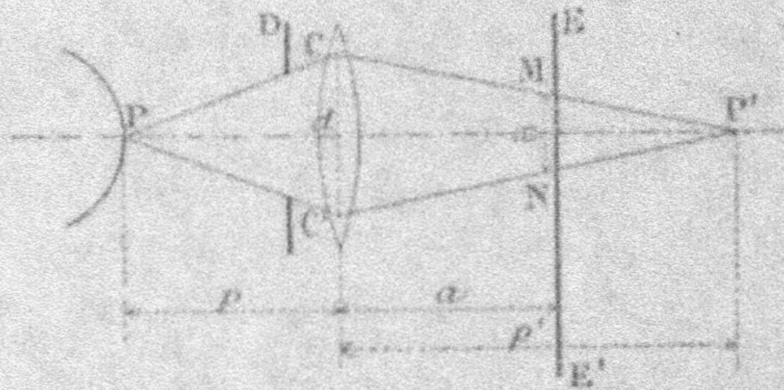

Fig. 254.
Théorie du phakomètre de Guilloz.

240). A égale distance (10 centimètres) du support de la lentille se trouvent le trou sténopéique P derrière lequel se place

l'œil et un écran EE' portant des anneaux concentriques blancs et noirs de 1 millimètre d'épaisseur. Les anneaux et la lentille X étant bien centrés, il suffit de compter le nombre n d'anneaux vus à travers P et de retrancher ce nombre de 20, pour connaître en dioptries la puissance cherchée : en effet (fig. 240), soit $CC' = d$ le diamètre du cercle découpé sur la lentille par le faisceau dont P est le sommet : le diamètre x du cercle MN vu sur l'écran EE' est donné par la considération des triangles semblables P'CC' et P'MN. On a

$$\frac{p'}{d} = \frac{p' - a}{x}$$

a est la distance de la lentille à l'écran, p' celle de P' à la lentille et p celle du trou P à la lentille.

On tire de là

$$p'x = p'd - ad$$

d'où

$$p' = \frac{a.d}{d - x}$$

Si on désigne par f la distance focale de la lentille, on sait que l'on a

$$\frac{1}{p} + \frac{1}{p'} = \frac{1}{f}$$

Mais $\frac{1}{f}$ c'est la puissance X de la lentille étudiée : on a donc, en remplaçant p' par sa valeur

$$X = \frac{1}{p} + \frac{d - x}{a.d} = \frac{1}{p} + \frac{1}{a} - \frac{x}{a.d}$$

Que la lentille soit convergente ou divergente, et que P soit en deçà ou au delà du foyer, on a toujours cette même expression. Or, $p = a = 0^m,10$; $d = 0^m,02$; il vient donc

$$X = \frac{1}{0,10} + \frac{1}{0,10} - \frac{x}{0,002} = 10 + 10 - \frac{x}{2}$$

ou

$$X = 20 - \frac{x}{2} \text{ millimètres.}$$

Puisque les cercles de l'écran sont distants de 1 millimètre, $\frac{x}{2}$ représente le nombre n de cercles vus par l'œil placé en P ; par suite,

$$X = 20 - n$$

Si l'œil voit 20 cercles, cela veut dire que le verre est à faces parallèles et X = 0 ; pour plus de vingt cercles, il est divergent, pour moins de 20 cercles, il est convergent.

§ 2. — VERRES CORRECTEURS
DE L'ASTIGMATISME

La correction de l'astigmatisme ressort de la mesure du degré d'astigmatisme, telle que nous l'avons indiquée plus haut ; les verres correcteurs sont des lentilles plan-cylindriques (astigmatisme simple) ou sphéro-cylindriques (astigmatisme composé et mixte). Le numéro d'une lentille plan-cylindrique est inverse de la distance à laquelle se forme la ligne focale ; si la lentille est sphéro-cylindrique, il faut mesurer la puissance dioptrique dans les deux méridiens principaux rectangulaires.

Pour trouver l'axe d'une lentille cylindrique, on regarde, à travers elle, deux traits parallèles dépassant les images fournies par la lentille et placées entre la lentille et l'une des lignes focales.

Si, après une rotation convenable de la lentille, on voit les droites dans le prolongement des images, c'est que la lentille est plan-cylindrique et que son axe est à ce moment perpendiculaire aux deux droites : si, au contraire, les images, tout en étant parallèles aux portions des droites vues directement, sont écartées plus que les droites, la lentille est convergente et son axe est à ce moment parallèle aux droites.

La puissance de cette lentille plan-cylindrique sera déter-

minée par le numéro de la lentille plan-cylindrique divergente
prise dans la boîte d'essai et qui, accolée à la précédente, ramè-
nera les images à être dans le prolongement des droites vues
directement.

Lorsque la lentille est sphéro-cylindrique, il suffira de faire
la même détermination dans les deux directions rectangulaires,
pour avoir la puissance dioptrique correspondant aux deux
méridiens principaux.

Les phakomètres précédemment décrits peuvent aussi servir
à mesurer les numéros des verres cylindriques.

§ 3. — VERRES CORRECTEURS
DE LA PRESBYTIE

Nous avons vu que l'œil presbyte ne peut pas rendre les
rayons venus de l'objet à examiner assez convergents, mais
on conçoit qu'il soit possible de lui venir en aide avec un
verre convergent dont l'effet s'ajoutera à l'effet propre de
l'œil. La correction de la presbytie a pour but de substituer à l'objet placé à la distance habituelle du travail une
image virtuelle située au point où l'œil voit sans se fatiguer,
en dépensant une partie du pouvoir accommodatif qui lui
reste. L'observation a montré qu'un œil n'éprouve aucune
fatigue, lorsque la vision s'effectue dans des conditions telles
qu'il n'y ait que les 2/3 ou les 3/4 du pouvoir accommodatif
utilisé.

La valeur du verre correcteur de la presbytie est donnée par
le degré de presbytie de l'œil considéré ; en désignant par p la
distance du punctum proximum de l'œil presbyte dont le punctum remotum est situé à une distance r de l'œil, le degré de
presbytie est, comme on l'a vu plus haut,

$$P = 3^d,3 - K . \frac{1}{p} - (1 - K) \frac{1}{r}.$$

Pour un œil emmétrope, cette formule se réduit à

$$P = 3^d,3 - K . \frac{1}{p}.$$

Le facteur K qui est la fraction du pouvoir accommodatif mise en jeu a une valeur de $\frac{2}{3}$. Il suffit donc pour corriger la presbytie, dans ce cas, de déterminer la distance du punctum proximum à l'œil, ce qui se fait facilement à l'aide de l'optomètre de BADAL.

Soit un œil emmétrope dont le proximum est situé à 0m60 ; la valeur du verre correcteur de la presbytie de cet œil est

$$P = 3^d,3 - \frac{2}{3} \times \frac{1}{0,60} = 2 \text{ dioptries, 2.}$$

Si l'œil presbyte qu'il s'agit de corriger est hypermétrope, il faudra, en plus de la distance p de son proximum, connaître le degré d'hypermétropie.

Il faut remarquer en outre qu'à cause de l'éloignement progressif du proximum à mesure que l'âge augmente, les verres correcteurs de la presbytie devront être changés tous les trois ou quatre ans : lorsque l'asthénopie accommodative se manifeste, il faut aussitôt augmenter la puissance des verres correcteurs.

CHAPITRE VI

RADIATIONS

L'étude générale des radiations ayant été faite par le lecteur, nous ne nous occuperons ici que des conséquences qui peuvent être utiles au médecin.

§ 1. — ABSORPTION DES RADIATIONS NUISIBLES A LA FONCTION VISUELLE

Nous n'avons besoin pour voir que des radiations de longueur d'onde moyenne; les radiations qui correspondent aux deux extrémités du spectre produisant des effets calorifiques d'une part, et des effets actiniques d'autre part, ne pourraient qu'être très nuisibles à la perception des objets ou des couleurs, par suite de leur action sur la rétine.

Les radiations infra-rouges sont absorbées par l'eau : on doit donc penser que c'est l'humeur aqueuse de l'œil qui arrête ces radiations à grand λ. Si l'on dirige un faisceau, même très puissant, de radiations infra-rouges dans l'œil, ou si l'on débarrasse un faisceau solaire de ses radiations moyennes et ultra-violettes en lui faisant traverser une dissolution d'iode dans le sulfure de carbone, le sujet n'éprouve aucune sensation de chaleur au fond de l'œil; la vision n'est nullement troublée par les radiations infra-rouges incidentes.

Pour les radiations ultra-violettes, il y a absorption, mais celle-ci n'est pas totale. C'est le cristallin et la cornée qui absorbent ces radiations. J. REGNAULT a montré que la cornée devient fluorescente sous l'influence des radiations ultra-violettes; mais c'est surtout pour le cristallin que cette fluorescence est nette. Une expérience due à DE CHARDONNET, et dont le résultat a été confirmé par GAYET, montre bien l'absorption des radiations ultra-violettes par le cristallin : les opérés de cataracte perçoivent en effet, dans la région la plus réfrangible du spectre, des radiations qui sont invisibles pour un œil normal. GAYET a constaté aussi que l'œil des enfants se comportait de la même façon. Malgré l'absorption des radiations actiniques par la cornée et le cristallin, il en arrive cependant une certaine proportion sur la rétine; celle-ci est d'ailleurs peu sensible aux radiations de grande réfrangibilité.

§ 2. — DE LA COULEUR DES CORPS

Lorsqu'un faisceau de radiations complexes tombe sur un corps, celui-ci peut absorber une partie des radiations et diffuser dans le milieu extérieur l'autre partie, ou bien il peut les absorber toutes également, ou encore n'en pas absorber ou très peu. Lorsqu'un corps n'absorbe pas les radiations incidentes, il les diffuse toutes également dans le milieu ambiant et alors il envoie à l'œil de la lumière ayant la même composition que la lumière incidente, et la couleur du corps est presque la même que celle du faisceau ou de la source dont il émane; si celle-ci est rouge, le corps paraîtra rouge; si elle est blanche, il paraîtra blanc.

Si, au contraire, un corps absorbe toutes les radiations, il n'en renvoie aucune, si bien qu'il ne sera pas vu; nous ne saurons qu'il existe, optiquement parlant, que s'il est placé devant un autre corps n'absorbant pas toutes les radiations incidentes et dont il masquera la partie correspondante : le corps est vu alors par vision négative. Ce cas ne se présente pour ainsi dire jamais : la diffusion n'est jamais absolument nulle.

Supposons maintenant un corps qui ne renvoie qu'une seule espèce de radiations : il procurera à l'œil la même impression s'il reçoit seulement les radiations qu'il n'absorbe pas, ou s'il reçoit un faisceau complexe renfermant ces mêmes radiations. En sorte que si la lumière incidente est simple, mais différente de celle qui seule est diffusée par le corps, celui-ci paraîtra noir à l'observateur. L'expérience est d'ailleurs facile à faire : plaçons un brûleur de BUNSEN dont la flamme contient une nacelle de platine et du chlorure de sodium fondu ; la lumière n'émet que des radiations jaunes. Si on fait alors tomber ce faisceau de lumière simple sur un corps susceptible de ne diffuser que le rouge, ce corps paraîtra absolument noir. Les lèvres éclairées par cette flamme jaune perdent, de même, leur coloration rouge et paraissent noirâtres, de couleur terreuse. Il résulte de là que la sensation que nous donne un corps, au point de vue de la couleur, n'est pas invariable et dépend de la nature de la lumière qu'il reçoit. La couleur d'un corps n'est donc pas une caractéristique absolue de ce corps, puisqu'elle varie avec la nature des radiations incidentes ; si l'on veut que cette propriété optique ait un sens, on doit indiquer, en même temps que la couleur, la nature de la lumière incidente. Par convention, la couleur des corps est celle qui correspond à la lumière blanche.

On appelle *couleurs complémentaires*, les couleurs qui, une fois mélangées, procurent à l'œil une sensation de blanc. D'après HELMHOLTZ, les couleurs suivantes sont complémentaires : 1° rouge et bleu verdâtre ; 2° orangé et bleu cyanique ; 3° jaune et bleu indigo ; 4° jaune verdâtre et violet.

Si l'on remarque que le jaune verdâtre et le bleu verdâtre produisent, par leur mélange, la sensation de blanc, on arrive à trois couleurs seulement, *rouge, vert* et *violet* qui sont complémentaires les unes des autres ; on obtient, en effet, en les mélangeant, du blanc. De plus, on peut, en prenant ces trois couleurs en proportions variables, reproduire toutes les couleurs du spectre : ces trois couleurs sont donc fondamentales.

§ 3. — ABERRATION CHROMATIQUE DE L'ŒIL

On sait qu'un système convergent, d'une puissance assez grande, fournit, s'il n'a pas été rendu achromatique, un foyer pour chaque radiation du spectre, le foyer violet étant le plus rapproché et le foyer rouge le plus éloigné.

L'œil possède-t-il les conditions nécessaires pour être achromatique ? On l'a cru pendant longtemps ; mais WOLLASTON démontra qu'il n'en était rien par l'expérience suivante : il examina un point lumineux à travers un prisme et obtint ainsi une image spectrale linéaire ; si le point lumineux est à grande distance, l'œil emmétrope voit l'extrémité rouge du spectre comme une ligne nette, tandis que l'extrémité violette est élargie et souvent divisée en deux « en queue d'hirondelle » (HELMHOLTZ). Si l'on se rapproche, en ayant soin de ne pas accommoder, on trouve une distance où l'œil est au point pour l'extrémité violette, mais alors l'extrémité rouge est diffuse. L'observateur peut donc déterminer son remotum pour chaque extrémité du spectre, la différence donne le degré d'aberration chromatique.

Une autre manière de mettre en évidence l'aberration chromatique de l'œil consiste à placer, en deçà du punctum proximum, un écran opaque percé d'un petit trou ; on aperçoit alors un cercle de diffusion bordé de rouge ; il est plus difficile de voir le bord bleu qui entoure le point. L'expérience est bien plus démonstrative, lorsqu'on observe le point à travers un verre bleu cobalt : ces verres ne laissent passer que les radiations vertes et bleues ; si l'on regarde un point lumineux, situé entre le proximum et l'œil, avec ce verre, on le voit bleu et entouré d'un halo rouge. Si le point est situé au delà du remotum, on voit, au contraire, un point rouge entouré de bleu. (Moyen applicable à la détermination des amétropies.)

Si l'on appelle φ_1 la distance focale des rayons rouges et φ_2 celle des rayons violets, l'aberration chromatique a pour valeur

$$a = \frac{1}{\varphi_2} - \frac{1}{\varphi_1},$$

YOUNG évalua l'aberration chromatique de l'œil à 1,3 dioptrie ; FRAUNHOFER trouva 1,5 à 3 dioptries ; HELMHOLTZ donne 1,8 dioptrie. Ces résultats variables s'expliquent par la difficulté de définir la limite inférieure du spectre visible.

Pourquoi ne nous apercevons-nous pas, dans les conditions ordinaires de la vie, de l'aberration de l'œil? Les expériences précédentes ont été faites en plaçant le point lumineux, soit en deçà du proximum, soit au delà du remotum; mais lorsque l'objet est à une distance où il peut être étudié nettement, on ne voit pas de bords colorés : l'explication est facile à donner.

Soit A un point lumineux (fig. 241); le faisceau incident donne naissance à un faisceau réfracté qui, sur ses bords, se

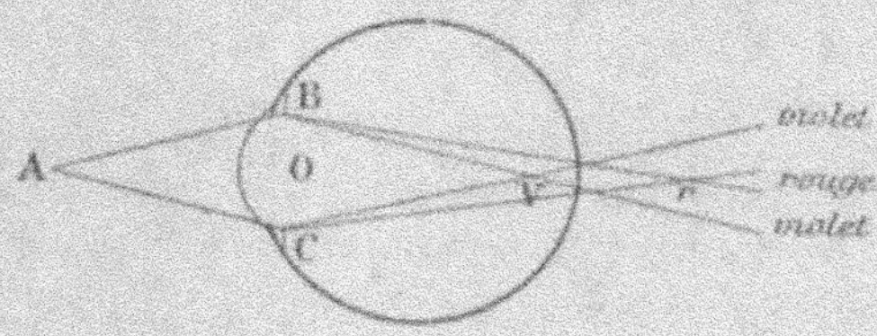

Fig. 241.
Aberration de l'œil.

disperse en formant deux cônes B V C et B r C dont les sommets sont les foyers conjugués, violet et rouge, du point A. Si l'œil accommode pour ce point, la rétine se trouve entre les deux foyers et dans une situation telle que le cercle de diffusion rouge couvre le cercle de diffusion bleu violet. Les rayons intermédiaires du spectre sont alors concentrés au milieu du cercle de diffusion où ils coïncident avec une partie du rouge et du violet, tandis que les parties périphériques du rouge et du violet forment un bord pourpre tout autour; mais ce bord est très étroit et de plus très peu lumineux, si bien que l'œil ne le perçoit pas.

CHAPITRE VII

ANALYSE DES RADIATIONS LUMINEUSES

Avant d'étudier les radiations à l'aide de l'appareil appelé *spectroscope*, demandons-nous quels sont les renseignements que nous pouvons tirer d'un simple examen à l'œil nu du corps qui donne naissance à ces radiations.

§ 1. — Renseignements fournis par l'œil seul

Les sensations colorées perçues directement par la rétine peuvent en effet servir, dans certains cas, à faire le diagnostic de certaines affections cutanées, telles que la roséole, la rougeole, l'eczéma, etc., ou à éclairer le diagnostic de certaines fièvres ; par exemple, l'apparition des taches lenticulaires dans la fièvre typhoïde. Mais les renseignements fournis par l'œil dans les examens directs sont la plupart du temps insuffisants : c'est ainsi qu'une tache éruptive, au début, pourra passer complètement inaperçue par suite de la difficulté qu'a l'œil à la distinguer des régions voisines de la peau. Il est possible cependant d'augmenter la sensibilité de l'œil à ce point de vue en utilisant l'absorption par certaines substances colorées des radiations nuisibles et de faire acquérir à l'œil une précision beaucoup plus grande.

1° Expériences de A. Broca. — C'est André Broca qui a le plus approfondi cette question de l'examen des taches éruptives et de leur reconnaissance précoce par l'œil. Ce sont les radiations rouges qui fatiguent le plus la rétine : si une tache éruptive procure à l'œil la sensation de rouge, c'est parce que son pouvoir diffusif pour le rouge est plus grand que celui des parties voisines. La vision de ces taches sera donc rendue d'autant plus facile que l'effet des radiations rouges sur l'œil sera affaibli. On peut arriver à ce résultat de trois façons différentes.

1° *En diminuant l'intensité* des radiations qui arrivent à l'œil nu ; en rendant plus petit l'éclairement de la région examinée, on diminue l'effet nuisible du rouge qui constitue une lumière parasite : c'est la pratique employée depuis longtemps pour examiner la roséole syphilitique ; le sujet est placé dans une pièce dont on diminue peu à peu l'éclairement. Mais, par ce procédé, on ne supprime pas les radiations parasites du rouge, on ne fait que diminuer l'*effet utile* des autres radiations actives.

2° *En photographiant la région suspecte* : l'effet des plaques rouges est nul sur la gélatine sensibilisée par le bromure d'argent, en sorte que sur le cliché les parties rouges apparaissent en noir. Regarder, par conséquent une épreuve photographique d'une région où l'on suppose exister des taches éruptives, c'est se mettre à l'abri de l'effet nuisible des radiations rouges.

3° *En tamisant la lumière à travers un verre bleu*. — L'inconvénient de la photographie, c'est qu'il faut de longues poses. Le verre bleu cobalt absorbe les radiations rouges en laissant passer les radiations vertes et bleues. Si donc on interpose une lame de verre bleu cobalt entre la peau et l'œil, celui-ci est soustrait à l'effet de la lumière parasite, en sorte que les *taches éruptives rouges apparaissent en noir.*

On doit placer le verre bleu très près de l'œil, se placer à un bon éclairage, mais éviter la lumière solaire ; Baocx recommande, en outre, de laisser le regard errer, plutôt que de fixer un point déterminé de la peau. Les tentures de la pièce où se fait l'examen devront être de préférence bleues, jamais rouges.

2° Diagnostic des éruptions cutanées. — L'emploi du verre bleu cobalt pour regarder une région cutanée permet de résoudre les trois questions suivantes : 1° prévoir une éruption avant que l'œil ne la révèle par l'examen direct ; 2° révéler les traces d'une éruption antérieure ; 3° révéler une éruption

lustre. On voit combien l'étude faite par Anné Broca pourra
rendre de services à la clinique.

§ 2. — Spectroscopie biologique

Bien que nous puissions analyser les radiations à l'œil nu ou
armé d'un corps coloré transparent, il n'en est pas moins vrai
que l'examen de la lumière absorbée par certains corps ne
peut être complet qu'avec l'aide du spectroscope.

On sait que les deux genres de spectre qui se présentent
à examiner sont les *spectres d'émission* et les *spectres d'absorption*. Les premiers sont fournis par les radiations *émises*
par les corps, soit à la température ordinaire, soit à une température élevée, après qu'elles ont subi la réfraction à travers un
prisme; les seconds sont représentés par les radiations que le
corps considéré peut absorber lorsqu'on l'interpose entre une
source complète de radiations (lampe, bougie, etc.) et un
prisme. Nous ne nous occuperons que des seconds, des spectres
d'absorption, et parmi ceux-ci, des spectres d'absorption des
liquides colorés que l'on rencontre dans les êtres vivants.

Nous n'avons pas à rappeler la description du spectroscope
ordinaire qui est connu du lecteur.

1° Réglage du spectroscope. — Nous indiquerons seulement que le spectroscope doit être réglé avant tout examen
spectroscopique, ce qui s'obtient à l'aide du micromètre. Pour
cela, on commence par placer le prisme au minimum de
déviation, puis on éclaire fortement le micromètre dont les
divisions, jouant le rôle d'objets lumineux, vont fournir leur
image au-dessus du spectre fourni par le spectroscope; lorsqu'on voit nettement les divisions du micromètre dans l'oculaire du tube collimateur, on place devant la fente du spectroscope un brûleur de Bunsen dans la flamme duquel on introduit du chlorure de sodium fondu : on agit sur le pignon
qui fait déplacer le micromètre, jusqu'à ce que la division 50
du micromètre coïncide avec la raie jaune qui représente le
spectre d'émission de la vapeur de sodium. Ce réglage est sou-

vent suffisant ; mais il est préférable de construire la courbe
de la *graduation du micromètre en longueur d'onde*.

2° Graduation du micromètre en longueurs d'onde. —
Cette graduation se fait de la façon suivante : on place successivement dans la flamme d'un brûleur qui se trouve devant la
fente des sels capables de se volatiliser et correspondant à
des métaux dont la vapeur fournit un spectre d'émission aussi
simple que possible, et dont les radiations émises possèdent
des longueurs d'onde bien connues ; on choisit de préférence
les sels de lithium, de thallium, de strontium, de potassium.
Sur une feuille de papier quadrillé, on porte en abscisses les
divisions du micromètre réglé comme il vient d'être dit ; on
cherche expérimentalement à quelles divisions du micromètre
tombent les raies bien caractérisées des vapeurs des métaux
ci-dessus, ainsi que celles d'un tube à hydrogène dans lequel
on fait passer l'étincelle d'induction. Il suffit alors de chercher
dans les tables spéciales (tables de THALEN) les longueurs
d'onde correspondant à chaque raie enregistrée : on prend
une ordonnée proportionnelle à cette longueur d'onde et, en
joignant tous les points par une courbe, on obtient la graduation cherchée.

§ 3. — SPECTRES D'ABSORPTION DE L'HÉMOGLOBINE

Occupons-nous immédiatement des spectres d'absorption de
la matière colorante du sang, c'est-à-dire de l'*hémoglobine*.

1° Oxyhémoglobine. — Si l'on fait une dilution convenable de sang ordinaire correspondant à 0,2 à 0,5 p. 100 d'oxyhémoglobine, ou si l'on prend une solution d'oxyhémoglobine
pure possédant ce même titre, et si l'on place cette hémoglobine
étendue dans une cuve à faces parallèles sous une épaisseur
d'environ 1 centimètre, on constate, lorsque celle-ci est disposée devant la fente du spectroscope avec une source de
lumière blanche, que le spectre est modifié de la façon sui-

vante : dans la région comprise entre l'orangé et le vert, c'est-à-dire entre les raies D et E de Fraunhofer, on aperçoit deux bandes noires à bords estompés qui sont les bandes d'absorption de l'oxyhémoglobine. Ces bandes sont caractéristiques ; la première est étroite et nette. Ses limites correspondent aux longueurs d'ondes $0\ \mu,590$ du côté du rouge et $0\ \mu,570$ du côté du jaune. La seconde bande est plus large que la précédente et ses bords sont plus flous ; elle s'étend depuis la longueur d'onde $0\ \mu,550$ jusqu'à la longueur d'onde $0\ \mu,530$, en allant du jaune vers le vert. Entre ces deux bandes, on voit un espace jaune verdâtre qui s'étend de $0\ \mu,570$ à $0\ \mu,550$.

En plus de ces deux bandes d'absorption si caractéristiques, on en a signalé deux autres, l'une dans le bleu, l'autre dans le violet ; mais elles ne sont visibles qu'à l'aide de dispositifs particuliers, consistant à rendre fluorescent l'oculaire de la lunette avec du verre d'urane et en se servant d'un arc électrique riche en radiations violettes.

2° Hémoglobine réduite. — Quoique les deux bandes qui se forment dans la région jaune du spectre soient presque suffisantes à caractériser l'oxyhémoglobine, on doit toujours chercher à obtenir la bande de Stockes qui confirme la nature du sang examiné. Si l'on ajoute à la solution d'oxyhémoglobine un réducteur, tel que du sulfate ferreux, du sulfhydrate d'ammoniaque, de l'hydrosulfite de soude, etc., on constate que les deux bandes de l'oxyhémoglobine disparaissent et que le liquide, qui est devenu plus foncé par l'action du réducteur, ne donne plus qu'une seule bande d'absorption dont la partie médiane occupe la plage lumineuse intermédiaire signalée entre les deux bandes primitives : le réducteur a transformé l'oxyhémoglobine en hémoglobine réduite et la bande ainsi obtenue s'appelle la bande de réduction ou bande de Stockes. L'apparition de cette bande dans les conditions qui viennent d'être décrites, est tout à fait caractéristique de l'oxyhémoglobine. La bande unique de réduction peut aussi être obtenue avec des gaz inertes, hydrogène, azote, acide carbonique, que l'on fait circuler dans la solution d'oxyhémoglobine, ou par l'action de la putréfaction, ou enfin par l'action du vide.

3° Carboxyhémoglobine. — Il y a cependant un spectre qui peut être confondu avec celui de l'oxyhémoglobine, à cause de sa grande ressemblance, c'est celui de la *carboxyhémoglobine*, résultant de l'action de l'oxyde de carbone sur l'oxyhémoglobine ; les deux bandes sont à peu près identiques, respectivement, à celles de l'oxyhémoglobine ; cependant elles sont un peu moins larges et moins accusées. Mais ce qui diffèrencie absolument ces deux hémoglobines, c'est que, malgré l'addition d'un réducteur, il y a persistance ici des deux bandes primitives : la bande de STOCKES n'apparaît pas.

L'hémoglobine donne naissance à des dérivés qui possèdent des bandes d'absorption utiles à connaître.

4° Méthémoglobine. — Dans le cas d'empoisonnement par le chlorate de potasse, ou par l'action d'oxydants énergiques, tels que le permanganate de potasse, le nitrite d'amyle, l'hémoglobine se transforme en *méthémoglobine*. Si l'on examine la méthémoglobine en solution acide, on constate au spectroscope l'existence de quatre bandes noires : deux bandes, placées dans la partie jaune, ressemblent à celle de l'oxyhémoglobine ; la troisième, très foncée, s'observe dans la région rouge du spectre ; enfin, la quatrième bande, plus large que les précédentes, se trouve dans la région verte du spectre en avant de la raie F. En même temps, toute la région à partir du vert jusqu'au violet a disparu. En solution alcaline le spectre d'absorption de la méthémoglobine n'est plus le même ; il n'y a plus que trois bandes : la bande noire, qui tout à l'heure était en plein rouge s'est rapprochée du jaune ; la deuxième bande est plus large que celle correspondant à la solution acide ; enfin, la partie du spectre disparue est moins étendue, elle ne commence que vers le bleu.

5° Hématine. — Un autre dérivé de l'hémoglobine, important à connaître au point de vue spectroscopique, c'est l'*héma-*

tine : on l'obtient par le procédé de CAZENEUVE, en coagulant par la chaleur du sang additionné de son poids de sulfate de soude : le magma est épuisé par de l'alcool à 93° chargé d'acide oxalique qui dissout l'hématine. Le spectre d'absorption de l'hématine est différent, suivant que cette substance est acide ou alcaline : la planche ci-contre montre nettement les caractères spectroscopiques différentiels. Le spectre d'absorption de l'hématine acide se rapproche de celui de la méthémoglobine acide, mais il s'en distingue par ce fait que la quatrième bande située dans le vert est plus nette : en outre, la bande la plus voisine de la raie D est beaucoup plus pâle que la bande homologue de la méthémoglobine. Le spectre de l'hématine alcaline, qu'on pourrait de prime abord confondre avec celui de l'hémoglobine réduite, s'en différencie facilement, car la bande très large unique est beaucoup plus rapprochée du rouge que la bande de STOCKES dans l'hémoglobine réduite.

6° Urobiline. — L'urobiline fournit une bande d'absorption entre les raies b et F dans la région du bleu : pour la rechercher dans l'urine, on traite celle-ci par l'éther acétique et l'acide acétique ; on sépare et on examine le liquide au spectroscope. Il faut avoir soin de ne pas exposer à la lumière l'urine dans laquelle on doit rechercher l'urobiline, car cette substance apparaît, sous l'influence des radiations solaires, par transformation du chromogène de l'urine.

§ 4. — SPECTROSCOPES CLINIQUES

En clinique, l'examen spectroscopique du sang peut rendre les plus grands services : l'usage du spectroscope ordinaire de KIRCHOFF et BUNSEN serait peu pratique, aussi emploie-t-on de préférence de petits *spectroscopes à vision directe* : ils sont formés de trois prismes à arêtes opposées et choisis tels que les déviations qu'ils impriment à un faisceau lumineux se détruisent, sans annuler la dispersion : c'est le *spectroscope d'Amici*. On donne à ces appareils, qui ont l'inconvénient de

ne pas porter de micromètre, des dimensions très réduites qui
permettent de les mettre dans la poche : d'où leur nom de
spectroscopes de poche.

§ 5. — DOSAGE CLINIQUE DE L'OXYHÉMOGLOBINE DANS LES TISSUS

HÉNOCQUE a pu arriver à doser la proportion d'oxyhémoglobine contenue dans 100 parties de sang ; pour cela, le spectroscope à vision directe est muni d'un disque qui porte des
verres jaunes d'épaisseur croissante et qui a été appelé par
son auteur l'*analyseur chromatique*.

1° Analyseur chromatique. — Le principe sur lequel
repose le procédé d'HÉNOCQUE est le suivant : lorsque le spectroscope est dirigé sur la paume de la main par exemple, la
première bande d'absorption de l'oxyhémoglobine est d'autant
plus sombre que l'absorption des radiations provenant des
nues et qui ont subi la réflexion diffuse sur la main a été plus
complète, c'est-à-dire que le sang contient plus d'oxyhémoglobine. Si donc l'on arrive à mesurer l'absorption correspondant à la Bande, on pourra doser la quantité d'hémoglobine
du sang qui circule dans la région examinée. A l'aide de l'analyseur chromatique (fig. 242), on interpose des verres jaunes
de plus en plus épais devant la fente du spectroscope et il
arrive un moment où la première bande d'absorption cesse
d'être perçue ; les différents verres ont été gradués en opérant
sur des sujets dont le dosage précis de leur hémoglobine par
d'autres méthodes avait été fait : en sorte qu'il suffit de lire le
chiffre gravé sur le disque analyseur, près du verre qui a fait
disparaître la bande d'absorption, pour connaître la proportion d'oxyhémoglobine contenue dans le sang. Le procédé
est, comme on le voit, très ingénieux : l'approximation peut
atteindre, d'après l'auteur, 1 p. 100.

2° Hématospectroscope d'Hénocque. — L'analyse spectrale du sang peut être utilisée pour le dosage exact de la

proportion de l'oxyhémoglobine du sang sorti des vaisseaux.
Les appareils nécessités pour la technique de ce dosage sont :
une cuve prismatique et un spectroscope muni d'un micromètre.

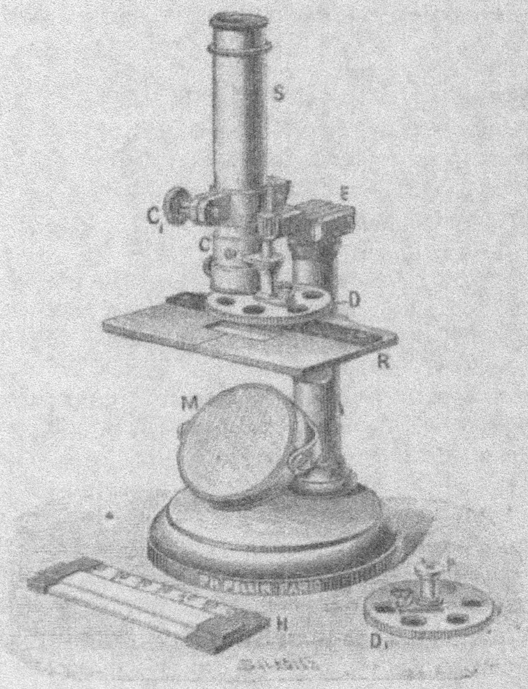

Fig. 242.
Analyseur chromatique.

a. *Cuve prismatique.* — La cuve (fig. 243), est formée par deux
lames de verre superposées formant un angle très petit. Ces deux
lames se touchent à une de leurs extrémités, au point zéro, et
s'écartent l'une de l'autre d'une distance égale à 300 millièmes
de millimètre, à leur seconde extrémité. On a ainsi un espace
prismatique capillaire (fig. 244) dans lequel le sang à analyser

est introduit. Pour cela, on laisse tomber quelques gouttes
de sang dans la rainure inférieure, en inclinant les plaques,
de manière à ce que le sang pénètre par l'action de la pesan-

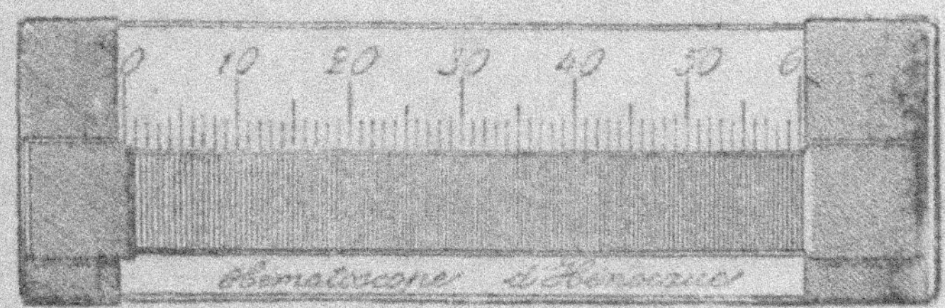

Fig. 243.
Cuve prismatique.

teur et par capillarité ; la capacité de cet espace est de 90 millimètres cubes ; il faut environ six gouttes de sang pour le
remplir.

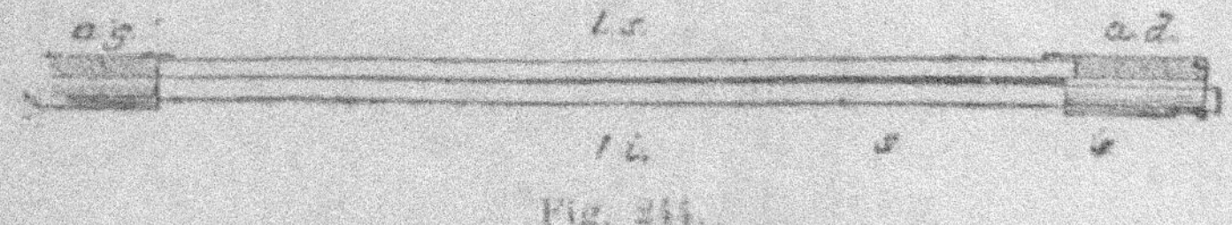

Fig. 244.
Coupe de la cuve prismatique.

b. *Description du spectroscope.* — Le spectroscope (fig. 245)
est un petit spectroscope à vision directe qui peut se déplacer
latéralement à l'aide d'un pignon VC devant une graduation en
millimètres, dont le zéro est au milieu ; en dessous de la fente,
est une platine destinée à recevoir la cuve prismatique et qui
porte un trait de repère en face duquel on devra placer la
division 20 de la cuve. Enfin, un micromètre est placé sur le
côté de l'appareil et ses divisions sont éclairées au moyen d'un
miroir fixé en dessous du tube E L.

c. *Principe de la méthode.* — Lorsqu'on déplace la fente du
spectroscope devant la cuve renfermant le sang à partir du
zéro, on constate que pour une certaine épaisseur de sang les

deux bandes sont également obscures ; un sang renfermant
44 p. 100 d'oxyhémoglobine, examiné sous une épaisseur de
70 millièmes de millimètre à une distance de 1 millimètre

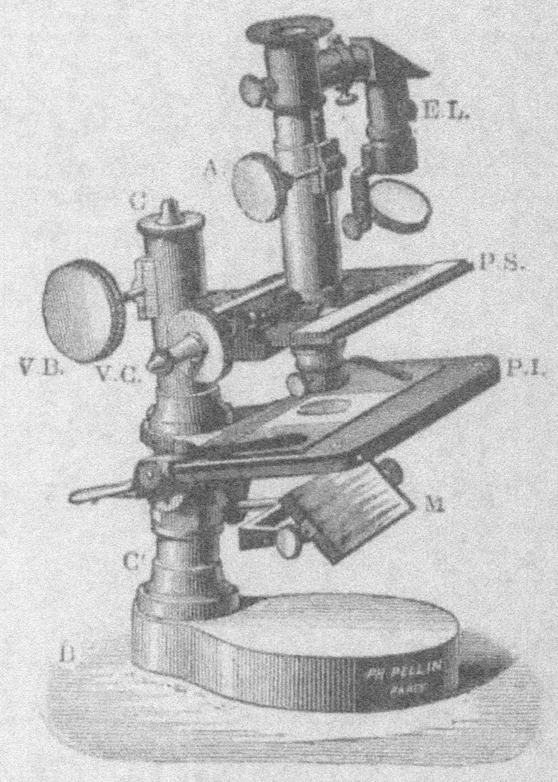

Fig. 243.

Hématospectroscope d'Hénocque.

environ, présente les deux bandes caractéristiques avec une
teinte noire presque également obscure ; elles ont, dans ces
conditions, une largeur égale, si *on mesure cette largeur en longueurs d'onde* ; cette largeur est de 0 μ, 020 pour chacune

d'elles. L'étendue de ces bandes vues dans l'appareil ne
paraît pas égale, car les espaces occupés par une même quantité de longueur d'onde vont en augmentant, du rouge au violet. Cela posé, il est aisé de comprendre que le *phénomène des
deux bandes égales* se produira sous des épaisseurs différentes,
suivant que le sang sera plus ou moins riche en oxyhémoglobine.

d. *Technique spectroscopique.* — Le micromètre doit être
réglé de manière à ce que la division 10 coïncide avec la
raie D, telle qu'on la voit avant l'interposition du sang dans

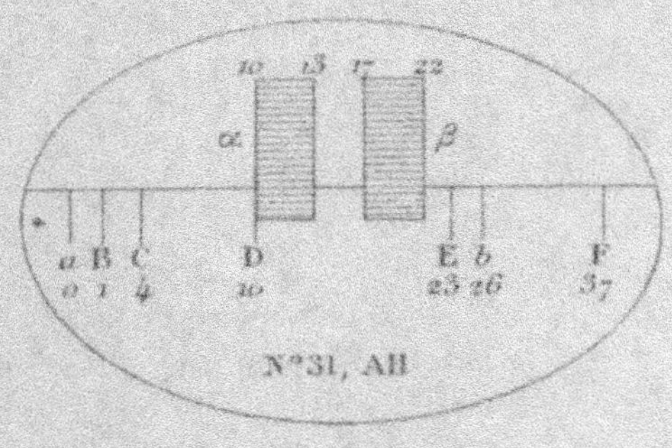

Fig. 246.

Aspect des bandes d'absorption au moment de l'égalité.

le spectre fourni par la lumière diffuse du jour. La cuve est
alors placée sur la platine, de manière à ce que la division 20
(70 millièmes de millimètre d'épaisseur), coïncide avec le trait
de repère. On agit sur la vis V C jusqu'à ce que le trait que
porte la partie inférieure du spectroscope se trouve en face de
la règle graduée, au milieu marqué 0, et fixée sur la platine
supérieure. On examine attentivement le spectre fourni dans
ces conditions, et on fait déplacer le spectroscope latéralement,
jusqu'à ce que les bords des deux bandes coïncident respectivement avec les divisions suivantes du micromètre : première
bande 10 à 13 ; deuxième bande 17 et 22 (fig. 246). Supposons
que pour obtenir ce résultat, on ait été obligé de déplacer le
spectroscope vers le sommet de la cuve prismatique et que le

trait de repère soit en face de la division 5 ; cela veut dire que l'épaisseur sous laquelle on a pris le sang correspond à la division 20 — 5 = 15 de la petite cuve ; il suffit alors de se reporter à la table établie par Hénocque pour connaître la proportion d'oxyhémoglobine contenue dans 100 parties de sang ; ici, on aurait 13 p. 100. Voici quelques nombres de ce tableau :

Divisions de la cuve correspondant à l'égalité en c des 2 bandes.	Proportion p. 100 d'oxyhémoglobine.
13 mm	15
14 —	14
15 —	13
16 —	12
17 —	11,5
18 —	11
19 —	10
20 —	9,5

Ces nombres ont été obtenus en dosant très exactement la proportion d'oxyhémoglobine de différents échantillons de sang soumis à l'examen hématospectroscopique.

§ 6. — Microspectroscopie

Grâce aux travaux d'Hénocque, la technique de la microspectroscopie s'est simplifiée. L'examen spectroscopique d'une substance placée sur la platine du microscope est très facile à faire avec l'oculaire qu'a fait construire Hénocque. Il est constitué par un tube de raccord ayant le même calibre que celui de l'oculaire ordinaire des microscopes et supportant, en place de la lentille, un plateau percé au centre, auquel est rattaché le spectroscope à vision directe de l'analyseur chromatique précédemment décrit. Le spectroscope est fixé sur une colonnette au moyen d'une vis P (fig. 247) servant également à fixer les disques de l'analyseur devant la fente du spectroscope.

Pour se servir de cet appareil, on étudie d'abord avec le microscope, l'objet observé et quand la mise au point est obteune, on remplace l'oculaire ordinaire par l'oculaire spectroscopique.

La recherche du spectre de la préparation est facilitée par la position du spectroscope hors du tube du microscope qui permet de faire exécuter au spectroscope des mouvements de latéralité ; on peut ainsi étudier les parties les plus ténues d'une préparation. On peut, avec ce dispositif, observer avec un cristal d'oxyhémoglobine ne dépassant pas le volume de quatre globules rouges du sang et obtenir au moins la première bande caractéristique de l'hémoglobine. On peut ainsi faire une étude microspectroscopique des cristaux de tous les corps fournissant des spectres d'absorption, par exemple des dérivés cristallisés de l'hémoglobine.

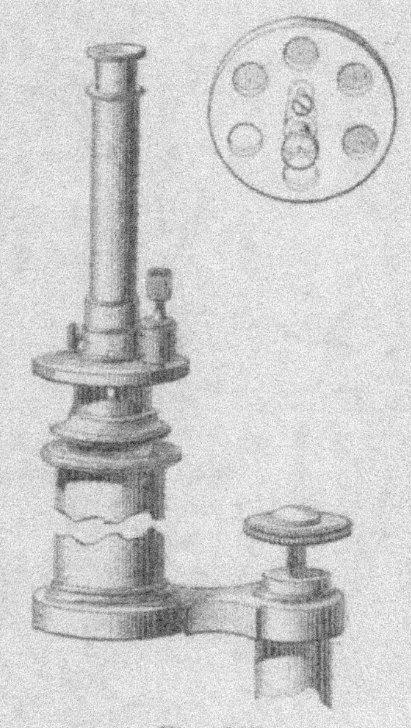

Fig. 247.
Microspectroscope.

§ 7. — COLORIMÉTRIE

La sensation produite sur l'œil par un faisceau de lumière blanche qui a traversé une substance liquide colorée et transparente peut être utilisée à déterminer la quantité de matière contenue dans le liquide examiné. Dans certaines limites, en effet, l'absorption du faisceau incident par la substance colorée est proportionnelle à la quantité de matière colorante et à l'épaisseur traversée par les rayons incidents. Si on considère en particulier une dissolution renfermant un poids p de matière colorante pour 100 parties du dissolvant, et une autre du même corps contenant un poids p' pour le même volume du dissolvant, on pourra, lorsque la sensation colorée produite par les deux dissolutions exposées au même faisceau de lumière incidente sera la même, écrire

$$\frac{p}{p'} = \frac{e'}{e},$$

e représentant l'épaisseur sous laquelle est vue la première et e' l'épaisseur de la seconde dissolution. Si le titre p' de l'une des solutions est connu, on obtiendra le titre p de l'autre, en déterminant les épaisseurs e et e' qui procurent l'égalité de coloration.

1° Colorimètre de Dubosq. — On arrive à déterminer les épaisseurs e et e' à l'aide d'appareils qui s'appellent des colorimètres. Celui de Dubosq se compose (fig. 248) de deux cuves cylindriques CC en verre dont le fond est fermé par une glace transparente destinée à recevoir les solutions qu'on veut comparer ; dans ces cylindres peuvent plonger des tiges T T en verre plein qui limitent entre leurs bases inférieures et le fond de chaque cuve une épaisseur variable de liquide que les rayons, provenant des nues par réflexion

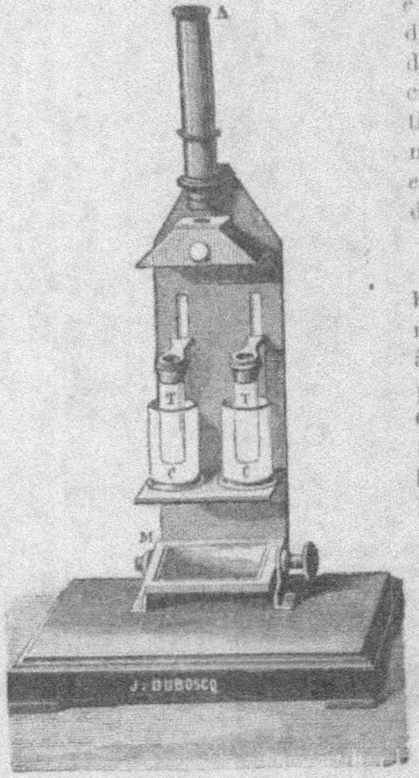
Fig. 248.
Colorimètre de Dubosq.

sur un miroir plan M placé au-dessous des cylindres, auront à traverser. Les rayons, à leur sortie des tiges de verre (fig. 249), viennent tomber sur deux parallélipipèdes PP' jouant chacun le rôle de chambre claire, puis finalement dans l'œil de l'observateur qui reçoit ainsi, en même temps, les radiations colorées par les deux liquides traversés.

L'épaisseur de chaque liquide traversé par les rayons est indiquée en arrière de l'appareil qui porte une graduation en millimètres et des verniers au dixième.

La solution de titre connu est placée dans l'un des cylindres, et celle dont on cherche le titre dans l'autre cylindre ; on fait varier la position des pistons de verre, jusqu'à ce que l'œil juge qu'il y a égalité de coloration des deux côtés. Si e' est l'épaisseur traversée par les rayons du côté de la solution de titre x p. 100 et e l'épaisseur du côté de la solution de titre connu p p. 100, on aura la valeur de x par la proportion

$$\frac{x}{p} = \frac{e}{e'},$$

d'où

$$x = p\,\frac{e}{e'}.$$

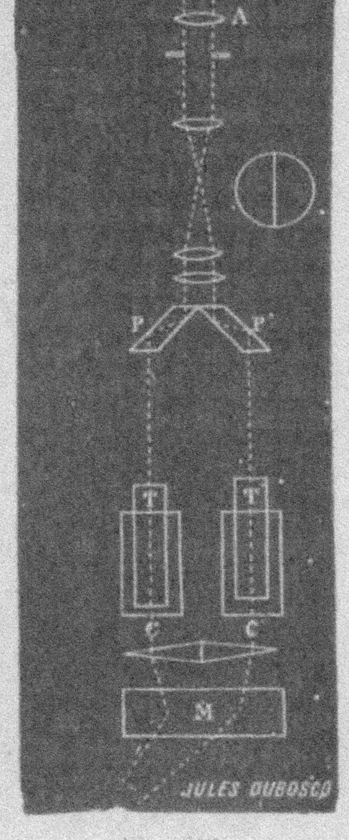

Fig. 249.

Marche des rayons lumineux dans le colorimètre.

Parmi les nombreuses applications des colorimètres, nous citerons la détermination de la richesse d'un sang en hémoglobine et par suite de sa capacité respiratoire ; il suffit de posséder une solution étalon d'hémoglobine pure.

2° Applications cliniques. — Parmi les nombreuses applications que le médecin peut faire de la colorimétrie, nous ne signalerons que la détermination du volume des épanchements pleuraux (NICLOT). On se sert d'une solution de bleu de méthylène à 10 p. 100 et d'une seringue de 20 centimètres cubes.

On fait trois ponctions de la plèvre qui fournissent 60 centimètres cubes ; puis on prend 20 centimètres cubes qu'on additionne de 10 gouttes de la solution de bleu et qu'on réinjecte dans la plèvre.

Après 5 minutes, nouvelle ponction qui donne un liquide légèrement teinté en bleu : on place ce liquide dans un tube à essai ; dans un deuxième tube, on met une goutte de solution qu'on a diluée au $\frac{1}{10}$ avec de la sérosité. On ajoute alors dans ce deuxième tube qui renferme ainsi 100 fois moins de matière colorante que l'épanchement du liquide primitivement aspiré jusqu'à ce que les deux tubes présentent la même coloration. Soit N centimètres cubes le volume de sérosité nécessaire pour obtenir ce résultat : la formule suivante facile à comprendre

$$V = N \times 100 + 40$$

donne le volume de l'épanchement.

§ 8. — DIAPHANOSCOPIE

On donne le nom de diaphanoscopie à l'ensemble des méthodes basées sur la translucidité de certaines parties d'un corps par rapport à d'autres parties qui sont opaques.

1° Hématoscope d'Hénocque. — Cet appareil n'est autre que la cuve prismatique (fig. 243) que nous avons déjà décrite à propos de l'hématospectroscope du même auteur ; on peut, au moyen de dosages préalables, déterminer la quantité d'hémoglobine contenue dans un sang donné.

L'hématoscope, renfermant du sang entre les deux lames, est déposé sur une plaque d'émail blanc qui porte une graduation en traits noirs 15, 14, 13... 4. Ces traits et ces chiffres peuvent être vus, par translucidité, à travers les couches les moins épaisses de sang ; mais, à partir d'une certaine distance du sommet du prisme liquide, les couches de sang interposées entre la plaque d'émail et l'œil deviennent opaques et empêchent la vision nette des traits et des chiffres ; le nombre le plus élevé, placé en face de l'épaisseur à partir de laquelle la translucidité cesse d'exister, représente la proportion d'hoxyhémoglobine contenue dans 100 parties de sang.

2° Diaphanoscope de Vohsen. — C'est une lampe à incandescence entourée d'un manchon d'eau froide destinée à empêcher la température de s'élever ; si on introduit cette lampe dans la bouche d'un malade ayant un abcès dans un des sinus maxillaires, l'ombre de l'amas purulent se projettera, dans l'obscurité, sur les parties translucides de la face teintée en rose, par le sang qui y circule. Il y a donc là un moyen commode de faire le diagnostic de tumeurs ou d'abcès des sinus.

3° Diaphanoscope d'Urbantschich. — Cet appareil est destiné à rendre facile le diagnostic d'un amas de pus dans les cellules mastoïdiennes ou celui de la formation de tissu compact dans ces mêmes cellules ; il se compose d'une lampe à incandescence placée dans une enveloppe opaque ouverte en face de la partie arrondie de la lampe ; cette enveloppe, qui est habituellement en ébonite, a par conséquent la forme d'un fourneau de pipe. Si on applique ce diaphanoscope sur l'apophyse mastoïde, en même temps qu'on pratique l'exploration du conduit auditif externe, celui-ci paraîtra éclairé, à cause de la translucidité des tissus placés entre la lampe et le conduit. Mais s'il y a un amas de pus dans ces tissus, et en particulier dans les cellules mastoïdiennes, on le reconnaîtra par l'opacité de son ombre.

4° Recherche du testicule dans l'hydrocèle. — Le liquide de l'hydrocèle qui se trouve dans la tunique vaginale communique aux bourses une translucidité qui est utilisée pour chercher la position du testicule ; il est important en effet d'éviter

de piquer le testicule pendant la ponction que nécessite le
traitement de l'hydrocèle. La palpation ne donne que des
renseignements insuffisants. Pour faire l'examen diaphanos-
copique du scrotum, on indique habituellement de placer
une source de lumière d'un côté du scrotum et de regarder
de l'autre à travers un stéthoscope. Ainsi que l'a montré
GARIEL, cette pratique est mauvaise, car le testicule peut,
dans certains cas, ne pas être distingué ; c'est ce qui arrivera

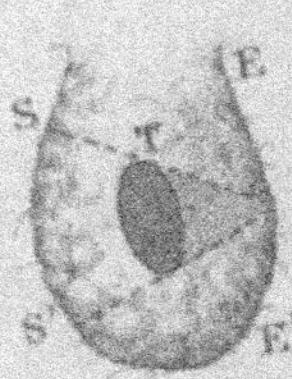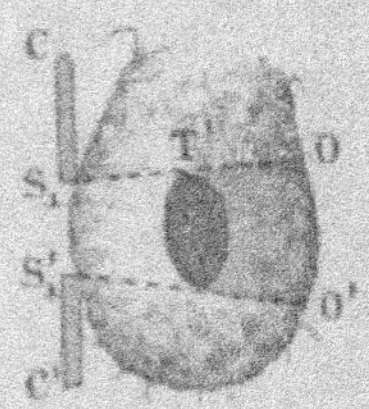

Fig. 259.

Absence d'ombre du testicule   Formation de l'ombre du
      sur la paroi scrotale.   testicule sur la paroi scrotale.

par exemple, si le testicule est à une certaine distance de la
paroi scrotale contre laquelle est appliquée le stéthoscope.
Soit S S' (fig. 259) la partie éclairée par la source lumineuse,
soit T le testicule et soit EE' la paroi scrotale examinée ; la
région éclairée se comportant comme une source de lumière,
on voit que l'ombre projetée par le testicule n'est pas visible
sur EE'. Si au contraire, dans les mêmes conditions, on limite
la région éclairée en interposant un diaphragme CC' en avant
du scrotum, le testicule T' projettera toujours son ombre OO'
sur la paroi opposée.

Il y aurait donc avantage, comme l'a fait remarquer GARIEL,
à placer le stéthoscope entre la source de lumière et le scrotum, au lieu de le placer entre le scrotum et l'œil.

CHAPITRE VIII

APPLICATIONS MÉDICALES DES RADIATIONS

Il y a longtemps que l'on connaît les effets des radiations solaires sur la peau (coup de soleil). C'est Charcot qui a montré que ces effets sont dus aux radiations de petite longueur d'onde du spectre. Bouchard a étudié l'action sur la peau des différentes régions spectrales et a trouvé que les effets produits (rubéfaction, érythème) sont d'autant plus intenses que la région agissante du spectre est plus riche en rayons chimiques et que le temps nécessaire pour obtenir un effet donné est d'autant moins long que l'on opère avec des rayons plus rapprochés de l'ultra-violet.

§ I. — SOURCES DE RADIATIONS UTILISABLES

Indépendamment des radiations fournies par la source naturelle constituée par le soleil, il existe des moyens artificiels de produire les radiations dont les effets peuvent être utilisés en médecine.

1° Arc électrique. — L'arc électrique découvert par Davy s'obtient à l'aide de deux crayons de charbon artificiel entre lesquels on établit une différence de potentiel voisine de 45 volts. Une étincelle jaillit et la volatilisation du charbon entretient le phénomène lumineux qui se manifeste par une flamme bleuâtre entourée d'une autre de couleur rouge due à la combustion du charbon volatilisé. Le charbon relié au pôle positif de la source d'électricité (accumulateurs, courant continu des stations centrales) se creuse en forme de cratère, tandis que le charbon négatif prend une forme tronconique plus ou moins arrondie.

Quand la différence de potentiel entre les charbons est suffisante pour la longueur de l'arc, celui-ci est silencieux ; si au contraire la longueur de l'arc n'est pas suffisante, il se produit un bruit particulier de sifflement.

La température du *cratère positif* est plus élevée que celle des autres parties de l'arc : elle a été mesurée par plusieurs physiciens : VIOLLE a montré que cette température est indépendante de l'intensité du courant et qu'elle représente un changement d'état physique, l'ébullition du carbone. Voici les températures trouvées par différentes méthodes :

3 600°	Violle.
3 400°	Wilson et Gray.
3 427°	Wanner.
4 100°	Le Châtelier.
3 490°	Féry.

Le véritable foyer lumineux de l'arc est le cratère positif : si on représente en effet par 100 la somme de lumière fournie par l'arc, on trouve que 10 parties sont dues au charbon négatif, 5 parties à l'arc lui-même, et 85 parties au cratère positif.

Quand on emploie des intensités de plus en plus grandes, la quantité totale de lumière émise augmente.

Le spectre de l'arc contient toutes les couleurs du spectre solaire ; son spectre ultra-violet s'étend même plus loin, jusqu'aux radiations de longueur d'onde voisine de 200 : c'est là une condition très favorable pour l'emploi thérapeutique de l'arc.

Dans le spectre continu de l'arc, on constate des raies brillantes qui proviennent de la vapeur de carbone et dont l'intensité et le nombre ont subi des modifications résultant des phénomènes d'absorption au passage à travers l'atmosphère gazeuse de l'arc.

Si on alimente un arc par du courant alternatif, les deux crayons se taillent en pointe tous les deux et les deux pointes sont également lumineuses : il faut une fréquence d'au moins 50 à la seconde pour que l'œil ne perçoive pas les variations lumineuses dues aux alternances du courant.

Nous reviendrons plus loin sur le dispositif à adopter pour utiliser les radiations de l'arc dans un but thérapeutique.

2° Aigrette électrique. — On sait que l'aigrette électrique s'obtient en reliant une pointe isolée à l'un des pôles d'une machine statique. L'aigrette est une source de radiations actiniques, comme l'a montré S. Leduc. Une plaque photographique placée, dans l'obscurité, en face de la pointe à une distance de 10 à 40 centimètres est en effet impressionnée en quelques secondes. Le pôle négatif fournit un résultat plus net et plus intense que le pôle positif.

Si l'on interpose entre la pointe et la plaque sensible différents objets, on obtient des silhouettes très nettes. Les verres jaune, vert et surtout rouge arrêtent les radiations émises par la pointe.

On peut encore obtenir des radiations de même espèce à l'aide d'un condensateur formé d'une lame de verre ou de celluloïd sur laquelle est placée d'une part une plaque métallique munie d'un orifice de 2 à 3 centimètres et d'autre part d'une sphère de 2 à 3 centimètres placée en face de l'orifice de la plaque : si l'on relie plaque et sphère à une source électrique fournissant des charges et des décharges rapides, on obtient au niveau de l'orifice de la plaque une émission abondante de radiations ultra-violettes.

Comme sphère formant l'une des armatures de ce condensateur, on peut prendre la boule de l'excitateur de la machine statique disposée comme pour la franklinisation hertzienne (voir page 277).

3° Tube de Geissler. — L'électrode *négative* d'un tube de Geissler est une source intense de radiations actiniques, violettes et surtout ultra violettes (Leduc). Une plaque photographique est rapidement impressionnée. Comme l'aigrette, le tube de Geissler produit très peu de rayons éclairants et très peu aussi de chaleur, ce qui constitue un grand avantage pour les applications thérapeutiques.

4° Corps radio-actifs. — Dans ces dernières années, Becquerel, puis Curie ont découvert des radiations qui sont invisibles mais qui sont douées d'une grande puissance actinique. On a donné aux corps qui les émettent le nom de corps *radio-actifs*.

C'est sur les sels d'uranium que Becquerel fit ses premières découvertes : il reconnut que tous les sels de ce métal émettent des radiations de même nature et que la propriété radiante est une propriété atomique liée à l'élément uranium : ce métal pur est en effet trois fois et demi plus actif que le sulfate double d'uranium et de potassium.

Schmidt et Mme Curie découvrirent que le thorium a des propriétés analogues à celles de l'uranium. M. et Mme Curie purent ensuite séparer des minerais employés un bismuth actif qu'ils appelèrent le *polonium*, puis un baryum très actif contenant un élément nouveau nommé *radium*.

Ces différentes séparations furent obtenues par des précipitations fractionnées.

L'activité du radium dépasse cent mille fois celle de l'uranium ; les radiations émises par le radium produisent des actions chimiques diverses : elles colorent le verre, transforment l'oxygène en ozone, le phosphore blanc en phosphore rouge ; elles ionisent non seulement les gaz, mais encore les diélectriques, pétrole, air liquide, paraffine.

Les corps radio-actifs émettent des radiations de trois espèces : les unes déviables par un champ magnétique, qui paraissent analogues aux rayons cathodiques, les autres, non déviables, comprenant des rayons très absorbables et des rayons qui ressemblent aux rayons X très pénétrants. L'uranium émet surtout la première espèce, le polonium n'émet que la seconde et le radium émet les trois à la fois.

A côté des radiations émises par les corps radio-actifs que nous venons d'énumérer, il existe un effet d'*émanation* comparable à une sorte de vapeur ionisant l'air. Cette émanation se dépose sur les corps électrisés négativement et les rend momentanément radio-actifs (RUTHERFORD, CURIE et Mme CURIE). Ce n'est pas un effet secondaire, comme avec les rayons X, mais un phénomène persistant qui disparaît assez lentement à partir du moment où l'action du corps qui émet les radiations a cessé. CURIE a appelé ce phénomène la *radio-activité induite*. Quand on a retiré les sels actifs cristallisés, l'eau de de cristallisation est fortement radio-active et produit les mêmes effets que le radium.

5° Tube de Crookes. — Les tubes de CROOKES donnent naissance aux radiations appelées rayons X et dont l'étude a été faite dans le livre précédent : nous y reviendrons plus loin à propos des effets thérapeutiques que peuvent produire ces radiations qui semblent posséder une longueur d'onde bien plus petite que celles fournies par les sources précédentes.

§ 2. — EFFETS PRODUITS SUR LES TISSUS NORMAUX

Quelle que soit la source de radiations actiniques que l'on considère, les effets sur les tissus et en particulier sur la peau revêtent à peu près les mêmes caractères généraux.

Quand on a soumis une région du corps à l'action des radiations violettes et ultra-violettes, on peut obtenir des effets dont l'intensité varie avec la puissance de la source employée. Mais ce qu'il y a d'intéressant à noter c'est que l'effet réactionnel ne s'observe pas immédiatement après l'application des radiations. Avec l'arc électrique ce n'est qu'au bout de dix ou douze heures qu'apparaît l'effet cutané : il en est de même avec les corps radio-actifs. Avec les rayons X, l'effet peut ne se produire que plusieurs semaines après l'action sur la peau.

Les effets produits par les radiations très réfrangibles consistent en une rougeur, un érythème, indiquant qu'un phénomène réactionnel est la conséquence de l'action de ces radiations.

Quand l'exposition aux radiations actiniques a été prolongée, l'érythème est plus accusé et une véritable brûlure apparaît : une vive réaction inflammatoire s'opère dans les tissus exposés; c'est une affection aiguë de la peau qui est créée.

Quand la réaction inflammatoire est représentée seulement par un érythème, il se fait une desquamation de la peau après quelques jours et la lésion guérit. Quand au contraire l'inflammation a gagné le derme, la guérison est beaucoup plus longue et il peut se produire des complications plus ou moins graves. C'est ce qui est arrivé assez souvent avec l'arc électrique et les rayons X.

Les corps radio-actifs produisent aussi ces effets érythémateux sur la peau.

WALKOFF et GIESEL ont signalé l'action inflammatoire produite par du chlorure de baryum radifère placé dans un étui de celluloïd : la peau rougit quelques heures après et il se fait une réaction inflammatoire sensible vers le vingtième jour après l'action.

CURIE, BECQUEREL ont observé sur eux-mêmes cet effet de brûlure chimique due au radium : dans tous les cas, il fallut 40 à 50 jours pour obtenir la cicatrisation de la plaie résultant de la lésion produite.

§ 3. — EFFETS SUR LES BACTÉRIES

Les radiations de petite longueur d'onde possèdent des propriétés bactéricides qui furent démontrées par DOWNES et BLUNT (1877). ARLOING confirma les résultats des premiers auteurs en étudiant l'action de ces radiations sur le bacillus anthracis : ce savant a trouvé que les radiations retardent la végétation de ce bacille ; si l'on compare trente six heures après le début d'une expérience, une culture faite à la lumière à une culture faite dans l'obscurité, on constate au microscope que le bouillon éclairé présente de longs filaments mycéliques pauvres en spores tandis que dans le bouillon placé à l'obscurité, le mycélium est fragmenté et riche en spores.

GEISSER en expérimentant sur différentes bactéries constata

que si on arrête les radiations de petite longueur d'onde de la lumière à l'aide d'une solution de bichromate de potasse, les bacilles se développent aussi bien qu'à l'obscurité (1891).

JANOWSKY trouva aussi que le bacille de la fièvre typhoïde est tué au bout d'un temps variable, six à dix heures par l'exposition aux rayons solaires directs.

D'ARSONVAL et CHARRIN firent d'intéressantes expériences sur le bacille pyocyanique ; ils prirent deux tubes identiques contenant chacun deux centimètres cubes d'une même culture : pendant quelques heures, ces deux tubes reçurent sous la même incidence, l'un les rayons violets et ultra-violets, l'autre les rayons rouges contenus dans le spectre solaire. On reporta ensuite sur agar une goutte de chacune des cultures : après deux jours à l'étuve à 35°, seule la culture soumise aux radiations rouges donna des pigments, l'autre resta complètement incolore. En prolongeant l'expérience, cette seconde culture devint stérile, tandis que la première continua à prospérer.

On voit par ces expériences que l'action des radiations actiniques se manifeste nettement sur les microbes ou sur leurs spores en en diminuant la virulence ou en en atténuant le développement.

§ 4. — UTILISATION ET EFFETS THÉRAPEUTIQUES

Les radiations étant capables de produire les effets que nous venons d'étudier, il était tout indiqué pour le médecin de chercher à les utiliser pour le traitement de certaines maladies.

Tout d'abord, une première conséquence de l'action des radiations sur la peau et qui n'a été bien comprise que dans ces dernières années est d'aggraver l'état des malades atteints de lésions cutanées : d'où une indication pour la thérapeutique consistant à soustraire ces malades aux radiations actiniques de la lumière ; c'est ce que l'on fait en particulier dans la rougeole et surtout dans la variole. Ce traitement *aphotothérapique* consiste à placer les malades dans l'obscurité complète (GALLAVARDIN) ou mieux, comme l'a indiqué FINSEN, dans une chambre dont les ouvertures ne laissent passer que de la lumière rouge dépourvue de propriétés nocives sur les tissus.

En évitant ainsi l'accès de toute radiation actinique, on a pu guérir des varioleux sans qu'il se forme de cicatrices ou des cicatrices presque invisibles : en outre, la suppuration est ou empêchée, ou diminuée (SWENDEN).

A côté de cette application qui est plutôt négative, non par ses résultats, mais par rapport à l'utilisation des radiations actiniques, il existe toute une branche de la thérapeutique constituée au contraire par l'emploi de ces radiations. C'est surtout contre certaines dermatoses et en particulier contre le lupus que l'on utilise aujourd'hui les radiations chimiques.

Les méthodes qui sont nées de cette étude sont au nombre de trois principales : la *photothérapie*, la *radiumthérapie* et la *radiothérapie*.

1° Photothérapie. — C'est à FINSEN que revient l'honneur d'avoir attiré l'attention sur le parti que l'on peut tirer de l'action des radiations actiniques dans le traitement du lupus. Dans la photothérapie, c'est aux radiations émises par l'arc électrique que l'on a recours.

a. *Appareil de Finsen.* — L'appareil construit par FINSEN se compose d'un arc alimenté par du courant continu débitant 60 à 80 ampères et d'une lentille de 25 à 30 centimètres de diamètre formée d'une plaque de verre et d'une calotte sphérique entre lesquelles on place une solution de sulfate de cuivre ammoniacal.

Pour concentrer les rayons violets, on emploie des lentilles de quartz qui laisse passer les radiations de longueur d'onde comprise entre 200 et 300 ; le verre ordinaire arrête au contraire ces radiations.

Sur un cercle de fer de 80 centimètres de diamètre se trouve suspendu un collimateur de 90 centimètres dont l'extrémité est en face de l'arc ; une circulation d'eau qui se fait dans l'extrémité inférieure est destinée à absorber les rayons infrarouges.

Enfin, comme le sang contenu dans les tissus absorbe facilement les radiations utiles, un compresseur est nécessaire pour ischémier les tissus : le compresseur est constitué par une petite lentille creuse à parois bombées en quartz et dans laquelle se fait aussi une circulation d'eau froide. Le contact des tissus avec la paroi de quartz constamment refroidie empêche les rayons calorifiques qui ont échappé à l'absorption d'agir et de déterminer une sensation de brûlure.

La durée de chaque application doit être d'une heure au moins : l'inflammation consécutive atteint son maximum une douzaine d'heures après.

Le rendement du dispositif de FINSEN est défectueux, car les radiations agissent à une grande distance de leur centre d'émission et il se produit des pertes par réflexion et par absorption. Si l'on ajoute à cela l'énorme dépense qu'exige le fonctionnement de l'arc, on comprendra aisément que l'on ait cherché à améliorer la technique et l'appareillage photothérapiques.

b. *Appareil de Lortet-Genoud.* — Une des meilleures solutions a été fournie par LORTET-GENOUD, qui font agir un arc de 12 à 15 ampères seulement à une très faible distance de la peau du malade.

Dans cet appareil, les charbons forment entre eux

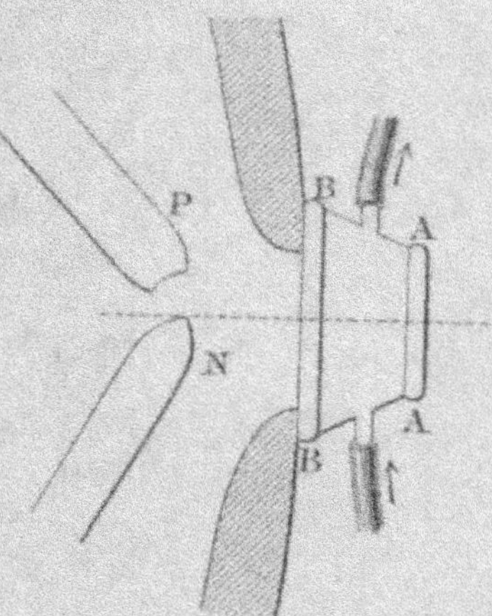

Fig. 251.
Position des charbons.

(fig. 251) un angle de façon à ce que le cratère positif P placé en haut soit tourné vers le compresseur. Pour protéger le malade et l'opérateur contre la vive lumière et la chaleur de l'arc, une cuvette oblongue à double paroi dans laquelle circule de l'eau froide est placée en avant des charbons : un orifice central laisse passer les radiations et c'est immédiatement contre cet orifice qu'est fixé le compresseur B A à lames de quartz et à circulation d'eau; la région à traiter est fortement appliquée contre la face externe bombée du compresseur.

La durée d'exposition aux radiations ne dépasse pas 10 à 25 minutes, ce qui constitue un grand avantage.

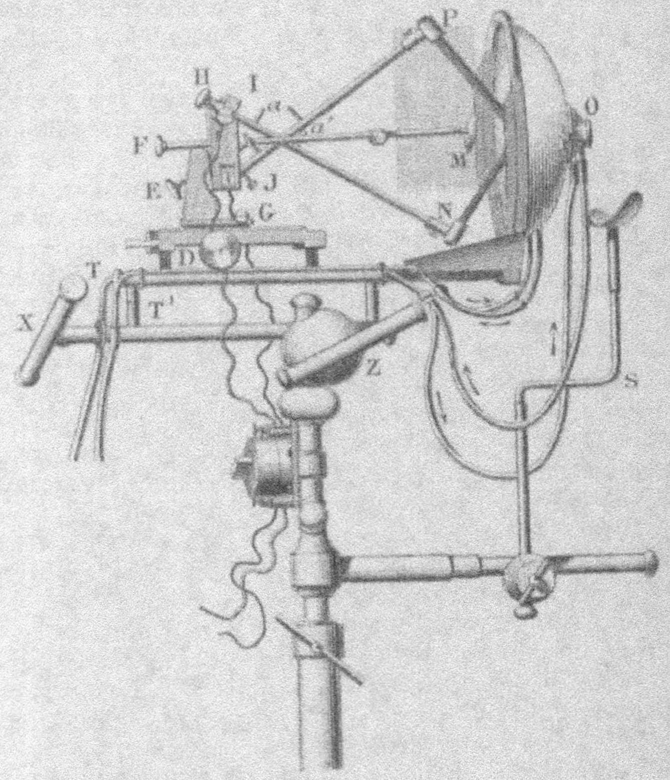

Fig. 252.

Appareil de Lortet-Genoud.

Malgré la très faible distance, 4 à 5 centimètres, qui sépare l'arc des tissus (fig. 252), il n'y a que les radiations actiniques qui traversent le compresseur, toutes les radiations calorifiques sont absorbées et leur effet nocif est empêché par le contact de

la peau avec la face refroidie du compresseur O ; en faisant circuler dans celui-ci une solution
d'iode dans le chloroforme qui
absorbe complètement toutes les
radiations actiniques, il ne se
produit plus d'érythème sur la
peau (BORDIER).

c. *Appareil de T. Marie.* — Récemment, T. MARIE a fait construire un appareil très simple
dans lequel le compresseur et la
double paroi de l'appareil précédent constituent une même pièce :
une lame de quartz L (fig. 253) de
dimensions variables suivant les
cas, ferme l'orifice antérieur. En
arrière, se trouvent des charbons
placés verticalement : le positif
est plus gros que le négatif et ce
dernier est placé sur un plan
situé un peu en avant de celui
du charbon positif ; il se fait ainsi
un cratère qui se trouve en face
du centre du compresseur. La
compression est, avec ce modèle,
très énergique et peut être obtenue dans tous les cas très commodément, étant donné la légè-
reté de l'appareil qui se suspend
et est très mobile.

d. *Lampe de Bang (arc au fer).*
— En remplaçant les crayons de
charbon de l'arc électrique par
des tiges de fer, on obtient un
arc, dit arc au fer, qui est très
riche en rayons ultra-violets.

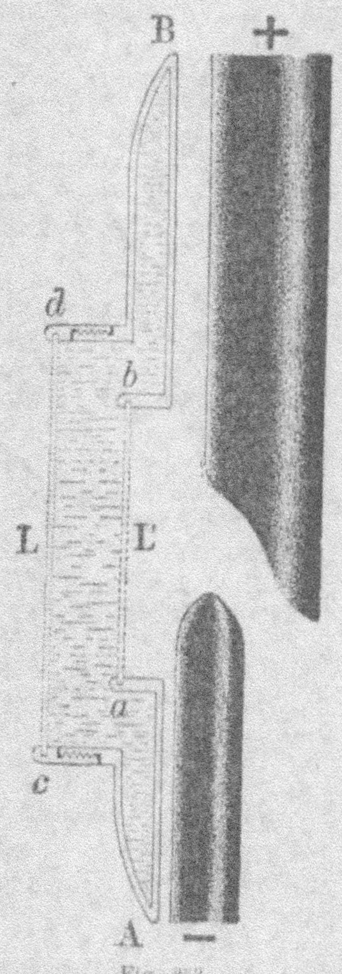

Fig. 253.

Appareil de MARIE.

BANG, qui a préconisé cet arc, refroidit les tiges de fer par un

courant d'eau : on constate que cet arc est capable de produire un érythème sur le visage en 2 minutes à un mètre de
distance.

Il semblait que ce nouvel arc devait rapidement remplacer
l'arc au charbon; mais on reconnut vite que l'action de la lampe
de Bang est superficielle.

C'est donc encore à l'ancien arc à crayons de charbon qu'il
faut s'adresser pour obtenir des radiations possédant, comme
cela est nécessaire en photothérapie, une grande puissance
de pénétration.

e. *Mesures en photothérapie*. — Lorsqu'on applique un agent
physique, chaleur, électricité, lumière, etc., dans un but thérapeutique, il est indispensable de connaître la dose d'énergie
appliquée, afin de pouvoir se rendre compte des effets obtenus.
En photothérapie, les mesures ne sont pas encore bien nombreuses, mais il est certain qu'elles se multiplieront quand on
sera un peu plus familiarisé avec ce nouveau procédé de traitement.

Les déterminations à l'aide des photomètres ne peuvent renseigner que sur l'intensité *lumineuse* d'une source donnée : or
ce ne sont pas, on l'a vu plus haut, les radiations lumineuses
proprement dites qui agissent sur les tissus, mais bien les
radiations les plus réfrangibles du spectre, violettes et ultra-
violettes.

Pour mesurer la richesse d'une source donnée en ces radiations, on ne peut donc utiliser que des appareils possédant
un réactif sensible aux radiations actiniques, c'est-à-dire des
actinomètres.

Celui de Becquerel ne convient guère à des applications cliniques, à cause de sa trop grande sensibilité. D'autre part
l'emploi du papier photographique ne peut fournir des renseignements bien précis, car il n'est pas toujours identique à
lui-même.

L'appareil de Bordier et Nogier permet au contraire une
mesure facile de la richesse d'une source en radiations actiniques : il est basé sur la propriété qu'ont ces radiations de
rendre fluorescent le platino-cyanure de baryum.

Il se compose d'une boîte métallique (fig. 254) possédant une ouverture fermée par une lame de quartz qq' en face de laquelle peut se mouvoir un tube métallique portant un disque de quartz pp' sur lequel est fixé du platino-cyanure de baryum. On place dans l'appareil un liquide opaque aux rayons lumineux et l'on cherche l'épaisseur de la couche liquide nécessaire à éteindre

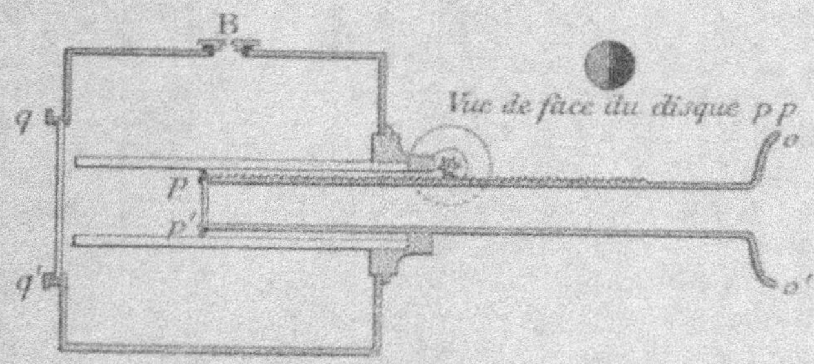

Fig. 254.
Actinomètre de Bordier et Nogier.

la fluorescence du platino-cyanure, quand l'actinomètre est dirigé vers la source et à une distance donnée.

On peut graduer l'appareil à l'aide d'une source constante, telle qu'une lampe Nernst de 0,5 ampère : on a ainsi un étalon qui peut servir pour comparer entre elles les différentes sources, arc, tube de Geissler, pointe électrisée, radium, tubes de Crookes, etc.

2° Radiumthérapie. — Les radiations émises par le radium ou le chlorure de baryum radifère sont capables, comme celles de l'arc électrique, de produire sur les tissus des phénomènes réactionnels dont nous avons déjà parlé. On a essayé de les employer dans le traitement du lupus et le procédé thérapeutique mis ainsi en œuvre peut être appelé *radiumthérapie*.

Avant d'indiquer les résultats qu'on peut en obtenir, signalons l'action de ces radiations sur la rétine de malades frappés de cécité.

Javal et Curie ont expérimenté sur des yeux atteints :

1° d'atrophie de la papille; 2° de glaucome; 3° de décollement de la rétine et 4° d'opacités cornéennes consécutives à une ophtalmie purulente : ils trouvèrent que la perception des radiations du radium avait lieu dans les trois derniers cas, où la rétine était saine, tandis qu'aucune lueur ne pouvait être accusée dans le premier cas. Il paraît donc y avoir là un moyen commode pour apprécier l'état de la rétine dans les différentes amauroses.

Pour le traitement du lupus par le radium, on enferme la substance entre deux lames de celluloïd ou de caoutchouc et on l'applique directement sur les placards lupiques. Le rayonnement du radium doit être prolongé pendant 24, 48 et même 60 heures, suivant l'effet réactionnel à obtenir. Danlos qui a soigné ainsi plusieurs malades a constaté que cette application ne provoque aucun phénomène sensitif.

Quant à la réaction inflammatoire consécutive, elle est analogue à celle produite par l'arc : il se manifeste, 7 à 8 heures après, une rougeur, du gonflement; l'épiderme se plisse et se décolle. L'exulcération consécutive est superficielle et se cicatrise lentement. La cicatrice qui apparaît à la place des placards lupiques est blanche, lisse, sans tubercules : elle serait même plus belle que celle fournie par les autres méthodes. La radiumthérapie pourra peut-être, semble-t-il, devenir la méthode de choix pour le traitement des lupus, quand on pourra trouver des échantillons de substance radifère doués d'une activité considérable.

3° **Radiothéraphie**. — On donne le nom de radiothérapie à l'emploi des rayons X dans un but thérapeutique. C'est dans le traitement du lupus et de l'épithélioma de la face que la radiothérapie a surtout été utilisée.

Les accidents (radiodermites) qui suivirent la découverte de Röntgen pouvaient faire penser que les nouvelles radiations constitueraient un moyen thérapeutique efficace. A. Schiff montra en effet quelques cas de guérison du lupus par les rayons X et on en a publié d'autres assez nombreux depuis lors.

Les principaux facteurs à considérer en radiothérapie sont : rendement de l'ampoule, distance à la peau, temps de pose.

Il faut, pour provoquer l'irritation spéciale des tissus qui côtoie les accidents de radiodermite tout en restant en deçà d'eux, que l'ampoule ne soit ni trop molle, ni trop dure, ce qui s'apprécie facilement à l'aide du spintermètre par la longueur équivalente. Une ampoule ayant 8 centimètres d'étincelle équivalente convient bien pour la radiothérapie.

La distance à la peau doit être faible : on doit rapprocher l'ampoule autant qu'on le peut sans qu'il jaillisse d'étincelles entre les électrodes de l'ampoule et le corps du malade.

Si l'ampoule employée est molle, cette distance pourra être rendue beaucoup plus petite que si l'ampoule est dure : avec une ampoule donnant 8 centimètres au spintermètre, la distance à la peau peut être prise égale à 5 centimètres.

Quant au temps de pose, on doit le déterminer par tâtonnements successifs : la première séance sera très courte, d'une minute par exemple ; la seconde, faite 48 heures après, sera de deux minutes et ainsi de suite en augmentant d'une minute tous les deux jours. On suspend après 3 ou 4 séances, pendant une semaine pour juger de l'effet réactionnel produit : s'il ne s'est manifesté aucune irritation, on reprend les séances en les faisant durer 5 à 6 minutes, et en surveillant soigneusement les phénomènes réactionnels consécutifs, afin de ne pas s'exposer à produire une radiodermite qui pourrait devenir grave.

On a recommandé de protéger les tissus sains à l'aide d'un écran métallique de plomb : c'est une précaution qui ne paraît pas indispensable en opérant comme il vient d'être expliqué.

CHAPITRE IX

INSTRUMENTS D'OPTIQUE

Nous étudierons dans ce chapitre d'abord les yeux artificiels employés dans les expériences d'optique physiologique, puis l'ophtalmoscope et enfin les microscopes.

§ 1. — YEUX ARTIFICIELS

On désigne sous le nom d'yeux artificiels des systèmes optiques se rapprochant plus ou moins de l'œil humain et servant à observer les différents phénomènes lumineux que l'ophtalmoscope permet de déceler sur l'œil vivant.

Ils sont, à cause de leur fixité parfaite, très commodes pour ceux qui débutent ; de plus, ils peuvent être rendus soit emmétropes, myopes ou hypermétropes, par modification de l'axe antéro-postérieur, soit encore astigmates par la super-position d'une lentille cylindrique ou sphéro-cylindrique.

1° Œil de Landolt. — L'œil artificiel qui se rapproche le plus, au point de vue optique, de l'œil humain, c'est l'œil de *Landolt* qui est en réalité l'œil réduit de DONDERS sur lequel sont basés tous les calculs d'optique physiologique. Il est formé d'une cornée en verre de 5 millimètres de rayon de courbure ; il est rempli d'eau, dont l'indice est égal à 4/3 et il est susceptible d'allongement ou de raccourcissement. Une règle graduée, qu'il porte sur le côté, sert à vérifier sa longueur. La rétine de cet œil est une plaque de verre graduée en demi-millimètres, qui permet de mesurer directement les images rétiniennes.

En appliquant extérieurement sur le verre rétinien un dessin représentant un fond d'œil, l'œil artificiel de LANDOLT peut servir aussi à l'ophtalmoscopie.

2° Œil de Perrin. — Dans les autres modèles d'yeux artificiels, l'équivalence optique avec le système oculaire n'est malheureusement plus réalisée : ainsi, dans l'œil de Perrin (fig. 225), le premier en date, c'est une lentille qui constitue l'organe réfringent. Cette lentille est placée dans une petite chambre dont le fond représente la rétine. La myopie, l'hypermétropie et l'emmétropie sont produites dans cet œil par trois lentilles plus ou moins puissantes.

3° Œil de Badal. — C'est encore une lentille qui schématise l'œil ; sa distance focale est égale à $17^{mm},5$; à $4^{mm},5$ en avant d'elle, se trouve une cornée fictive. Le fond de l'œil est représenté par une série de dessins pouvant se substituer les uns aux autres figurant les principales affections de la rétine et de la choroïde. La rétine est mobile, grâce à un pas de vis, et peut être placée à différentes positions correspondant à l'emmétropie ou aux amétropies sphériques.

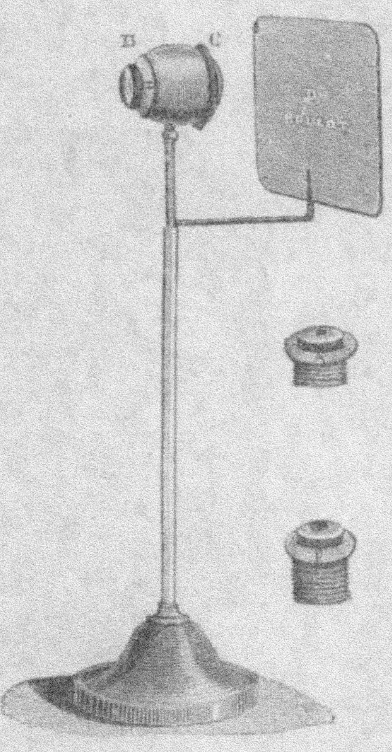

Fig. 225.
Œil de Perrin.

En avant de cet œil se trouvent deux disques portant une série de verres convenablement choisis et à l'aide desquels on

peut faire la correction des amétropies ou encore les déterminations de ces amétropies par la kératoscopie.

§ 2. — Ophtalmoscope

Nous avons déjà décrit l'ophtalmoscope, à propos du diagnostic et de la mesure du degré des amétropies ; si nous y
revenons ici, c'est pour étudier cet instrument d'optique de

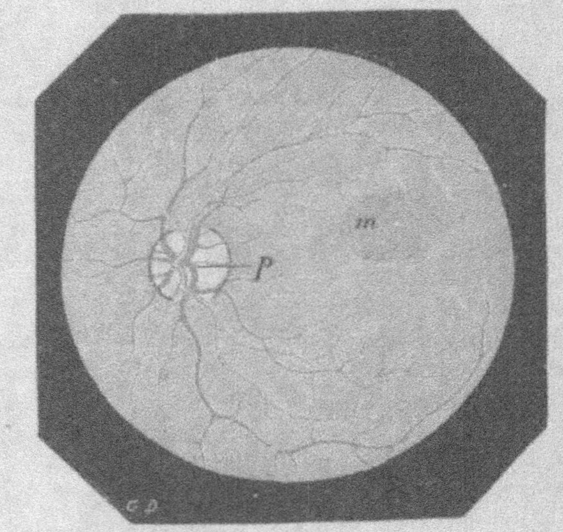

Fig. 256.
Image ophtalmoscopique du fond de l'œil. (Testut.)

première importance, au point de vue de l'examen qu'il permet de faire du fond de l'œil.

Cet examen peut être fait, soit en observant l'image droite
et virtuelle du fond de l'œil, soit en observant l'image renversée
et réelle de la rétine. Nous n'avons pas à revenir sur le procédé
d'observation à l'image droite qui a été exposé plus haut ; nous
ne nous occuperons ici que du procédé à l'*image renversée* qui

est le plus habituellement employé pour obtenir une vue d'ensemble de la rétine (fig. 256).

1° Mécanisme de la formation de l'image renversée. —

Considérons un œil myope et supposons qu'en avant de lui se

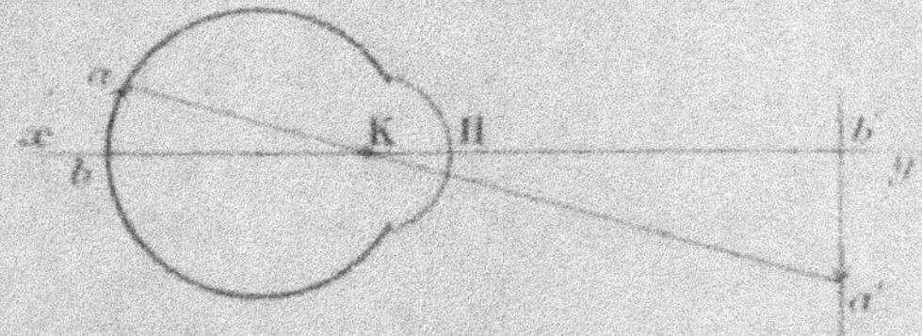

Fig. 257.
Image renversée de la rétine d'un œil myope.

trouve un œil observateur placé derrière l'ouverture centrale de l'ophtalmoscope : la rétine de l'œil examiné est éclairée et si cet œil est au repos l'image de la rétine *ab* (fig. 257) se fera dans le plan de son foyer conjugé, c'est-à-dire dans le plan

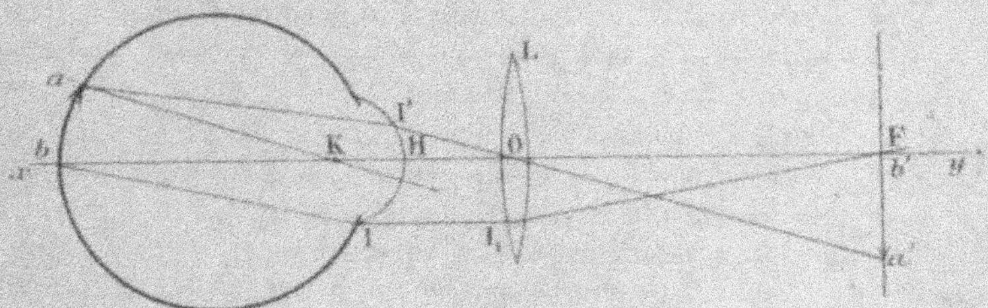

Fig. 258.
Formation de l'image renversée de la rétine.

vertical qui passe par le remotum. Puisque l'objet lumineux, la rétine, est situé, dans le cas de l'œil myope, au delà du foyer postérieur de cet œil, l'image *a'b'* de *ab* sera *réelle* et *renversée*. Si l'œil observateur *accommode* pour la distance à laquelle il se trouve de *a'b'*, il pourra voir cette image renversée de la rétine.

Lorsque l'œil examiné est emmétrope ou hypermétrope, il

ne se forme pas, dans ces conditions, d'image réelle : mais si on place devant cet œil une lentille convergente suffisamment forte, on obtient un système qui est analogue, au point de vue optique, à l'œil myope, si bien qu'alors on aura, en avant de l'œil, une image réelle et renversée. En effet, soit un œil emmétrope (fig. 258) devant lequel on a placé une lentille convergente L dont le foyer est en F ; soit $a\,b$, une portion éclairée de la rétine ; pour construire l'image de $a\,b$, considérons un rayon quelconque b I ; ce rayon sort de l'œil parallèlement à l'axe, en sorte que le réfracté de II, à travers la lentille va passer au foyer F de cette lentille.

Menons maintenant l'axe secondaire a K de l'œil ; les réfractés dont les incidents émanent du point a seront évidemment parallèles à l'axe a K ; or, il en est un qui passe par le centre optique O de la lentille ; c'est le réfracté du rayon incident aI'. Mais le rayon I'O, ne subissant aucune déviation, va couper le plan mené perpendiculairement à l'axe par le point F, image de b, au point a'. En sorte que $a'\,b'$ est l'image de $a\,b$; cette image est renversée et réelle.

On obtiendrait de même avec un œil hypermétrope et une lentille convergente une image renversée du fond de l'œil. On peut donc toujours obtenir une image renversée de la rétine. Lorsque l'œil est myope faiblement, quoique l'image soit dans tous les cas renversée, il est bon, pour la bien percevoir, de placer une lentille convergente devant l'œil.

L'image ophtalmoscopique ainsi obtenue (fig. 256) est d'autant plus petite et d'autant plus rapprochée de la lentille que la puissance dioptrique de cette dernière est plus grande ; en effet, si la distance focale OF de la lentille diminue (fig. 258), le point a' se rapproche de la lentille et l'image a' F limitée toujours par les droites O a' et O F devient plus petite. Le grossissement de l'ophtalmoscope, dans le cas de l'examen à l'image renversée, varie donc en sens inverse de la puissance dioptrique de la lentille employée. Si l'on veut obtenir une image bien agrandie de la rétine, il faut se servir d'une lentille de faible puissance. On fait usage en général d'une lentille de 13 dioptries.

Pour que l'observateur puisse voir l'image aérienne renversée
de la rétine, il faut qu'il soit placé au delà de a' F sur le trajet
des rayons qui concourent à former cette image et à une distance telle que a' F se trouve plus loin de l'œil observateur que
son punctum proximum ; il faut enfin que celui-ci accommode
pour cette image aérienne située *en avant* de la lentille. C'est là
une difficulté que tous les débutants éprouvent, car ils adaptent
inconsciemment leur cristallin pour un point situé en arrière
de la lentille ; un bon moyen pour voir vite l'image aérienne de
la rétine consiste à accommoder pour la face de la lentille
tournée vers l'observateur.

2° Champ ophtalmoscopique. — On appelle champ ophtalmoscopique l'ensemble des parties du fond de l'œil visibles
simultanément par l'œil observateur (fig. 259). *Dans le procédé*

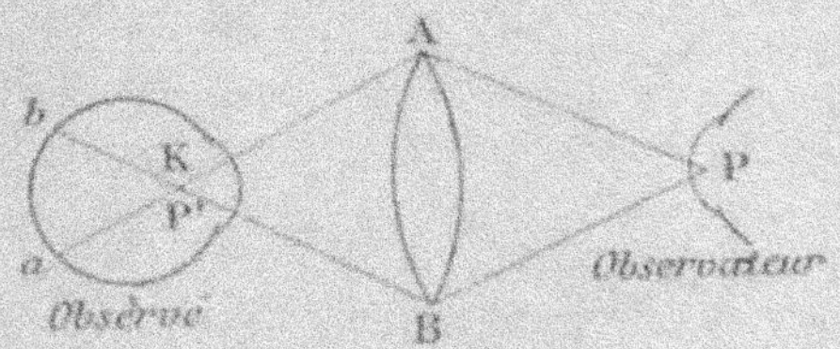

Fig. 259.

Champ ophtalmoscopique (d'après Tschernino).

à l'image droite, le champ est limité par la pupille de l'œil
observé ; par conséquent, plus on s'éloigne, plus le champ est
petit ; plus on se rapproche et plus il s'élargit. *Dans le procédé
à l'image renversée*, la pupille de l'œil observé est agrandie par
la lentille convergente et cela d'autant plus que celle-ci est
plus écartée de l'œil. Le champ ophtalmoscopique s'accroît
donc au fur et à mesure que la lentille s'éloigne de l'œil.

Il faut remarquer qu'il n'y a dans le champ ophtalmoscopique
qu'une faible partie qui soit bien éclairée : avec un miroir ophtalmoscopique concave de 20 centimètres de distance focale
(c'est le plus habituellement employé), on voit une image assez
nette de la flamme servant de source lumineuse ; ce n'est que

la partie du champ qui correspond à cette image qui est éclairée, le reste se trouve dans l'obscurité. Si on utilise un miroir plan, la surface éclairée augmente, mais alors l'éclairement diminue.

§ 3. — MICROSCOPES

Pour examiner des objets de petites dimensions, l'œil a souvent besoin d'augmenter la grandeur de l'image rétinienne formée par ces objets, car celle qu'ils fournissent, même lorsqu'ils sont placés au point le plus favorable pour la netteté de la vision, au punctum proximum, est trop petite pour qu'ils soient vus distinctement et dans tous leurs détails. Les appareils qui permettent de substituer à l'image rétinienne directe de l'objet une image rétinienne plus grande sont des microscopes : ceux-ci se divisent en deux classes : ceux qui fournissent une image droite sont appelés *loupes*, ceux qui fournissent une image renversée, *microscopes proprement dits*.

1° Pouvoir amplifiant. — Lorsqu'un objet est vu à l'œil nu, le degré de visibilité v de cet objet est proportionnel à l'angle sous lequel cet objet est vu et à l'acuité visuelle de l'œil. Si on désigne la grandeur de l'objet, supposé perpendiculaire à l'axe, par O et sa distance au point nodal ou centre optique de l'œil par d, on peut écrire

$$v = V \frac{O}{d}$$

V étant l'acuité visuelle.

Supposons maintenant que l'œil regarde le même objet en s'aidant d'un microscope ; le degré de visibilité, dans ces nouvelles conditions, sera, en désignant par I la grandeur de l'image optique fournie par l'appareil grossissant, et par D la distance à laquelle cette image est placée de l'œil,

$$v' = V \frac{I}{D}$$

Si l'on fait le rapport des deux degrés successifs de visibilité de l'objet, on a

$$\frac{v'}{v} = \frac{\dfrac{1}{D}}{\dfrac{0}{d}} = \frac{1}{0} \times \frac{d}{D}.$$

Le rapport $\frac{v'}{v}$, dans le cas où c'est le même œil qui observe, n'est autre que le *pouvoir amplifiant* de l'appareil grossissant ; le rapport $\frac{1}{0}$ est ce qu'on appelle en physique générale le *grossissement* de l'appareil d'optique.

Posons $\frac{1}{0} = g$ et alors le pouvoir amplifiant devient

$$A = g \times \frac{d}{D}.$$

Par suite, la nouvelle définition du pouvoir amplifiant d'un microscope peut s'énoncer : le produit du grossissement par le rapport des distances de l'œil à l'objet vu directement, et à son image. La distance D est la distance pour laquelle l'œil accommode lorsqu'il est armé de l'instrument.

On appelle *puissance* d'un instrument grossissant le diamètre apparent que l'instrument donne à l'unité de longueur de l'objet considéré. Le diamètre apparent de l'objet, vu à travers un appareil grossissant, est le rapport de l'image à la distance D à laquelle cette image se trouve de l'œil. On a donc

$$P = \frac{\dfrac{1}{D}}{0} = \frac{1}{0} \times \frac{1}{D}$$

ou, en remplaçant $\frac{1}{0}$ par g,

$$P = \frac{g}{D}$$

Lorsqu'on veut voir *à l'œil nu* un objet dans les meilleures conditions de visibilité, il faut placer cet objet le plus près possible, c'est-à-dire au punctum proximum de l'œil : la formule du pouvoir amplifiant devient alors, en désignant par π la distance du punctum proximum à l'œil

$$A = g \cdot \frac{\pi}{D}$$

2° Bénéfice retiré par un œil de l'usage des microscopes. — Demandons-nous maintenant quelle doit être la valeur de la distance D à laquelle se forme l'image fournie par l'appareil grossissant pour que le bénéfice qu'un œil retire de l'usage du microscope soit le plus grand possible. Trois cas peuvent se présenter.

1° Le centre optique de l'œil est en arrière du foyer posté-

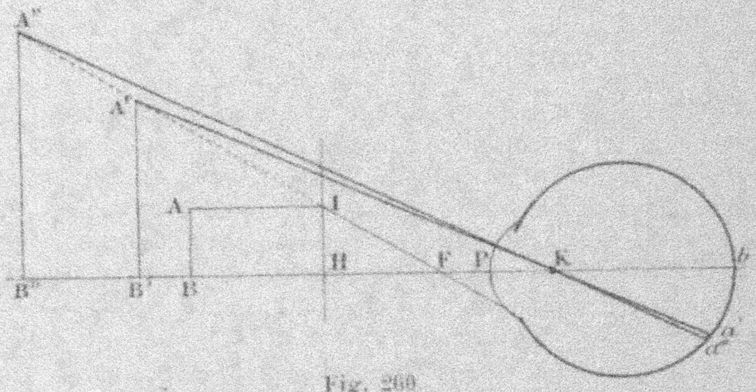

Fig. 260

Cas où le point nodal de l'œil est en arrière du foyer
du système grossissant.

rieur de l'appareil ; 2° le centre optique coïncide avec le foyer ; 3° le centre optique est en avant du foyer.

Dans le premier cas, (fig. 260) l'image rétinienne $a'b'$ fournie par l'image A'B' diminue à mesure que D diminue : il y a donc avantage à ce que l'image A''B'' se forme le plus loin possible de l'œil, c'est-à-dire au punctum remotum.

Dans le deuxième cas (fig. 261), la grandeur de l'image rétinienne $a b$ reste constante, quelle que soit la position de l'image A'B', A''B''… c'est-à-dire quelle que soit la valeur de D.

Enfin, dans le troisième cas (fig. 262), l'image rétinienne est
d'autant plus grande que D est plus petit ; il y a donc avan-

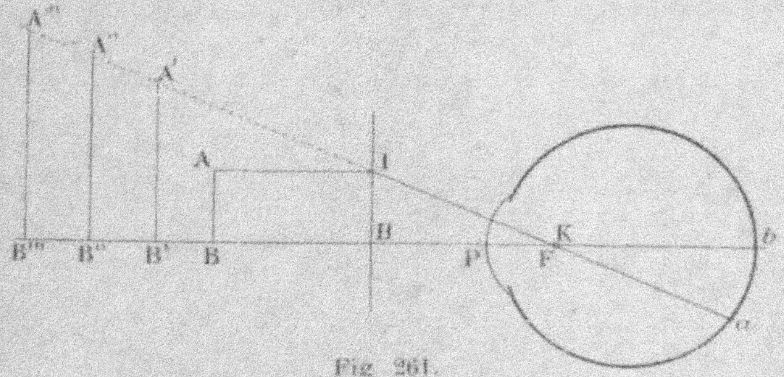

Fig. 261.

Cas où le point nodal de l'œil coïncide avec le foyer du système
grossissant.

tage dans ce cas à faire former l'image A'B' au punctum proximum de l'œil.

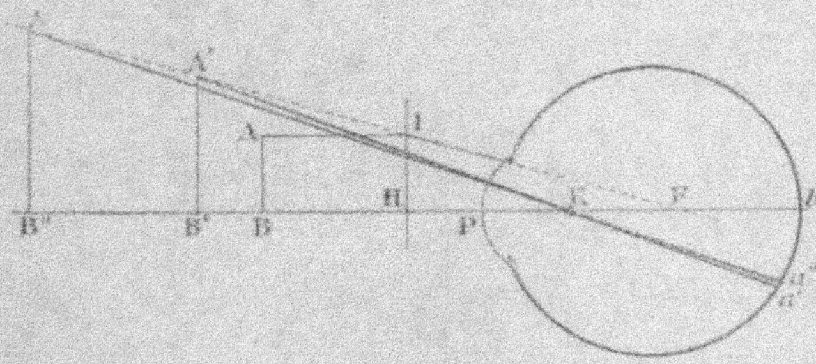

Fig. 262.

Cas où le point nodal de l'œil est en avant du foyer du système
grossissant.

3° Calcul du pouvoir amplifiant. — Cherchons quelle est
la valeur du pouvoir amplifiant dans les trois cas considérés.
Nous allons faire ce calcul pour la loupe ; supposons d'abord
que le centre optique soit en arrière et à une distance a du
foyer F de l'appareil que l'on peut considérer réduit à ses deux
plans principaux H et H' (fig. 263).

Soit l'objet AB=O, son image s'obtient par les procédés connus, en prenant deux rayons incidents provenant du point A, l'un Ah_1 parallèle à l'axe, l'autre Ah'_1 passant par le deuxième

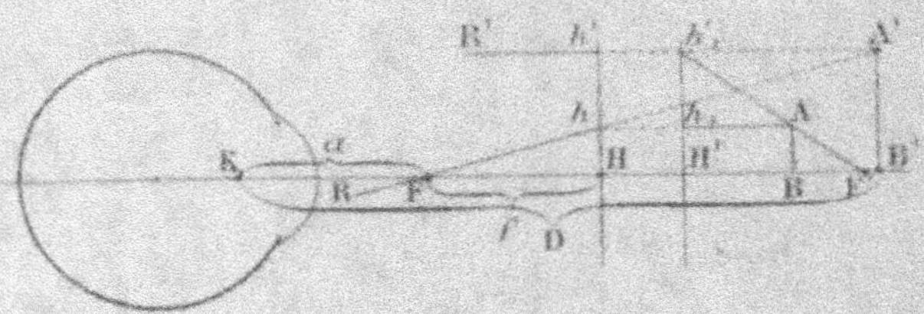

Fig. 263.

Calcul du pouvoir amplifiant d'une loupe épaisse.

foyer F' du système optique ; les triangles semblables F A' B' et F h H donnent

$$\frac{A'B'}{hH \text{ ou } AB} = \frac{D - a}{f}$$

ou

$$\frac{I}{O} = \frac{D - a}{f}$$

Mais $\frac{1}{0}$, c'est le grossissement g de l'appareil ; on a donc (voy. p. 565)

$$A = \frac{D - a}{f} \times \frac{d}{D} = \frac{d}{f} \left(1 - \frac{a}{D} \right).$$

En remplaçant d par π, on a

$$A = \frac{\pi}{f} \left(1 - \frac{a}{D} \right) \qquad (1)$$

Dans le cas où le centre optique de l'œil est en avant du foyer F, on obtient de la même façon

$$A = \frac{\pi}{f} \left(1 + \frac{a}{D} \right) \qquad (2)$$

Enfin, si le centre optique coïncide avec le foyer F, le pouvoir amplifiant devient

$$A = \frac{\pi}{f} \tag{3}$$

puisque dans ce cas $a = 0$.

§ 4. — Pouvoir amplifiant dans les amétropies

En général, les instruments grossissants sont construits de telle manière que le centre optique se trouve en arrière du foyer ; lorsque l'œil regarde dans l'instrument, c'est donc la formule (1), en remplaçant D par la distance r du punctum remotum, qu'il faut alors considérer.

$$A = \frac{\pi}{f} \left(1 - \frac{a}{r} \right).$$

Le pouvoir amplifiant est d'autant plus grand que la distance r du punctum remotum est plus considérable. Il en résulte que c'est le myope qui a le moins de bénéfice à retirer de l'usage d'un instrument grossissant, puisque r a sa plus petite valeur dans cet œil.

Pour l'emmétrope, $r = \infty$, et alors

$$A = \frac{\pi}{f}$$

Pour l'hypermétrope, r est négatif et la valeur du pouvoir amplifiant devient

$$A = \frac{\pi}{f} \left(1 + \frac{a}{r} \right).$$

C'est donc cet œil-là qui a le plus d'avantages à se servir de l'appareil.

Tous les cas examinés, myopie, emmétropie et hypermétropie, rentrent dans la formule générale

$$A = \frac{\pi}{f} \left(1 \mp \frac{a}{r} \right) = \frac{1}{f} \pi \left(1 \mp \frac{a}{r} \right)$$

L'inverse $\frac{1}{f}$ de la distance focale du système n'étant autre
que la puissance dioptrique de ce système, on voit que dans un
cas donné, le pouvoir amplifiant est proportionnel à la puissance dioptrique de l'appareil.

1° Loupe. — Il y a à distinguer, au point de vue de la position
occupée par le centre optique de l'œil par rapport au foyer de
la loupe, les loupes à longue distance focale et les loupes à
petite distance focale. Dans le premier cas, le centre optique
est placé en avant du foyer et nous avons vu que l'image rétinienne est maxima lorsque $D = \pi$. En portant cette valeur de D
dans la formule (2) (p. 568), il vient

$$A = \frac{\pi}{f}\left(1 + \frac{a}{\pi}\right) = \frac{1}{f}\,(\pi + a).$$

Cette expression montre que le pouvoir amplifiant d'une loupe
à long foyer est d'autant plus grand que le punctum proximum
de l'œil est plus éloigné, c'est-à-dire que *l'œil est plus presbyte*.

Dans le cas des loupes à petite distance focale, le centre
optique de l'œil est placé en arrière du foyer et nous savons
qu'alors l'œil a intérêt à ce que D soit égal à la distance r du
punctum remotum. La formule (1) (p. 568) donne la valeur du
pouvoir amplifiant

$$A = \frac{\pi}{f}\left(1 - \frac{a}{r}\right).$$

2° Microscope composé. — Comme l'a fait remarquer
GARUS, la distance du foyer à la face externe de l'oculaire
est, dans la grande majorité des microscopes, inférieure à
12 millimètres ; par conséquent le centre optique de l'œil est
forcément placé en arrière du foyer ; en sorte que nous retom-
bons sur la formule générale précédente

$$A = \frac{1}{f}\,\pi\left(1 \pm \frac{a}{r}\right)$$

le signe — se rapportant à l'œil myope et le signe + à l'œil hypermétrope ; quant à l'œil emmétrope, nous savons que l'on a

$$G = \frac{1}{f}\,\pi.$$

La valeur de la puissance dioptrique $\frac{1}{f}$ du système centré formé par un microscope composé est proportionnelle : 1° à la distance comprise entre l'objectif et l'oculaire, 2° à la puissance dioptrique de l'objectif et 3° à celle de l'oculaire. Par conséquent, le pouvoir amplifiant d'un microscope augmente avec le tirage et aussi avec le numéro de l'objectif et avec celui de l'oculaire.

§ 5. — MESURE DU GROSSISSEMENT DU MICROSCOPE

On se sert pour cela de la chambre claire et du micromètre objectif : celui-ci est constitué par une plaque de verre portant des divisions distantes l'une de l'autre de $\frac{1}{100}$ de millimètre. Après avoir disposé la chambre claire sur le tube du microscope, on place à côté de l'instrument une feuille de papier sur laquelle on dessine à l'aide d'un crayon n divisions du micromètre. On mesure la longueur occupée sur le papier par ces n divisions, soit N millimètres.

La valeur du grossissement $\frac{1}{g}$ du microscope est égale au quotient.

$$\frac{N}{\dfrac{n}{100}} = \frac{N \times 100}{n}.$$

On peut facilement, avec un microscope, mesurer le diamètre des objets examinés ; pour cela, on se sert du même micromètre objectif et d'un micromètre oculaire dont les divisions sont égales à $\frac{1}{10}$ de millimètre. On cherche à combien de divisions M du micromètre oculaire correspondent n divisions du micromètre objectif : la connaissance de ces deux nombres donne immédiatement la valeur du grossissement de l'objectif seul : on a

$$ G = \frac{\dfrac{M}{10}}{\dfrac{n}{100}} = \frac{10\,M}{n}. $$

Une fois en possession de la valeur de g, il suffit de remplacer le micromètre objectif par la préparation microscopique et de chercher le nombre de divisions m du micromètre oculaire qui recouvrent l'objet étudié et dont on veut mesurer le diamètre : ce diamètre d est

$$ d = \frac{\dfrac{m}{10}}{g} = \frac{m}{10\,g}. $$

Pour la technique opératoire, voir les *Précis de manipulations de Physique biologique*, p. 265.

§ 6. Photomicrographie
(photographie microscopique)

Les immenses services que rend la photographie en microspie nous fait un devoir de dire ici quelques mots du *dispositif* que l'on peut employer pour photographier les préparations microscopiques. Un des plus simples est le suivant indiqué par Court : une chambre noire en bois léger ayant la forme d'une pyramide tronquée (fig. 264) est fixée sur le microscope. A la base de cette chambre, derrière l'oculaire, est placé un prisme à réflexion totale qui, commandé par une tige extérieure, peut renvoyer les rayons venant de la préparation dans une petite lunette horizontale ou, au contraire, leur laisser libre passage.

On règle ainsi la lunette une fois pour toutes et c'est par elle que se fait la mise au point. Il est commode de pouvoir charger le châssis en pleine lumière : pour cela on se sert d'un magasin (fig. 265) contenant les plaques photographiques que l'on a eu soin de superposer, face sensible en bas. Il est facile

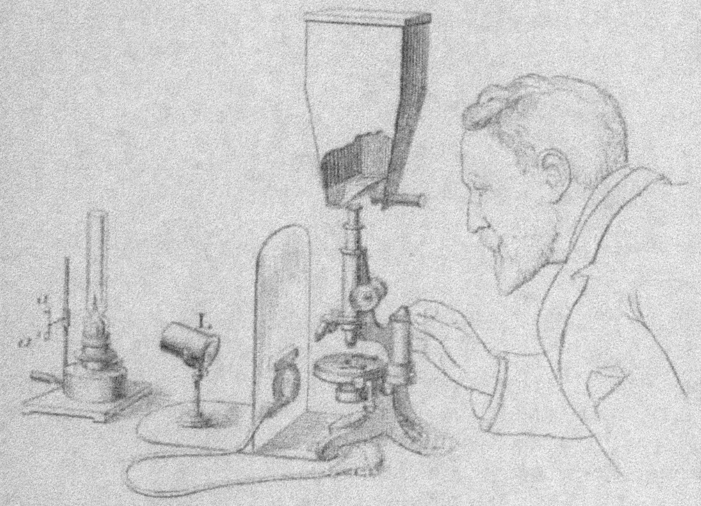

Fig. 264.
Dispositif pour la photo-micrographie.

de faire passer les plaques dans le châssis T au fur et à mesure des besoins.

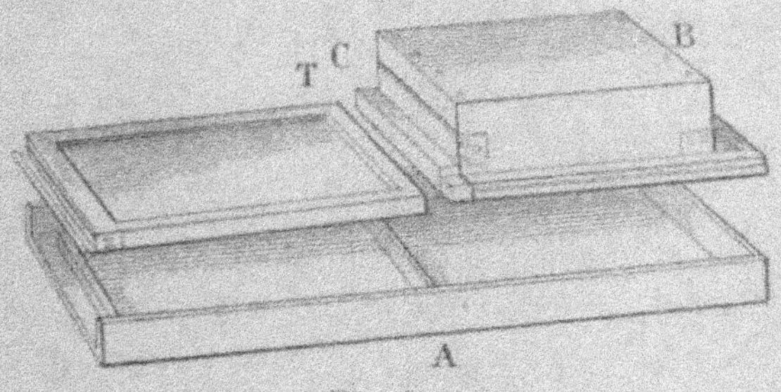

Fig. 265.
Châssis pour la charge en pleine lumière.

Quand la photographie de la préparation a été prise, on la

fait tomber dans le compartiment D d'une boîte contenant d'un côté le développateur (fig. 266, puis on la fixe dans l'autre compartiment F. Pour bien éclairer la préparation, au moment de la mise au point, on se sert d'une lampe à pétrole ordinaire

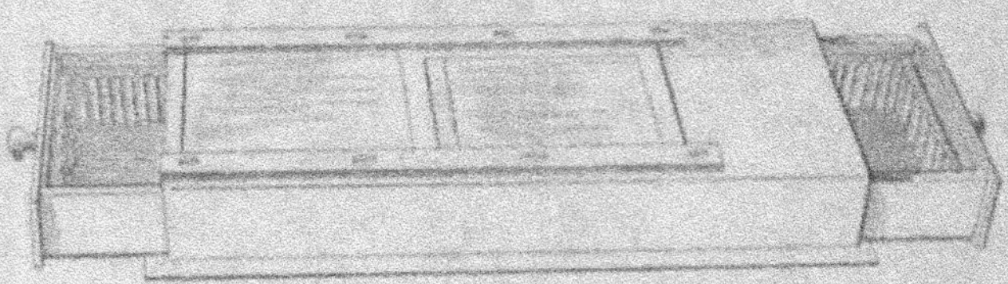

Fig. 266.
Cuvette à développement.

placée devant une lentille convergente (condensateur), puis on écarte la lampe et on brûle un ou plusieurs fils de magnésium entre des repères aa' qui sont venus occuper juste la place de la flamme de la lampe au foyer de la lentille.

On obtient ainsi très facilement d'excellentes photographies des diverses préparations microscopiques qu'on a souvent grand intérêt à conserver.

LIVRE VI

ACOUSTIQUE

CHAPITRE PREMIER

PHÉNOMÈNES PHYSIQUES DE L'AUDITION

Les lois générales de l'acoustique physique étant connues du lecteur, nous commençons d'emblée l'étude de l'acoustique biologique, la seule intéressante pour le médecin.

§ I. — RÔLE DE L'OREILLE EXTERNE

La constitution de l'organe de l'ouïe étant connue, examinons le fonctionnement des différentes parties de l'oreille au point de vue physique.

1° Rôle du pavillon — Le rôle du pavillon est plutôt celui d'un *collecteur* que celui d'un conducteur : si on supprime le pavillon (fig. 267), la colonne d'air qui est en contact avec l'air du conduit est diminuée et un certain nombre d'ébranlements sonores échappent à la compréhension auriculaire : c'est ce qui arrive si l'on remplit les sinuosités du pavillon avec de la cire molle. La réflexion des ondes sonores sur les parois des saillies et des cavités du pavillon joue évidemment un rôle.

Quant au conduit auditif externe, ses dimensions sont telles que l'air qui y est contenu est immobilisé et celui-ci est main-

tenu dans de bonnes conditions thermiques : le tympan est
ainsi placé entre deux couches d'air ayant des températures
égales, condition favorable pour s'opposer aux abaissements
de température auxquels le tympan est très sensible, ainsi
que les filets nerveux du voisinage, presque directement acces-
sibles aux agents extérieurs.

La masse d'air comprise entre la conque et le tympan est
l'analogue de celle d'un tuyau fermé : elle se comporte comme

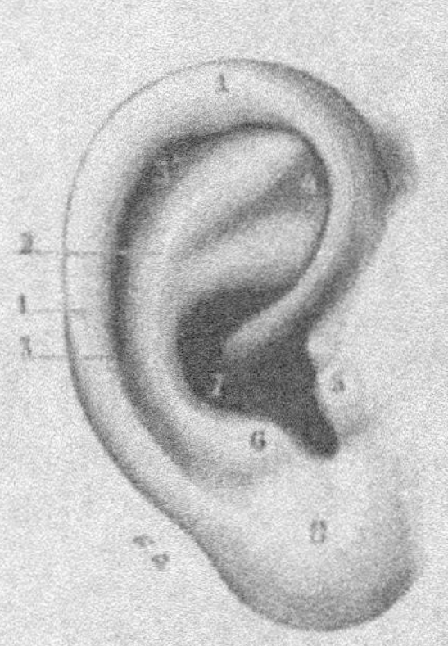
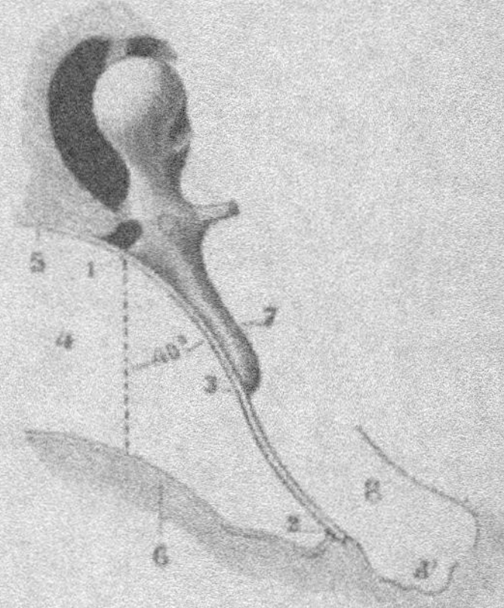

Fig. 267.   Fig. 268.
Pavillon de l'oreille (TESTUT).   Membrane du tympan (TESTUT).

un résonateur pour les sons compris entre mi_4 et sol_5 : il
suffit de frapper successivement toutes les touches d'un piano
avec la même force pour constater que les notes qui vont du
mi_4 en sol_5 ont un timbre plus mordant, comme si les marteaux
percuteurs étaient plus durs. Si l'on augmente la masse d'air
du conduit, en introduisant dans le méat un tuyau ou une
sphère creuse, ces notes perdent aussitôt leur timbre particulier que l'on retrouve pour des notes plus basses.

2° **Rôle du tympan**. — On admet la formation d'un nœud
au fond du conduit auditif externe (fig. 268) : l'inclinaison de la

membrane du tympan permet de rapprocher son rôle de celui
de la membrane manométrique placée sur le côté d'un tuyau
fermé et près de son extrémité; ce rapprochement est d'autant
plus justifié que la région du tympan, de 1 à 3 correspondant
au manche du marteau 7 a une inclinaison de 40° sur la verticale; les variations de pression qui se produisent au nœud
peuvent ainsi exercer une action plus efficace que si la membrane était perpendiculaire au conduit auditif.

D'ailleurs, la membrane du tympan peut vibrer aussi par
influence et les vibrations peuvent ainsi se communiquer au
manche du marteau qui est logé dans l'épaisseur du tympan.

§ 2. — RÔLE DE L'OREILLE MOYENNE.

On sait que l'oreille moyenne est une cavité où sont suspendues délicatement des pièces osseuses très facilement mobiles
les unes sur les autres, grâce à l'existence de deux articulations.

1° Rôle de la chaîne. — Le manche du marteau est soli-
daire des mouvements de la membrane du tympan. On a voulu
voir dans la chaîne des osselets un système servant seulement
à conduire le son comme le ferait une tige rigide. Mais si la
chaîne des osselets n'avait pour rôle que de conduire les
vibrations sonores, ses articulations et sa suspension délicate
seraient plus nuisibles qu'utiles. Lorsque des vibrations arrivent à la membrane du tympan, remarquons que quelle que
soit la région tympanique suivant laquelle se font les plus
grands déplacements, ces ébranlements sont toujours communiqués au centre de la membrane, c'est-à-dire à l'ombilic 2
correspondant à l'extrémité du manche du marteau (fig. 268).

Que deviennent les mouvements ainsi mécaniquement trans-
mis au manche du marteau? Ils ont pour effet de se transmettre à leur tour, mais en sens inverse, à la tête du marteau,
qui entraîne, dans ses déplacements, le corps de l'enclume ; cet
osselet à son tour agit par sa branche verticale sur l'étrier qui,
en dernière analyse, communique à la fenêtre ovale les alter-

natives de condensation et de dilatation constituant les vibrations primitivement effectuées par la membrane du tympan. Toute la chaîne est libre d'osciller autour d'axes formés par les ligaments et constitue un système bien centré et très mobile. De plus, grâce à cette liberté d'oscillation, les osselets sont susceptibles de transmettre à la fenêtre toutes les variations de pression subies par le tympan, en traduisant fidèlement : 1° l'*amplitude* du mouvement vibratoire, c'est-à-dire l'élément qui correspond à l'*intensité* du son qui a pris naissance dans le milieu extérieur ; 2° sa *périodicité*, c'est-à-dire l'élément qui correspond à la *hauteur* du son, et enfin 3° sa *forme*, c'est-à-dire l'élément qui correspond au *timbre*.

Lorsque le manche du marteau s'avance vers l'intérieur de la caisse du tympan, l'étrier s'enfonce dans la fenêtre ovale, mais l'amplitude du déplacement de l'étrier est plus faible que celle de la pointe du manche ; en revanche, la force exercée par l'étrier sur la membrane ovale est plus grande que celle développée au niveau du marteau, et c'est le cas de rappeler le principe connu : ce que l'on perd en chemin parcouru, on le gagne en force.

2° Compensation tubo-tympanique. — Pour que le tympan oscille utilement, il faut qu'il ait une grande mobilité, ainsi que la chaîne des osselets ; pour cela, il est nécessaire que la pression supportée par la membrane soit la même sur ses deux faces ; nous savons que la caisse communique avec l'air extérieur par la trompe d'Eustache qui s'ouvre, pour laisser l'équilibre s'établir pendant la déglutition, ou dans le bâillement ou même volontairement ; la trompe s'ouvre en décollant ses parois, en sorte que l'air pénètre dans la caisse d'autant plus vivement que la raréfaction y était plus grande : à ce moment, la membrane du tympan revient vers sa position d'équilibre en aspirant l'air par la trompe. Ce mouvement rapide de retour de la membrane tympanique vers le dehors pourrait solliciter dans le même sens la chaîne des osselets, ce qui exercerait une traction énergique sur l'étrier et serait nuisible, dangereux même, pour le bon fonctionnement de l'oreille interne.

a. *Frénateur tympanique externe.* — Mais ce mouvement est arrêté par la contraction synergique du muscle du marteau, qu'on peut appeler, pour cette raison fonctionnelle, le *frénateur tympanique externe* (P. Bonnier). Il se contracte en même temps que le *dilatateur tubaire* ou *péristaphylin externe*, car ces deux muscles ont même origine : ils sont tous les deux innervés par le trijumeau. Leur synergie s'explique donc fonctionnellement et anatomiquement.

b. *Frénateur tympanique interne.* — Mais dès que l'air a pénétré par la trompe dans l'oreille moyenne, la trompe se referme, comme s'il y avait un clignement rapide : à ce moment, les osselets ont une tendance à revenir vers le labyrinthe, par suite de la contraction du muscle du marteau qui n'est pas terminée quand se referme la trompe. C'est alors qu'intervient le muscle de l'étrier, qu'on peut appeler le *frénateur tympanique interne* (Bonnier), car en se contractant il empêche le retour trop brusque en dedans de l'appareil osseux. Or le *péristaphylin interne*, qui referme la trompe, et le muscle de l'étrier, sont innervés par le facial ; ce qui explique la synergie de ces muscles. C'est le *réflexe tubo-tympanique de compensation*.

§ 3. — RÔLE DE L'OREILLE INTERNE

Nous avons vu comment les vibrations venues de l'extérieur sont transmises par la membrane du tympan, puis par la chaîne des osselets, jusqu'à la fenêtre ovale. Les mouvements périodiques arrivent donc au liquide placé derrière la membrane ovale, c'est-à-dire à la périlymphe. Il faut maintenant se demander comment le mouvement périodique peut produire la sensation de son. Il n'est pas douteux que cette sensation résulte de l'excitation des dernières terminaisons du nerf acoustique; mais par quel mécanisme ?

Deux hypothèses sont encore en présence, comme pour l'accommodation : celle de Helmholtz et celle de Bonnier. Nous devons les exposer successivement.

1° Théorie de Helmholtz. — Dans cette théorie, les fibres de la partie externe de la membrane basilaire seraient capables de vibrer par influence, chacune pour un son de hauteur donnée : ces fibres constituant la *zone striée* de la membrane

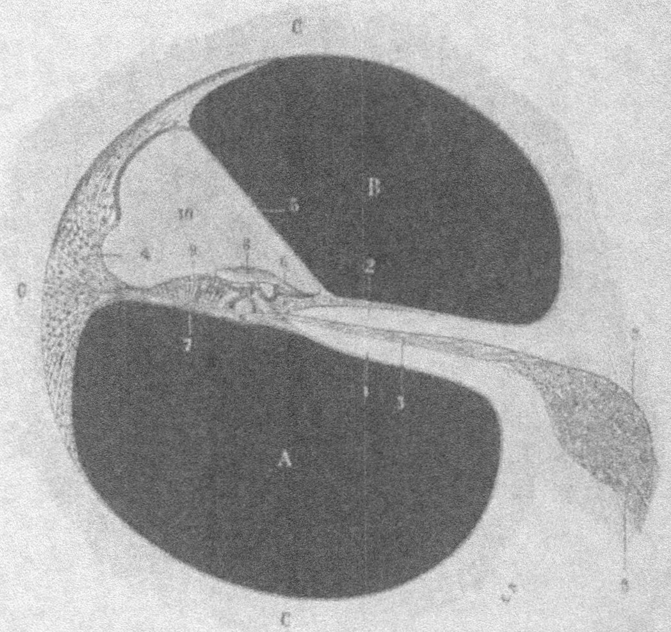

Fig. 260.
Coupe du limaçon (Testut).

basilaire (7, fig. 260) seraient alors l'analogue d'un ensemble de cordes pouvant rendre chacune un son compris dans la limite des sons perceptibles ; elles seraient, par suite, susceptibles de vibrer par influence, lorsqu'un son de même hauteur que leur son propre est émis, soit comme son simple, soit comme son partiel d'un son fondamental plus grave. Quant aux arcades de Corti, elles joueraient le rôle de surcharges destinées à abais-

ser la hauteur des sons propres des fibres de la membrane
basilaire.

Mais cette théorie ne peut être acceptée sans objections.
D'abord rien ne prouve que la perception sonore se fasse par
les parties constituantes de la zone striée de la membrane
basilaire où HELMHOLTZ l'a localisée. Ensuite, les fibres qui constituent la zone striée de la membrane basilaire ne sont pas
séparées les unes des autres, comme les cordes d'une harpe
ou d'un piano, avec lesquelles HELMHOLTZ les a comparées ; elles
sont unies les unes aux autres histologiquement, matérielle-
ment, pour constituer un tout homogène.

Enfin, la différence de longueur de ces fibres, en admettant qu'elles puissent entrer en vibration par influence,
est très faible : la dernière est seulement douze fois plus
grande que la première ; dans ces conditions, il est assez difficile de comprendre que ces 3 000 fibres puissent émettre tous
les sons compris entre 32 et 30 000 vibrations et qui constituent l'échelle perceptible.

2° Théorie de Bonnier. — Cette théorie est complétement
différente de celle de HELMHOLTZ ; la localisation des perceptions sonores siégerait dans les cellules auditives elles-mêmes
et cette perception résulterait d'une irritation des terminaisons du nerf acoustique produite par les variations de pression
supportées par les liquides du labyrinthe.

Nous avons vu que les mouvements périodiques de la membrane du tympan sont transmises à la fenêtre ovale par la
chaîne des osselets ; voyons ce que deviennent ces mouvements périodiques, à partir de la membrane de cette fenêtre
ovale. Supposons que ce soit une onde *condensante* qui ait
donné naissance au déplacement de l'étrier ; celui-ci s'enfonce
alors un peu dans la fenêtre ovale. Le liquide labyrinthique
externe, c'est-à-dire la périlymphe va, par suite, supporter une
augmentation de pression. Or, nous savons que, d'après le principe de PASCAL, cette augmentation de pression va se transmettre intégralement à toute surface égale.

En face des couches de périlymphe soumises à cette pres-

sion qui part de la fenêtre ovale, se trouve la base du canal
cochléaire, puis aussitôt se présente la rampe vestibulaire (B,
fig. 270) qui est fermée par la membrane de Reissner 3 : par
conséquent, la première membrane *dépressible* que rencontre

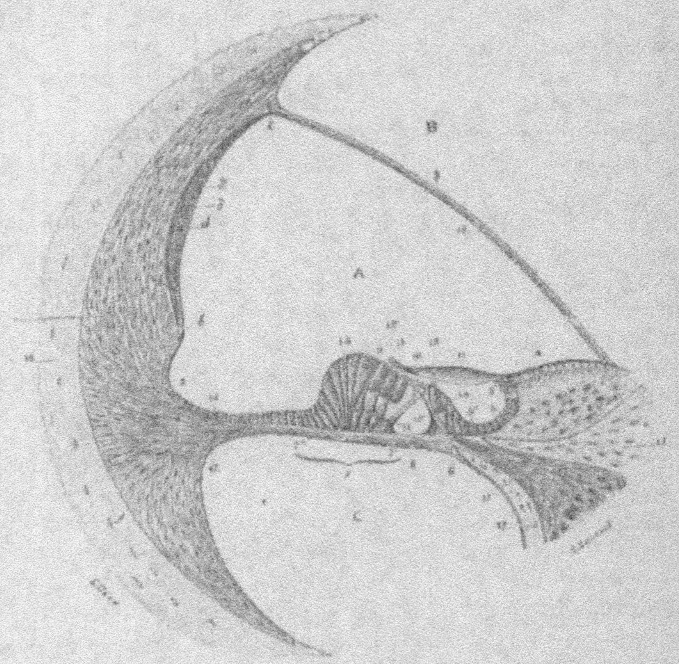

Fig. 270.
Canal cochléaire (Testut).

l'onde condensante qui se propage dans le liquide périlym-
phatique, c'est la membrane de Reissner : celle-ci reçoit l'augmentation de pression et se déprime ; mais en arrière d'elle
se trouve l'endolymphe, et, en face, la membrane basilaire,
dépressible elle aussi. Cette dernière membrane reçoit donc
l'augmentation de pression, qu'elle transmet à son tour au
liquide de la rampe tympanique C ; en dernière analyse, c'est

la fenêtre ronde, qui subit la pression exercée par l'étrier.

Si l'on considère une onde dilatante, au contraire, les mêmes parties de l'oreille interne seront affectées, mais en sens inverse.

Par conséquent, pendant les mouvements alternatifs effectués par la base de l'étrier à la suite de ceux de la membrane du tympan, la membrane de REISSNER d'abord, puis la membrane basilaire ensuite, sont soumises l'une et l'autre à ces mêmes déplacements alternatifs ; ces déplacements, remarquons-le, qui commencent à l'origine du canal cochléaire, se propagent de proche en proche tout le long du limaçon jusqu'à l'hélicotréma, par un mécanisme analogue à l'ondulation d'une corde dont on agite brusquement une extrémité.

C'est maintenant le moment, pour comprendre la théorie de BONNIER, de se rappeler les liaisons qui existent entre la *membrana tectoria* 13 et les cils des cellules auditives 11. Ces cils, d'après HOWARD AYERS, pénètrent dans la membrane de CORTI, et contribuent en grande partie à former cette membrane : or, ces cellules auditives 12 reposent sur la membrane basilaire elle-même ; elles doivent donc être soumises aux mêmes déplacements qu'elle ; elles doivent être entraînées avec elle, pendant les mouvements alternatifs correspondant aux ondes condensantes et dilatantes. Il doit par conséquent résulter de ces mouvements des tiraillements des cils des cellules auditives, puisque ces cils sont fixés à leur extrémité dans la *membrana tectoria*.

Ces tiraillements se communiquent au corpuscule de HENSEN de chaque cellule et, par conséquent, aux derniers filets du nerf acoustique. Il y a donc à ce niveau une irritation qui, d'après BONNIER, est la cause des perceptions sonores.

On voit que les sons aigus ne sont pas localisés, comme dans l'hypothèse de HELMHOLTZ, en une région, les sons graves en une autre. Dans notre rétine, il n'existe pas d'ailleurs, pour la perception du clair et de l'obscur, des éléments sensoriels distincts ; il est logique d'admettre, en effet, que chaque surface sensorielle possède sa spécificité perceptible sans doute, mais qu'elle est en outre capable de toute la compréhension sensorielle, chaque élément d'une surface donnée étant accessible à tous les degrés ; c'est ce qui caractérise la théorie de BONNIER.

31.

CHAPITRE II

ACUITÉ AUDITIVE

La perception d'un son par une oreille donnée, dépend de l'intensité du mouvement vibratoire qui donne naissance à ce son, et de la distance qui sépare la source sonore de l'oreille. On peut définir l'acuité auditive la propriété physiologique en vertu de laquelle deux sons de même intensité, de même hauteur et de même timbre, émanant de deux sources également éloignées de l'oreille, sont inégalement perçus par deux personnes différentes.

§ 1. — Méthodes d'exploration

La recherche et la mesure de l'acuité auditive peuvent fournir au médecin des renseignements précieux soit pour le diagnostic, soit pour l'évolution d'une affection de l'oreille.

L'évaluation de cette acuité est indispensable aussi pour apprécier les effets d'un traitement donné dans les maladies de l'oreille. La mesure de l'acuité auditive montre que si, à l'état physiologique, une oreille perçoit tous les sons quelle que soit leur hauteur comprise entre les limites perceptibles, il n'en est pas de même à l'état pathologique. La surdité peut être générale, s'étendre à tous les mouvements vibratoires quelle que soit leur durée ; d'autres fois, elle ne porte que sur certains bruits ou sur certaines régions de l'échelle musicale.

Pour observer cliniquement la variation de l'acuité auditive, on se sert en général d'une montre que l'on éloigne de l'oreille, jusqu'à ce que le bruit du *tic tac* cesse d'être perçu. Mais le procédé est loin d'être précis. D'abord, le bruit du tic tac varie avec les différents modèles de montres ; de plus, comme il dépend de l'énergie du ressort, on comprend que si un malade est revu par le médecin dont la montre a reçu un ressort différent, les évaluations ne seront plus du tout comparables. Aussi doit-on chercher à substituer à ce procédé peu scientifique des méthodes basées sur des principes différents.

1° Unité d'acuité auditive. — Avant d'exposer ces méthodes, nous devons définir ce qu'on entend par *unité d'acuité auditive* ; c'est l'acuité d'une oreille capable de percevoir à 5 centimètres le son produit par une sphère de liège de 1 milligramme tombant d'une hauteur d'un millimètre sur un plan de marbre.

L'acuité auditive normale est très grande : l'oreille peut percevoir des vibrations dont l'amplitude est très petite. Lord Rayleigh a constaté qu'une oreille saine peut entendre à 820 mètres le son d'un sifflet donnant le fa_6, soit 2.730 vibrations doubles par seconde, le sifflet étant actionné par un courant d'air qui débite 196 centimètres cubes de gaz par seconde, sous une pression de 9 cent. 5 d'eau. Dans ces conditions, l'amplitude des vibrations que l'oreille perçoit encore à la distance de 820 mètres est plus petite que 1 millionième de millimètre.

Lorsqu'on cherche à déterminer l'acuité auditive, il y a à distinguer deux cas : 1° suivant qu'on explore l'organe de l'ouïe au point de vue de sa sensibilité pour l'*intensité* des sons ou des bruits ; 2° suivant qu'on cherche à connaître sa sensibilité pour la *hauteur* des sons.

C'est à la sensibilité relative à l'intensité, qu'on donne plus particulièrement le nom d'acuité auditive.

2° Méthodes de mesures de l'acuité. — L'acuité auditive est d'autant plus grande, pour un son d'intensité donnée, que celui-ci peut être perçu à une distance plus grande ; elle est aussi d'autant plus grande, pour une distance donnée, que l'intensité du son est plus faible. Si l'on représente l'acuité auditive par A, on peut écrire $A = \dfrac{D}{I}$. Pour une autre oreille, on aurait $A' = \dfrac{D'}{I'}$. Si cette dernière acuité était celle qui est prise pour unité, on aurait la mesure de la première en divisant A par A', ce qui donne pour mesure de A :

$$A = \frac{D}{D'} \times \frac{I'}{I}$$

Si l'on suppose $I' = 1$, il vient $A = \dfrac{D}{D'}$: l'acuité auditive se mesure alors par le quotient de la distance à laquelle l'oreille examinée entend un son déterminé par la distance à laquelle l'oreille d'acuité 1 perçoit ce même son.

Si, au contraire, on suppose que $D = D'$, il vient $A = \dfrac{I'}{I}$, et la mesure de l'acuité est donnée par le quotient des intensités des sons perçus à la même distance, d'une part par l'oreille unité et d'autre part par l'oreille examinée.

Il y a donc deux méthodes différentes pour mesurer l'acuité auditive : 1° en produisant un son donné d'intensité constante à des distances variables des oreilles examinées ; 2° en produisant des sons d'intensités variables à une distance constante pour toutes les oreilles. Les appareils servant à déterminer l'acuité auditive portent le nom d'*acoumètres* ou d'*audiomètres*.

A. Première méthode : sons d'intensité constante, distance variable. — Plusieurs appareils sont basés sur cette méthode :

a. *Acoumètre d'Itard*. — Itard avait construit un acoumètre très simple qui se composait (fig. 271) d'une bande métallique mince D large de 1 à 2 centimètres, contournée en anneau, contre laquelle venait frapper l'extrémité métallique et sphérique d'un levier *m* placé latéralement. La distance à laquelle l'onde sonore était perçue représentait l'un des termes de l'acuité auditive, c'est-à-dire la distance D. Malheureusement, l'autre terme D' correspondant à l'oreille d'acuité unité n'a pas été indiqué par Itard, pas plus d'ailleurs que par les autres auteurs venus après lui. On est donc réduit à mesurer, non pas l'acuité auditive, mais une distance.

b. *Acoumètre de Magnus*. — La source sonore employée par

Magnus était un diapason de hauteur donnée ; celui-ci était
mis en vibration à l'aide d'une bille de bois tombant toujours
de la même hauteur sur l'une des branches élastiques ; l'intensité était donc toujours la même.
L'oreille se déplaçait en avant d'une
sorte de porte-voix qui recouvrait le
diapason, jusqu'à ce que le sujet fût
arrivé à percevoir le son.

c. *Acoumètre de Politzer.* — Cet appareil se compose (fig. 272) d'une lame
métallique L sur laquelle tombe, d'une
hauteur déterminée, toujours la même,
un petit marteau métallique placé à
l'extrémité de la grande branche d'un
levier du premier genre KP. La lame L
servant d'enclume peut être maintenue, au moyen de prolongements qui
lui sont perpendiculaires M et M'. entre
les doigts de l'expérimentateur ; lorsqu'on appuie sur la petite branche K
du levier qui porte le marteau, celui-ci
s'élève jusqu'à la hauteur voulue, puis
frappe la lame placée en-dessous, au
moment où le doigt abandonne la
petite branche. Le son rendu par cet
acoumètre a une hauteur correspondant à l'ut, dont le nombre de vibrations est de 522 par seconde. Politzer
a mesuré à quelle distance l'oreille
normale peut percevoir le son de son
acoumètre, et il a trouvé la valeur

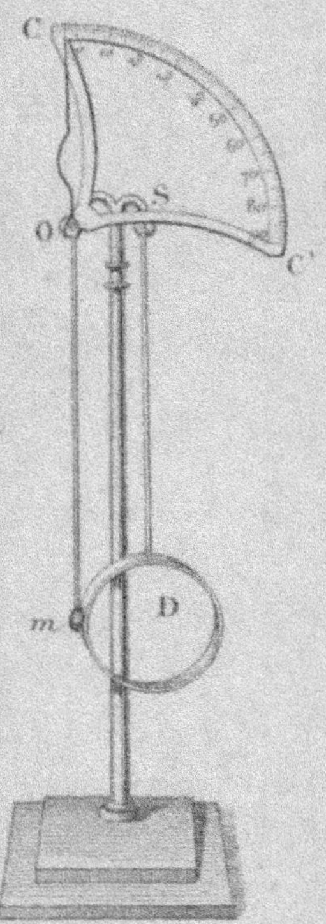

Fig. 271.
Acoumètre d'Itard.

de 15 mètres. Si l'on admet que cette distance correspond à l'oreille d'acuité unité, on voit que l'acuité d'une
oreille qui n'entendrait ce son qu'à 10 mètres est égale à
$\frac{10}{15} = \frac{2}{3}$. C'est donc là un progrès sur les autres acoumètres,
puisque la mesure de l'acuité peut se faire exactement.

On peut reprocher cependant à cet appareil d'exiger une

salle un peu grande, pour faire les déterminations d'acuité
auditive, ce qui dans la pratique ne peut pas toujours être
réalisé commodément. Le disque T fixé à l'acoumètre par

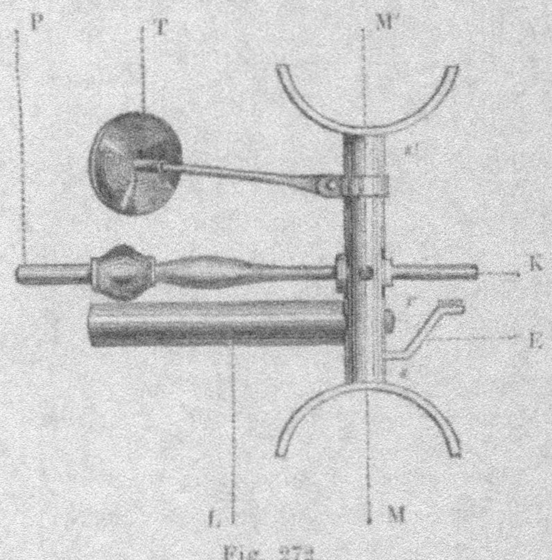

Fig. 272.
Acoumètre de Politzer.

l'intermédiaire d'une tige métallique horizontale, est destiné
à explorer la transmission crânienne des ondes sonores.

B. Deuxième méthode : distance fixe, intensité variable. —
Dans cette deuxième méthode, c'est presque toujours le téléphone qui a été pris comme source sonore. Examinons les
différents acoumètres basés sur cette méthode.

a. *Acoumètre de Hughes*. — Il se compose d'une bobine
induite mobile entre deux bobines primaires fixes. Le courant
qui sert à exciter ces deux dernières bobines provient de deux
éléments de pile, et le circuit comprend une clé de Morse
servant d'interrupteur. Les deux bobines primaires sont
situées à 30 centimètres l'une de l'autre : l'une porte 9 mètres
de fil, l'autre 100 mètres. L'enroulement est fait de telle sorte

que les courants qu'elles induisent sur la bobine médiane et
mobile, formée elle aussi de 100 mètres de fil, soient de sens
inverse. Les extrémités du fil secondaire sont en relation avec
un téléphone qui est appliqué contre l'oreille dont on cherche
l'acuité. Les états variables du courant primaire qui engendrent
les courants induits sont produits à l'aide de la clé de Morse.
La bobine médiane peut se déplacer sur une règle graduée
divisée en 200 parties ; si on la fait glisser, il arrive un moment
où les courants de sens inverse, induits dans la bobine mobile,
se font équilibre, si bien que le téléphone ne parle plus. Mais
si l'on rapproche la bobine médiane d'une des bobines fixes,
la plaque téléphonique devient sonore, et l'intensité du son va
en augmentant. Les bobines n'ayant pas la même longueur de
fil, la bobine mobile est plus rapprochée, au moment de l'équilibre, de la bobine de 9 mètres : c'est le zéro de l'échelle ;
celle-ci est divisée en 200 millimètres.

Si l'on appelle I la division à laquelle se trouve la bobine
mobile quand l'oreille examinée commence à percevoir le son
téléphonique, et si I' est la division correspondant à l'intensité
de ce son pour la perception minima de l'oreille d'acuité unité,
la mesure de l'acuité auditive cherchée a pour expression :

$$A = \frac{I'}{I}.$$

Supposons que $I = 12$ et $I' = 6$, on a :

$$A = \frac{6}{12} = \frac{1}{2}.$$

Dans ce cas, l'oreille examinée aurait une acuité de $\frac{1}{2}$.

b. *Audiomètre de Gaiffe*. — Le principe de cet audiomètre
est le même que celui de Hughes. Mais on peut modifier non
seulement l'intensité du son téléphonique, mais aussi la
hauteur de ce son. Pour faire varier la hauteur, un curseur
mobile c (fig. 273) peut être fixé à des points variables sur une
lame vibrante IE. Quant à la modification de l'intensité, on
l'obtient en déplaçant un curseur c' le long d'un rhéostat RH.

Pour un son de hauteur donnée, l'acuité peut se mesurer
par le rapport des résistances lues sur RH, et correspondant à
l'oreille d'acuité unité et à l'oreille examinée ; malheureusement
cette mesure n'est pas constante, car l'intensité du son

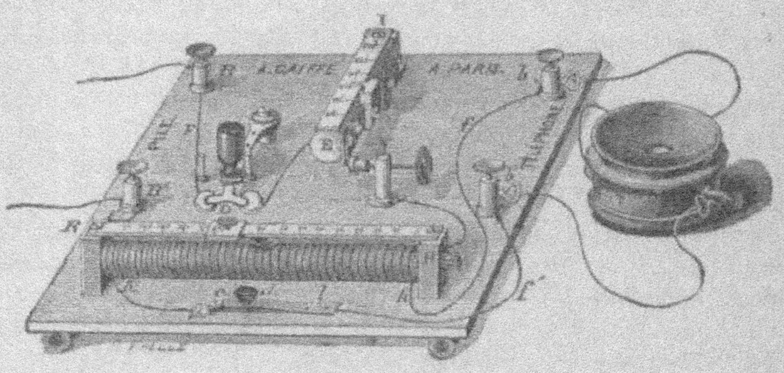

Fig. 273.
Audiomètre de GAIFFE.

et les positions du curseur c varient avec l'énergie de la
source électrique dont le courant est envoyé dans l'audiomètre.

c. *Acoumètre de Toulouse et Vaschide*. — C'est le son produit
par des gouttes d'eau de 0ᵍʳ,10 tombant sur un disque d'aluminium qui est utilisé dans ce nouvel acoumètre. L'eau est
contenue dans un flacon de Mariotte muni d'un robinet et les
gouttes tombent au centre d'un disque de 10 centimètres de
diamètre et de 1/10 de millimètre d'épaisseur ; ce disque
effectue 40 vibrations simples à la seconde sous l'influence du
choc produit par une goutte.

On se place dans une pièce bien silencieuse et l'on bande les
yeux du malade dont l'oreille doit se trouver à 20 centimètres
du disque ; on commence par faire tomber les gouttes de
1 centimètre de hauteur et l'on augmente cette distance jusqu'à ce que le sujet accuse une sensation auditive. C'est
la hauteur de chute qui est prise ici comme mesure de
l'acuité.

La contre-épreuve peut être faite en plaçant sur le disque une éponge qui amortit le son de la goutte.

§ 2. — REMARQUES SUR LES MESURES D'ACUITÉ AUDITIVE

Lorsqu'on cherche à déterminer l'acuité auditive, il faut se placer dans des conditions telles que les mesures soient comparables, comme on le fait en optique pour la mesure de l'acuité visuelle. Une des conditions les plus importantes, c'est d'éviter l'arrivée des bruits extérieurs jusqu'à l'oreille examinée, c'est-à-dire d'obtenir un *silence* aussi grand que possible autour du sujet en expérience. Cette condition est l'analogue de l'*éclairement* de l'échelle d'acuité pour la vision : on sait que cette échelle doit toujours être éclairée de la même façon si l'on veut que les déterminations soient comparables. Pour l'oreille, il en est de même : il est facile de comprendre que l'acuité auditive, mesurée avec un acoumètre quelconque, sera évaluée par un nombre très différent, suivant que le milieu ambiant sera le siège de nombreux mouvements vibratoires provenant d'un grand nombre de bruits, ou suivant que ce milieu sera silencieux. Il serait donc à souhaiter que les mesures d'acuité auditive se fassent dans une sorte de cabine bien capitonnée, comme les cabines téléphoniques, par exemple, dans laquelle l'oreille serait soustraite à la plus grande partie des bruits de la rue.

Cette influence des bruits est très grande : ainsi, lors des voyages dans les régions glaciales, les observateurs ont signalé la grande distance à laquelle on peut s'entendre parler à *voix basse* ; cette distance peut atteindre 80 mètres, ce qui est évidemment dû à l'absence totale de mouvements vibratoires dans l'air de ces régions inhabitées.

§ 3. — LIMITES DES SONS PERCEPTIBLES

L'oreille est, comme l'œil, impressionné par des vibrations de longueurs d'onde moyennes, mais au-dessous ou au-dessus de certaines limites, il n'y a plus perception sonore, de même qu'en deçà ou au delà de certaines longueurs d'onde de radiations, il n'y a plus perception visuelle.

1° Limite inférieure. — On s'est aperçu depuis longtemps que les sons trop bas ou trop élevés ne sont plus perçus. SAVART, à l'aide de sa roue dentée, avait indiqué 8 à 10 vibrations par seconde, comme limite inférieure de sons perceptibles, mais, ainsi que l'a montré HELMHOLTZ, il y a là une erreur : ce que percevait SAVART, c'était les harmoniques et non pas le son fondamental rendu par sa roue effectuant ces 8 à 10 vibrations. En se servant de sources sonores à son simple, tels que des tuyaux d'orgue, HELMHOLTZ a fixé cette limite inférieure à 40 vibrations par seconde, pour que la sensation soit réellement musicale. En-dessous, jusqu'à 32 vibrations, l'oreille entend bien encore un son, mais à condition que l'intensité soit considérable et c'est plutôt un bruit de roulement qui est perçu qu'un véritable son.

AUERBACH, en employant un diapason entretenu électriquement et en découvrant pendant un temps mesurable un orifice par où le son arrivait à l'oreille, a trouvé comme limite inférieure 18 à 22 vibrations par seconde.

2° Limite supérieure. — WOLLASTON avait remarqué que certaines personnes n'entendaient, ni le pépiement des moineaux, ni le cri du grillon. DESPRETZ, en se servant de diapasons de plus en plus petits, est arrivé à fixer la limite supérieure des sons perceptibles à 38.000 vibrations par seconde.

On peut arriver à déterminer la hauteur maxima qu'une oreille est susceptible de percevoir à l'aide de l'appareil de KŒNIG ou du sifflet de GALTON.

a. *Appareil de Kœnig.* — L'appareil de KŒNIG est basé sur les vibrations longitudinales des tiges métalliques : il se compose d'une série de cylindres d'acier suspendus par deux fils placés près de leurs deux extrémités et sur lesquels sont inscrits les nombres de vibrations effectuées par chaque tige lorsqu'on les percute à l'une des bases en frappant, dans la

direction de l'axe du cylindre, à l'aide d'un marteau d'ivoire.
Chaque cylindre est approché de l'oreille
à examiner et l'on commence par le plus
long : on excite successivement chacun
d'eux jusqu'à ce que le sujet ne perçoive
plus le son rendu.

b. *Sifflet de Galton.* — Le sifflet de Galton peut aussi servir à cette mesure de
la limite supérieure des sons perceptibles : il se compose d'un petit tuyau
fermé (fig. 274) à embouchure de flûte
dans lequel l'air est envoyé à l'aide d'une
poire en caoutchouc. Le petit tuyau est
formé de deux cylindres métalliques
s'emboîtant l'un dans l'autre ; le cylindre
extérieur est fermé à sa base et peut être
enfoncé plus ou moins dans le premier,
de manière à diminuer de plus en plus
la longueur du tuyau.

A mesure que cette longueur décroît,
le son rendu par le sifflet va en s'élevant, et il arrive un moment où l'oreille
ne peut plus percevoir un son : une
graduation, portée par le cylindre intérieur fixe, fait connaître
la hauteur du dernier son perçu.

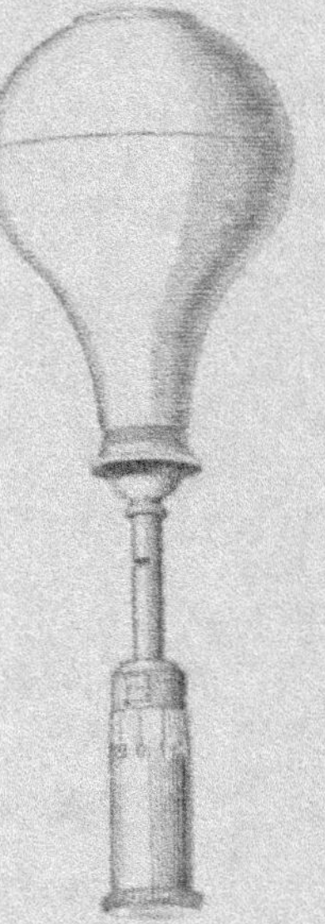

Fig. 274.
Sifflet de Galton.

CHAPITRE III

ÉTUDE PHYSIQUE DE LA PHONATION

Nous n'avons pas à décrire ici les différentes parties du larynx : l'anatomie de cette région doit être parfaitement connue. Nous étudierons d'abord les propriétés physiques des sons vocaux et nous consacrerons ensuite quelques pages à l'étude des phonèmes.

ARTICLE PREMIER

ÉTUDE PHYSIQUE DES SONS VOCAUX

Les sons laryngiens, comme tous les autres sons d'ailleurs, possèdent les trois qualités que nous connaissons : la hauteur, l'intensité et le timbre. Étudions ces qualités successivement.

§ 1. — HAUTEUR DES SONS VOCAUX

Demandons-nous de quelle partie du larynx dépend la hauteur des sons vocaux. Une expérience de Loxœr permet d'être fixé à cet égard ; si on sectionne les filets nerveux qui se rendent au muscle crico-thyroïdien d'un chien, on constate que les aboiements sont rauques et *émis sur le même ton*. Mais lorsqu'on rapproche l'un de l'autre les cartilages cricoïde et thyroïde à l'aide de pinces, la hauteur des sons constituant l'aboiement s'élève. C'est donc à la *tension* des cordes vocales qu'est due la première qualité des sons laryngiens, la hauteur.

La tension des cordes peut être aussi produite, ou du moins

modifiée, par la pression de l'air qui vient des poumons; c'est
ce qu'a bien mis en évidence MÜLLER, à l'aide de larynx de
cadavres; il réalisait la tension des cordes vocales à l'aide de
poids placés dans un plateau suspendu à un fil attaché aux
cordes vocales; il vit ainsi que pour une *même tension* des
cordes, la hauteur du son rendu était d'autant plus grande que
la pression du courant d'air de la souf-
flerie était plus forte. Cette expérience
peut être répétée avec des *larynx artifi-*
ciels. On obtient un larynx artificiel en
fixant, comme l'indique la figure 275,
deux lames de caoutchouc à l'extrémité
d'un tuyau porte-vent taillé en double
biseau. Si l'on fixe à l'extrémité de la
glotte artificielle ainsi construite une
pince, et qu'à cette pince on attache un
fil qui va se réfléchir sur une poulie et
auquel on suspend un plateau, on pourra
faire varier la tension des bords des deux
lames élastiques, comme dans l'expé-
rience de MÜLLER; lorsqu'on augmente la pression de l'air
dans le porte-vent, on constate que le son s'élève, quoique le
poids tenseur reste constant.

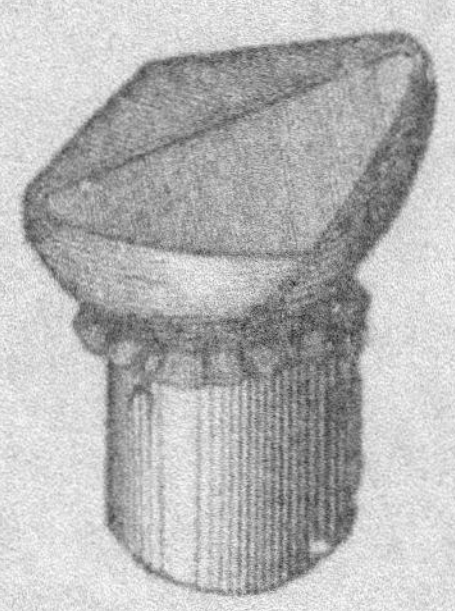

Fig. 275.
Larynx artificiel.

Ces faits expérimentaux sont confirmés par l'observation suivante : lorsqu'un chanteur veut émettre des sons très élevés
avec une grande intensité, l'expiration est toujours *très éner-*
gique; au contraire, pour émettre des sons très graves, l'intensité est toujours faible et le courant d'air expiré est très lent,
de manière à ne pas amener une trop grande tension des cordes
vocales.

   1° **Étendue de la voix humaine**. — Elle varie avec les
larynx; il y a de grandes différences entre les hauteurs des
sons émis par des larynx d'homme, de femme et d'enfant. Les
notes extrêmes qui limitent l'étendue de ces voix ne sont point
identiques, mais ce qui est remarquable, c'est que la grandeur
de l'intervalle limité par ces notes varie peu avec les différentes

voix : on peut admettre que l'étendue habituelle de la voix est de *deux octaves*; cependant, lorsque la voix a été cultivée, cette étendue devient beaucoup plus grande. Le maître de chapelle Gaspard Forster pouvait émettre des sons entre le la_{-1} et le la_{3}, soit trois octaves. La Sessi avait une étendue de trois octaves et demi, entre ut_{2} et fa_{5}. La voix de la Catalani s'étendait suivant trois octaves : le castrat Farinelli pouvait aller du la_{1} au $ré_{5}$.

Lorsqu'on considère les sons laryngiens correspondant à la parole ou à la voix parlée, l'étendue est beaucoup plus restreinte : elle n'est que d'une demi-octave.

2° Classification des voix. — Les voix humaines ont pu être classées, pour chaque sexe, en trois catégories distinctes.

Les voix de femmes se divisent en voix de *soprano*, de *mezzo-soprano* et de *contralto*.

Les voix d'hommes sont classées en voix de *ténor*, de *baryton* et de *basse-taille*, et les limites respectives sont contenues dans le tableau suivant :

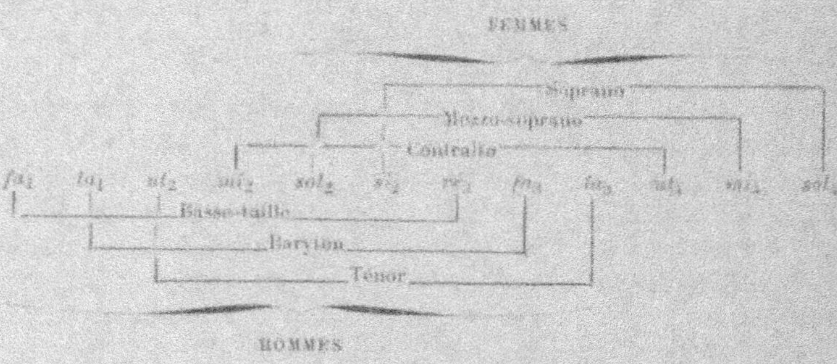

Cette classification comporte souvent des exceptions : ainsi une basse, Grassi, pouvait donner le fa_{-1}, note à l'octave grave du fa_1. Lucrezzia Aguiari, surnommée *la Bastardella* et citée par Mozart (1770), pouvait donner l'ut_5; la Nilson et Adelina Patti ont pu aller jusqu'au fa_5.

En France, les différentes voix sont rapportées au *la*, qui est le *diapason legal* et qui effectue 870 vibrations simples à la seconde. En Allemagne, on a adopté 880 vibrations et en Angleterre, 888.

3° Tenue du son. — C'est le temps pendant lequel une note donnée peut être émise sans variation dans la hauteur. L'air expiré ne doit pas traverser trop brusquement la glotte de façon à faire durer les vibrations des cordes vocales. La fente glottique est rétrécie pendant l'émission du son et, d'autre part, l'action des muscles expirateurs tend à l'augmenter : il y a donc lutte entre les muscles constricteurs de la glotte et les muscles expirateurs pendant la tenue du son ; c'est ce que MANDL a appelé la *lutte vocale*. A mesure que l'air expiré diminue de pression, la tension des cordes vocales doit devenir plus grande. La voix a une tendance à baisser, par suite de la fatigue musculaire. La tenue d'un son est plus difficile pendant les *crescendo* et les *decrescendo* ; il se produit une compensation de la hauteur du son par la pression de l'air expiré.

4° Influence de l'âge sur la hauteur des sons laryngiens. — Il serait important de connaître l'étendue de la voix humaine aux différents âges : en France, il n'y a pas eu de recherches faites dans ce sens ; mais en Allemagne, VIERORDT a examiné les enfants d'écoles.

Il a ainsi trouvé :

A 6 ans	9 tons.
A 7 ans	10 —
De 8 à 10 ans	13 —
A 11 ans	14 —
De 12 à 13 ans	16 —

a. *Filles.* — L'étendue de la voix a les valeurs suivantes.

Entre six et treize ans, l'étendue de la voix augmente de 7 tons, dont 3 pour les sons graves, et 3 pour les sons aigus.

b. Garçons. — L'accroissement de l'étendue de la voix, entre huit et quatorze ans, est de 7 tons et demi à 9 tons; les tons communs à tous les garçons vont de *ut,* à *sol, dièse;* la note la plus grave observée a été le *sol, dièse,* la plus aiguë le *re, dièse.*

§ 2. — Intensité des sons vocaux

L'intensité des sons émis par le larynx dépend, comme pour les sons ordinaires, de la force vive communiquée par le mouvement vibratoire aux molécules du milieu ambiant : cette force vive est sous la dépendance de l'amplitude des mouvements vibratoires des cordes vocales et aussi des variations de pression de l'air expiré pendant la succession des ouvertures et des fermetures de la glotte.

Lorsque nous voulons émettre un son de hauteur déterminée, nous donnons instinctivement à l'air expiré une pression plus grande que celle qui serait nécessaire pour faire rendre aux cordes vocales ce son même.

Cagniard de Latour a observé sur une femme atteinte d'une fistule trachéale permettant de mettre sa trachée en rapport avec un manomètre que l'émission des sons de moyenne hauteur provoquait la mise en jeu d'une pression de l'air expiré égale à 100 millimètres d'eau, et que celle des sons élevés faisait monter le manomètre à 200 millimètres.

Le muscle thyro-aryténoïdien interne joue un certain rôle dans l'intensité des sons vocaux, en supprimant les lignes nodales qui sans lui se formeraient sur les rubans vocaux et qui auraient pour conséquence de diminuer l'intensité des sons émis.

L'intensité de la voix diminue lorsqu'on s'élève à une certaine altitude : la voix devient bien moins forte qu'elle ne l'était dans la plaine, avant l'ascension. Cette diminution de l'intensité des sons vocaux ne tient pas à une modification de l'amplitude des cordes vocales, mais à une diminution de la densité du milieu ambiant. La force vive des mouvements vibratoires qui arrivent à l'oreille est plus petite qu'au pied de la montagne, puisque le facteur m de l'expression $\frac{1}{2}\,mv^2$ a diminué.

§ 3. — Voix de poitrine et voix de fausset

Lorsqu'un chanteur passe du registre grave au registre élevé, il peut ou bien continuer à donner aux sons vocaux la même intensité que celle des sons graves (voix de poitrine), ou bien émettre ces notes élevées avec une intensité plus faible correspondant à une dépense d'énergie beaucoup moins grande (voix de fausset ou voix de tête). Le mécanisme de la production des voix de poitrine et de fausset a été très discuté : diverses théories ont été émises par Doxdeus, Vacher, Œrtel.

D'après Gellé, le voile du palais se tend beaucoup dans la voix de fausset et ne peut plus propager le son dans les cavités nasales ; la résonance grave particulière aux sons nasaux ne se produit donc plus. Le son laryngé sort alors pur et suraigu dans le registre supérieur.

§ 4. — Timbre des sons vocaux

Le timbre de ces sons résulte de la complexité des vibrations aériennes engendrées par la succession des ouvertures et des fermetures de la glotte et du renforcement de certains harmoniques du son vocal fondamental par les cavités buccale et nasale.

Le mouvement vibratoire des sons aériens n'a pas nécessairement la même forme que celui des cordes vocales ; c'est aussi ce qui a lieu pour les tuyaux à anche ; Helmholtz a pu constater alors que le mouvement de l'anche est pendulaire et correspond à un son simple, que le son émis par un de ces tuyaux est riche en harmoniques, ce qui prouve que le son aérien est complexe, contrairement à celui rendu par l'anche.

La complexité des sons émis par le larynx humain est démontrée par l'analyse, au moyen des méthodes générales utilisées pour le timbre d'un son quelconque.

1° Timbre des voyelles. — Contrairement à ce qu'on observe pour les sons émis par les instruments ordinaires, l'intensité des harmoniques qui accompagnent un son vocal n'est pas d'autant plus faible que le rang de cet harmonique est plus élevé. D'après Helmholtz, certains harmoniques de rang variable d'une voyelle à l'autre, ont une intensité plus grande que celle des harmoniques plus graves. C'est ce qui caractérise le timbre particulier de la voix humaine et principalement le timbre des différentes voyelles.

On appelle *voyelle* le timbre spécial, communiqué au chant ou à la parole, par un son de hauteur déterminée correspondant à la forme de la bouche pour l'émission de la voix. Il faut tenir compte, pour comprendre le mécanisme du timbre des sons vocaux, du tuyau de résonance placé au-dessus des cordes vocales; pour un même état vibratoire des cordes, il y a une infinité de modifications qui peuvent être apportées à ce tuyau de résonance.

Les voyelles constituent des sons particuliers dont le type se retrouve dans toutes les langues et qui sont nettement différenciés des autres sons.

2° Vocables des voyelles. — On donne le nom de *vocable* d'une voyelle au son correspondant au diapason qui, placé devant la bouche adaptée pour la prononciation de cette voyelle, est renforcé par l'air de la cavité buccale.

Koenig, après Helmholtz, a déterminé les vocables des différentes voyelles à l'aide d'une série complète de diapasons; il a ainsi trouvé

$$Si_2b\ 470\ \text{v.s. pour la voyelle OU}$$
$$Si_3b\ 940\quad—\quad—\quad O$$
$$Si_4b\ 1880\quad—\quad—\quad A$$
$$Si_5b\ 3760\quad—\quad—\quad E$$
$$Si_6b\ 7520\quad—\quad—\quad I$$

Marage a repris l'étude physique des voyelles en se servant des flammes manométriques à acétylène qu'il a pu photographier. Pour cela, l'image de la flamme se forme sur un papier sensible qui est animé d'un mouvement de translation.

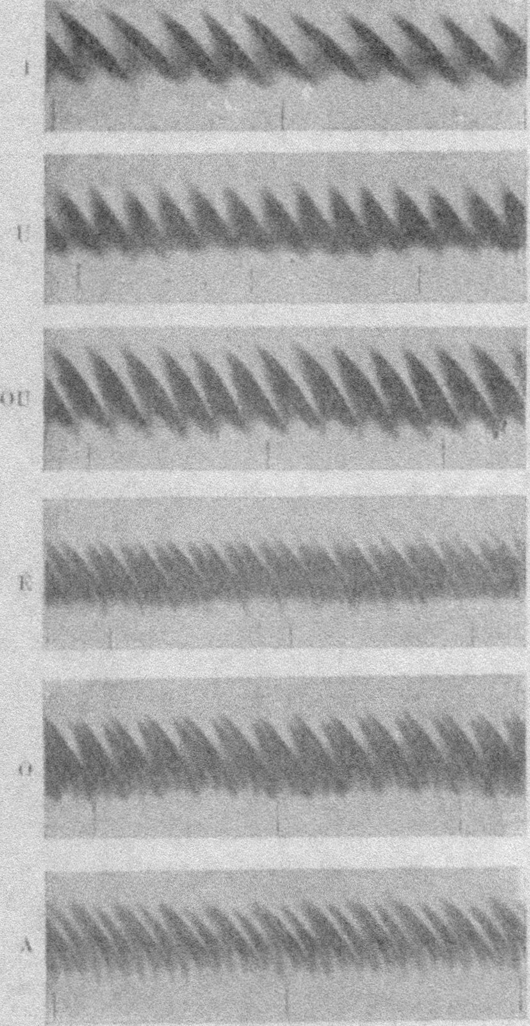

Fig. 276.
Flammes manométriques photographiées (Marage).

Dans ces expériences, une deuxième flamme manométrique servait de chronomètre : elle était produite par une capsule de Kœnig en relation avec un tambour de Marey sur la membrane duquel venait presser une branche de diapason effectuant 54 vibrations par seconde. Chaque dent de la photographie correspond donc à $\frac{1}{54}$ de seconde.

Les sept voyelles étudiées par Marage sont I, U, OU ; É, EU, O ; A. On doit distinguer les voyelles parlées des voyelles chantées : les premières sont dues aux cavités naso-bucco-pharyngiennes ; les secondes sont le résultat des vibrations des cordes vocales et en même temps de celles de l'air de ces cavités. Marage a constaté que chaque voyelle est caractérisée par un même groupe de flammes ; ainsi pour les voyelles OU, U, I (fig. 276), il y a une seule flamme ; pour É, EU, U, on constate des groupes de deux flammes ; enfin pour A, les groupes sont de trois flammes.

Pour déterminer les vocables des voyelles, Marage fixait à l'extrémité du tube devant lequel étaient prononcées les voyelles, les résonateurs correspondant aux vocables déterminés par les auteurs (Helmholtz, Donders, Kœnig). Il trouva ainsi que certains résonateurs rendaient les flammes plus nettes et plus marquées ; ces résonateurs qui font connaître la vocable de chaque voyelle sont :

$$\text{OU, U, I} \quad fa_3$$
$$\text{É, O,} \quad si_3b$$
$$\text{A,} \quad si_4b$$

Quand les voyelles sont *chantées*, les phénomènes acoustiques ne ressemblent plus aux précédents ; les flammes deviennent égales entre elles et également distantes. Il serait donc illusoire, d'après Marage, de vouloir déterminer les vocables quand les voyelles sont chantées, puisque la vocable n'est plus perceptible et que la voyelle est transformée. C'est ce qui explique d'ailleurs que les voyelles chantées sont bien moins comprises que les voyelles parlées.

Les résultats précédents ont été confirmés en employant la méthode graphique (fig. 277). Les tracés obtenus provenant

des vibrations d'une membrane de baudruche caoutchoutée
montrent trois formes de courbes différentes; la première
ayant une période (I, U, OE); la seconde deux périodes
(É, EU, O); la troisième trois périodes (A). Les flammes de la

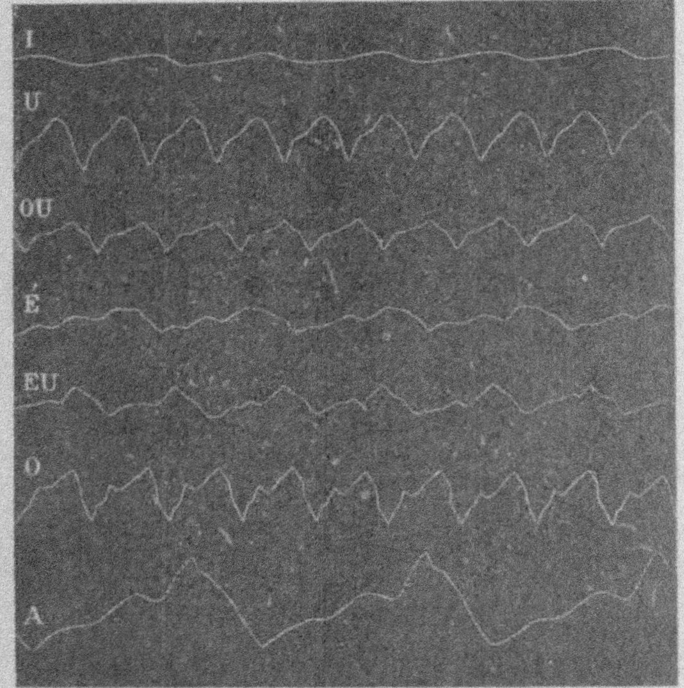

Fig. 277.
Tracés obtenus par la méthode graphique.

figure 276 sont remplacées par des périodes de même nombre;
la méthode graphique a l'avantage de différencier les flammes
et par suite les voyelles du même groupe.

Une autre confirmation de ces résultats a été fournie par l'oscillographe de Blondel, en transformant les vibrations sonores

en oscillations électriques (fig. 278) au moyen d'un microphone
et d'un circuit renforçateur. Les courants microphoniques
étaient amplifiés par la résonance électrique en utilisant l'arc
chantant de DUDELL.

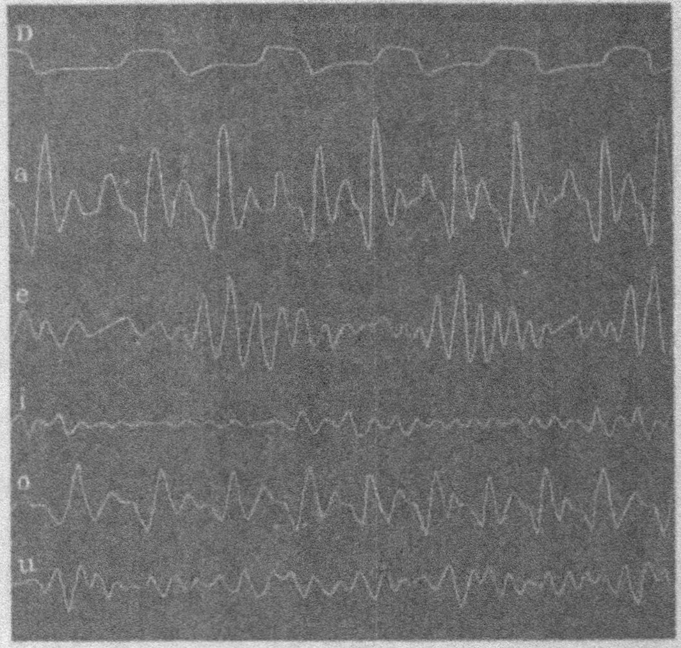

Fig. 278.
Inscriptions par l'oscillographe.

L'inscription des différentes voyelles par ce procédé prouve
l'exactitude des faits relatés plus haut.

ARTICLE II

ETUDE DES PHONÈMES

Lorsque les sons vocaux, au lieu d'être émis, comme nous
l'avons supposé jusqu'à présent, à la façon de ceux qui sont

produits par un tuyau sonore, sont au contraire *articulés*, ils prennent le nom de *phonèmes* ou de *phénomènes phonétiques*.

Un premier élément à considérer dans l'étude des phonèmes, c'est le tuyau de résonance placé au-dessus des cordes vocales : grâce à lui, les sons musicaux des cordes vocales se transforment en *voix parlée* ou *parole*.

Ce tuyau de résonance est formé de pièces, les unes fixes, les autres mobiles. Au-dessus des cordes vocales, la direction des ondes sonores est modifiée par l'épiglotte ; la partie postérieure du tuyau est fixe, tandis qu'en avant existe une partie mobile formée par la base de la langue ; le tuyau se bifurque alors dans deux directions, la bouche et les fosses nasales ; ces deux cavités peuvent être introduites, ensemble ou successivement, sur le trajet des ondes sonores. La bouche est fermée par l'abaissement du voile du palais et l'élévation de la langue. Au contraire, les fosses nasales sont obturées par le relèvement du voile qui, de vertical, devient horizontal. Enfin, les extrémités des tuyaux de résonance sont constituées par les dents, les joues et les lèvres, toutes parties qui peuvent se modifier.

§ 1. — Division des phonèmes

L'influence du tuyau de résonance et de ses modifications sur les sons laryngiens est très importante, puisque la *voix articulée* ou *parole à voix haute* est le résultat de ces dernières. Si la glotte est au repos vocal, l'air s'écoule en donnant naissance à un bruit variable, suivant la disposition des cavités buccale et nasale : c'est la *voix basse articulée* ou *voix chuchotée*.

Lorsque la glotte vocale est en activité, et que la hauteur des sons vocaux émis est variable, on peut avoir respectivement soit le *fredonnement*, soit la *parole chantée*, suivant que le tuyau de résonance ne subit pas ou subit des modifications pendant l'émission des sons.

32.

Les différents phénomènes peuvent se résumer comme suit :

Glotte vocale :		*Tuyau de résonance :*	*Phonèmes :*
Au repos.		Variable.	Voix chuchotée.
En activité.	Hauteur constante.	Variable.	Voix parlée.
	Hauteur variable.	Invariable.	Voix fredonnée.
	Hauteur variable.	Variable.	Voix chantée.

Quand la glotte vocale est au repos, il y a donc production d'un seul phonème ; quand elle est en mouvement, de trois phonèmes.

§ 2. — Inscription des phonèmes

Les actes physiques et physiologiques de la parole sont difficiles à saisir ; cependant l'application de la méthode graphique a permis de pousser assez loin l'étude des phénomènes phonétiques.

Nous examinerons les méthodes suivantes :

a. *Procédé de Marey et Rosapelly.* — Marey et Rosapelly ont pu inscrire simultanément trois actes de la voix parlée : l'émission de l'air par les narines, les vibrations du larynx et les mouvements des lèvres. Pour l'émission de l'air par le nez, un tube de caoutchouc (1, fig. 279) était introduit dans une narine et communiquait à un tambour inscripteur 1. Les vibrations du larynx étaient enregistrées au moyen d'un appareil électromagnétique 2 appliqué sur le larynx, et des fermetures et ouvertures du courant mettaient en mouvement le style d'un second tambour 2. Enfin, pour les mouvements des lèvres, les branches d'un explorateur spécial 3, saisies entre les lèvres, se rapprochaient ou s'écartaient en actionnant un tambour conjugué avec un autre 3 inscripteur.

b. *Photophone de Demeny.* — La chronophotographie a été appliquée par Demeny pour l'exploration du mouvement des lèvres : l'appareil dont cet expérimentateur s'est servi est le *photophone* ; il permet d'obtenir une série d'images du parleur disposées à intervalles égaux. Ces images vues dans un phéna-

kistiscope ou praxinoscope peuvent rendre des services pour
l'éducation des sourds-muets.

Ces deux méthodes analysent les actes physiologiques de la
parole, mais on a pu donner une forme objective aux vibrations aériennes elles-mêmes en les inscrivant.

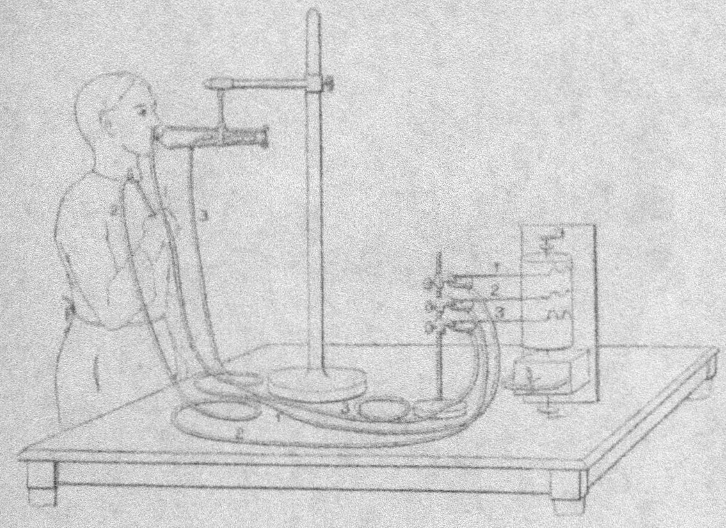

Fig. 279.
Procédé de MAREY et ROSAPELLY.

c, *Phonautographe de Scott.* — La première tentative dans
ce sens date de 1858. SCOTT imagina un appareil, le *phonauto-*
graphe (fig. 280) formé d'une cloche paraboloïde A dont le fond
était percé d'une ouverture fermée par une mince membrane
au centre de laquelle était collé un léger style qui se terminait
par une barbule de plume ; il vibrait sous l'influence de la
voix et sa pointe, frottant à la surface d'un cylindre C enduit
de noir de fumée, y traçait des sinuosités qui ne pouvaient
d'ailleurs pas renseigner sur les paroles prononcées. KŒNIG
perfectionna le phonautographe en inscrivant en même temps
les vibrations d'un diapason de hauteur connue ; par compa-

raison, on peut déterminer la tonalité et la durée des différents
sons.

BARLOW remplaça le style léger de SCOTT par un style rigide ne
pouvant osciller que dans un plan perpendiculaire à la membrane. Ce style était formé d'un petit levier en aluminium fixé
par l'une de ses extrémités au bord de la membrane et relié

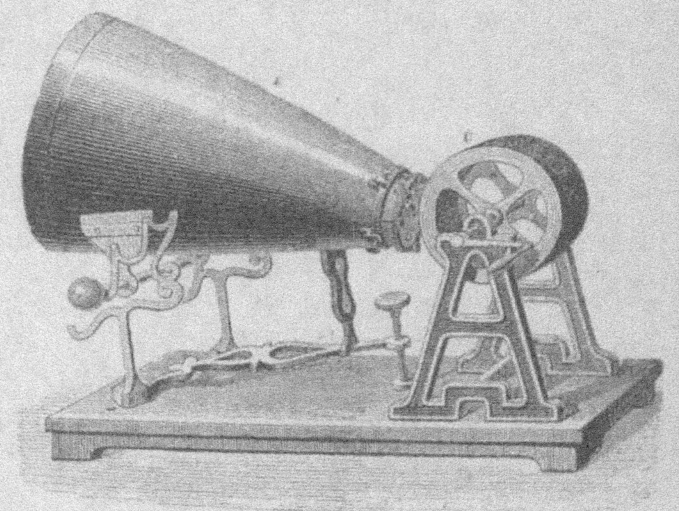

Fig. 280.
Phonautographe de SCOTT.

par sa partie moyenne au centre de cette membrane ; au bout
de ce levier un petit pinceau chargé de couleur traçait les
vibrations de la parole.

SCHNEEBELI d'une part et HENSEN de l'autre ont perfectionné
cette méthode d'inscription de la parole.

d. *Flammes manométriques.* — L'inconvénient des méthodes
précédentes, c'est l'inertie du style et de la membrane. Aussi,
l'emploi des flammes manométriques de KOENIG constitue-t-il un
progrès sensible dans l'étude des phonèmes. On se sert d'une
capsule manométrique (fig. 281) communiquant avec un cornet

acoustique devant lequel on parle. Les vibrations de la membrane de la capsule font varier la pression du gaz qui produit
la flamme, si bien que si l'image de cette flamme est vue dans
un miroir tournant, la dissociation des flammes de différentes
hauteurs a lieu et les bords apparaissent sous forme d'un

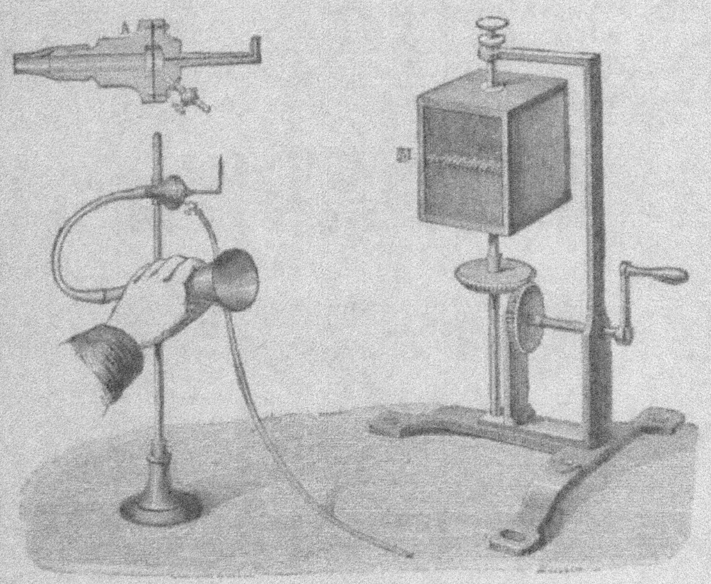

Fig. 281.
Procédé des flammes manométriques.

ruban sinueux à bords déchiquetés. Malheureusement ces
images sont fugitives et difficiles à observer. Donders a pu cependant les photographier, mais c'est surtout Marage qui a obtenu
les meilleurs résultats en employant la flamme de l'acétylène
comme nous l'avons déjà vu à propos des voyelles.

e. *Miroir de Blake.* — On a utilisé aussi la réflexion de la
lumière sur un miroir qui permet d'avoir un levier sans
poids et aussi long qu'on le désire : Blake employait une
plaque métallique munie d'un crochet qui s'adaptait près du

centre d'un petit miroir plan très léger ; on faisait tomber un faisceau de lumière parallèle qui se réfléchissait et allait impressionner une plaque sensible en mouvement. Avec un ton de voix ordinaire, l'amplitude des tracés atteint 25 milli- mètres ; celle des vibrations du miroir n'était que de 0^{mm},125.

Rigollot et Chavanon ont appliqué la même méthode avec un appareil appelé *capsule palmoptique*.

Hermann s'est servi d'une disposition du même genre pour l'étude des voyelles : les tracés qu'il a obtenus sont très nets.

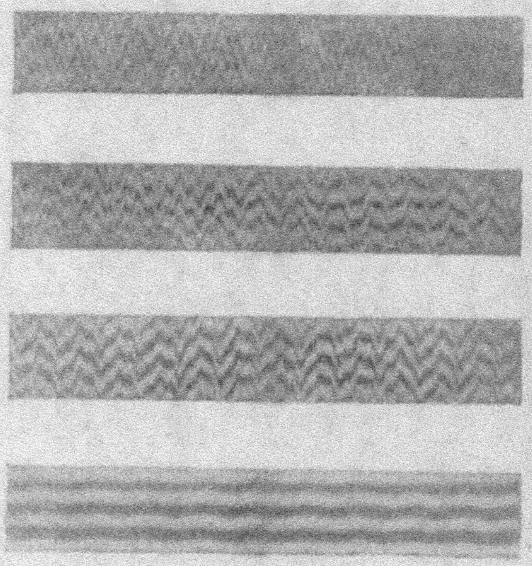

Fig. 282.
Procédé de Rops.

1. *Appareil de Rops*. — Le phénomène des interférences lumineuses a été utilisé par Rops pour l'analyse des pho- nèmes ; son appareil est formé de deux glaces épaisses de Jamin entre lesquelles se trouve un tube de 15 centimètres de longueur à parois métalliques épaisses et terminé par des glaces de verre. A 4 ou 5 centimètres du tube, s'ouvre

un porte-voix dans lequel les phonèmes sont émis. L'air ambiant est ainsi agité, tandis que l'air du tube est tranquille. Les deux faisceaux se réunissent après avoir été amenés à l'interférence et sont projetés dans une fente perpendiculaire à la direction des franges; en arrière d'elle, est un papier sensible (fig. 282) qui se déroule perpendiculairement à la fente.

Cette méthode est d'une grande sensibilité, car elle ne nécessite l'emploi d'aucun organe vibrant capable d'altérer par son inertie la forme des courbes inscrites.

CHAPITRE IV

APPLICATIONS MÉDICALES DE L'ACOUSTIQUE

L'exploration physique de la fonction auditive est d'une grande importance pour éclairer et pour établir le diagnostic d'un grand nombre d'affections de l'oreille.

§ 1. — Signes tirés de l'exploration de la perception crânienne

La diminution ou la suppression de la perception par les os du crâne n'exclut pas la présence d'un obstacle à la transmission du son ; ce symptôme se présente au contraire très fréquemment dans les affections adhésives chroniques de l'oreille moyenne, où la motilité diminuée des osselets suffit déjà seule à affaiblir un peu la perception cranienne.

Une *diminution légère* de la perception des sons par les os de la tête ne doit donc pas être considérée comme un symptôme d'une maladie du nerf acoustique. Toutefois, si la source sonore avec laquelle on fait l'exploration de la transmission cranienne a une intensité assez grande et si le son n'est pas perçu, ou est faiblement perçu, on est autorisé à admettre une maladie de l'appareil nerveux, sans pour cela pouvoir affirmer que l'affection du nerf acoustique est primitive ou combinée avec une affection de l'oreille moyenne.

1° Diapason placé sur la ligne médiane. — La source sonore qui sert le plus habituellement pour l'exploration de la transmission cranienne est un diapason : lorsque le diapason est placé sur la ligne médiane du crâne, le son est généralement perçu plus fortement par l'oreille affectée *dans les cas d'obstacles à la transmission des ondes sonores*, tandis que dans les maladies du nerf acoustique non accompagnées d'une affection de l'oreille moyenne, la perception est plus forte du côté de l'oreille non malade.

L'absence de perception du diapason par l'oreille affectée présente une grande importance au point de vue du diagnostic.

2° Signes tirés de l'exploration cranienne et aérienne. — Il y a deux expériences que nous devons signaler et qui peuvent rendre de grands services pour établir le diagnostic des affections des organes de transmission ; ce sont les expériences de RINNE et de GELLÉ.

a. *Expérience de Rinne.* — Cette expérience consiste à laisser vibrer un diapason *placé sur le crâne* ou contre l'apophyse mastoïde, jusqu'à ce que le son ne soit plus entendu ; si alors on approche aussitôt les branches du diapason de l'oreille, sans l'exciter de nouveau, le son sera encore entendu, si l'oreille est saine.

Dans les cas où le résultat de l'expérience de RINNE est négatif, c'est-à-dire où le diapason transporté de la première position à la seconde n'est plus entendu, on est autorisé à penser qu'il s'agit d'une altération de l'appareil de transmission des ondes sonores.

b. *Expérience de Gellé.* — Cette expérience permet de faire le diagnostic différentiel entre une affection de l'oreille moyenne et une affection du labyrinthe.

L'expérience de GELLÉ est basée sur le fait suivant signalé par LUCAE : si l'on comprime l'air du conduit auditif externe, la perception des sons par la voie cranienne est diminuée. La compression de l'air dans le conduit auditif externe peut se faire à l'aide d'un petit ballon en caoutchouc relié à un tube de caoutchouc de 30 centimètres de long dont l'extrémité libre est munie d'un ajutage en forme d'olive s'adaptant exactement dans le méat. Si on comprime ainsi de l'air dans le conduit auditif, le son d'un diapason mis en contact avec le tube ou avec les os du crâne est notablement diminué. S'il y a un obstacle au passage du son, par exemple une ankylose de l'étrier, le son n'est pas modifié pendant l'expérience. Mais si le labyrinthe est affecté et l'étrier mobile, à chaque compression de l'air il y a production d'une sensation de vertige et de bourdonnements d'oreille.

3° Exploration par les sons musicaux. — L'exploration par les sons musicaux de diverses hauteurs possède encore une signification diagnostique, parce qu'elle permet de constater la présence de *lacunes partielles* dans la perception des sons : Moos a observé chez un maître de chapelle, à la suite d'une compression de l'air dans les deux oreilles, une surdité subite pour les sons graves. Schwartze, chez un musicien, constata la perte de la perception des sons aigus à la suite d'un sifflement de locomotive.

La suppression de certains sons dans le registre moyen est rare : il s'agit le plus souvent, dans ces cas, d'une diminution de la perception de la note.

§ 2. — Instruments acoustiques dans l'hypo-acousie

Ces instruments ont pour but de recueillir les ondes sonores, de les concentrer dans le conduit auditif externe vers la membrane du tympan et de faciliter ainsi les relations avec le milieu extérieur.

1° Tube acoustique. — Un appareil qui peut rendre des services dans la conversation est constitué simplement par un tube de $0^m,60$ à 1 mètre de long formé par un fil de fer enroulé en hélice dont le pas est égal au diamètre du fil et dont la surface externe est recouverte d'un filet serré (fig. 283) : le bout en forme d'olive destiné à être introduit dans le méat est droit ou recourbé. L'autre extrémité est terminée par un cône dans lequel on parle. La personne qui parle dans ce pavillon conique ne doit pas élever trop la voix qui serait alors mal supportée, à cause de l'hyperesthésie acoustique qui existe généralement en même temps.

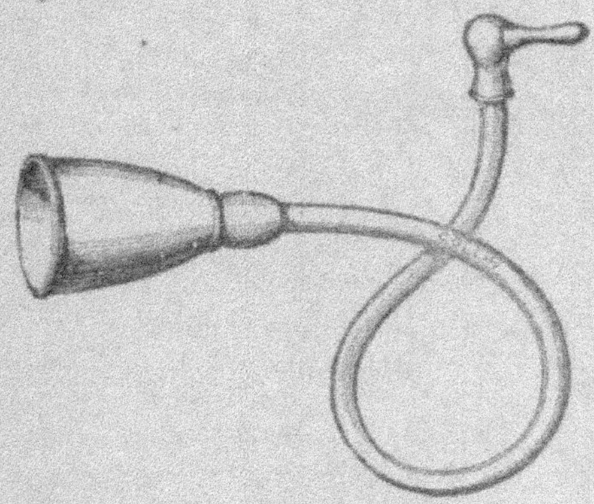
Fig. 283.
Tube acoustique.

2° Cornet acoustique. — Les *cornets acoustiques* métalliques conviennent moins pour la conversation de près à cause de la résonance métallique de la voix. Il est préférable d'employer l'ébonite qui permet de construire le cornet en plusieurs pièces et de rendre l'appareil transportable.

Pour l'audition à distance, on se sert de tubes acoustiques en forme de trompette à embouchure large dirigée en avant, ou encore de cornets acoustiques paraboliques. Ces derniers (fig. 284) sont formés par un pavillon paraboloïde qui rassemble les ondes sonores au foyer ; celles-ci pénètrent

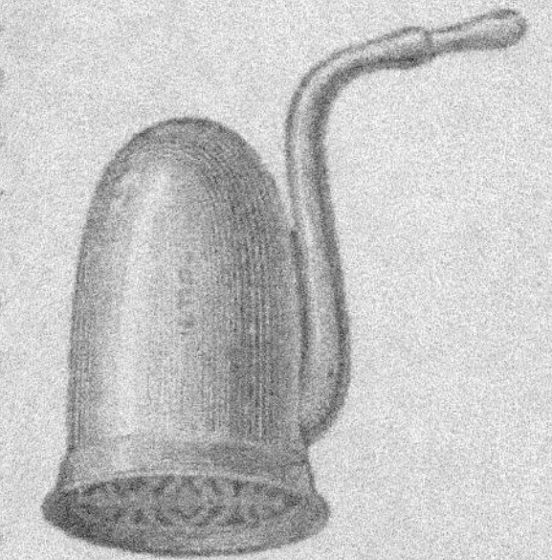
Fig. 284.
Cornet acoustique.

dans un deuxième récepteur placé dans le premier et communiquant avec l'ajutage à introduire dans l'oreille.

Un modèle de cornet acoustique moins volumineux que le précédent est constitué (fig. 285) par deux pavillons parabo-

liques situés en face l'un de l'autre et par un long ajutage
pour l'oreille.

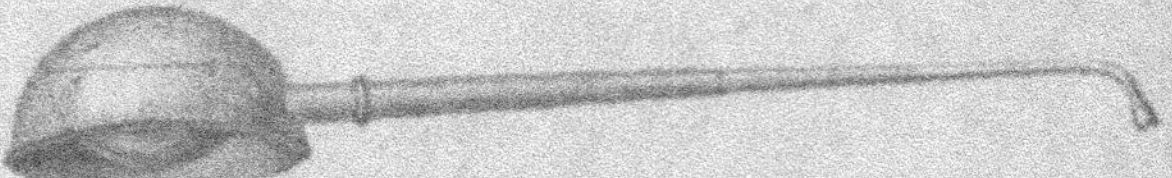

Fig. 285.
Cornet acoustique pour l'audition à distance.

On a cherché à construire des instruments acoustiques très
petits pour éviter aux malades l'ennui d'être remarqués. Ces

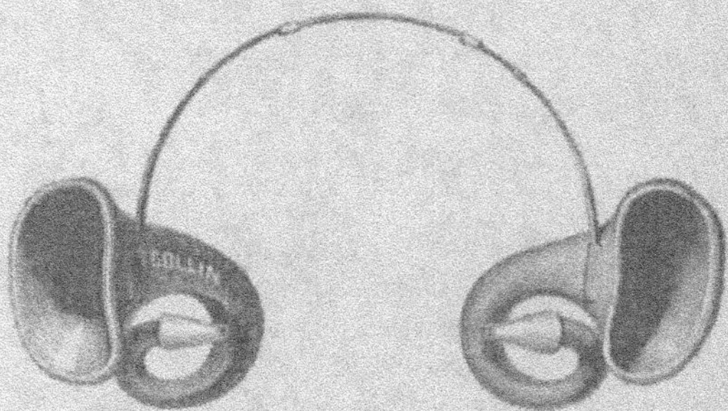

Fig. 286.
Abraham double.

appareils auxquels on a donné le nom d'*abrahams* consistent
en un petit tube en argent, portant
un appendice plat en forme d'entonnoir qui empêche l'instrument de pénétrer dans le conduit auditif osseux ;
mais ces appareils ne rendent aucun
service quand le méat a ses dimensions
normales.

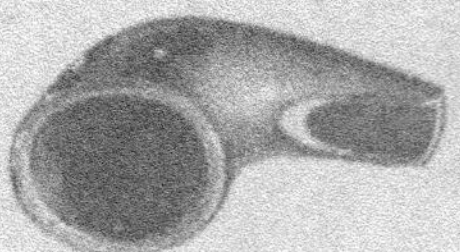

Fig. 287.
Appareil de Pourzea.

On a aussi cherché à ajouter à ces
tubes un microphone très peu volumineux, mais la question
est encore à l'ordre du jour.

3° Appareil de Politzer. — Politzer a proposé l'usage d'un petit instrument (fig. 287) qui a produit dans certains cas une amélioration notable de l'acuité auditive ; le principe de cet appareil repose sur ce fait que le son perçu par une oreille est renforcé si la surface du tragus est agrandie en appliquant derrière une petite plaque solide. Cet instrument se compose d'un pavillon dont l'extrémité interne plus petite est placée dans le conduit auditif externe, de manière à ce que l'ouverture soit dirigée directement en arrière vers la conque.

4° Canne acoustique. — Enfin, nous signalerons un instrument dont l'action bienfaisante pour l'ouïe repose sur un renforcement de la transmission du son par les os de la tête, c'est la *canne acoustique* de G. Paladino ; elle consiste (fig. 288) en une tige droite, flexible ou rigide de 0^m,50 à 0^m,60 de long, dont l'une des extrémités est reliée à une bande métallique mince, en forme de demi-cercle, tandis que l'autre extrémité porte une petite lame métallique légèrement concave. Si l'arc métallique est placé contre le larynx de la personne qui parle et la lame métallique contre les dents ou l'oreille du malade, les vibrations des sons laryngiens sont transmises par la tige aux os de la tête et à l'oreille interne.

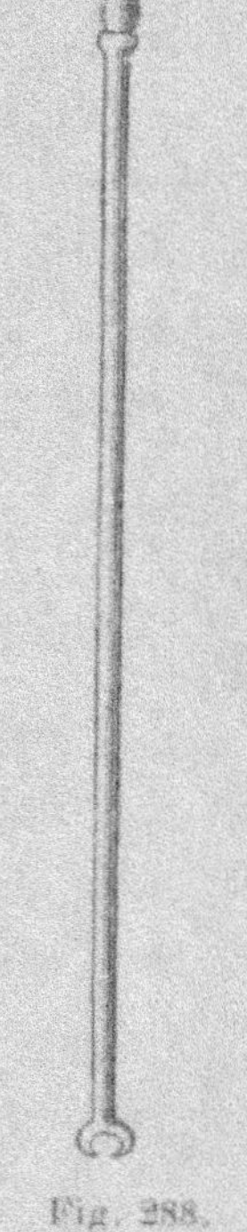

Fig. 288.
Canne acoustique.

La canne acoustique peut être employée avec avantage par les malades qui ne perçoivent pas les sons vocaux avec le tube acoustique et qui, sans tube acoustique, peuvent comprendre les mots prononcés à *haute voix* dans le voisinage *immédiat* de l'oreille.

TABLE ALPHABÉTIQUE

TABLE DES MATIÈRES

LIVRE PREMIER
ACTIONS MOLÉCULAIRES

LIVRE II

MÉCANIQUE ANIMALE

LIVRE III

CHALEUR

LIVRE IV

ÉLECTRICITÉ MÉDICALE

LIVRE V

OPTIQUE

LIVRE VI

ACOUSTIQUE

15 Januar 42

EVREUX, IMPRIMERIE DE CHARLES HÉRISSEY

www.ingramcontent.com/pod-product-compliance
Lightning Source LLC
LaVergne TN
LVHW021919060726
842528LV00001B/32